U0391934

中国医保治理体系现代化之路

——从构想到行动

The Road to Modernization of
China's Medical Insurance Governance System

From Conception to Action

吴群红 康正◎主编

人民出版社

前　言

　　人类社会历经了数千年的管理创新和发展,创造了集璀璨文明、科技、制度与管理于一体、充满生机和挑战的复杂社会系统。作为维护人类健康安全的重要保障系统,医保制度如何更好满足民众多元化医保需求并高效应对多重问题及监管挑战,这是世界各国亟待破解的治理难题。

　　40多年的改革开放,实际上是中国政府为突破政府管理瓶颈,破除禁锢政府与市场双重活力释放的一切障碍因素,而推动的一场自上而下和自下而上相融合的全方位改革及自我革命。下一步,中国将在哪里寻找新动能和新活力?党的十八大以来,党中央提出推进国家治理体系和治理能力现代化目标,致力于寻找能够将政府能量、市场能量和整个社会能量有机聚合并引发"核聚变"效应的新的社会变革驱动力。新冠疫情暴发之初到3个月内有效控制,中国社会众志成城所展现出的磅礴社会伟力,再次彰显高效社会协同与治理机制探索的极端重要性。

　　全球新冠疫情催生的多重社会风险不断叠加,使医保事业正面临世界百年未有之大变局。如何将治理理念深度融入改革、加速推进医保治理与监管体系理论创新和实践探索是中国迫切要解决的现实之需。本书第一次系统探索并回答了如何推进医保治理体系现代化从构想到行动的转化。本书首次从概念、理论、体系重构、运行机制设计、改革战略设计和行动方案等一系列内在关联的治理逻辑回答了上述问题,勾勒了未来我国医保治理体系与治理能力现代化的行动路径。

　　本书得到了国家社会科学基金重点项目(19AZD013)及国家自然科学基金项目(72074064)的支持,以严谨的理论探讨并结合详尽的调研资料进行诠释为基调,向读者清晰地展现医保治理和医保基金监管改革的构想和行动蓝本。本书以科学实证的视角全面系统地对医保治理理念、医保治理体系的结构功能要素等内容进行深度解析,结合国内外医保基金监管创新及治理模式的总结,创新性地提出了"一轴—四梁—八柱"的医保治理改革框架;系统论证了多层次医疗保障制度体系、医保治理组织体系、医保治理执行体系、医保治理法制体系、医保治理支撑保障体系和医保协同治理机制体系等六大体系的建设路径,完成对我国医保治理改革行动全景式、前瞻性的蓝图设计及实现路径设计,为医保体系治理探索及其他政府领域的治理探索提供了系统学习和循证决策参考。

本书可用作医疗保障、医疗卫生系统及其他政府和社会系统从事管理与治理研究和实践的学者、决策者、管理者及公共管理、医疗保障及卫生管理专业学生的参考用书。正值付梓之际,特别感谢国家医保局隆学文副司长、张晨光处长等领导和国内医保资深专家给我们研究提供的极富价值的理论和实践指导,没有他们的鼎力相助,便没有本书的顺利出版。本书的编写倾注了课题组全体成员的心血,在此致以深深的谢意! 由于时间仓促,难免有所疏漏,敬请批评指教。

吴群红

2021 年 10 月于哈尔滨

目　　录

第一章　医疗保障治理体系概述

人类社会的一切治理行动都是为了增进全人类的福利。中华民族的治理文化可追溯到春秋战国和更加久远的尧舜时期。《荀子·君道》中记载："明分职、序事业、材技官能，莫不治理，则公道达而私门塞矣，公义明而私事息矣。"古代的统治者们就已知晓治理国家应因材施治，治国理政讲究民本、礼法、道德、和谐与综合施治。新中国成立以来，医疗保障事业历经了纷繁复杂的时代变化，如今治理已成为人类追求健康保障福祉的力量之源，基于治理理念对我国高速发展的医保体系进行重新架构十分必要。本章开篇对治理、医保治理、医保治理体系以及医保治理能力现代化等系列命题进行递进式研究，为后续研究中国医保治理体系与治理能力现代化的改革行动策略奠定坚实的理论基础。

新中国成立以来，中国政府始终不渝地探索适合我国国情的治理之路。在新中国成立初期，通过社会制度设计与发展道路选择，完成政治协商制度与人民代表大会制度的顶层设计，构建了国家政府主导、民众有序参与的社会治理模式。这种治理模式赋予了国家和政府调动一切资源、集中力量办大事的制度优势，并辅以民众大会战及群众运动等多种参与方式，助力中国在一穷二白的基础上初步建立工业体系与国民经济体系。党的十三届三中全会后，中国政府通过简政放权不断释放市场活力，特别是进行了一系列全方位的制度、体制和机制改革，通过突破性的顶层设计和基层实践创新所激发的改革动能，力图破除长期禁锢政府与市场双重活力释放的障碍因素，使具有中国特色的治理之路绽放出强大的生命力。

党的十八大以来，中国政府聚焦到另一个尚未被充分挖掘的"能量矿藏"——"社会所蕴藏的资源、活力等巨大能量"，制定了旨在将政府和市场力量之外的"一切社会资源"进行充分挖掘的改革目标。十八届三中全会首次把推进国家治理体系和治理能力现代化作为中国改革发展的核心理念和重要目标，致力于寻找能够将政府能量、市场能量和整个社会能量有机聚合并引发"核聚变"效应的新驱动力。因此，在40多年改革开放所带来的经济奇迹基础上，如何寻找和挖掘驱动中国下一轮改革的"核动力"，亟待将治理理念与中国式实践探索引入重大民生与社会管理领域，通过对治理体系和治理能力现代化的全方位探索，寻找推进中国社会继续释放活力和热能的全新治理之秘钥。

新中国成立后，我国的医疗保障制度体系经过数十年演变、发展、改革与创新，已经取得举世瞩目的成就。2020年多层次医疗保障制度已经覆盖了96.8%的中国人口，并在保障民众医疗服务可及性、降低灾难性卫生支出、减少因病致贫返贫、提高医疗服务利用率和改善民众健康等诸多方面发挥了不可或缺的作用。特别是在新冠疫情应对过程中，我国的医保制度强有力地保障了民众享有及时高效的医疗救治、核酸检测与疫苗接种等服务，尤其是在疫情暴发初期，医保制度在提供急需的医疗救助服务资金支持，疫情衍生的其他医疗保障问题治理过程中均发挥了至关重要的作用。强大的医疗保障制度体系不仅是护佑民众生命安危的国之盾牌，而且是安邦定国的社会安全阀和稳压器，更是维护国家健康安全、提升民生福祉与保障、构筑以人民为中心的国家治理体系大厦的重要制度之基。

然而，伴随人口老龄化、疾病谱改变、医疗费用快速上涨以及民众对医保补偿与服务保障等需求的快速提升，医保制度体系正不断通过自身调整与改革以适应愈发复杂多样化的民众需要，但同时也面临着日益凸显的内外环境压力和挑战，其深层次的矛盾日益突出。医保在制度设计、筹资、支付、补偿、管理、监管等诸多环节和运行过程所面临的深层次体制、机制梗阻和障碍亟待突破和解决。如今，"治理"在国家事务管理和各学科领域如此"流行"，"治理"成为人类追求健康福祉的新力量之源，全民医保作为保障人民健康，减轻居民疾病经济负担的主要制度安排，其进一步的改革深化无疑需要全方位融入"治理"理念，"医保治理"的理念便应运而生。

医保的改革深化需要通过全新、系统的医保治理体系构建、治理改革实践探索以及治理体系和能力现代化全方位建设行动，确保医保制度多维改革目标与多层次功能的全面实现。然而，中国的医保治理研究目前正处于理念提出、初步实践探索阶段，缺乏系统且深入的研究。因此，亟待从理论和实践相结合的视角,对"医保治理"、"医保治理体系"、"医保治理体系和能力现代化"等核心概念、内涵及理论框架等内容进行系统梳理和深度研究,为推进中国的医保治理从概念到行动提供理论指导和实践依据。

第一节 医保治理概述

"治理"(Governance)其原意是指掌舵、引导和操纵的行动或方式等,现已是管理学常用术语。在早期人类社会活动领域,"治理"一词主要用于国家公共事务管理活动和政治活动中。随着人们认识及研究的拓展和深入,"治理"不断被赋予新的含义,治理已涉足于政治学、经济学、社会学等更广泛的学科领域,由于其突出的跨学科性、理论的相融性和行动的耦合性等性质,现已被视为一种新的且独立的交叉学科,发展出一系列以治理为核心理念的理论观点。近十几年来,"治理"在公共卫生事务管理领域中大放异彩,医保治理也顺理成为题中之义。

一、治理

1.治理的起源

在中华文明中,治理古而有之且内涵丰富。"治理"一词最早可追溯到尧舜禹时期,表现为统治者的"治世"、"治洪"之道。其正式出现于春秋战国时期,诸子百家将治理用于治国、理政、安社等抱负的抒发。具体来看,以孔孟为代表的儒家强调"仁政"、"君施教以治理之";道家代表老子则将治理阐述为"无为而治"、"道法自然";《荀子·君道》提出了:"明分职、序事业、材技官能,莫不治理。"此处治理是管理的意思,强调明确职能分工、有序管理社会事务、任人唯才唯能,则治国理政目标可顺利达成。韩非子倡导通过赏罚分明达到治理状态,认为"法通乎人情,关于治理也",是以法治为治理的关键。到了西汉时期,"治理"被视为秩序、稳定状态,在《礼记·大学》中可见"修身齐家治国平天下",此时倡导的礼治是社会秩序和治安的重要举措。真正将"国家治理"(治平状态)一词同古代刑法、财政联系起来,并将治理理念和方式应用到了生产实践中的是在唐宋时,如唐朝的"制瀑成治"和宋朝"资治之鉴"等。明朝时将"治理"纳入科举制中,旨在考查科举人才治学修身的品行。可以看出,"治理"一词在中国古代既关乎"治国理政"之道,亦体现了重视民本、礼法、道德等核心文化价值,有深厚的中华历史根基与文化底蕴。

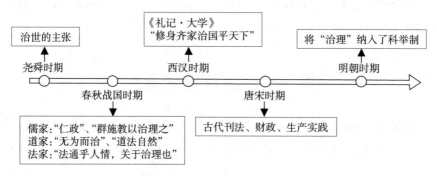

图 1-1 中国古代治理的起源

在西方,"治理"一词最早来源于古希腊语及拉丁文,其原意是控制、引导和操纵,古希腊哲学家柏拉图首先将其隐喻为统治之义。在拉丁语和古法语"governer"的影响下,govern 的隐喻意义倾向于 guide 和 rule,具有了管理的含义。14世纪,该词被应用到英语语系,产生术语 governance,即治理的行为或方式。在1955 年,《牛津英汉字典》将治理界定为"统治的行为与方式,被管理的状态"。1989 年,世界银行在其研究报告中指出非洲急切需要的不是资金和技术援助,而是"良好治理",而良好治理主要是指标准的民主做法和规范、代表性和负责任的政府、法治和没有腐败。20 世纪 90 年代,詹姆斯·N. 罗西瑙作为最负盛名的治理理论主要创始人之一,将治理定义为一系列活动领域里的管理机制。此后,政治学、经济学和管理学等学科为完善和发展各自的学科理论也纷纷引入治理概念并赋予其新的内涵。治理涵盖的范围经过多方融合,已远远超出了其最初的内涵,并与统治、管理相去甚远。

  2. 治理概念的相关界定

  当前关于治理概念,较为权威的界定是来自于世界银行与联合国全球治理委员会。世界银行给出的定义是:"治理是通过建立一套被接受为合法权威的规则而对公共事务公正且透明的管理",是"为发展而在管理一个国家的经济和社会资源方面的权力"。联合国全球治理委员会认为:"治理是公共或私人的个体或机构处理及解决其共同事务方法的综合,是一个采取共同行动调和不同相关方利益的持续的过程"。此外,在治理理论的发展过程中,诸多国内外学者在不同的时期,从不同的角度,用不同的方式提出了对于治理的定义。

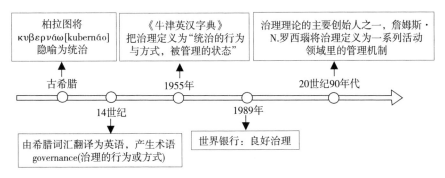

图 1-2 国外治理的起源

（1）国外学者的观点

在 20 世纪 90 年代,国外学者对治理的定义多集中在对治理与统治进行区别和比较的基础上。美国学者简·库伊曼和范·弗利埃特从治理主体进行定义,认为治理是一种影响政治生活的且具有参与性的团体行为。英国学者罗伯特·罗茨(R. Rhodes)在其所著《新的治理》中提到治理是统治的新内涵,他还从六个方面罗列了治理的不同用法。格里·斯托克(Gerry. Stoker)是治理理论研究的权威学者之一,他认为治理的本质在于它所偏重的统治机制并不依靠政府的权威或制裁。乔恩·皮埃尔(Jon. Pierre)从国家行动的角度进行阐释,认为治理有两方面的含义,一是国家适应外部环境,二是社会制度协调。詹姆斯·N.罗西瑙(J. N. Rosenau)将统治与治理进行比较,认为没有政府的治理是可能的。

表 1-1 国外学者对于治理的定义

学者	视角	定 义
简·库伊曼;范·弗利埃特(1993)	治理的主体 ➤	治理不是简单的一个人或者一个特殊行为者的行为,而是一种团体行为,他们可以通过组织活动保障自身权利、又可以与政府合作参与政治生活。整体而言,他们居于主导,既影响着社会、政府同时也涵盖其他领域。
罗伯特·罗茨(1999)	治理是统治的新内涵 ➤	治理意味着一种新的统治过程,或是统治社会的新方法。
格里·斯托克(1999)	统治方式的一种新发展 ➤	治理中的公私部门之间以及各部门内部的边界模糊,它的本质在于并不依靠政府的权威或制裁来实行其所偏重的统治机制。

学者	视角	定　义
乔恩·皮埃尔(2000)	国家的行动 ▶	治理一方面指的是国家适应外部环境的经验表现形式,另一方面是社会制度协调的概念或理论表现。政府在治理中所扮演的角色是一个变量,而不是一个常数,因为有以国家为中心的治理模式,也有一些以社会为中心的治理模式。
詹姆斯·N.罗西瑙(2001)	与统治对比 ▶	相对正式颁布的宪法和宪章的依赖,治理更依赖主体间共同利益和目标。只有被多数人接受,治理才会生效。没有政府的治理。

（2）国内学者的观点

21世纪以来,国内不少学者对治理进行了研究。作为国内研究"治理"的权威代表,俞可平认为治理主要是为了满足公众需求,实现公共利益最大化。李汉卿认为治理是在一个开放复杂的社会系统中,以促进公共利益最大化为根本目标,众多行为体之间进行竞争与协作。王缉思在为美国学者的著作《治理中国:从革命到改革》一书作的序言中,从现代政治学角度探究了治理的含义。王浦劬则以中国国情为基础,从国家治理、政府治理和社会治理的含义及其相互关系出发,汇总了三者共有的治理相关内容。各位学者的具体观点如表1-2所示。

表1-2　部分国内学者对于治理的定义

学者	视角	定　义
俞可平(2000)	服务公众 ▶	治理是指在一个既定的范围内运用权威维持秩序,满足公众的需要。其目的是在各种不同的制度关系中最大限度地增进公共利益,其方法为运用权力去引导、控制和规范公民的各种活动。
王缉思(2010)	现代政治学 ▶	在现代法治社会,社会团体及公民个人参政议政、平等参与公共事务、居民自治等,都超出了政府管治的范围。因此,公民社会参与国家政治生活的内涵需要更为宽泛的概念来予以界定。
李汉卿(2014)	协同治理 ▶	存在一个开放复杂的社会系统是治理理论的前提,在此系统中,以公共利益为基础,多个相互竞争与协作的行为体之间进行交流与互动。此外,治理以形成稳定的秩序为直接目标,促进公共利益最大化为根本目标。
王浦劬(2014)	国家治理、政府治理、社会治理 ▶	治理的领导力量是中国共产党;治理的根本出发点是人民的根本利益;治理共同遵循依法治国的基本方略;治理具有共同的目标指向。

（3）不同视角的治理

1）国家治理

毋庸置疑,在我国古代的"治国理政"中就有了国家治理的思想。党的十八届三中全会提出:"全面深化改革的总目标是完善和发展中国特色社会主义制度,推进国家治理体系和治理能力现代化。"这是新中国首次提出"国家治理"的理念,这体现了我国在社会发展进程中对国家管理模式的思考,是对治理理论的发展以及政治理念的创新。纵观国内外学者对于国家治理的研究,主要概括为:首先,国家治理是一个更为均衡和客观的理论视角,是一个推动经济社会及其他领域发展的过程;其次,国家治理是在一个国家的范围内,国家政权的所有者、管理者和利益相关者等多元行动者对公共事务进行合作管理;最后,国家治理的目的是增进公共利益,维护公共秩序。

此外,国家治理还具有以下几个特征:首先,国家治理是在国家管理与统治基础上的发展,是治理理论在国家层面与政治学领域的应用;其次,国家治理具有多元化的特征,并以实现公共利益最大化为目标;最后,国家治理不是一个一成不变的僵化制度,而是一个不断发展与完善的动态过程。

2）社会治理

在党的十八届三中全会公报中,我国首次明确地提出社会治理的理念即要加快推进社会领域制度创新,推进基本公共服务均等化,加快形成科学有效的社会治理体制,确保社会既充满活力又和谐有序。"社会治理"从运行意义上即是指"治理社会",它是特定的治理主体对于社会实施的管理。另外,社会治理理念注重治理主体共同参与及各主体之间的平等合作,强调自治与服务,提倡多样化的参与渠道和有效的参与方式,重视社会组织力量的发挥。

而目前我国进入了新的社会建设阶段,更加注重政治、社会、经济等多领域协调发展。我国的社会治理是在独特的政治、经济和文化发展的背景之下,与中国的社会转型和社会变迁历程紧密地结合在一起,具有其自身的理论特质和实践模式的全新概念。

3）其他治理视角

关于治理的解读,还包括公共治理、社区治理和经济治理等多个视角。从公共治理视角来说,就是让公众作为主体参与国家治理,即参与公共事务的管理,进行自治。其优势在于,既充分地体现了民主的理念,又体现了多元主体合作共治的思想。从社区治理视角来说,治理是多元主体共同管理社区公共事务的活动,包括政府、社区组织以及公民。社区治理的发展依赖于社区自身与政府的共同推动,主要包括以下几种模式:行政型社区、合作型社区以及自治型社区。从经济治理视角来看,治理是以经济理论为基础,并借助于"外部性"与"公共产品"的概念,是治理理念在经济领域的应用,还延伸出企业治理、公司治理等具体治理内容。

通过对国内外学者所提出的治理概念内涵观点进行系统性的分析,本书将治理的概念界定为:是政府、市场、社会多元化治理主体,借助于横向、纵向及网络化等多种组织管理形式,通过各种正式制度和非正式制度安排以及政策、法律、契约、协议等多元化方式、手段,形成统筹、协商、合作等多样化协同机制,实现众多利益相关方的目标、价值、利益、资源和行动路径协同,以解决公共问题、实现公共利益最大化的持续互动的一致性行动过程。

二、医保治理

1. 医保治理的提出

医疗保障制度是一项为民众提供基金保障以实现疾病风险共济、减轻就医负担、改善医疗服务可及性及利用率、增进民生健康福祉、维护社会和谐稳定的重大制度安排。中华人民共和国成立以来,我国的医疗保障制度经历了从无到有,从低潮到高潮,从改革试点探索、基本覆盖、全民覆盖、到新一轮深度完善等发展阶段。医疗保障制度的建设和不断完善,有力促进了我国医疗服务和医药产业的长足发展,为提升人民健康水平、提高人均预期寿命,提供了十分重要的制度保障,为推进健康中国建设奠定了坚实的基础。

但随着人口老龄化、疾病谱改变,特别是健康中国战略的提出和实施以及全面建成小康社会进程的加速,医疗保障制度面临的内外环境和形势发生了深刻变化,人民群众对高质量医疗保障水平的需求与医疗保障发展不平衡、不充分的矛盾日益突出,特别是基本医疗保险制度在不同区域间的发展不平衡、医保资金使用效率不高、经济保护能力不足及公平性弱等问题不断引起政府和社会公众的高度关注。另外,现有医保制度的垂直运行系统,在筹资来源和途径、持续稳定的筹资机制设计、基金运行监管、制度管理与运行效率、支付与补偿机制设计、医保受益服务包设计、供需双方约束和激励机制设计等诸多环节,均存在不同程度的管理失效,且每一关键节点的失效都有可能导致其他节点发生迭代连锁式的功能失效。因此,既往碎片化、单一化、简单粗放的管理方式已不能满足我国的医保系统现代化发展要求,医保制度的发展已经进入到追求精进效用目标、智慧管理、系统化与现代化治理的新阶段。

为解决当前我国医疗保障发展不平衡、不充分问题,应对新挑战,推动新时代医疗保障制度的高质量发展成为必然。党的十九大报告中明确阐述了健康中国的发展战略及总体部署,提出了打造健康治理新格局的新要求。作为一项重大民生事业,健康治理为各界所关注。与此同时,随着我国医保制度全覆盖,全民医保的呼声不断高涨。习近平总书记深刻指出,"我们建立全民医保制度的根本目的,就是要解除全体人民的疾病医疗后顾之忧"。因此,全民医保作为一项满足百姓看病需求、维护民众健康权益、保障民生健康福祉的核心制度安排,其发展、运行的好坏将对健康中国战略与健康治理目标的实现产生重大影响,也是我国医疗保障事业内部革新和高质量发展必须要面对回应的问题。

面对全民医保制度自身改革与发展的内部压力,在国家治理体系建设与治理能力现代化的政策方针指导下,我国的医保治理应运而生。2020年3月5日,中共中央、国务院印发了《关于深化医疗保障制度改革的意见》(以下简称《意见》)。《意见》指出要加快建成覆盖全民、城乡统筹、权责清晰、保障适度、可持续的多层次医疗保障体系,坚持治理创新、提质增效,发挥市场决定性作用,更好发挥政府作用,提高医保治理社会化、法治化、标准化、智能化水平,到了2030年要使医保治理现代化水平得到显著提升。这是继党的十九届四中全会提出"坚持和完善中国特色社会主义制度,推进国家治理体系和治理能力现代化若干重大问题的决定"后,首批出台的重大改革方案之一。《意见》所勾勒的"多层次"医疗保障治理体系,不仅体现了中国特色,符合中国国情,还提出了应保尽保、保障基本、尽力而为、量力而行的基本理念。这意味着我国在深化医疗改革时需要站在时代进步的广阔视角,高瞻远瞩地对医疗保障领域管理模式进行深层次思考,从人民的利益出发解决医保制度中出现的新问题,不断满足人民群众对医疗保障管理模式创新的期盼,尽快建立一套合理的医保治理机制和治理制度。医保治理将为加速推进新时代中国医保治理体系改革提供新的战略方向。

2. 医保治理的研究现状

（1）国外研究现状

为了充分了解医保治理的研究现状，本书采用文献计量方法对现有研究进行初步分析，于2021年1月以"medical insurance governance"为关键词，查阅了英文数据库，获得了11652条文献。进一步筛选了近十年的文献，共获得4302条与医保治理相关的文献条目。这些文献的研究方向分布较广，覆盖关键词近500个。依据关键词的出现频数及其与医保治理的相关性，本书选取了频数较高的前25个关键词进行计量分析。由图1-3中可以看出，国外各组织机构以及学者们的研究视角聚焦了多个主体，包括政府、公共部门、私营部门、卫生人员、脆弱人群等，研究的内容涉及社会经济因素、医疗保障、公共卫生、保健质量、药物等方面。以上可见，国外对医保治理的研究与公共卫生保健服务密切相关，涉及的利益相关者广泛。

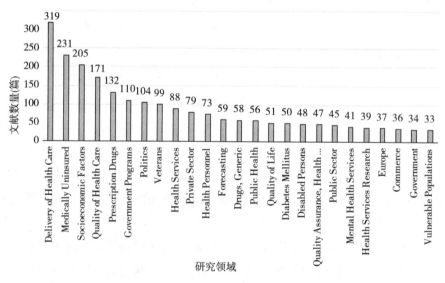

图1-3　国外相关文献中涉及医保治理的研究领域分布

（2）国内研究现状

不同于国外研究，当前国内学界对于医保治理问题的研究正处于初步探索阶段。国内学者对医保治理的研究主要侧重于两个层面：一是宏观层面，从国家与社会整体发展的角度，探讨其与医疗保障制度的关系；二是微观层面，从医保制度内部出发，剖析如何妥善引入治理的理念来改善医保制度的体系、运行与实施效果。根据文献的高被引情况,本研究列举了关于医保治理的几个代表性观点(见表1-3)。纵观学者们对于医保治理的理解和定义,目前从不同的研究视角探讨了何为医保治理、医保治理为何、医保治理何以可能,而治理问题的背景、定义的主体、理论的范式等差异都会导致学者对医保治理有着不同的理解。

表1-3 不同学者对于医保治理不同视角的观点

学者	视角	观点
王东进(2014)	在深化改革中完善医保治理体系提高医保治理能力	➤ 探讨了完善医保治理体系、提高医保治理能力的意义;从国家、社会治理现代化的角度指出,医保治理体系是一个综合开放的系统,该系统由十个子系统组成。
陈仰东(2014)	基本医疗保险制度中定点医疗机构和定点药店的管理问题	➤ 让"两定单位"(基本医疗保险制度中定点医疗机构和定点药店)向参保人提供优质价廉服务,满足人民群众基本医疗需求,需要学会运用治理的理念和工具。
何文炯与杨一心(2017)	医疗保障治理与健康中国建设的内在关系	➤ 医疗保障制度是建设健康中国的重要制度安排,但由于其涉及行动主体多、利益调整复杂,治理难度较大,与治理现代化的目标相比还存在差距。探讨了医疗保障治理领域存在的主要问题,并基于健康中国建设战略提出了完善医疗保障治理体系的政策建议。
吕国营(2019)	医保部门与公立医院的关系	➤ 医保治理的理念不同于传统管理的理念,是医保各方相关利益主体地位平等、对等谈判,自主达成合同并执行合同的理念。

3. 医保治理的内涵和要素

本书作者在成书之前,进行了大量的政策分析、文献分析、问卷调查与专家访谈等研究工作,力图获得对"医保治理"的全方位理解。据此,本书对医保治理的概念作如下界定:医保治理是以党和政府为统筹领导,以医保部门为主导和驱动,协同政府其他部门、市场、社会组织和公众等多元参与主体,依据一系列制度、组织、机制的系统设计安排及复合治理工具的综合运用,将治理目标转化为治理效能的动态协调与一致性行动过程。本书在对医保治理的概念内涵进行总结提炼的基础上,对医保治理的重要构成要素亦展开了进一步研究和探讨,具体包括了治理主体、治理内容、治理工具以及治理目标等内容。

（1）医保治理主体

本书作者对涉及医保治理主体的文献进行了频次统计、构建矩阵，并对医保治理涉及的相关主体进行了社会网络分析，以找出不同主体之间的关系，发现了在治理主体网络中各主体的重要程度。社会网络分析的中心度结果详见表1-4。同时，为使研究结果呈现更加可视化，本书还绘制了医保治理主体社会网络图（见图1-4）。

表1-4　医保治理主体的点度中心度

医保治理主体	度数中心度	相对度数中心度	中心度所占份额
政府	3990.000	30.844	0.242
社会组织	3509.000	27.126	0.213
公众	3424.000	26.469	0.208
市场组织	2957.000	22.859	0.179
媒体	2570.000	19.867	0.156
医保经办机构	5.000	0.039	0.000
多组织协调	5.000	0.039	0.000
医疗相关企业和医院	5.000	0.039	0.000
定点医疗机构	5.000	0.039	0.000
政府社会组织	4.000	0.031	0.000
职能部门参与	4.000	0.031	0.000
市场	2.000	0.015	0.000

在医保治理主体的社会网络可视化图1-4中，各个节点代表该主体在治理主体结构中的权重，节点越大、越处于中心位置，表示该要素越重要，节点间连线代表两个主体同时出现频数。12个主体之间形成了一个相互交错的关系网络，处于相对中心位置的5个主体包括政府、社会组织、公众、市场组织、媒体是构成多主体网络治理的核心。首先，综合中心度的结果与可视化图谱分析显示，政府作为医保治理的重要主体，处于治理主体网络的最核心位置；其次，诸如社会组织、公众、市场组织、媒体是近几年来学者一直关注并呼吁的治理参与主体；最后，医保经办机构、定点医疗机构、医疗相关企业和医院等主体仍旧是治理主体网络中不

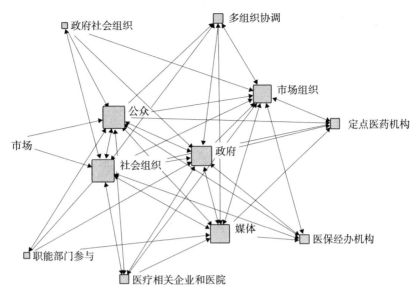

图1-4 医保治理主体的社会网络可视化

可忽视的重要力量。

（2）医保治理内容

解决医保突出问题和实现医疗保障体系的核心政策目标是推进医保治理改革的重要驱动因素，它们指引着医保的治理内容与方向。本书作者对医保领域的专业人士（专家学者、医保和医疗从业人员）进行了关于医保治理内容的问卷调研。结果表明，治理体系能够解决既有管理体系难以解决的前三位问题是："既有制度、规则空隙处的管理困境"（71.04%）、"多元主体参与社会管理的新途径和机制问题"（68.20%）、"协调成本过高、执行步调不一致问题"（61.06%）。可见，只有通过探索和建立完善的医保治理体系，形成以"健康中国"为核心的医保体系发展共同愿景，培养共建共治共享的医保体系发展理念，才能促使多方共同行动推动医保法治化、制度化的建设进程，才能建立多方统筹、协商、协调互动的政策制定与政策执行系统，才能形成基于协商谈判，化解利益冲突，达成利益与行动协同的医、保、药协调联动机制，从而构建改革愿景共享、责权利分工明确、激励动力方向一致、多方活动步伐协调一致的联合行动系统。

本书作者就医保治理应涵盖的内容对专家学者进行系列访谈和深度讨论，并结合文献计量结果，本书认为：医保治理内容的提出不仅应聚焦既往医保改革过程中关键问题与薄弱环节,还应关注社会结构发展新变化与居民涌现的新需求,秉承国家治理体系与现代化发展的总体框架与方向,运用治理现代化的创新思维来推动医保治理内容的不断丰富与完善。此外,医保治理改革的内容和方向必须紧跟国家治理体系建设和发展的总体改革方向,并瞄准治理体系与能力现代化的发展目标,不断引入新的改革与创新思维来推动医保治理体系的设计和完善。

具体来讲,医保治理内容的核心应涵盖制度设计层面、组织结构层面与执行层面并进行丰富、拓展和不断细化,本书围绕这三大模块进一步构建我国的医保治理体系(见图1-5)。

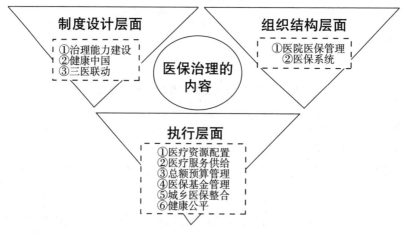

图1-5　医保治理内容的核心内涵

1) 在制度设计层面,应以治理能力、健康中国及三医联动为基础,探讨医保治理体系的顶层制度及系列操作性制度设计。在现有基本成熟的医疗保障制度框架下,关注新时期治理能力建设的新需求,规范医保治理的方针与政策,锁定医保治理能力提升的优先建设与重点建设领域,以实现医保治理能力建设和健康中国的改革目标及三医联动的现实需求为基础,最大限度地将现有制度优势转换为治理效能。

2) 组织结构层面,重点应放在提升医保对医疗服务机构以及医保内部系统治理能力上。强化医保治理对不同医院医保类型、报销模式、经办流程以及经办人员的能力的管理和综合协同治理。而对医保自身系统的治理,应主要聚焦宏观上的医保治理体系的顶层设计探索、医保治理体系与能力的现代化发展战略及行动规划制定、治理改革实践中出现的突出问题、不同治理参与主体之间的矛盾冲突调整以及医保制度缺陷的改进、人才队伍能力建设等众多方面的治理。

3）在执行层面,治理内容应重点纠正不合理的医疗资源配置、满足多样化的医疗服务供给、不断完善总额预算管理、医保基金管理、医保整合制度改革以及解决健康不公平等突出问题。医保治理应致力于通过有效解决医保制度面临的众多问题与挑战,从而实现制度的高效运转,不断满足人们日益多样化的医疗服务需求与供给,实现以人民健康需求为中心的改革目标;同时,医保治理还要合理配置医疗服务资源,纠正资源分配的失序与恶性循环,特别是有效解决综合性医院与基层医院之间的"倒三角"以及城乡之间的资源配置不均等突出问题;除此之外,医保治理还应致力于实现"健康公平"目标并将其自始至终贯穿医保治理改革和发展的全过程。

（3）医保治理的工具

本书作者对国内外有关医保治理的文献进行了文献计量研究,结果表明医保领导者、管理者及众多医保治理参与主体,应不断学习并掌握医保治理的制度、社会和政治等工具和法律、信息和经济等手段的综合运用,不断提升医保治理解决实际问题的能力。

表1-5　医保治理与治理的工具文献计量分析

类　　别		高频词汇描述
医保治理工具	制度手段	医保改革
		医保协商谈判制度
		三医联动
	社会工具	社会治理
		综合治理
	政治工具	国家治理
		医保政策
	法律手段	医保协议
		医保法治
	信息工具	大数据、信息化建设
		医保智能辅助审核
	经济工具	总额预算管理
		医疗定价机制

类　　别		高频词汇描述
治理工具	社会工具	协同治理
		整体性治理
		现状分析
	理论工具	新公共管理
	制度工具	项目治理
		跨部门合作
	信息工具	内部监控机制
		信息技术
		大数据
	法律工具	网络治理
		契约治理

1）制度工具,包括医保协商谈判制度、医保改革以及三医联动制度的不断完善。所谓医保协商谈判制度,是指在医保治理过程中各治理主体通过谈判制度吸纳多方建议,以协商谈判达成协同合作,促进医保制度的良好发展。医保改革是当前社会的热点话题,改革必然牵涉多部门多主体的利益,因此在改革机遇下的医保治理需要根据多方的利益、立场的有效互动协商来推进对现有制度的调整,对医保重大改革方案的出台及具体改革政策的落实过程,同样需要有效的磋商机制和协同机制来促进各方目标一致和行动趋同。而"三医联动"是当前我国深化医药卫生体制改革的重要内容,医疗、医药、医保三者"同休共戚",其中任一制度内容的变化必将使得深化医改牵一发而动全身。因此,医保治理可通过三医联动,协调各方力量共同完善医保制度顶层设计。

2）社会工具,包括社会治理和综合治理。社会治理强调各社会主体如公民、非营利性组织等参与医保的治理,它从社会中的多主体参与视角出发改进对医保制度的治理方式。相比于国家治理工具和手段,它更贴近群众,更易了解群众的诉求。综合治理即从整体性的角度出发,对医保制度所涉及的人、财、物等各方面进行全面统筹规划,进行全面的、综合的治理。

3）政治工具,包括国家治理和医保政策。国家治理就是国家层面对医保制度的治理指导方针,它具有前瞻性、全局性以及稳定性的特点。医保治理是国家治理在民生方面的重要体现,同时国家治理也是医保治理的依据和政策指引。医保治理过程中要借助于医保政策,以往政策间的相互掣肘与弊端是治理的重要内容,新的医保政策是落实医保治理理念和行动的规制方案,它能够对医保治理的对象、内容、范围、方法等方面进行清晰界定。

4)法律工具,包括医保协议和医保法治。医保协议是医保制度执行中,参与的各方通过协商达成共识,并签订某些具体协议,以规范行为主体在医保服务中各自的行为、利益,明确各方职能和划分各自的治理内容。而医保法治则是强调医保治理要严格依法治理,按照我国法律的有关规定对医保制度运行活动进行治理,做到有法必依,执法必严。

5)信息工具,包括大数据、信息化建设以及医保智能辅助审核。当今社会,越来越重视和强调互联网、大数据等信息工具手段在医疗服务与医保治理中的应用,是由于既有手段与工具已经难以满足"医保管理"向"医保治理"的转型要求。医保的管理经办服务只有尽快实现"统一化"和"信息化",才能借力于医保信息化建设的提档升级,推动医保大数据的开放和利用,提高医保治理智能化、现代化水平。

6)经济工具,包括总额预算管理与医疗定价机制。资金是开展一切活动的基础,要想保障医保制度的良好发展就要加强对医保资金的管理。在支付方式改革中,一个重要的治理原则就是把握好"分蛋糕"的规则,而总额预算管理的方式能够以这样的规则很好地激励约束医保资金使用中各方的医疗服务行为;此外,适宜的医疗定价机制可以有效控制医疗服务或药品等价格的不合理增长,从而有效遏制医保资金的不合理使用。

(4)医保治理的目标

1)医保治理的核心目标

医保治理是一个通过"良好的治理"来保障民众医保利益与健康利益最大化的社会管理过程,它的核心目标也是医疗保障的初心,即满足人民医疗保障需求又实现公民健康福祉。医保制度作为减轻居民经济负担、增进民生福祉的重要福利制度安排,与习近平总书记提出的新时代国家发展根本目标一致,医保制度是最为核心且体现社会公平的关键制度安排。因此,新历史时期下的医保治理目标既要符合国家治理的宏观准则,又要瞄准医保治理对应的特殊制度——医保制度的受益目标。

笔者对治理目标中的价值目标进行调研,调查结果发现,28.51%的医保人士认为"协商共治思想和文化尚未成为指导社会管理改革的核心思想和主流文化",39.29%的医保人士认为"对公共治理理念和价值从认识到转化为自觉主动行为之间仍存在很大差距"。这些治理的价值理念缺失和共识短板,无疑将制约我国医保治理体系建设和目标达成的能力。这也进一步说明,目前我国的医疗保障体系尚缺乏"治理"繁育的社会自治文化,社会改革中治理思想并没有占据主流地位,治理目标在此价值困境下仍需要清楚阐明,医保治理的参与者才能更加明确治理的要义和重要性。

2)医保治理的总目标和具体目标

医保治理体系建设和发展的总目标和治理功能在于更好地推进医保制度改革目标和功能高效实现。因此,医保治理的总目标首先应以保障人民健康,提升我国国民健康素质,满足人们不断增长的健康需求,保障居民公平享受医疗服务的利益为核心目标。

在总目标的指导下,以医保改革时间轴为依据,规划好医保治理的短中长期目标。医保治理要涵盖医保制度改革的众多阶段性目标及以问题为靶向的短期具体改革目标,它主要以当前优先关注医保改革的重点环节为治理靶向。如推进基金统筹改革,提升统筹层次等具体目标;中期目标是对重点脆弱人群的精细化识别、管理与保障等目标的设定;长期目标则关注如何通过医保多元、协同治理实现健康公平,体现中国特色的医保制度优越性等目标。

本书还关注了目前我国医保治理具体目标的重要性和干预迫切性,并对此开展了专项调研。调研结果显示(图1-6),医保专业人士关注的五大医保治理领域是:①多种医保制度的协同及可持续发展;②医保基金的可持续性;③医保、医疗治理服务优化;④高风险和脆弱人群保障;⑤改善健康公平与结果等。

我国的医保治理体系要明确优先达成的目标,认清治理目标主次,分步骤、有计划地提出有针对性的方案与政策,才能实现我国医保制度的良性运行,才能更好地保障人民的健康权益。本书围绕上述医保的五大优先治理领域,进一步细化和提炼了19项具体治理目标及治理行动,并从治理目标的重要性和问题干预的迫切性两个维度进行评价。从图1-6可以看出,被调查者对各类治理目标的重要性评分均明显高于干预迫切的评分。其中,"加快医保基金地市及省级统筹改革"、"推进医保经办服务的现代化、智能化水平"被认为是医保治理中最重要的也是最应迫切干预的目标。另外,健康结果领域中,"国民健康素质改善"被认为是医保治理运行过程中重要的治理目标,"对老龄化医疗负担开展多

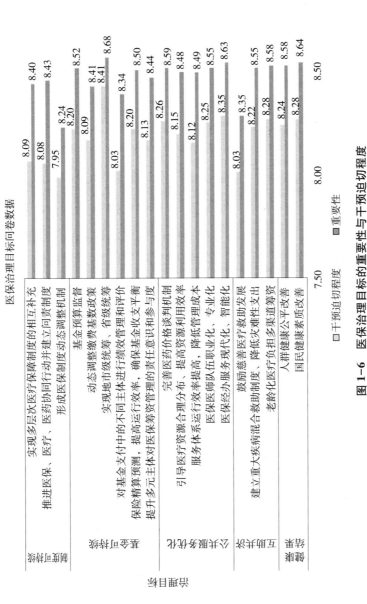

图 1-6　医保治理目标的重要性与干预迫切程度

注：分值为 1-10 分，分值越高，干预迫切程度或重要性越强，n=2224。

渠道筹资"被认为是应该优先干预的目标。可见,上述四个治理目标的实现与否均会影响到我国医保制度的发展,亦关系到每个参保人的利益。因此,本书将就以上四个治理优先目标进行深入讨论。

①加快医保基金统筹改革。针对当前医疗保险统筹层次过低及其导致基金碎片化及风险共济能力弱等突出问题,迫切需要国家医疗保障局按照做实地级、市级统筹,并且指导有条件的地区探索推进省级统筹的治理改革,建立与统筹层次相适应的扁平化经办体系,开展试点,稳步提高基本医保基金统筹层次。通过强化基金大数法则突显医保的共济能力,更好实现医保支付保障功能,增强区域之间的互助共济性,改善全国范围内的基金收支平衡。提升全体参保人共享医保基金的共识,夯实以"大医保、大健康"为导向的统筹基金,真正化解全民疾病负担上的后顾之忧。

②医保经办服务现代化、智能化。细化医保经办举措、创新经办服务方式、提升经办服务效率水平,优化医保结算方式,大力推行各项便民医保事务的办理方式。充分利用大数据、人工智能、算法模型等技术手段,提升经办智能化水平,建立健全医保智能监控系统。另外,针对当前仍存在职工和居民医保经办服务依托人社部门信息系统、医疗救助仍依托民政信息系统等多制度分割管理、衔接不洽等问题,医保治理体系建设亟须打破信息壁垒,建立有效衔接医保、医疗、医药、耗材等多系统信息,实现信息互联互通的综合医保信息管理平台,加强信息化建设投入,促进医保经办服务硬件设施、软件系统与医保业务发展需要相呼应。通过加快医保经办服务与信息系统的智能化、标准化、一体化,提高基本医疗保险待遇公平性和效率性。

③国民健康素质得到改善。随着时代的变化,医疗保障聚焦于单纯的以病患为主的基本医疗报销已经无法满足现在中国老百姓对于健康的迫切向往,人们需要一个全面关注国民健康,从治疗疾病转向以预防、保健、治疗、照顾、关怀等全方位推进健康的新时代的医疗保障体系。因此,医疗保障治理体系要持续努力并不断实现的最终目标之一就是以健康结果为导向,全面改善国民健康素质,这不仅与健康中国战略不谋而合,更是人类社会更好发展的必然选择。

④对老龄化医疗负担开展多渠道筹资。中国社会的快速老龄化、高龄化使得老龄群体成为医保基金主要消费者之一,中青年成为医保基金支出的主要承担者,少子化趋势亦加重了老龄化的医疗负担。老年人口对于医疗服务和长期

护理需求量远高于其他人群,并且对于退休老龄参保者,退休后无需继续缴纳医保费用,其医保基金耗费规模将不断增大,这种群体内部的收支逆差对医疗保障体系形成日益强大压力,给医保筹资和待遇支付带来巨大挑战,因此推进并深化医保筹资补偿机制改革显得更为迫切。因此探索如何通过多渠道解决这一庞大群体所带来基金压力,将是我国医保治理体系可持续发展的关键挑战,也是医保治理需要实现的优先目标之一。

4.医保治理的特征

本书作者对国内外有关医保治理的文献进行了系统梳理,结合专家定性访谈和定量调查结果,本书对医保治理的特征进行了如下概括提炼和总结。

(1)医保治理主体多元化:不同于既往单纯依赖卫生部门及专业医疗卫生机构对医疗保险进行传统管理,医保治理更强调基于二者之上涉及参保方、政府部门、经办服务机构和医药服务提供方等众多治理参与主体。医保治理需要各主体的合理定位和有效协同,进而更好推进医保治理体系建设。

(2)医保治理机制多样化:医保治理是多元主体针对整个医疗保障制度运行中的各个环节、流程以及问题,从各种不同视角进行综合分析思考,并通过联合行动加以解决的一个系统化过程。它也是多元主体"各显神通"的过程,在这个过程中,医保治理需要适应新形势,应用多种机制不断协调多方力量,调整和优化各主体效能、通过协同平台和多样化机制持续推进医保治理体系建设,最终实现综合性、整体性治理。

(3)医保治理策略的创新性和手段现代化:医保治理的理论具有现代化与创新性的特点。通过多方协同,思维共聚,制定各种相互配套的创新性策略,实现多方主体有效协同与有机互动以解决医保领域重大问题;医保治理过程中还需加强信息化建设,通过大数据平台,实现各治理主体之间的信息沟通便捷、迅速。治理手段上,除政府专业行政管理外,应用各种非政府以及非正式制度手段进行综合治理。

(4)医保治理理念坚持共建共享与公平效率:全民医保制度中的治理问题关系到健康中国战略目标的实现,医保治理应始终坚持"共建共治共享"的理念。共建共治在多元主体参与中已得到充分体现,共享理念则与医保的公平性高度契合。具体而言,医保治理首先要保障医疗保障制度运行中的公平性,还要保障治理过程中的公平性,同时还要兼顾效率,合理规划资源,让每一个参与医

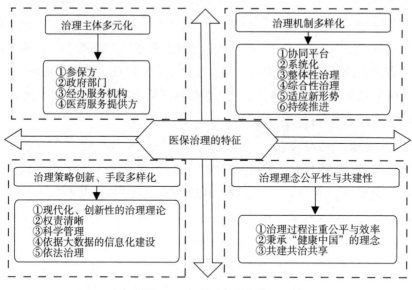

图1-7　医保治理的特征

保治理的利益相关方都能人尽其责、物尽其用,共享医保治理的改革成果。

三、国家治理体系与医保治理体系的关系辨析

党的十八届三中全会、十九届四中全会均提出,要推进国家治理体系和治理能力现代化。医疗保障体系作为我国民生保障制度体系的重要组成部分和社会保障制度体系的主体项目,是国家治理体系现代化过程中重点建设的核心工程,对推进国家治理能力现代化具有重要意义。医保治理现代化需要在国家治理现代化良好建设的引领下才能稳步前行,医保治理体系和治理能力现代化作为医保领域的新兴概念,需要明确其与国家治理话语体系中相关概念的关系,明晰二者之间关系对于医保治理体系现代化建设是十分必要的。因此,本节通过非介入性研究中的比较分析范式对国家治理体系和医保治理体系二者之间的关系进行辨析。

1.基于比较分析法的治理关系逻辑求解

不可否认,无论是国家治理还是医保治理,都已成为全世界需要回答的科学问题。而一个科学的问题求解,必然是包括了在一定的背景知识而确定的问题域、求解目标和应答域。比较分析方法就是在对上述概念的科学对比与判别的

基础上,厘清二者之间的逻辑关联。

(1) 明确问题域、求解目标和应答域

科学问题的问题域,是指提问者基于自己的背景知识规定了问题的存在边界、关联问题之间的内在关系以及答案所可能分属的逻辑空间。针对"医保治理体系和治理能力现代化与国家治理体系和治理能力现代化之间的关系是什么?"这个问题域,"医保治理体系和治理能力现代化"和"国家治理能力现代化"就是问题的指向,求解目标就是这两个部分的"关系"。问题的应答域是在问题的提法中所确定的域限,它蕴含着提问者所指示的求解方向和求解范围。根据该问题的疑项来划定问题应答域,因疑项为"什么关系",所以关系的类型即为本问题的应答域。在科学研究中,关系主要可分为两大类型:①相关关系,包括从属关系、交叉关系;②非相关关系,包括并列关系、对立关系或矛盾关系。

(2) 治理关系的比较概念框架

表 1-6 显示了问题域中的变量关系编码情况,A1 代表国家治理体系,A2 代表国家治理能力,B1 代表医保治理体系,B2 代表医保治理能力,AM 代表国家治理体系和治理能力现代化,BM 代表医保治理体系和治理能力现代化,并通过治理关系的概念框架比较其异同。本节将着重围绕问题设问中的治理关系 R1(A1,A2)、R2(A1M,A2M)、R3(B1,B2)、R4(B1M,B2M)、R5(A1,B1)、R6(AM,BM)这六对关系进行阐述。

表 1-6　治理关系的变量编码与异同比较

变量编码	相　　　同	相　　　异
A1,A2	国家治理	体系—能力
B1,B2	医保治理	体系—能力
A,B	治理体系和治理能力	国家—医保
AM,BM	治理体系和治理能力现代化	国家—医保

2. 国家治理体系和国家治理能力现代化的关系

国家治理体系和国家治理能力是一个有机整体,是国家制度和制度执行能力的集中体现。国家治理能力的实现是建立在国家治理体系的良好搭建基础上,而国家治理体系效能的良好发挥依赖于国家治理能力的提升。故此,国家治理体系是国家治理能力的基础与依凭,国家治理能力则是国家治理体系效能有效发挥的决定因素,两者相互促进、相互影响,共同实现善治的目标。

国家治理体系和国家治理能力的进步表现为现代化。国家治理体系现代化与国家治理能力现代化是同一个过程的两个方面,基于国家治理体系现代化顺畅运行,国家治理能力的效能将不断提高,只有提高国家治理能力现代化才能有效促进国家治理体系的现代化建设。当然,国家治理能力的现代化本身也包含有专属于自身的独立事项。国家治理能力的现代化受制于它是否建立起了现代化的国家治理体系这一前提。因此,国家治理体系的现代化建构是治理能力的现代化提升的坚实基础。

表1-7 国家治理体系和治理能力现代化关系

关系公式	关系名称	具体关系说明
R(A1, A2)	国家治理体系与国家治理能力关系	➤ 内部关系:二者都为国家制度与制度执行能力的集中体现,只有在良好治理体系构建之上才能提高治理能力、充分发挥治理体系效能。 ➤ 相关关系:国家治理体系是国家治理能力的基础与依凭,国家治理能力是国家治理体系效能有效发挥的决定因素,两者相互促进,共同实现善治的目标。
R(A1M, A2M)	国家治理体系现代化和国家治理能力现代化的关系	➤ 内部关系:国家治理体系现代化顺畅运行,国家治理能力将不断提高,而提高国家治理能力现代化能有效促进国家治理体系的现代化建设。 ➤ 相关关系:国家治理体系体现国家治理的属性与类型,国家治理能力的建设情况归属于治理体系发挥作用的途径与方法。

3. 医保治理体系和医保治理能力现代化的关系

医保治理体系与医保治理能力二者相辅相成,医保治理的良好实现,不仅需要构建科学严谨的治理结构和完善的治理体系,而且需要有与之相匹配的治理能力。换而言之,医保治理能力具有被需要性,它是判断医保治理体系运行稳健、保障有力、服务便捷程度的决定性因素。而深化医疗保障制度改革恰恰是完善治理体系、提高治理能力的必由之路,无论是治理体系的完善,还是治理能力的提高,都只有通过深化医保改革才能逐步实现。

医保治理体系现代化的目标是实现治理的系统性和长效性,其核心任务在于实现多层次医保制度之间的有效联动,完善多元协同治理机制,促进不同主体的紧密协作;医保治理能力现代化的目标是提高治理效率,其核心任务在于充分发挥治理方式的效能。治理体系现代化立足于宏观的顶层设计规划,而治理能力现代化则是立足于微观的实践操作运行。因此,医保治理体系现代化建设是医保治理能力现代化建设的制度基础,而医保治理能力现代化建设则关乎医保治理体系现代化效能能否有效发挥。实现医保治理现代化的目标,不仅需要推进治理体系现代化建设,而且需要加快治理能力现代化建设。

表1-8　医保治理体系和医保治理能力现代化的关系

关系公式	关系名称	具体关系说明
R(B1, B2)	医保治理体系和医保治理能力的关系	➢ 内部关系:医保治理体系是治理能力的基础和依托,医保治理能力需要与医保治理体系相匹配。只有改进完善医保治理体系,才能提高医保治理能力。 ➢ 相关关系:医保治理能力的被需要性是判断治理体系运行稳健、保障有力、服务便捷程度的决定性因素。治理能力的提高促进治理体系效能发挥最大化。 ➢ 交叉关系/同一关系:深化医保改革是完善医保治理体系、提高治理能力的必由之路。
R(B1M, B2M)	医保治理体系现代化和医保治理能力现代化的关系	➢ 内部关系:医保治理能力现代化是治理体系现代化的前提与基础,治理体系现代化是治理能力现代化的目的与结果。治理能力现代化的实现需要建立健全医保治理体系。 ➢ 相关关系:医保治理体系现代化建设是治理能力现代化的制度基础,而医保治理能力现代化建设则关系到治理体系现代化效能能否有效发挥。实现医保治理现代化的目标,既需要推进治理体系现代化,也要加快治理能力现代化建设。 ➢ 交叉关系/同一关系:权责清晰是医保治理体系现代化的基础,也是推进治理能力现代化的前提。

4. 国家治理现代化与医保治理现代化关系

（1）医保治理体系与国家治理体系的关系

党的十九届四中全会审议通过了《关于坚持和完善中国特色社会主义制度推进国家治理体系和治理能力现代化若干重大问题的决定》,在医疗保障领域,《决定》强调"强化提高人民健康水平的制度保障",要"深化医药卫生体制改革,提高公共卫生服务、医疗服务、医疗保障、药品供应保障水平"。由此可见,医保治理体系是由国家治理体系所引领,并围绕国家治理指导思想和工作方针开展的面向民生的一项治理事业。同时,医保治理体系因其相对独立性及特殊性,关系到全民健康和健康中国战略目标的实现,因此反过来它也会推动国家治理的建设进程。此外,国家治理体系可分为经济治理、政治治理、文化治理、社会治理、生态治理等五大治理内容,而医保治理属于社会治理的一部分,最终是为实现全社会健康水平的提高。故而,医保治理体系是国家治理体系的重要组成部分,医保治理体系的建立和完善,是落实和体现国家治理体系的重要内容。

(2)国家治理现代化与医保治理现代化关系

医保治理能力现代化建设是医保治理能力全面系统提升的过程,需要长期发展和培养,医保治理能力的提升随着时代的发展也会增加新的内涵。医保治理体系和治理能力现代化建设是国家治理及社会治理现代化建设的重要组成,也是"健康中国2030"规划目标有效实现的必经途径。加快医保治理体系和治理能力现代化建设,不仅有利于解决社会治理现代化的重要问题,同时也有利于更好地推进国家治理体系和治理能力现代化建设。此外,医保治理体系和治理能力现代化建设与完善需要坚持和围绕国家治理体系和治理能力现代化建设的指导思想和工作方针,把完善医保治理体系、提高医保治理能力现代化作为国家治理体系和治理能力现代化的有机组成部分。

表1-9 国家治理现代化与医保治理现代化的关系

关系公式	关系名称	具体关系说明
R(A1,B1)	国家治理体系 & 医保治理体系的关系	➢ 外部关系:医保治理体系由国家治理体系所引领,需围绕国家治理的指导思想和工作方针。 ➢ 相关关系:医保治理体系关系到全民健康需求的满足和健康中国战略目标的实现,反过来它会推动国家治理的建设进程。 ➢ 从属关系:医保治理体系是国家治理体系的重要组成部分,医保治理体系的建立和完善,是落实国家治理体系运行的重要内容。
R(AM,BM)	国家治理体系和治理能力现代化 & 医保治理体系和治理能力现代化的关系	➢ 内部关系:医保治理体系和治理能力现代化建设是国家治理及社会治理现代化建设的重要途径。加快医保治理体系和治理能力现代化建设,有利于解决社会治理现代化重要问题和更好地推进国家治理体系和治理能力建设。 ➢ 相关关系:医保治理体系和治理能力现代化建设与完善需要坚持和围绕国家治理体系和治理能力现代化建设的指导思想和工作方针,把完善医保治理体系、提高医保治理能力作为国家治理体系和治理能力现代化的有机组成部分。 ➢ 从属关系:医保治理体系和治理能力现代化的建设推动国家治理体系和治理能力现代化,国家治理体系和治理能力现代化引领医保治理体系和治理能力现代化建设的方向,两者共同推进中国特色社会主义及医疗保障体制建设和发展。

四、小结

本节内容主要围绕医保治理展开了深入讨论,通过追溯治理的起源与发展沿革,梳理并分析了治理的相关理论和国家治理、社会治理等相关概念。以治理为引导,本书通过文献研究法、政策分析法、专家访谈法、问卷调查等综合分析方法对医保治理的内涵和要素进行概念构建,对医保治理的主体、治理内容、治理特征、治理工具以及治理目标等内容进行一一解读。最后,基于国家治理和医保治理概念的基础,通过比较分析法阐述了我国医保治理体系及治理能力与国家治理体系及治理能力的关系,为构建具有中国治理话语体系特色的医保治理体系和医保治理能力现代化做好前期铺垫。

第二节 医保治理体系概述

医疗保障制度作为民生保障体系的重要组成部分,是实现人人享有健康的制度保障,是现代国家的一项基本制度,是社会的"安全网"和"稳定器"。国家医保局自 2018 年成立以来,高效探索并实施了诸多创新与改革工作,在完善医保制度体系、维护医保基金安全、提高医保信息化水平、开展药品集中采购、提升便民服务、缓解就医负担等方面取得了新进展、新突破、新成效。近年来,我国用GDP 2%左右的医保基金筹资水平,负担了 96%以上国民近六成的医疗费用,充分展现了一个发展中大国的治理水平。但医保不只是为医疗服务买单,而且是基于疾病及相关费用的概率和风险分布,产生的社会筹资、风险分担、待遇共享的社会互助共济机制,医保制度天然具有"共建共治共享"特性,因此,医保是现代国家构建国家命运共同体过程中的一项伟大制度创新,其天然具有的社会治理特征,正是现代国家治理体系的基础要件。实践证明,提高待遇保障和改善民生水平,实现社会民众"病有所医"的目标,根本在制度,出路在改革,关键在治理。

国家医疗保障局正是在国家推进治理体系现代化发展的时代背景下,积极推进医保治理体系的构建与发展。医保局通过率先设立医保治理专项课题,积极鼓励各级医保行政机构与经办机构引入治理理念,以此推进医保治理体系的理论和实践探索,并尝试运用多部门协调、多主体协商等治理机制,进一步释放医保制度活力。同时在各地区医保工作的实践探索中,寻找将医保制度优势转化为治理效能的有效策略和实现路径。

目前医保治理体系尚未形成统一明确的概念与结构,本书作者通过文献研究发现,尽管已有专家学者从多维视角对医保治理体系概念进行界定,但其聚焦于治理体系搭建操作层面与问题层面等微观角度,视角相对单一,缺少对于医保治理体系宏观、全面的概念提炼,且与健康中国发展理念的契合度不足,因此本书基于治理理论与医保制度特性,针对医保治理体系的概念、结构、功能及要素进行系统地研究分析。

一、医保治理体系的概念界定

本书先通过对国内外文献进行系统综述,从多维视角对医保治理概念进行分类界定,再通过对 2224 名来自医保领域专家学者、医保部门、医疗机构及相关从业人员进行"医保治理体系"的问卷调研结果进行分析,最后结合我国国情、国家治理体系发展方向、健康中国战略与医保制度实际情况,对医保治理体系进行概念界定。

1. 基于文献的多维视角下医保治理体系概念界定

纵观国内外关于医保治理的研究,不难发现,各国学者在对医保治理体系的概念进行界定时主要涵盖以下要素:首先,医保治理体系的主体,在肯定医保治理主体多元属性基础的同时,国内学者认为我国医保治理体系的主体应以党和政府、医保部门为主导,协同市场与社会不同主体参与治理。其次,医保治理体系的治理机制,作为融合多元治理主体利益诉求与行为规范的契约准则,联动与整合政府治理机制、市场治理机制及社群机制,被认为是医保治理体系应遵循的基本治理机制范式。最后,医保治理体系的治理内容与效果,学者在对医保治理体系进行界定时,普遍关注了治理的核心内容与效果,认为医保治理体系应以既往医保管理的重大瓶颈问题与脆弱环节作为核心治理内容,关注医保治理体系在制度内平衡、制度间弥合等方面起到治理效果。

2. 基于问卷调研的医保治理体系概念分析

基于上文中的多维视角下的医保治理体系概念,通过问卷调查让国内医保领域专家学者、工作人员等被调查者对不同的"医保治理体系"概念进行认可程度打分,最终调查结果显示(见表 1-10),有 80.31% 的人对"医保治理体系是政府主导、多主体参与,通过法律、法规和各类正式和非正式规制来确定和维护医疗保障体系良性运行的一系列治理制度、方法的总称,其包括了组织体系、功能体系、制度体系、机制体系等多种构成体系"这一概念被评为 7 分及以上分数,表示该概念的认可度最高。

表 1-10　国内医保领域学者、工作人员对不同的医保治理体系概念认可程度
（ n = 2224)

医保治理体系概念陈述	占比
(1)是政府主导、多主体参与,通过法律、法规和各类正式和非正式规制来确定和维护医疗保障体系良性运行的一系列治理制度、方法的总称,其包括了组织体系、功能体系、制度体系、机制体系等多种构成体系。	80.31%
(2)是政府主导,多主体参与,围绕目标、决策、行动、利益进行协商的一整套法律、规则、协定和契约安排,是推动医保关键环节各利益方融合行为、联合行动的互动机制、过程规范和操作流程安排,是系统性、综合性、多维、多元、多向的持续协商和互动过程。	74.88%
(3)是政府领导下的多元利益主体共同参与医保建设的新路径,是链接和弥补既有制度裂隙,解决制度重叠、冲突、掣肘而探索的新的规则体系,是解决医保发展中的政府治理、市场治理、社群治理边界不清、定位不明、协调不畅的新的组织和管理机制。	70.56%

注:分值为 1—10 分,分值越高认可程度越高,选择打分 7 分及以上进行占比计算。

3. 基于问卷调查的医保治理体系结构分析

本书作者通过医保领域专家学者、医保部门、医疗机构及相关从业人员(n = 2224)进行了关于"医保治理体系结构"的问卷调研,调研结果显示,以下三种医保治理体系结构认同率比较高(见表 1-11),其中选择"理念—主体—内容—手段工具—功能—目标—绩效评估"为治理结构框架的占比 69.78%;选择"组织—制度—规则—功能治理结构"占比 67.18%;选择"治理网络—治理模式—治理机制—治理策略结构"占比 58.45%。

表 1-11　国内医保领域学者、工作人员对医保治理体系的结构的认同情况
（ n = 2224)

医保治理结构形式	频数	占比(%)
理念—主体—内容—手段工具—功能—目标—绩效评估治理结构	1552	69.78
组织—制度—规则—功能治理结构	1494	67.18

续表

医保治理结构形式	频数	占比（%）
治理网络—治理模式—治理机制—治理策略结构	1300	58.45
自上而下的政府主导的治理结构（如英国的政府治理模式）	1017	45.73
价值—角色—制度—行动—技术治理结构	936	42.09
自我监管治理结构（如德国的社会治理模式）	833	37.46
第三方监管治理结构（如美国的商业监管模式）	797	35.84

（1）理念—主体—内容—手段工具—功能—目标—绩效评估治理结构。此结构从源头上对治理理念到所涉及的主体维度、内容维度到最后医保治理绩效评估，对医保治理进行全过程界定。从医保治理过程中所涉及的所有要素集合对医保治理体系进行链条式架构，将医保治理关键环节作为结构安排主线，厘清治理脉络。

（2）组织—制度—规则—功能治理结构。此结构从整合的视角、秉承国家治理体系的核心模块，将医保治理体系分为4个子系统。从人员构成到制度设计到规则要求到功能实现，从全方位对医保治理体系进行架构，打破上一种结构形式单纯以治理要素为结构界定的碎片化，将治理要素系统整合到一起。

（3）治理网络—治理模式—治理机制—治理策略结构。这种结构关注医保治理的静态结构化要素的设计安排，基于网格化角度进行医保治理体系架构，更强调从外部控制角度进行结构安排，但是缺少对于主体及主体功能的明确，缺乏联动性。

4.医保治理体系概念归纳

综合上述研究分析结果与医保制度特性，本书将医保治理体系的概念界定为：以共建共治共享为理念，以推进医保治理改革目标和解决关键治理问题为目标靶向，通过治理组织、制度、机制、结构、功能等的协同作用，通过治理策略和行动网络构建，推进医保治理体系从理念设计向治理实践转化的组织规制系统和行动系统。基于这一定义，我们课题组重点围绕治理体系的结构功能构成要素，以及医保治理的组织体系、制度体系、工具体系、执行体系、支撑体系构建等内容开展研究。

二、医保治理体系结构、功能及要素分析

在医保治理体系概念界定的基础上，需要对医保治理体系的结构做进一步

分析与确定,使医保治理体系具备从学术理论到实践的转化基础。通过对"国家治理"、"社会治理"与"医保治理"等主题相关的文献分析结果显示,有效的治理体系涉及三个基本问题,即谁治理? 如何治理? 治理效果怎样? 因此,基于国家治理体系的基本框架,本书作者通过系统文献研究与问卷调研分析,明确了医保治理体系应包含治理组织、治理功能、治理制度、治理机制四大结构要素,并初步构建了"动静融合"的医保治理体系的结构框架(见图1-8),该框架是以治理问题与目标解决为靶向,由组织、制度、机制、治理策略和行动路径等组成的行动系统所构成的动态结构框架和由治理价值与理念、治理要素、结构、功能组成的静态结构框架共同组成。通过将不同维度关于医保治理体系结构的思考视角纳入到结构框架的构建和思考之中,有利于不断充实并丰富医保治理相关内容研究的框架设计。

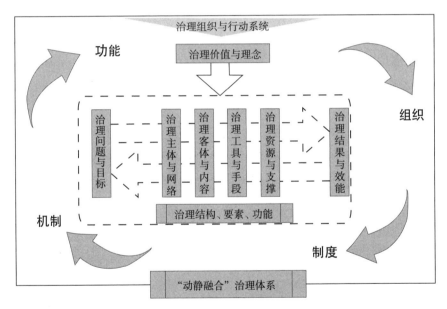

图1-8　医保治理体系核心结构

　　医保治理体系,以"共建共治共享"为治理理念引导,以解决医保治理关键问题与薄弱环节、满足医保制度改革需求为治理行动出发点,通过医保治理组织、功能、制度、机制的核心结构体系推动医保治理体系的运转,从而综合发挥医保治理主体与网络、治理客体与内容、治理工具与手段、治理资源与支撑等治理体系及治理要素的协同作用,通过目标导向和问题靶向的综合治理策略,推进

"动静结合"的医保治理体系与医保治理网络格局的形成,最终推动医保制度转化为治理效能以及医保治理目标的实现。

1. 医保治理组织体系

我国医保制度既往的管理方式已不能适应当前医保治理现代化发展的需求,而多元主体良好互动、高效协商的治理方式更有利于建立更加公平可持续的全民医保制度。

多元主体的出现意味着在医保治理体系中,政府及医保部门角色将发生重要转变,不再是唯一合法主体,迫切需要通过加强其与相关职能部门协商合作,鼓励医药机构、非政府组织与公民、市场的参与,通过联通医疗服务等各利益相关方之间的合作关系,逐步从医保管理型组织向治理型组织转变,最终建立科学、合理、可持续运转的医保治理体系。要实现医保管理到医保治理的过渡,需要培养和掌握对由众多主体参与所构成的复杂网络组织进行有效管理和治理的能力。与传统的主要依赖行政权威对垂直系统实施控制和管理有所不同,治理需要对由多部门参与的横向组织系统和纵向组织系统构成的网络组织进行有效治理,如为解决医保改革常常面临的跨部门协同不畅这一突出问题,当前我国除港澳台地区以外,在32个省、自治区、直辖市及新疆生产建设兵团中,共有19个地区探索并建立了基金监管工作联席会议制度,然而相关实践探索常常由于各治理主体参与面不广和参与程度不深而导致最终的医保治理实践效果欠佳。因此,需通过健全医保治理组织体系,使医保治理体系具备良性运转的基础。

在医保治理组织体系构建过程中需要关注医保管理与治理过程中各部门机构之间的职能、隶属关系、责任和权限、博弈常态及运行程序等关键要素和环节的设计。本书作者通过对医疗保障治理体系所包含的组织体系及其功能进行类比分析、评价和优先筛选,基于现阶段医保机构已有的组织设定与运行问题,建立涵盖"元治理"主体、医保治理主要力量、医保治理辅助力量的医保治理组织体系结构,并明确不同参与主体推动实现医保治理行动中的目标、角色、职能,通过激励动力机制、协商联动机制和共同行动路径的逐步建立,推动以治理现代化理念为基础的医保治理组织体系的不断完善与优化。

(1)医保治理组织体系中各治理主体分析

在推进我国多层次医保制度体系不断完善的过程中,作为"主干层"的基本医疗保险,主要由医保局负责;作为"补充层"的大病医保和商业保险由医保局与商业保险公司共同承担;作为"托底层"的医疗救助和健康扶贫的负责主体则相对复杂,其中人民政府、人社部、卫健委、民政部、扶贫办等均各负有相关职责。医保制度体系涉及主体众多,不仅各个管理主体之间,在即使同一管理主体内部,也有着不同级别的划分。以基本医疗保险和医疗救助为例,二者都涉及中央级、省级、市(县)级的三级管理主体,由此可见,医疗保障不只是横向的线条,更是横纵交错的管理网络。本书研究团队基于已有研究资料,将我国医保制度的重要利益相关主体划归为四方(见图1-9):第一,以医保局为中心的政府部门;第二,医疗服务提供方,包括医疗机构和药品提供者;第三,商业医保部门;第四,参保人。

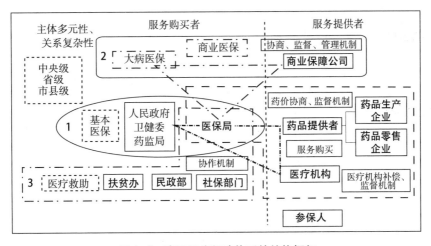

图1-9 我国医疗保障体系的结构框架

将医保治理组织体系的探索和完善纳入国家治理体系、社会治理体系与医保制度体系的历史演进当中,在医保制度转型重构的背景下,基于多中心理论,通过政策文本分析法(笔者于2021年1月13日至2021年1月20日在国家医疗保障局官网上进行政策文件检索,对搜集到的102条政策文件进行分析)、定性访谈法(共访谈十余位医保领域的专家学者及医保一线工作人员)、问卷调查法(共收集2224份问卷,调查对象为医保领域内的学者专家、各级医保机构工作人员),对我国医保治理组织体系现状与问题进行了分析,以期为完善我国医保治理组织体系提供研究依据。

1）医保治理组织体系相关政策文本分析

对医保局官网检索到的102条政策文件进行政策内容梳理、总结和分析发现,医保治理共涉及中央政府、各职能部门、各级医保机构、定点医药机构、社会第三方组织等48个参与主体(见图1-10),对参与主体进行医保工作参与的频次统计发现,参与最多的主体为医保部门,其次为卫健委与财政部门,最后归纳为三大类治理主体:①医保部门,②卫健委、财政税收等相关职能部门,③定点医疗机构、企业、个人及第三方社会组织。

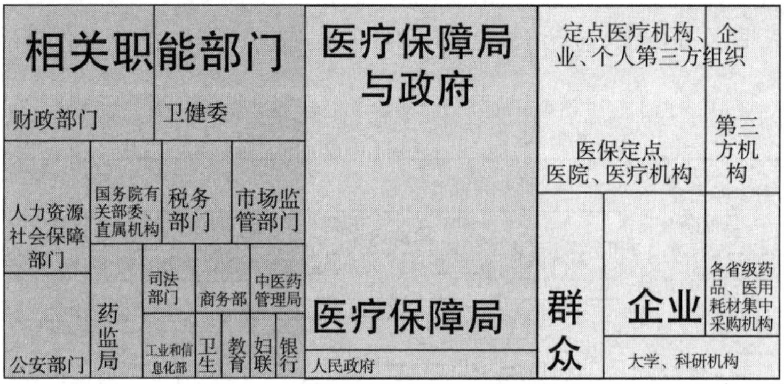

■医疗保障局与政府 ■相关职能部门 □定点医疗机构、企业、个人第三方组织

图1-10 政策文本分析组织体系图

2）基于专家访谈资料的医保治理组织体系分析

通过对专家访谈资料中涉及的医保治理组织要素进行梳理后发现(见表1-12),政府部门(包含中央政府、医保部门)共被提及频次高达36次,说明政府及医保部门在医保治理体系构建中承担最核心职能,其次是公民、社会组织。尽管其提及的频次低于政府部门,但仍是专家们所关注的重点。同时,专家们呼吁,需打破既往以政府为唯一主体的医保治理体系,扩大外界参与医保治理渠道,鼓励更多的公民及社会组织积极参与到医保治理体系共建行动中来。

表1-12 专家访谈资料对涉及医保治理参与主体统计频次表

医保治理主体	频数	具体内容
政府与医保部门	36	医保经办机构,基层医保部门,医务部门,卫生部,卫健委、药监部门,工信部门,司法、立法部门,公安,人社部,人大,民政部门,医疗部门,国务院,卫计委,财政部门

医保治理主体	频数	具体内容
公民、社会组织	31	企业,公民/参保人群,市场,海外机构,服务需求者,工会,医保研究组织,商业机构,高校,社会媒体,行业协会,社区,参保单位,社会第三方
商保机构	10	商业医疗保险公司
医药、医疗机构	9	医院,医生,医药机构,药企,药店,商业医疗机构

3）基于问卷调查的医保治理组织体系分析

对收集到的 2224 份问卷分析显示,关于医保治理参与主体构成中,被调查者更倾向于选择以政府为统筹中心,社会组织、市场、公众、媒体也应不同程度参与医保治理体系建设,形成多主体"共建共治共享"的医保治理格局。

表 1-13　医保治理组织体系参与主体频次统计表(n＝2224)

组织体系	频数	百分比(%)
政府┊市场组织┊社会组织┊公众┊媒体	541	24.3
政府┊社会组织┊公众	187	8.4
政府	175	7.9
政府┊市场组织┊社会组织┊公众	172	7.7
政府┊公众	156	7.0
政府┊社会组织	153	6.9
政府┊市场组织┊社会组织	125	5.6
政府┊社会组织┊公众┊媒体	107	4.8
政府┊市场组织	103	4.6
政府┊公众┊媒体	73	3.3

（2）构建医保治理组织体系

通过对政策文本分析、专家访谈、问卷调研结果的分析整理,将医保治理组织体系主要分为以下三类(见图 1-11):①"元治理"主体,即中央人民政府与医保局;②医保治理主要力量,即政府其他职能部门、医药机构等;③医保治理辅助力量,即企业、个人及社会力量。

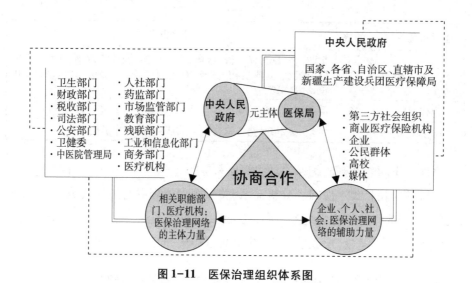

图1-11　医保治理组织体系图

1）医保"元治理"主体的构成及职能

> 🔗 *知识链接*:
>
> ## "元治理"与"元治理"主体
>
> "元治理",是对政府或治理方式的治理,即"治理的治理"。"元治理"主体,是指承担治理政策的统筹、规划与制定工作,为多中心治理提供稳定的制度环境,协调不同治理参与主体的目标与冲突,促使治理体系良性运转的一种组织或机构。

党和中央政府作为医保"元治理"主体,在医保治理组织体系中是组合各种资源的关键轴心力量,其作为整个医保治理体系运行的全局把控者、统筹规划者、主导者,当医保制度改革需要多部门联动解决重大问题时,能为医保部门提供有效的联动多部门的渠道与资源,是主导医保治理发展方向和联结各治理力量的关键治理主体。医保部门,最关键的作用在于运用公共权威对各级医保局与各利益主体的治理权责进行有效平衡与协调,其更多扮演医保治理中的"协调者"、"实干者"角色。

医保"元治理"主体在医保治理体系的运转中要承担以下职能。

职能1,发挥统筹、资源调配与支持功能。政府作为"元治理"主体需要在医保治理体系建设过程中履行统筹规划、资源调配与支持功能,特别是当我国医保治理组织体系中关键主体参与缺失、参与程度不深的情况下,政府可利用其自身统筹协调及资源调配优势,对市场、社会公众等主体进行培育,并通过提供资源支持或政策扶持等方式,推进医保治理组织体系建设,实现关键社会治理力量参与的从无到有,从缺位到完善,这是完善医保社会治理的首要条件。此外,医保治理组织体系的构建涉及并覆盖了众多政府职能部门,同样需要探索和构建有效的跨部门协调机制,为医保的高效运行保驾护航。此外,还应利用制度、机制等手段促使医保部门能够向最基层的社会延伸,保障基础组织执行力和战斗力。

职能2,推动法律完善、实现规制与秩序构建功能。良好的法律制度建设是医保部门职能得以发挥的重要保障。自我国医保制度运行以来,法律建设还存在诸多亟待完善的地方,其中包括:法律法规制度不健全,法律执行力不强,惩处力度与震慑力尚未达到有效遏制医保违规行为的效果,一定程度上影响了我国医保制度高效运行。因此,为确保医保部门在整个治理组织体系中的核心地位,必须依托医疗保障治理的法律、制度体系的完善,为实现医保治理体系构建和现代化提供强大支撑。同时,为完善《医疗保障法》及相关医保立法中关于医保治理体系和治理能力现代化建设中各职能部门与参与主体的责权利划分与角色定位,并以法律形式保障"强政府—大社会"的元治理模式下制度与规则的推进与落实,人民政府还应发挥秩序构建与规则制定功能,使各领域主体在规则范围内,既发挥其自身优势,使各主体在医保治理中"各显神通",同时又使其行动不脱轨、不越位,并通过构建高效适宜的治理结构与治理规则维护医保治理工作的健康有序发展。

职能3,统筹规划,促进政府各职能部门与市场和社会主体间的协调平衡。医保治理最重要的治理主体是政府,统筹协调功能的发挥主要依赖于中央政府及医保部门,需要创造有利于统筹协调整个卫生部门的高效机制和框架,通过整体性、系统性、协调性来解决医保治理发展失衡的问题。"元治理"主体对各部门的协调与平衡是一个长期且持续性的过程。本书基于问卷调研分析发现,政府在医保治理组织体系网络中具有最大的中介中心度,即人民政府是网络组织中协同各部门加强联系的重要纽带。政府可以通过整合各方利益和协调治理目标,从而有效解决多元主体的利益分歧与治理目标分化等问题。由于行动者们只有在相关网络目标能够对自身利益有利时才会选择加入该网络,因此医保"元治理"主体需要注重引导社会各方重塑价值意识与治理理念。当前医保治理的首要工作就是要了解相关网络目标及网络治理目标,只有在相关网络目标清晰化、明确化时,才能保障网络治理具备可操作性,并能及时解决行动者对于该网络联结的疑问,统筹规划、最终达到引导社会理性预期,并将之嵌入"共建共治共享"社会治理新格局的构建之中。

职能4,明确医保部门是权力组织网络的核心。医保部门在治理组织体系发挥核心作用的过程中,要充分利用其权威性,发挥其在调动资源、协调其他部门等方面的能力和优势,通过对其他职能部门和医保利益有关方的有效引导、沟通,确保网络治理行动方向的正确性、各主体职能及责权划分的准确性以及协同行动的高效性,并为医保治理组织体系功能的充分发挥提供坚实基础。此外,为确保各级医保部门职能的充分发挥,需要推进从中央到地方医保部门职能的贯通性,亟待明确从中央到地方各级医保部门的作用和职能并确保相关职能的落实,充分发挥基层医保部门作用,为我国医保治理体系建设发挥力量。

2) 医保治理的主要力量

医保治理主要力量由政府其他职能部门及医药机构组成。

政府其他职能部门:在医保治理组织体系当中,人民政府及医保部门对整体方向的把控作用是不可替代的,但单纯依赖政府及医保部门力量不仅不可取,也难以满足不断深化的医保治理发展需要。挖掘政府其他职能部门的资源和能量,是实现医保治理体系协同功能充分发挥的有效路径,进一步明确参与医保协同治理的其他主体的角色和作用,包括税收、财政、司法、人社、公安、市场监管、教育等众多职能部门。诸如强化税收部门、财政部门在医保基金监管、药品定价等方面的协同监管作用;通过鼓励司法部门、公安部门、市场监管部门积极主动参与医保监督、稽查等工作,有效减少违法违规行为发生。

医药机构:在医保治理组织体系之中,医药机构更多扮演的是医保治理客体的"执行者"角色,在政府和医保局的领导和协调下,医药机构首先应明确其在医保治理体系中的角色、职能和身份定位,确保作为医保治理重要执行者的角色发挥。同时,应在政府和医保局等元治理主体的带领下,以居民基本医疗服务需求为导向,充分发挥其在医保治理现代化中的地位和作用,通过与多元利益相关者的携手共治,推进医保治理现代化目标的实现。此外,针对现存的医保治理困境,各层级医疗机构应当将全面提升自身医保治理能力作为优先建设目标,打造一支职业化、智能化、专业化、现代化的医保执行组织及队伍,综合考虑当地人口数量、参保人员及基金规模等要素,按照一定比例增加医保机构工作人员数量。在此基础上,应按照"行政管理向上集中,医疗服务向下落实"的原则,合理安排医保资源和经办人员,为医保治理现代化目标的实现创造良好组织条件。同时,应充分利用大数据和互联网等现代化信息技术,构建和完善医保信息一体化平台和医保智能监控系统,推进医保治理的信息化、现代化和智能化管理。

医保治理组织体系中,与医保业务相关的其他政府职能部门,需要在医保"共建共治"中发挥如下治理职能。

职能1,推进各职能部门形成目标共识。明晰各职能部门在医保治理体系中的职能履行范围,确保治理权责清晰。医保治理体系的构建仅依靠医药卫生部门的努力是远远不够的,需要相关职能部门共同协助,发挥作用。当前我国各职能部门在医疗保障体系构建当中仅有部分参与,并且只是完成直接对应的职责范围,部门与部门之间在医疗保障体系构建当中的联系不紧密。并且我国地区与地区之间医保制度与结构存在差异,不同地区间职能划分混乱,亟需各职能部门厘清自身在医疗保障体系当中承担的权责,确保治理职责协同的法律和制度保障。医保治理组织体系的建立需要政府各职能部门以及全体人民明确共同价值目标,即为全体公民参与、可持续发展的医疗保障体系,将健康公平设立为核心理念,依据中央政府以及医保部门对医保治理目标的清晰界定,各职能部门依据自身职责,明确具体目标,职能部门对所应承担的目标任务进行履职。最后,政府明确价值导向、目标导向,各职能部门、医院及全体人民,达成社会共同价值目标。切实解决医疗保障领域存在的关键问题,建设医疗保障公共服务平台,更好地提供公共服务。

职能2,职能部门内部与外部有效协商共治。加强多部门之间的协作、权责清晰,并在治理体系建设过程中进行动态调整。依据跨部门协同机制的建立,各部门之间将权责进行清晰划分,各职能部门按照自身职能承担责任,并通过部门与部门之间、部门内部之间的有效沟通与对话机制做好协同联动。应建立和完善职能部门之间协商平台,各主体参与协商平台的具体路径要清晰。应研究需方保障机制的侧重点,不断完善需方的待遇与保障机制,通过多种机制手段的相互配合行动,妥善解决高风险、脆弱人群的需求保障问题。应探索医保局、企业、高校、医院、药企、社会组织、各领域专家、医生、社会群体等众多主体有效参与协商谈判的机制和社会治理模式,推动政府与社会、市场多元治理格局的形成。

职能3,信息化建设,基于大数据标准对话体系建立。信息化系统的建设和完善不仅需要职能部门升级换代自身的信息系统,同样需要医保部门、卫生部门,特别是医院系统不断提升信息化水平及精细化管理水平。信息化还应成为推进各类医保改革的重要技术支撑和保障,如不断提升医保基金的统筹层次和水平,无疑需要依靠信息技术的大力支撑。此外,提升大数据和智能化管理水平,其基础是做好信息化建设,需要构建基于信息和大数据的标准体系和完整对话体系,实现多源数据信息资源有效对接和整合。充分利用大数据及信息公开手段增加各项治理工作的透明度,推进职能部门之间便捷沟通和协作。此外,还可通过加强信息披露功能等方式,对违规主体的违规行为进行媒体公布,完善信息公开机制,增加部门间参与的透明度、可信度,提高治理效能。

职能4,建立全社会共同监督机制。笔者通过对医保领域专业人员进行问卷调研,对涉及信息化建设功能重要性的评价进行统计分析。结果显示,加强医保诚信建设平均分高达8.43,受访者对采取多种宣传形式和手段普及医保诚信平均打分最高,说明在信息化建设过程中大家普遍重视信息化诚信体系的建设、诚信体系功能的有效发挥、诚信氛围的营造和大力宣传。受访者认为众多政府职能部门、高校、社会组织、公安部门应在诚信体系建设中发挥更大作用。此外应瞄准我国信用体系建设中的问题和短板,进一步明确不同治理主体在处理诚信问题中的角色和责权,通过制度创新不断完善信用体系,依靠社会资源对接进行联动,利用信息化对失信行为进行联合惩戒。

3)医保治理的辅助力量

企业、个人、社会组织等治理主体在医保治理中发挥辅助作用。在医保"元治理"主体引导下,需鼓励医保治理的辅助力量积极参与医保的现代化治理行动之中,并发挥好下列辅助职能和作用。

职能1,参与医保基金监管。医保治理辅助力量中的相关企业,由政府或医保部门面向市场公开招标,经严格审核后,以提供第三方监管服务的方式,发挥其科技创新的优势,参与医保基金监管。而医保治理辅助力量中的社会组织与个人,则通过社会监督员制度与欺诈骗保举报奖励制度,参与医保基金监管。医保治理中的各辅助力量通过不同渠道和不同方式参与医保治理中的部分工作,既有利于形成"共建共治共享"的医保治理格局,同时也为医疗保障治理提供重要软环境,形成良好的社会氛围。

职能2,建言献策、表达诉求。医保治理辅助力量中企业、社会组织、个人可以借助企业协会、工商联盟、工会、人大代表、专家智库等渠道,对医保治理体系的构建与优化提供不同群体或个人的意见或建议。与此同时,医保"元治理"主体则需要通过制定政策去拓宽社会力量参与医保治理的渠道,同时提升社会力量在医保治理中的话语权,真正实现集思广益、共建医保治理体系、共推医保治理发展的目标。

2. 医保治理功能体系

医保治理体系的运转并不能只依靠医保治理组织体系,还需要通过构建医保治理功能体系赋予不同主体特定治理功能去执行医保治理目标。因此,需要在明确多元治理参与主体的基础上对各主体的功能做进一步划分,依据各主体的目标使命,明确其功能定位,同时细化医保治理多部门、多主体在医保治理过程和行动中的角色和职能。

笔者从当前医保治理的薄弱环节分析入手,通过政策文本分析法、定性访谈法与问卷调查法对医保治理功能体系展开研究,并对治理主体涉及医保治理功能的要素进行提取与归纳,总结提炼出医疗保障治理体系应具备的治理功能要素与核心功能模块,为医保治理功能体系的构建提供思路。

（1）医保治理功能体系要素分析

1）医保治理体系薄弱环节分析

问卷调研结果显示(见图1-12),被调查者中有59.87%的人认为"医保法制、制度、机制不健全"是我国医保治理体系最为薄弱环节。58.16%的被调查者认为"医保制度政策碎片化、制度公平性较差"。当前我国大多数地区的基本医疗保险停留在县级统筹层次,统筹层次低不仅极大地弱化了医疗保险制度在区域之间的互助共济,也导致地方出台的医疗保险政策五花八门,损害了医疗保险制度的统一性与公平性。50.65%的被调查者认为"脆弱人群参保能力不足"也是我国医保治理体系薄弱环节。针对一些低保人群、残疾人群参保能力受到制约的情况,对这部分脆弱人群参保问题如何解决也是影响我国医保治理体系建设重要问题。医保治理需要针对当前医保制度发展的薄弱环节,改变以往粗放式管理,通过健全医保法制体系,修正制度存在的漏洞,同时促使多方利益主体自治和自调,实现利益平衡和制度可持续发展。

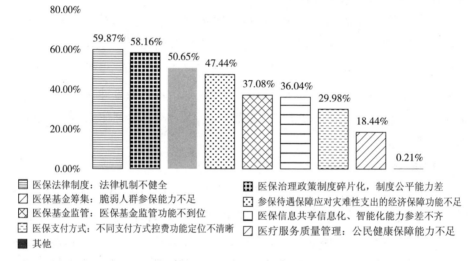

图1-12 医保治理薄弱环节

2)基于政策文本分析的医保治理体系核心功能归类

在国家医疗保障局官网上进行政策文件检索,对搜集到的102条政策文件进行内容梳理,在医保治理功能实施方面,共梳理出33条具体功能,总结归纳后可以将治理功能分为以下七大类(见图1-13)。

①高效经办功能,主要体现在提供公平可及、便捷高效的医保服务、确保价格合理、规范市场行为、提高办事效率、提高"一站式"办理水平、制定专门的特殊人群政策等保障群众利益方面。

②监督功能,主要包括线上线下监督工作同步进行、对群众进行监督工作宣传、通过监督功能对违法违规机构企业进行督查排查、提高信用功能。

③部门协作功能,包括加强多个部门之间的协作、确保部门之间的权责清

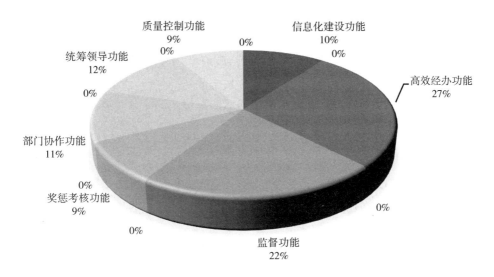

图 1-13 政策文本分析中不同功能类型占比图

晰、并在建设过程中不断进行动态调整。

④信息化建设功能,包括拓展信息化技术应用,提高智能化水平、推动数据共享、维护信息化安全等功能。

⑤质量控制功能,包括加强精准管理,强化质量管控、深化政策研究,推进管控措施落实、优化资源配置、强化执法效能。

⑥奖惩考核功能,包括完善内部考核机制、对违规行为严格处理,推进信用评价机制标准化、公开化,落实绩效考核、严明奖惩纪律、做好总结评估及结果反馈。

⑦统筹协调功能,包括加强组织领导、明确各参与主体的目标分解及责权利分配、建立跨部门联席会议及多方联动机制、对治理任务、内容和联合行动进行统筹规划与协调。

3) 基于问卷调研的医保治理主体功能分析

问卷调查结果显示,对医保治理功能体系的主体功能重要性评价中,被调查者认为:在政府部门功能发挥中,统筹管理功能的重要性最高,其次为精准治理功能及提供公共服务功能,最后为沟通协调功能(见图 1-14);在社会力量功能发挥中,监督引导功能最重要,其次是信息引导功能与互助共济功能及多元决策功能;在市场功能发挥中,供需调节功能平均分最高,其次是优胜劣汰功能。

对政府部门来说,医保治理功能体系构建中最重要的是统筹管理功能。医保治理体系涉及主体众多且运行机制繁杂,政府部门在医保治理体系的探索和构建中发挥着总领全局作用。政府对制度探索的核心把控,有效路径的探索,为保障医保制度改革与目标的实现提供重要的制度保障和支撑。对于社会力量来说,监督引导功能是体系构建中最重要的内容。通过举报奖励措施积极引导社会力量参与到医保治理当中,发挥媒体监督作用,引导社会媒体与医保监管良性互动,从而构建全社会关注并自觉维护医疗保障基金安全的良好氛围。市场供需调节功能的发挥在功能体系构建中也发挥着重要作用,通过市场、企业对医保基金参与,促进医保基金公平使用。

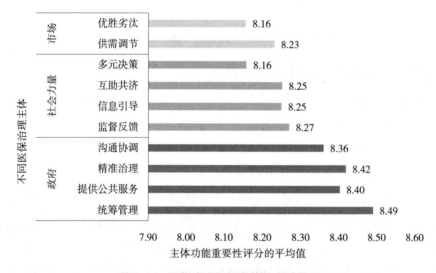

图1-14　医保治理不同主体作用功能图

注:分值为1—10分,分数越高代表此主体的该项功能越重要。

(2)医保治理功能体系中的功能类别分析

通过政策分析、专家访谈以及问卷调研结果的综合分析,本书将医保治理体系的核心功能提炼为以下七大功能。

①统筹协调功能。统筹医保治理体系制度顶层设计、运行、实施与变革,协调兼顾多元主体基本利益,实现社会共同价值目标,促进多主体统一行动。主要由中央政府、相关职能部门、医保局发挥统筹协调功能。

②部门协作功能。以"共建共治共享"为核心治理理念,实现多元主体的横

向与纵向协同、关键问题的跨部门协同、多种治理手段与机制融合。实施主体包括中央政府、医保部门、相关职能部门、两定点机构、医师药师、商保机构及公民。

③高效经办功能。政府各职能部门、医保经办机构、医院、定点医师等多部门进行权责划分,明确责任目标,经办内容具体化并形成书面清单,明确职权范围,权力归位,联防联控。

④监督功能。监督功能的实现需要全社会共同参与,通过元治理主体制度保障与文化宣传引导,形成良好的社会监督氛围。

⑤信息化建设功能。做好信息化建设,信息资源的整合,依靠大数据,动员各部门行业参与,增加透明、公平感。

⑥绩效考评功能。在医保治理过程中实现对多主体、多环节的问责考评。责任主体为全体治理对象。

⑦质量控制功能。主要发挥法律法规建设、诚信体系建设、全民道德素养提升作用,通过法治、制度等手段发挥规范化的规制作用,对医保治理过程中的系列行为规范、行动规范进行规制治理。责任主体为中央政府、立法、执法等部门。

七大功能涉及的责任主体既有重叠又有所区分,涵盖医保治理体系构建所涉及的全部内容,不同功能之间紧密联系,形成动态闭环。以下将针对不同治理功能展开详细介绍。

1）统筹协调功能

多元主体发挥统筹协调作用,统筹医保治理体系制度顶层设计、运行、实施与变革,协调兼顾多元主体基本利益,取得医保治理共同价值目标,促进多主体统一行动。党和政府将健康公平的理念作为核心理念目标,明确价值导向,将各职能部门目标具体划分,职能部门承担相应目标任务并进行履职,监管部门对各职能部门履职情况进行监管问责,动员多主体达成社会共同价值目标。党和政府统筹治理医保体系构建当中存在的突出问题,并作为治理的中心推动者,通过治理战略、理念、规划与政策制定对多元主体进行统筹,以促进多主体目标和行动的统一。医保部门作为医保治理的核心部门,发挥其专业性,通过对既往制度进行梳理,打破管理思维,对医保体系进行体制与机制上变革。

2）部门协作功能

医保治理多元主体、主要力量、辅助力量通过制度手段进行有效联动,以"共建共治共享"为核心治理理念,实现多元主体的横向与纵向协同、关键问题的跨部门协同、多种治理手段与机制融合。中央政府、医保机构治理多元主体，从顶层建立跨部门协同机制，建立法人治理体系，推进各部门联动处理违法、违规行为。多主体发挥多部门协同功能，包括政府内部的上下级、不同部门之间的内部协同。当前我国医保体系建设社会力量不充分，需要通过政府来协调职能部门、市场或社会，推动企业、社会组织机构、专家智库的社会化参与，加强政府与社会市场的合作。做好信息化建设，信息资源整合，吸引各部门、各行业参与，形成完整的结构体系，承担各自责任，联防联控，并形成开放性、制度运行前端的各利益组织谈判体系。

3）高效经办功能

政府各职能部门、医保经办机构、医院等多部门进行权责划分，明确各自的治理分目标，将医保经办内容具体化，形成医保权责清单。政府、市场与社会明晰责任边界，形成完整结构体系，推进治理职责协同的法律化、制度化建设步伐，确保各方参与主体在法律、法规及有效的制度框架下对各种违规行为实施查处。推进对各参与主体职能、责权的精细化管理，明确不同群体的医保待遇服务标准，明确不同层级经办组织的关系、任务和职能。推动不同部门之间的高效配合以完善稽查功能；加强对定点医院、医师、药师的管理。在政府层面，要用法制思维和法治手段保障执行底线，积极推动与社会组织的协作，强化对医保治理体系建设重要性的宣传教育行动，确保现代化治理体系和治理思想、理念、价值的广泛传播。在公民层面，不断提升公民素养、参与意识与责任意识，提升自我道德约束水平，强化全社会对医保治理体系建设与发展"共建共治共享"的参与意识。

4）监督功能

在宏观层面，医保"元治理"主体可以通过政策法律与价值引导等"软硬兼施"手段的综合运用，从法律、法规和制度上保障医保基金监管机制的制度刚性，从思想和文化上鼓励并引导社会群体参与到医保基金监管之中，而医保部门需通过完善监管组织及工具手段，完善监管方式，加强对监管内容的日常监督。针对特定监管问题，可委托第三方，签订合约，写明职责，形成一个常态化监管流程，监督部门对未达成目标的社会组织进行问责。在中观层面相关职能部门需加强联防联控，形成彼此间有效的监督制约机制，两定机构加强信息化建设，推动信息化手段监督方式的建立。微观层面推动社会力量加强监督，社会力量包括商保企业、高校、第三方社会组织、公民。社会组织参与医保经办服务,加强社会综合监管氛围,第三方通过有效沟通、反馈、督查参与医保政策制定和利益调整。

5）信息化建设功能

医保部门应强化信息标准、信息平台及信息联通工作,促进跨部门信息资源有机衔接和整合;同时运用信息化、智能化手段提高医保运行效率、推进智能监管与医保基金运行风险的动态监测。通过信息化建设,将全民参保登记制度、筹资缴费制度、税收征缴、待遇调整等信息标准化整合,并逐步消除信息碎片化及信息孤岛现象。

6）绩效考核功能

绩效考核需要政府主导,相关政府职能部门及社会参与,既要靠政府行政手段来治理,还需要进行本部门与相关部门间的绩效评估。利用数据化信息互相征求意见出台标准,以统一的标准进行考核。通过信息化建立比较机制,纳入评定标准,利用绩效考评工具进行科学管理,对各利益集团的工作效率进行评估。在医保治理过程中需建立并逐步完善对多主体、多环节的问责考评功能。监督部门、相关职能部门依法依规对未达成目标的部门进行问责。重视社会的参与监督,打破单纯依赖政府行政手段实施管理的模式。此外,应强化对医保部门、相关职能部门的经办管理人员在绩效考核基础上的奖惩问责。除此之外,政府、相关职能部门还应发挥信息公开功能,通过信息共享机制精准定位医保失信行为,建立对违规行为惩处的跨部门协调系统,完善政务公开机制,确保第三方组织、公民在参与医保治理的过程中能获得更多的信息支持。同时,行政部门和网络媒体应加强对各类违规主体违规行为的媒体公布,通过信息公开达到行为约束效果。

7）质量控制功能

医保治理需要通过法治、制度等手段的综合运用实现对医保治理过程中一系列行为的规范和治理。这个治理过程往往涉及立法部门、执法部门、人民代表大会、医保专业人员、相关职能部门等众多执行和参与主体。医保治理体系的高效运行离不开法律的保障,需大力提升法制能力建设,通过法律和制度手段明确不同参与主体在医保协同治理行动中的目标、职责、权力与手段,强化法律的执行力与协同力。此外,还应大力加强诚信体系的建设,针对我国信用体系建设过程中的短板和不足,明确不同主体在诚信体系建设、诚信问题处置等方面的主体职责。强化制度创新,通过医保诚信制度体系的不断完善,强化社会资源的对接联动,推进社会力量利用信息化手段参与对失信行为的联合惩戒。

3. 医保治理制度体系

任何组织管理职能的实现都需要一套完整制度、规则体系的对接与支撑。尤其对于涉及跨部门、跨行业、跨层级、多主体参与的重大治理任务的落实,则更需要一整套相互关联的制度体系的支撑和保驾护航。治理者首先需通过制定组织内外部的制度来统筹协调,以确保组织功能的实现。本书作者通过政策工具法、文献研究法与问卷调查,对医保治理涉及的内部、外部制度体系和支撑制度体系进行了系统梳理总结,厘清不同层级医保治理体系所涉及众多制度的功能和相互关系,针对关键环节问题展开制度诊断与瓶颈分析,为完善医保治理制度构想和设计,完善相关实施策略,提供参照系与循证依据。

(1)医保治理制度要素分析

1)医保治理制度政策文本分析

笔者通过对在国家医保局官网检索并收集的 102 条政策文件进行内容梳理,共整理出 17 种不同的制度,在政策文件中出现频次排名前五位的制度中,有三个制度与医保治理密切相关,即宣传引导制度、多部门协同制度、工作责任落实制度。由此可见,自医保局成立以来,通过宣传引导制度使各方主体对医保制度改革与各方面工作的知晓率提升;通过构建医保部门与横向部门间的协同制度,促进医保治理组织体系与功能体系具备落地的基础;并通过责任落实制度保证各方主体有效参与医保治理工作。以上制度的制定与实施表明,当前医保局在制度的顶层设计理念中已引入治理理念,医保治理体系的构建进程将逐步进入正轨。但部分治理制度存在政策悬空现象,通过对医保局出台的众多政策文本分析显示,政策涵盖的主体更多来自医药卫生部门内部,与其他政府职能部门之间的政策联动尚不充分。

2)基于问卷调研的医保治理制度体系分析

本书作者基于问卷调研数据(见图 1-16),描述医保重要问题协同治理上的制度体系运行现状、分析阻碍制度运行与部门协调的因素、明确医保治理关键制度。在"医保重大问题的协同(协商)治理中所需的制度体系是否已经建立和完善?"这一问题的回答中,近七成的被调查者(总计 2224 名医保领域的专家学者与工作人员参与问卷调查)认为,医保重大问题的协同治理所需的制度体系虽

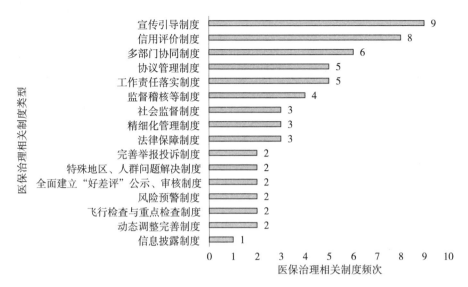

图1-15　医保治理政策文件医保治理相关制度频数统计

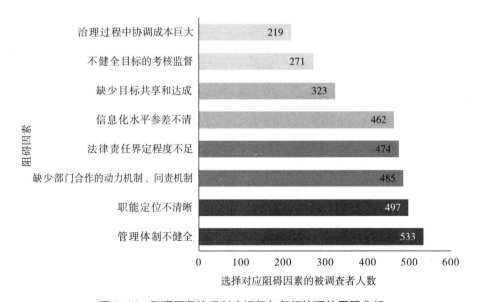

图1-16　阻碍医保治理制度运行与部门协调的原因分析

已初步建立,但运行效果一般。调研结果显示,"医保管理体制不健全"被认为是阻碍医保制度运行与部门协调的最大原因,其次是治理主体职能定位不清晰、缺少部门合作动力机制、问责机制。在医保治理过程中,由于缺乏对各治理主体职能的界定、缺少治理目标共享、治理过程中的协调成本巨大等原因,阻碍了部门联动、协同治理等工作的落实。

医保运行涉及众多环节,尤其是医保基金使用过程中的欺诈骗保行为频发是当前医保治理过程中亟待解决的问题。2021年1月至8月,全国共检查定点医疗机构51.66万家,追回医保基金88.12亿元。本书作者通过筛选调研数据,在前文所述的2224份问卷中,筛选学历为本科及以上、专业为医疗卫生领域和公共管理的被调查者,共有828份样本符合条件,并进行分析。在针对骗保行为治理的制度原因调查中,72.22%的被调研者认为医保监管部门人员不足、专业人才稀缺,缺乏人才培养与专业人才准入制度是导致骗保现象频发的重要原因;其次,医保监管部门地位不高、相关责任部门的责权利界定不清、问责机制不健全、监管手段单一、主要依靠行政与经办监管、监管模式匮乏、以事后监管为主是导致对骗保现象治理不善的主要原因。因此,建立医保专业人才准入制度、权责清单制度、问责制度,建立健全标准化的监管制度体系,完善基于法律、标准、制度、信息化的立体监控网络,对医保治理制度体系的完善影响重大(见表1-14)。

表1-14 骗保现象频发,医保治理制度体系的原因分析(n=828)

骗保现象频发,医保治理规则体系上的原因	频次(n)	占总调查比(%)
医保监管部门人员不足,医学专业人才稀缺	598	72.22
医保监管部门地位不高	413	49.88
相关责任部门的责权利界定不清	400	48.31
责任追究机制不健全	395	47.71
监管手段单一,主要依靠行政和经办监管	355	42.87
监管模式匮乏,以事后监管为主	353	42.63
医保基金使用管理规则存在漏洞	348	42.03
不完善的医保基金信息披露制度	275	33.21
信息孤岛现象严重,地区、部门间有效衔接困难	267	32.25
缺少对医疗体系行为合谋的监管通道	264	31.88
智能监控质量和效率有待提升	250	30.19
缺乏对现代化技术手段使用的政策、制度规范	245	29.59
各统筹地区的医保信息系统标准不统一	238	28.74

续表

骗保现象频发,医保治理规则体系上的原因	频次(n)	占总调查比(%)
违规行为查处、惩罚滞后	236	28.5
反医保欺诈领域立法层次过低	235	28.38
监督检查方式的规范性、针对性、有效性不足	230	27.78
执法缺乏基本法律规范依据	222	26.81
医保监管的社会监督氛围不浓厚	177	21.38
执法宽严无序,公平性受损	145	17.51

3) 基于专家访谈资料的医保治理制度体系分析

我国虽已初步建立关于医保重大问题治理的制度体系,但并未达到预期效果,推进医保治理制度体系建设与完善迫在眉睫。本书作者在对高校教授、医保部门工作人员等医保领域的资深专家进行定性访谈,对所有访谈资料进行质性分析后,绘制涉及所有医保制度的词云图谱(见图1-17)。

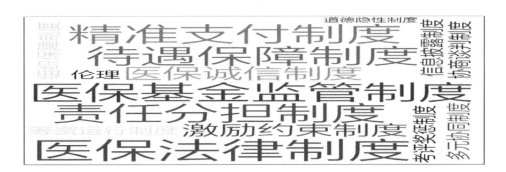

图1-17 医保治理制度体系要素词云图谱

注:图中条目字符越大表明该条目出现的频次越高,是专家学者较赞同的条目。

基于医保治理制度体系要素的分析,医保法律制度是专家学者们认为亟待推进完善的。医保治理有法可依,是确保治理良性高效运行的必要条件。法律制度体系建设是医保治理体系搭建的关键环节,随着《医疗保障基金使用监督管理条例》于2021年5月1日正式实施,以及国家医保局于2021年6月中旬对外发布《医疗保障法(征求意见稿)》,证明医保治理已基本进入有法可依的全新阶段,但距离形成完备的法制体系和实现良法善治还有很长一段

中国医保治理体系现代化之路——从构想到行动

距离。其次,专家认为:医保基金监管制度、精准支付制度、责任分担制度、待遇保障制度、医保诚信制度、激励约束制度都是亟待建设和完善的制度(见表1-15),在当前医保治理制度体系的建设过程中,可优先推进上述制度的建立与完善。

表1-15　专家访谈主要观点

专家主要观点汇总	制度靶点归纳
• 现在的医保领域缺少"元治理主体",这个"元"应该是国家即中央政府,因为医保局、卫生部、卫健委等都是职能部门,部门的利益和政府的利益是不一致的。所以在最高层,一定需要一个"元主体"。 • 在重视部门与政府之间的关系的同时还要注重府际关系,进行共商、共治,建立跨部门协同机制。另外还需要与治理体系现代化相衔接。	➢ 元治理主体落实统筹引导制度
• 整个医疗保障的治理可以分成两个层次,一个是政策或者说制度层面,就是顶层设计的问题。第二个就是医药问题,包括招标采购、药品价格谈判等。这就体现了治理即多部门协同。 • 另外,在业务的经办、监管层面也是体现多元化参与治理的理念,这个肯定是必须得做的,否则的话医保制度很难发展。	➢ 政策引导,多部门协同 ➢ 多元化主体参与业务经办和监管制度
• 把治理体系、治理能力,即关于基本医疗保险高质量发展的内容,分解为多元协同、规制与监管、问责与透明度、监测与评价四个维度。 • 医保治理的过程要构建协同治理的框架,明确协同治理的构成机制。在此基础上需要中央层面的第一推动力。	➢ 协同治理制度 ➢ 规制问责、监测评价制度
• 通过一些法律规定明确医保治理的目标手段。然后政府与各主体发挥各自的作用,或者说凌驾于政府之上进行构思会更好。法律的规定显得更为重要。 • 管理的专业化程度也是治理的一个重要方面。其次还应有准入制度。	➢ 法律法规 ➢ 专业化人才的准入制度
• 短期就是基金统筹层次的提高,基金制度的可持续能让基本医疗保险制度更加稳健。中期为精细化管理,在重点人群上有所突破,点面结合。 • 在慢病的人群管理上,要和商业保险公司互相整合,包括和低保、医疗救助制度的整合与变革。另外,医保基金方面,如何使用,如何界定也需重视。	➢ 基金精算制度 ➢ 精细化管理制度
• 筹资与供给需求之间的平衡机制,都是基于大数据。因此,我们要基于大数据建立标准体系。 • 基于度量衡的基础,形成支付系统、监管系统以及基于数据标准的保障政策,制定一些保障系统。所以核心的问题是基于标准基础上的支付系统、监管系统。	➢ 建立基于大数据标准体系的支付系统 ➢ 监管系统 ➢ 待遇保障制度

续表

专家主要观点汇总	制度靶点归纳
• 治理体制与主体的职责边界,一定要权责明晰。 • 法律制度仍不健全,例如社保法跟医保规章之间的关系是什么? 医保法规调整的范围是什么? • 基金的预算制度也是很重要的一个制度。预算制度应该是零基预算,有预算就会有结算,就会去调整预算。 • 医共体现在处于一个需要精准地引导医疗供给侧调整结构的阶段,所以医保的支付制度应该更加精准。同时,医保领域的会计制度、审计制度、监督制度、诚信制度也需建立,要在经办层面上强调法人治理的信息。 • 另外,还需理清清单,比如说责任清单、待遇清单跟负面清单。	➢ 权责清单制度 ➢ 法律制度 ➢ 基金预算制度 ➢ 精准支付制度 ➢ 经办服务法人制度
• 有些事情光靠行政无法解决,故信用制度必不可少。 • 制度运行要运用高科技手段。尽管互联网医院还在探索,还没有成型。可以在发现问题之前先完善自己,明确目标。	➢ 协议管理制度 ➢ 信用制度 ➢ 信息化制度
• 绩效考核制度很重要,每项工作的完成都需要绩效考核的跟进。 • 建立这种权责部门之间的权责清单制度,明确各部门的职能与任务。 • 医保医师制度也很重要。	➢ 绩效考核制度 ➢ 权责清单制度 ➢ 医保医师制度

（2）医保治理制度体系的框架设计

1）医保治理制度体系在医保治理中的主要作用

医保治理制度体系框架是支撑医保治理体系架构的重要支撑结构,它在整个医保治理体系中起着承上启下作用。它向上衔接医保治理目标、理念、价值的制度化表达和政策贯通,向下连接医保治理机制和运行过程的标准化、规范化和流程化的制度落实。治理制度聚焦医保制度间的制度空白和制度裂隙,推进多层次、多类别医保制度间的有序衔接;并通过政策制度的权力、权威与职能授权,按照一定的规章程序,把医保治理空间中的组织关系以及治理方式、手段等用法律、规章、制度等形式加以明确和规范。

医保治理制度体系具体包含以下四个方面的作用。

第一,强化政策引导效应,通过医保法律、法规加以推进。为实现上述目标,医保治理应从顶层设计上进行制度优化,注重在政策法规的制定过程中,不断强化和体现治理理念、价值及目标的融入,强化以人为本的基本理念,瞄准医保当下重大问题的突出治理需求,以法律建设为纲领,为各类中观与微观层面的操作制度建立提供制度依据。

第二,强化对各类治理主体协同、责权利划分、考评奖惩等方面的重要制度建设。治理主体多元化的本质要求医保治理的首要任务是统筹规划、协调与协同、明晰职能设置、确保多方利益主体的责任、权利与义务对等与平衡,在此基础上,需要加强相关责任主体在监管、绩效考评、奖惩与问责等方面的制度建设。

第三,强化对治理任务、内容等治理执行层面的制度保障。需要通过细化的制度建设,瞄准医保治理过程中的突出问题,靶向聚焦关键治理目标与治理需求,细化治理内容、治理任务与治理行动要求,确保在制度落实和执行中,建立完善有利于宏观政策和制度具体落实的操作制度体系。

第四,强化对治理方式、工具和手段的规范。即对医保治理采取怎样的治理方式、如何科学规范运用各种治理工具和手段提供规范,为医保治理方式的探索及治理工具的有效运用及活动的顺利开展提供重要保障。

2)构建医保治理制度体系结构框架

笔者通过对医保治理基本制度内容的归纳和梳理,围绕政策制定、治理主体、治理内容、治理方式四个层面进行制度优化,以期弥补现有制度间的裂隙。初步形成以医保政策法律制度为导向,稳健可持续的筹资制度、严密有力的基金监管制度、精细化的支付制度、医药服务供给侧改革制度、医保公共服务优化制度、公平适度的待遇保障制度、医保待遇清单制度为主轴,实现多层次医保制度的有序衔接;以多部门协同制度、协商谈判制度、专业人才准入制度、权责清单制度、绩效评价制度、激励约束制度为支撑;以信息标准化、信息披露制度、社会监督、社会诚信制度、经办服务法人化、契约与协议管理制度等多制度为保障的医保治理制度体系框架(见图1-18)。

(3)医保治理制度体系结构要素解析

1)以医保政策法律制度为导向

在医保政策制定的过程中需要建立有助于多方治理主体参与的渠道与决策机制,以此提高多元主体的话语权和参与感,同时通过充分论证,避免医保治理的决策失误。当前的医保法律制度尚不健全,部分法律条款规定可操作性不强,特别是对涉及多方参与的医保基金使用行为监管与治理等方面的法律条文不够细化,法律条款方面的漏洞和缺位,导致医保治理过程中不同主体的权责不清,遇事相互推诿。应利用大数据、智能监管、社会监督、多主体参与等形式不断完善医保治理体系建设进程的法治化保障,从法律制度上确定政府及各部门参与医保决策、执行和监督等过程中的权责边界与考评问责规则。访谈专家也指出:

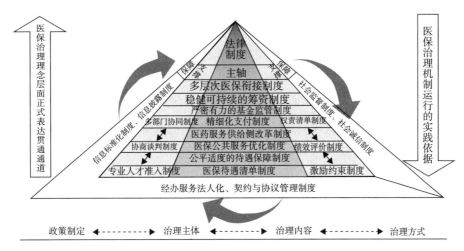

图 1-18 医保治理制度体系结构框架

要通过更细化的法律规定来明确整个医保治理的目标手段,未来可以在法律层面规定政府和各主体的作用和责任。因此,要对医保治理的全流程、全环节中涉及的法律要素进行全方位梳理、修订、补充和完善,确保医保治理有法可依。

2)推进多层次、多维度、多功能医保治理制度的有序衔接,健全医保治理所必需的制度体系保障

应围绕医保基金运行的全流程,以切实解决医保重大问题为目标导向,探索和建立以稳健可持续的筹资制度、严密有力的基金监管制度、精细化支付制度、医药服务供给侧改革制度、医保公共服务优化制度、公平适度的待遇保障制度、医保待遇清单制度为主轴的核心制度体系。建立围绕医保运行全流程的、较为完善的制度体系,推进多层次、多维度、多功能的医保制度有序衔接。从分散、缺乏关联、各自为政的单一、混乱的制度形态,逐步过渡到系统、规范、综合、完整、相互关联、有机互动的医保治理制度体系。医保治理的良好运行,必须是以成熟定型的医保治理制度体系作为基础与保障,并通过持续优化医保治理制度体系,实现多层次医保制度体系的有效衔接。具体可进行以下不同医保运行环节的治理实践探索。

在医保筹资与待遇保障制度方面,可以考虑将个人账户转变为家庭账户,健全与健康需求相匹配的筹资机制,充分发挥商业健康保险的作用,政府、个人、社会共同承担筹资责任,各地应立足经济基础与筹资能力稳步提高统筹层次。此

外,拓宽医疗救助多渠道筹资,民政、财政、卫生、扶贫等部门应发挥应有作用。逐步缩小职工医保与居民医保之间的待遇保障差距,需要有动态调整机制灵活解决问题,使医保筹资制度与待遇保障制度趋于完善。

在运行监管建设方面,目前医保基金运行面临着很多新问题和新挑战,如新的医保制度(如大病医保、长期护理险)在基金运行、监管等方面的制度规范尚不完善。此外,在不同医保制度的衔接、医保支付方式等方面仍存在很多监管漏洞,信息系统建设目前仍难以支撑对医院看病就诊信息的实时监测,很容易导致定点医疗机构基金超支使用,甚至医患合谋骗保等违法行为。应着重加强基金预算监管建设,建立法律、制度、标准、信息等集成的立体监控系统,并可通过签订协议、明确职责等方式,引入第三方主体(如信息技术服务机构、会计事务所、商业保险公司等)参与监管,用医保基金收支大数据监测医疗机构基金使用情况、建立基金结余水平和支付能力预警模型,同时宣传举报奖励制度,畅通监督渠道,切实改变靠人工抽查、事后监督的被动状态。另外,还应积极推进医疗服务供给侧改革,强化医保与医疗机构的协商谈判制度。优化医保公共服务,通过信息化建设,法人化治理提高服务经办质量与效率。

3)以激励奖惩制度为两翼支撑

多部门协同制度是医保治理体系建设过程中亟待落实的一项关键制度,该制度以确保多层级、多部门、多主体、各类协商行动的有序开展为制度目标。首先,在国家治理政策的引领下,依托国务院医改领导小组与国家医保局,组建宏观协同治理平台,集结医保局、国家卫健委、财政部、国家发改委、工信部、民政部、银监会以及代表参保人利益的创新性社团法人协会等相关部门,围绕如职工医保、居民医保两种制度发展不平衡及医保改革过程中出现的重大问题,通过明确领导者及各部门的职能定位与责任边界,落实绩效评价与激励约束制度,形成"有选择的政府、有边界的市场和有力量的社会"的医保治理格局。

其次,在政府部门之间实现协同治理,需由各级医保部门牵头组建协同治理平台,其他政府职能部门作为成员单位履行各自职责,发挥各自优势,参与医保治理工作。通过跨层级、跨部门、跨区域和跨行业的政府部门之间的协同,着力解决医保运行过程中的突出问题。例如,医保基金筹资难问题,可以将跨层级政府部门协同作为切入点,将医保资金统筹逐步过渡到省级统筹,然后按照市县级政府的参保人数及健康状况予以拨付;在筹资过程中,同级部门间进行协同治理,如医保部门与人社部门、税务部门协同治理以确保征缴,与统计部门、公安部门协同确定缴费人员基数,与教育部门协同鼓励学生参保,与民政部门协调确定救助对象,与卫生部门、检察部门和司法机关协同推进打击欺诈骗保工作。

4）以多种重要支撑制度为保障

健全基于法律、标准、信息化的立体监控体系,并通过信息披露制度与社会监督制度,让市场、社会组织、个体更广泛参与医保治理,推动医保治理体系真正落地运转推动。在医保经办服务方面,可探索构建医保社团法人治理体系,包括由用人单位和参保人等利益相关者组成的医保社团法人和由代表参保人利益的各类协会,在政府部门的领导下,医保社团法人与医保局通过签订协议,平等参与医保经办事务,促进形成医保"共建共治共享"格局。医保经办机构还可通过与医院协会、医生协会、医药协会等行业自治团体协商谈判,形成行业自律,促进医药服务提供方能规范使用医保基金,共同维护医保基金安全,从而推动医保制度可持续发展。

在医保基金监管信用体系建设方面,各级医保局可在大数据挖掘、信息可视化、智能化的基础上构建医保信用监管系统。基于医保基金监管信用体系建设试点的经验,在全国范围内以点带线再到面地逐步推行信用体系建设,以此发挥医保治理的柔性力量,促使多元主体自律守信,共同维护医保治理良性运转。在专家定性访谈调查中,有专家认为欺诈骗保等失信信息可以与社会信用体系对接,从而实现失信联合惩戒,促使个体、参保单位与医药机构自觉规范自身行为,推动全社会医保诚信氛围的形成。

4.医保治理机制体系

医疗保障治理体系包含了系列相互关联、耦合、博弈的组织体系、功能体系以及制度体系,构成了一整套具有特殊结构与功能、紧密相连、相互协调的有机整体。然而有机治理整体的治理目标能否真正实现,还需要在执行和操作层面具备一整套医保治理机制体系的支撑,通过互动关联的机制体系在组织体系、功能体系、制度体系之间建立协调联动框架,才能确保医保治理的愿景和目标通过高效的医保治理执行系统和执行机制得以真正落实。

（1）医保治理机制要素分析

本书作者通过政策分析、专家访谈与知情人问卷调查等多种研究方法对医保治理机制的要素进行综合分析,探讨了在治理机制运行中导致众多利益主体目标、角色、利益冲突、价值耦合和博弈行为的深层原因,认为必须围绕以确保医保政策、制度落地为初衷的医保治理机制体系构建进行探讨,形成以多目标协同为核心治理目标的体系化的治理机制系统,才能确保医保治理实效的真正落地和达成。

1) 医保治理机制要素政策文本分析

本书作者通过检索国家医保局成立以来官方网站公布的所有政策文件,提炼并梳理出 102 条与医保治理机制相关的政策文件,并对政策文件中提到的高频治理机制进行计量统计。排名前三位的治理机制为:监督评价机制、信息化机制、组织领导机制,它们均为当前医保管理部门广泛应用的机制。自 2018 年国家医保局成立以来所实行的一系列的制度举措,扫除了一些重要的长期制约医保改革进程的体制性障碍。特别是全面推进了医保信息化、标准化、智能化建设,以及重拳打击对骗保行为的专项监管运动,我国医保欺诈、药价虚高等现象初步得到遏制,医疗保障功能持续增强。近年来,在打击医保违规、欺诈行为的行动中,社会力量参与程度也在不断加大。通过政策的计量结果可以看出,当前医保管理部门提到的医保治理机制还着重关注了组织权责划分、信息化和事后监管评价等方面的建设与应用,而在明确待遇制度机制、综合防范机制、通报机制、多部门总结评估机制、风险化解机制、诚信机制、筹资机制等机制方面,虽有相应政策文件有所提及,但频率较少,对这些治理机制的执行力度和重视程度相对不足,意味着在未来医保的政策制定中,仍需强化对相关治理机制建设的重视程度和应用程度。

2) 访谈内容质性分析

笔者邀请了国内医保管理高层和专业领域的知名学者就未来医保治理的机制系统要素内容进行深入的专家访谈。访谈过程中,有专家指出:"目前不论是自上而下还是自下而上,医保的治理机制还没有建立。"目前我国的医保事业还是处于医保管理向医保治理的过渡阶段,医保治理的机制系统还没有完全建立和真正运行,因此本研究对医保治理机制体系的提出是一个前瞻性的研究和实践探索。有专家认为:"在医保治理体系中,建设的核心和重点应放在治理制度、体制和机制这几个层面,其中最主要、最核心的还是机制……机制就像是一个人的机理,它是各个部分、各个方面的功能协调,机制如果能做到各方面的协调功能,那这就是治理要达到的一个核心的关键点。"因此,我们通过提取专家针对机制建设方面相关的访谈内容进行质性研究,以扎根理论为指导,进行了开

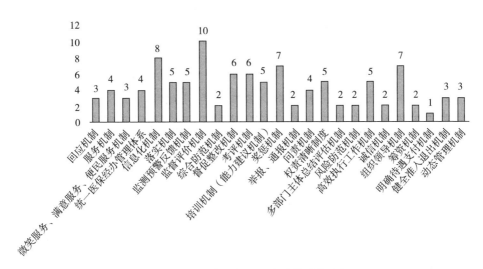

图1-19 医保治理机制要素政策计量分析

放式编码、主轴编码、选择性编码,最后提取医保治理的机制体系所包含的概念和关系,以期形成一个保障协调运行的治理机制系统。

表1-16 医保治理访谈内容开放性编码过程示例

原始资料	初始概念化	概念化
(1)那篇文章里头就是写了协同治理机制,因为我以前有专门发表过就是谈这个微观的、就是基本医保的应该是什么样,……包括我们刚才讲的协同治理机制,做宏观中观微观。	协同治理机制可以从宏观、中观和微观层面来开展,具体在微观层面就是基本医保的协同应该是怎样实现的。	协同治理机制
(2)那你的治理理论和这些其他的理论的区别,最重要的区别就在于说大家要共商,那要共商的话这个利益机制要平衡,我觉得抓住这个东西就可以了,那就是主体。	多元治理是治理理论与其他理论重要区别,区别点在于共商的实现,共商过程要有利益平衡机制处理主体关系。	利益平衡机制
(3)那我觉得立法是可以的,……比方我们说这个因为立法是要有内容的嘛,所以就一些内容进行规范嘛,所以我们的内容也必须要出来,要不然你立啥?但是你不能说我要等到那个法律出来再来建这个相关的治理机制,对吧?治理机制你走你的,……在没有法律的情况,我们可以用法规嘛。	立法可以分步走,但建立机制可先进行,可以用法规来确定要做什么、职能是什么;如微观层面,要建立基本医保的社团法人治理体系,这个是不需要等立法就可以现在做或者不做。	社团法人机制
……	……	……

①开放性编码

对所抽取的访谈原始资料进行开放式编码,在范畴聚类和概念化后,得到了如下表所示的 29 个治理机制范畴和 70 个初始概念。

表 1-17　开放式编码形成的范畴和概念示例(部分)

编号	范　畴	概念化
1	多部门协同治理机制	协同治理机制;多部门协同治理机制;跨部门协同机制;协同机制;跨部门协同治理机制;医保战略购买与卫生服务供给侧的协同发展机制;协同共治机制;部门协调机制
2	社会共治机制	社会共治机制;社会协调机制
3	联防联控机制	联防联控机制
4	委托第三方机制	委托第三方机制
	……	……
24	医保筹资机制	医保筹资与待遇保障的联动机制;全面预算机制;医保筹资机制;资源配置机制;医保筹资机制
25	政府财政补助退出机制	政府财政补助退出机制
26	基金监管机制	基金监管机制;(基金)监管机制;监管机制
27	医保支付机制	医保支付机制
28	医保待遇保障机制	医保待遇保障机制;待遇调整机制
29	药品价格谈判机制	药品定价机制;医保价格发现机制;价格发现机制;医药价格调整机制;药品价格谈判机制;药品采购机制

②主轴性编码

在扎根理论的演绎范式基础上,进一步运用前文所提炼的医保治理体系结构,将各机制范畴与医保治理联系起来。医保治理机制的运行以理念价值为向导,以问题解决为目标,而治理功能的发挥则体现在政策制定、落实、执行和评价等活动过程中。因此,从治理机制的结构—功能视角,本书的研究者将庞大的机制体系通过提炼总结,划分为五大类医保重要治理机制:包括协同类机制、激励类机制、约束类机制、保障类机制和医保制度运行机制,并将这些运行机制按照治理成效运用到对应的医保活动事务中(见表 1-18)。

表 1-18　主范畴与各范畴之间的关系

主范畴	范　畴	关系内涵
协同类机制	多部门协同治理机制、社会共治机制、委托第三方机制、决策机制、联防联控机制、协商谈判机制	以协同为理念,多主体的参与框架,协同流程化,是医保度良性运行的推动力
约束类机制	法治机制、处罚机制、问责机制、基金监管机制、医保(信用)诚信机制、教育机制	法治机制是治理的前提保障,处罚、问责、监管、信用是法治的执行体现;诚信、教育是道德约束
激励类机制	市场机制、绩效考核机制、利益平衡机制、评价机制	协同的配套与正强化,与约束类机制是共生关系,起辅助作用
保障类机制	信息化机制、信息共享机制、政策可持续机制、人才培养和能力提升机制、法人治理机制	治理制度、其他机制运行的外在硬件、人才保障、政策环境
医保制度运行机制	全民参保机制、医保筹资机制、政府财政补助退出机制、商业健康保险整合机制、医保支付机制、医保待遇保障机制、药品价格谈判机制、医保用药机制、互联网医院异地就医机制、医保医药统筹机制	医保制度实施的过程机制,是协同治理的最终目的

③选择性编码

本书作者以调研结果所获得的信息作为医保治理的故事演绎和理论饱和检验,最后凝练整个医保治理机制的运行模式。理论饱和检验中,医保治理机制重要性评价的调查结果选项可以划分到现已形成的主范畴框架,理论模型通过饱和度检验。最后,勾勒医保治理体系运行机制系统动力模型(见表 1-19)。

表 1-19　医保治理机制的重要性评价(n=2224)

治理机制主范畴	治理机制项目	重要性平均分	重要程度排名
协同类机制	政府跨部门协调机制	8.219±1.821	4
	谈判博弈机制	8.188±1.792	8
	沟通反馈机制	8.176±1.803	9
	社会契约(协议)机制	8.165±1.803	10
	委托外包(合作)机制	7.966±1.948	16
激励类机制	举报奖励机制	8.188±1.798	7
	市场竞争机制	8.165±1.785	11
	利益分配机制	8.145±1.83	12
	绩效考核排行榜	8.141±1.824	13

续表

治理机制主范畴	治理机制项目	重要性平均分	重要程度排名
约束类机制	法治机制	8.316±1.784	1
	独立督导问责机制	8.229±1.794	3
	权责清晰问责制	8.203±1.822	5
	社会诚信机制	8.197±1.813	6
	媒体公开机制	8.091±1.833	14
	第三方评价机制	8.082±1.842	15
保障类机制	信息互通机制	8.234±1.778	2

（2）医保治理体系运行机制体系结构

基于政策分析、专家访谈以及调研结果,本书作者将医保治理体系运行机制体系结构主要划分为上述五大部分,并对五大类治理机制展开了阐述。本书创新性地提出了医保治理体系运行机制系统动力模型,这既是医保治理机制体系的整体结构,又是从动态视角呈现了医保治理运行机制的动态运行过程。五类机制并非各自独立,而是有机关联、互为支撑。首先医保治理可以通过协同类机制,确保从协同理念到协同行动的一系列活动链条中,多元参与主体能够通过共谋、共设、共建、共治、共享全部活动和环节参与,实现从目标到结果的全过程和全方位协同功能;此外,机制建设应以法治机制建设为出发点和落脚点,它是确保一切机制产生效用的基石;而约束类机制有助于融合法律硬约束及道德软约束双重制约功能的融合;除此之外,通过激励类机制可以发挥对治理多主体协同的正强化功能,与制约机制相辅共生;通过保障类机制为治理制度、其他机制运行提供重要支撑和保障;最后以协同治理运行机制生态圈为永动机,指向医保制度运行机制良性运行的核心目标。具体内容如下。

1）以协同理念为先导,协同类机制发挥多主体的协同参与功能

治理机制运行的一般程序是:达成合作、进行协商、参与共治、共享共担。协同类机制可以分为两个阶段,一是合作意识达成阶段的合作类机制,二是合作共识下多主体协商阶段的协商类机制。协同类机制对外关系为:是以实现协同治理为出发点,协同机制的运行最终是为了推动整个医保制度体系的良性运行;其内部关系为:协同治理机制流程化,可根据治理问题需求在不同治理阶段采取针对性的具体协同机制和手段工具。扎根理论的研究结果显示,协同类机制大致

包括:多部门协同治理机制、社会共治机制、委托第三方机制、决策参与机制、联防联控机制、协商谈判机制。结合问卷调研结果,最为重要的机制是政府跨部门协调机制。政府行政部门之间可以进行利益、权责、规则协商,这是一个核心内容,主要是就不同主体各自该做什么,承担什么责任、拥有什么职权达成一致;政府和市场之间基于契约、协议、谈判、委托购买等机制作为协商主导方式。如访谈专家提到的沟通协调机制、跨部门决策机制、协商谈判机制、社会共治(联防联控、委托)机制可作为一个协同治理流程,应用到医保支付方式改革的不同环节中。

2)激励类机制发挥对治理多主体协同的正强化功能

激励机制是保证协同治理得以实现的配套机制,通过激励手段实现对主体积极参与的正强化,是引导整个治理体系良性运行的动力。根据前期研究结果,本书将医保治理中的激励类机制划分为:市场机制、绩效考核机制、利益平衡机制、评价机制。多主体达成合作,可运用激励机制的事前利益平衡和事后考评奖励等方式;对于政府部门的激励机制,如资源保障、服务经费对应绩效补贴;典型案例和先进集体/个人的表彰,工作奖励和民意评价等;对于市场和社会组织参与治理的激励可以有:降低竞标价格、税收优惠、公共服务绩效奖励、项目补贴和企业或组织发展与医保事业相关的资金支付、政府扶持、社会评价等。调研结果显示,医保专业人士认为,激励类机制中重要程度最高的为举报奖励机制,通过举报奖励激发社会群体参与治理医保事务的积极性。如,河北省在推进医疗保障基金监管制度体系改革中,省医疗保障局和财政厅联合推动基金监管的举报奖励制度,从公开举报电话、邮箱和保护隐私等方面具体落实了激励群众和社会各方积极参与监督的渠道。

3)充分发挥约束类机制的制约功能,与激励类机制相辅共生

在制度落实执行中,约束机制与激励机制并行,起到相互辅助的作用。根据专家访谈和调研结果,约束类机制可以细分为法治机制、处罚机制、问责机制、基金监管机制、医保(信用)诚信机制、教育机制。法治是整个医保治理体系良性运行的法理保障,医保治理的机制运行故事线应从法治机制开始,并在整个医保治理的环节中将法治运行机制贯穿形成法治闭环。医保的法律和制度要明确处罚量裁、问责、监督、信用等具体法治机制的规则和标准,在治理环节中保障其他运行机制的功能发挥有法可依、有法必依,形成动态监督的过程。其中,问责机

制在治理效能中发挥重要作用,其回答各主体是否履行职责到位、有效。具体而言,在医保治理行动前期需以法律法规、制度及管理体制设置来明确主体的岗位职责与功能定位,实施医保政策过程中要明确医保治理目标达成的标准及量化绩效,在医保治理行动方案的落实和执行中要做到责任监督、民意反馈,事后对各主体进行工作量考评和对等的惩罚措施。

此外,诚信、教育等道德约束机制与问责机制相配套,是对协作机制、激励机制的意识强化,一是在政府部门治理的医保行政事务运行中可以起到约束、规制、评价和反馈作用,二是对社会群体则起到提升问题意识、治理意识和参与意识的作用。用诚信道德引导和规范医保治理主客体的行为,是中华民族优良的传统,市场经济条件下构建医、患、保和谐的一个重要手段。因此,医保治理机制还在于关注多主体的德治培养,在社会层面培养医保诚信的文化氛围和信用意识,开展医保诚信舆论大讨论,对优秀的、典型的诚信案例进行塑造、宣传。

4) 保障类机制是治理制度、其他机制运行的外在硬件、政策环境

任何一套体系的稳定运转都离不开顺手可行的保障工具和可持续运行的政策环境,保障类机制确保了医保治理机制系统运行的质量和客观条件。保障类机制由信息化机制、信息共享机制、政策可持续机制、人才培养和能力提升机制、法人治理机制构成。信息化是治理现代化的先进技术,信息化是工具性机制,可以降低管理的成本、提高管理的效益、提升服务的人性化。调研结果显示,在医保治理体系中信息互通机制至关重要,它不仅有助于不同参与主体之间的信息交流与共享,还可以促进医保治理及监管过程的民主化、精准化、便捷化、智能化。但值得一提的是,信息共享机制有效运行的前提是需要在法律上保障信息共享的合法化,要对公共信用的规则和标准进行制度化安排,要有信息共享的载体和流通渠道,要具备人员信息化的专业培养、相应的用户权限、明确及时回应需求和诉求的时限。

从政策可持续支撑环境建设来看,作为元治理主体的中央政府上级部门应主动搭建各类治理主体的信息交流渠道和参与平台,培育"弱职权"组织部门、"低职权"基层组织和"无职权"社会群体等多类型治理主体的治理能力和话语权。在医保治理体系建设和发展中,大力宣传和推广医保治理价值与理念,营造治理文化氛围,总结治理典型案例经验,传播医保治理创新模式。此外,政府部门对非政府组织参与要有合作、授权和孵化的过程,成立、孵化用以表达民意的

委员会,打通信息通道;在决策论证时,建立咨询机制与平台,鼓励卫生、医药、医保等各领域的专家和智库组织积极参与,形成友好和谐的政策环境。

保障类机制中,信息的效用发挥取决于使用信息的人,信息要与人才紧密关联。故此,人才队伍建设机制要与医保信息化相互促进,才能保障治理主体能力的充分发挥。应大力培养掌握现代化治理知识与技能、综合素质高、医保专业能力强、掌握现代信息技术等工具手段的复合人才。在高校设置医疗保障、医疗保险等专业(研究方向),培养专业性的高学历人才,亦可通过定向培养或订单培训方式,推动具备医保经办知识和能力的专业医保人员向基层下沉;同时,加大对医保队伍岗位培训与能力建设项目的投入,对医保行政与经办人员开展医保治理创新、政策执行与服务能力、现代化技术、信息平台应用等多样化的培训项目,不断提升医保队伍的决策能力、治理能力、管理创新能力及服务能力。此外,建立医保管理技术职务评审和职称晋升方案,促进医保人员主动学习医保治理现代化的知识。

5)建立推动多样化医保治理机制有序衔接、互动整合及良性运转的生态支持圈,通过持续变革、发展和创新推动医保制度系统良性运行

医保制度运行机制要依靠协同机制、约束机制、激励机制和保障机制,需要将以上机制整合成一个持续运行的良性系统。医保制度运行机制应该是整体性的、连贯性的,而不是碎片化,从医保筹资、服务、监管、支付到待遇保障等流程,依序需要具备全民参保机制、医保筹资机制、政府财政补助退出机制、基金监管机制、医保支付机制、医保待遇保障机制、药品价格谈判机制、医保用药机制、互联网医院异地就医机制、医保医药统筹协调和综合配套机制等。从医保基金良性运行和利益相关者角度来说,可持续的基金筹资和运行机制、公平适度的待遇保障机制和高效便捷的医保支付补偿机制尤为重要,它们是医保制度运行的根本,是医疗保障事业持续发展必不可少的环节。

良好的医保治理机制运行体系是一个整体的、能动的系统,是一个首尾相连、环环相扣、可操作和流程化的机制运行系统。医保治理应从法制运行机制出发,法治机制是治理的前提保障,要做好其他各项运行机制的法律备案;以协同为理念,建立多主体的参与框架,促进协同流程化;执行过程中,处罚、问责、监管、信用等约束机制是法治的执行体现,合并诚信、教育等道德约束机制在医保协同、医保制度运行中起到约束作用;激励类机制是协同的配套与正强化,与约

束类机制相辅共生;保障类机制是治理制度、其他机制运行的外在硬件条件;以上多个机制形成了协同治理运行机制生态圈,为推动医保制度运行机制的良性运行提供可持续动力。

> 🔗 知识链接:
>
> ## 依据医保治理体系的运行机制研究,
> ## 新冠疫情肆虐,医保如何应对?
>
> 本书研究显示,当下医保应对新冠疫情应以五大机制为抓手:首先,法律制度建立重大疫情防控救治与保障体系,明确疫情防控与救治的主体、服务内容、流程及相关费用的责任分担机制;其次,应完善突发公共卫生事件应急医疗救治、应急核酸检测、应急疫苗接种等核心服务事项的政府多部门的协同保障机制与费用分担机制,同时完善重大传染病疫情紧急事态的应急处置机制及医保报销政策的动态调整机制,在重大疫情下医保报销内容和报销标准应随临床诊疗规范修订、调整而动态调整;第三,完善突发事件应急预案,明确医保部门与其他各相关部门在突发事件中的具体职责以及部门之间的沟通机制;最后,建立重大疾病医疗保险/应急救助基金,为患者灾难性医疗支出提供紧急补偿以及重大疫情的检测、疫苗费用在中央与地方、医保与财政及社会、个人等各方面的有效分担机制。

三、小结

本部分通过文献研究法、政策分析法、专家访谈法、问卷调查法对医保治理体系的概念内涵、要素构成以及体系基本架构进行了系统探究,将医保治理体系概念界定为"由党和中央政府主导、多主体协商参与,围绕医保治理目标和关键问题及需求,依托治理组织、治理制度、机制,治理技术、工具与手段的综合运用,为实现共建共治共享为核心的医保治理目标、功能和一致行动而建立起的组织体系、制度机制体系、工具体系、执行体系、支撑体系等相互关联而构成的统一整体"。同时,系统地解析医保治理体系结构中的各要素,明确了医保治理体系的核心模块:组织体系、功能体系、制度体系、机制体系,并对各模块的核心内容展开深度分析。

第三节　医保治理现代化概念内涵及特征

我国医疗保险制度历经 20 余年发展已逐步趋向完善,目前的工作重点在于深化制度细节并对人、财、物的配置进行妥善安排,使医保制度能够最大程度发挥其保障效能,切实惠及人民。医保治理现代化是伴随我国医保体系发展所提出的新命题,也是医保治理体系在下一阶段建设的主要立足点和重要方向性指引。因此,明确医保治理现代化概念内涵,对提升国家治理体系现代化水平及促进我国医保体系发展具有重要作用。

一、治理现代化的相关概念

1.治理现代化概念

治理现代化是我国改革进程所提出的宏观目标,实现治理现代化是需要不断创新、不断发展完善的。治理现代化也是一个过程,这一过程需要我们基于现代化的理念和方式对事务过程进行系统、整体、全面的治理。

本书整合相关文献,按照治理主体、治理能力、治理内容、治理手段及工具的不同视角,对涉及治理现代化的内容进行总结,概括为 9 个治理现代化的关键词。分别为多元主体协同共治、人民主体地位、政府角色定位,转变政府职能、社会市场各力量主动参与治理、主体能力现代化、"五位一体"现代化、法治、信息化技术、多元治理方式复合。现将各维度下的体现治理现代化的关键词进行一一解读。

表 1-20　关键词频次统计表

维　　度	具体内容	关键词频次
治理主体	进行多元主体协同共治	19
	明确强调人民主体地位	17
	政府角色明确定位,转变政府职能	14
	社会、市场各力量主动参与治理	10

维　度	具体内容	关键词频次
治理能力	主体能力的现代化	13
治理内容	经济、政治、文化、社会、生态现代化	16
治理手段和工具	法治	13
	"互联网+"、信息化技术	15
	多元治理方式复合	8

（1）基于治理主体视角下的治理现代化的核心内涵

1）多元主体协同共治

不同于既往"管理"，治理强调的是参与主体的开放性、多元性及主动参与性。推进治理现代化就是要实现治理主体参与治理过程的包容性、开放性和多元性，鼓励企业、社会组织积极参与到治理中来。在治理中，政府不再是高高在上、发号施令的统治者角色，而是与其他治理相关主体相互协调配合的统筹者角色。治理主体的多元化意味着公共事务不再是政府机构一家独大，还需要其他不同领域部门的参与，推进以政府为中心的治理向"政府中心"融合"社会中心"再到多治理中心协作的转变。此外，多主体协同共治强调各主体参与治理的平等性，没有治理过程的平等协商性、民主性、开放性和包容性就不会有治理的现代化。由此可见，多元主体协调共治是治理现代化较显著的特征，同时也与治理现代化的目标要求相契合。

2）强调人民主体地位

坚持人民的主体地位贯穿现代化体系建构始终，"以人民为中心"既是治理现代化体系建构的明确价值引领，也是治理实践的逻辑起点。治理现代化的成果是由全体人民所共享，强调治理体系现代化的建构归根结底是为了实现人民的主体利益。人民是历史的创造者，是社会财富的决定性力量。因此，治理的现代化首先是治理理念和目标的现代化，强调治理过程中的民本、民参、民建、民享理念不仅是为了彰显人民在治理过程中的主体地位，还是为了通过推进全体人民在思想、道德、知识、能力的全面提升进而实现"人民自身的现代化"。因此，从这个意义上来讲，中国国家治理现代化应当以"人的现代化和全面发展"为根本目标，人不仅应成为推进现代化治理的工具，更应成为现代化治理的终极目标。"谁来治理、如何治理、治理什么"等"国家治理现代化"核心问题的设问者、回答者和评价者都应该是广大民众。因此,在推进治理现代化的进程中,应将坚持人民的主体地位始终贯穿于治理现代化体系建设过程的始终。

3）准确定位政府角色,转变政府职能

我国在迈向治理现代化的进程中,要正确把握政府的角色,简化行政审批制度,增强政府简政放权的自主性,割断权力和资本的关系,建立一个"强化与市场社会协同型"政府。政府在治理现代化活动中应摒弃政府本位的模式,并对其他治理主体之间的关系进行平衡与价值引导。治理现代化过程中不能只依赖政府,尽管政府仍是其中最重要的主体之一,但它更多地扮演的是统筹者、协调者、合作者的角色。政府结合不同系统的具体要求,不断调适自己的角色,承担相应的责任。总之,准确定位政府角色,简政放权,加快由主导型政府向服务型政府转变,这也与治理现代化对政府主体的要求相适应。

4）社会、市场领域各力量参与治理

社会组织愈发成熟,已逐渐成为化解政府失灵和市场失灵的重要力量。在社会治理过程中社会组织的主体性和独立性逐渐增强,日益符合治理现代化体系的标准和要求。推进治理现代化就是要正确处理好政府、市场和社会的关系,通过落实政府职责,创造条件促进市场机制的完善与市场功能的有效发挥。社会组织是社会治理的重要主体,是社会服务的重要力量,社会组织按照市场机制为市场主体提供专业服务,能够有效协助政府治理、提高政府治理效率和效果。总之,治理现代化过程需要社会组织、市场力量的有序参与,协助政府治理,才能发挥更好的治理效能。

（2）基于治理能力与治理内容视角下的治理现代化的核心内涵

1）基于治理内容视角的治理现代化核心内涵

治理现代化处于中国特色社会主义建设"五位一体"的总布局中。实现国家治理体系现代化,必然要从过去的经济化建设为主转移到"五位一体"现代化建设的全面发展。学者认为国家治理体系的完整构建是指包括一套完整的政治、经济、社会、文化与生态环境的治理体系。因此,要建立一套与经济建设、政治建设、文化建设、社会建设、生态文明建设相适应的制度规范体系,坚持统筹"五位一体"的总体布局。综上,治理现代化的主要内容涉及政治现代化、经济现代化、文化现代化、社会现代化以及生态现代化。

2）基于治理能力视角的治理现代化核心内涵

治理现代化的基本主体包括政府、市场、社会与公民,治理能力现代化包括三个方面治理能力的现代化。在国家层面上,行政人员的能力决定其落实制度的执行力,执行力又与治理现代化产出效能息息相关。为切实解决我国治理主体能力不足问题,需要加快培养一批懂治理、会管理的领导干部,以娴熟的治理知识、科学的治理方法、先进的治理手段、专业的治理能力和创新的治理模式,在中国治理实践探索过程中,大胆创新、积累经验、增长才干。此外还应在具体实践工作中,通过不断完善奖惩考评机制、人才选拔及考核条件、晋升标准等人才选拔晋升机制及激励机制设计,鼓励各级领导者不断学习,从而提升自身社会治理能力。

（3）基于治理手段和工具视角的治理现代化核心内涵

1）法治内涵

法治是治理现代化的关键方式、是推进治理现代化进程的前提保证。只有以法治作为强有力的支撑,治理现代化体系才能充分发挥出最大的效能。当政府、市场出现失灵时,可采用法治方式对其约束。因此,依法治理过程的法治化程度是衡量治理体系现代化的重要标志之一。法治化政策作为治理方式具有普遍性、长效性的特点,可以有效避免政策解读错误的偏倚,政府要依法行政,社会组织要依法活动。此外,培养公民大众法治思维及其对法律的信任也有助于推进治理现代化的进程。

2）"互联网+"、信息化技术支撑

"互联网+"、信息化技术等先进手段的使用符合治理现代化的要求,完善信息化体系建设有利于公民、社会力量积极参与治理过程,同时也推进治理现代化的效率的提高,加快治理现代化、智能化转变的进程。治理现代化要求党政干部、人民群众、社会组织等治理主体必须从事物发展的全过程、全要素角度来统一组织和规划,并在此基础上构建系统化、集成化的服务信息系统和治理信息网络。信息化建设会极大便利多元主体参与治理,使每一位主体都能够更快地表达自己的意见。面对社会问题,多元主体可以通过信息化技术共享资源、互动协商,从而采取共识性的集体活动。

3）多元治理方式复合

除依法治理外,在治理方式上还要坚持系统治理、综合治理、源头治理并举的多元治理方式。系统治理是指通过系统性原则以及方法进行治理;综合治理是指多个组织部门和单位相互联手,运用多种途径和方法手段,对某一领域抑或某一专项事务所实施的治理;源头治理是指抓住治理对象的本源问题进行彻底的整治。通过叠加使用多种治理方式,大大强化治理效能。此外,建设法律手段、政策手段、道德手段、教育手段及舆论手段相结合的多样化手段体系也是治理手段现代化的标志。只有多元治理方式与手段相互补充和调整,才能因地制宜地设置相应的治理政策,更好地推动治理现代化的进程。

(4)治理现代化特征

在上述治理现代化概念与内涵的基础上,对治理现代化的特征进行提炼和总结,主要包括。

1)多元、开放、包容、协同性和民主性:治理现代化涉及公众、政府、社会组织等众多主体,强调开放、包容及多元主体的平等参与性和协同性是体现共建共治共享及人民主体性的具体体现。此外,多元主体混乱复杂,难以发挥各个主体的最大效力,只有通过参与主体的协同共治、共享资源、民主协商等手段,才能最大限度地发挥出治理的效能。

2)动态创新性:现代化必然要求创新,治理现代化的过程就是不断进行治理创新、治理本土化的过程。我们需要认清当前改革面临的困境,针对环境变化的趋势调整与之相适应的政策与方案。

3)系统有序性:治理现代化要求不同治理主体、多种方式、多种手段之间建立起有机的衔接关系,并做全局性的治理规划。从总体上努力做到各方、各层、各领域之间的科学分布和有效衔接,通过系统化的治理构建达到整体化治理效果。

本书通过对治理现代化的治理主体、治理客体、治理手段工具三个维度的元素进行提炼,将治理现代化总结概括为:是将多元、开放、先进的治理理念与法治化、智能化与信息化等多种治理手段有机融合,完善政府、市场、社会领域多元主体协同共治,推进治理体系高效协同、治理主体能力与治理动态创新完善,实现治理目标与改革持续优化、更新、发展的循环过程。

2.国家治理体系与治理能力现代化相关概念与内涵解读

国家治理现代化包括推进国家治理体系现代化及治理能力现代化两大内容模块,是党的十八大以来,在推进和发展中国特色社会主义道路上,具有里程碑意义的又一次重大制度探索和创新。其系统的探索和实践行动必将为中国社会全面挖掘政府资源、市场资源和社会资源。通过三大动力能源的有机整合,为探索全面释放中国社会蕴藏的一切制度资源和社会活力提供治理秘籍,为推进全面建设社会主义现代化国家并迈向社会主义现代化强国提供动力支撑。

我国国家治理体系现代化的发展方向经历了一系列的演进变化。十八届三中全会首次提出"完善和发展中国特色社会主义制度,推进国家治理体系和治理能力现代化"这一重大命题,开启了治理体系与治理能力建设的新征程;随后习近平总书记全面界定了"国家治理体系"与"国家治理能力"的基本内涵,为进一步将理念落实为行动提供了依据;此后随着改革的不断推进,国家治理体系与治理能力现代化建设的科学性也在实践中被不断验证,作为国家发展的主轴,持续坚定地推进(图1-20)。

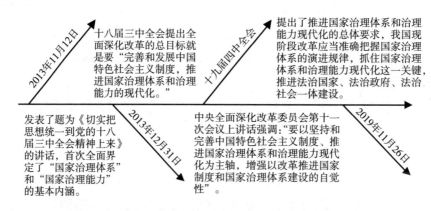

图1-20 我国国家治理体系现代化重大政策发展时间脉络图

(1)国家治理体系

1)国家治理体系基本内涵

习近平总书记在《切实把思想统一到党的十八届三中全会精神上来》(《人民日报》2014年1月1日)一文中,阐述了国家治理体系的基本内涵。国家治理体系包括规范行政行为、市场行为和社会行为的一系列制度和程序,是在党领导下管理国家的制度体系,包括政治、经济、社会、文化、生态文明与党的建设等各领域体制机制、法律法规安排,是一整套紧密相连、相互协调的国家制度。

2)国家治理体系层次解读

宏观层面,国家治理体系是指主体和客体、纵向和横向、宏观与微观、静态与动态相统一的政治系统,具有整体性、结构性、目标性和开放性等多维特征。微观层面,国家治理体系是一种集体行动,"依据什么理念、采取何种经济、政治制度安排以及何种具体技术手段"来进行国家治理的综合体系。

3）国家治理体系现代化基本内涵

国家治理体系的现代化建设过程就是要通过国家治理体系的制度化、科学化、民主化、规范化、程序化、公开透明化、信息化、智能化等方面的系统改造及升级换代进程。推进国家治理制度、治理能力、治理变革的持续优化,是对十三届三中全会以来国家社会全面改革开放的又一次全面深化和发展。其关注的重点领域包括:治理主体(谁来治理)的开放化、多元化、民主化;治理客体(治理什么)的结构化、制度化、规范化;治理过程(怎样治理)的系统化、协同化、科学化和治理方式(如何治理)的公开透明化、信息化、智能化等内容。基于上一模块对于治理现代化概念内涵的解读,将国家治理体系嵌入治理主体、治理客体、治理手段工具三个维度下置于现代化的分析范式中,不难得出,国家治理体系现代化就是在政治、经济、社会、文化、生态文明等国家各领域环境下,基于法治、互联网信息技术和多种治理手段,通过政府、市场及社会组织等多元主体各展所长、相互配合、协同共治,同时根据不断变化的形势与环境进行治理体系与治理能力的动态创新、系统有序的管理调控,最终助力全面建成小康社会及"两个一百年"奋斗目标的过程。

（2）国家治理能力与治理能力现代化

国家治理能力是指通过运用国家制度对社会各方面事务进行管理的能力,是促进国家治理目标达成的实际能力,是一种国家制度执行效能的集中体现。国家治理能力具体包括国家机构职能履行能力、人民群众依法管理国家事务以及社会经济文化、自身事务的能力,是对于国家具体制度的构建与自我调整更新的能力。国家治理能力现代化是一个系统性工程,包含着思想观念的现代化、治理基本主体能力的现代化、体制机制的合理化、治理方式与手段的科学化等内容;其中,关键是国家治理基本主体能力的现代化,主要包括政府、社会、公民等主体的治理能力现代化。国家治理能力现代化具备开放性与包容性、协同性与系统性、合法性与有效性、互动性与回应性等基本特征,其治理结构包括多中心治理结构、整体性治理结构、网络化治理结构。

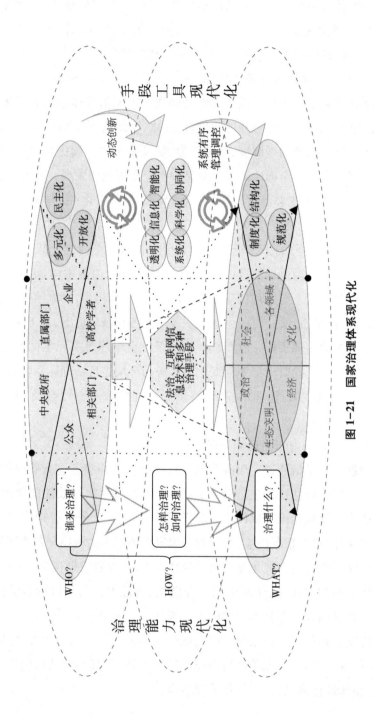

图 1-21　国家治理体系现代化

二、医保治理体系现代化的概念和内涵界定

医保治理是国家治理体系的重要组成部分,医保治理体系的现代化是国家社会民生领域治理力度的重要体现。接下来,我们将重点聚焦医保治理体系现代化并对其要素进行不同层面的剖析与解读,以期全方位把握医保治理体系的概念和内涵。

"医保治理现代化"作为新兴词语,从词组结构看由"医保"、"治理"、"现代化"三个词组合而成,可理解为"医保"事物、"现代化"手段、"治理"行为相结合的过程。对"医保治理现代化"进行概念界定时,采用"医保治理体系现代化"、"医保治理现代化"、"医疗保险治理现代化"、"医疗治理能力现代化"、"医保治理创新"为关键词及其对应的英文主题词进行国内外文献检索,最终得到 66 篇有效文献。运用文献计量和社会网络分析的研究方法系统梳理"医保治理现代化"的关键要素,架构了医保治理现代化的理念、治理主体、治理内容、治理手段、工具与核心价值共五个维度的"医保治理现代化"特征。

1. 医保治理现代化的理念维度

基于文献研究结果,本书作者提取了医保治理现代化有关的理念和价值的高频词汇和语句,最终通过文献计量归纳出医保治理现代化的主要理念导向:

(1) 树立以人为本,提供全方位全周期健康保障的价值理念

在医疗保障领域中,减轻人群疾病经济负担、提供全人类无差别的健康保障是对以人为本的现实回应。医疗保障的制度价值就在于降低疾病带来的经济风险,使国民获得健康生命的保障,"提供全方位全周期的健康保障"关系到人民美好生活、更高医疗服务需求的满足,包括了人类"从摇篮到坟墓"生命周期的多层次保障体系,实现以"病有所医"到"病有良医"。

(2) 树立多元主体参与包容的治理理念

治理的首要条件是广泛包容所有受影响的利益相关者,强调治理过程对多元主体的包容性,包容性的体现应是对群体文化差异、经济差异、需求差异和异议观点的包容,在包容的同时还应对利益相关的脆弱群体有所倾斜,以保证医保治理多元主体参与的民主、公正。

(3) 树立共建共治共享理念

首先,"共建"是指各参与主体应共同参与医疗保障治理现代化的各项政策

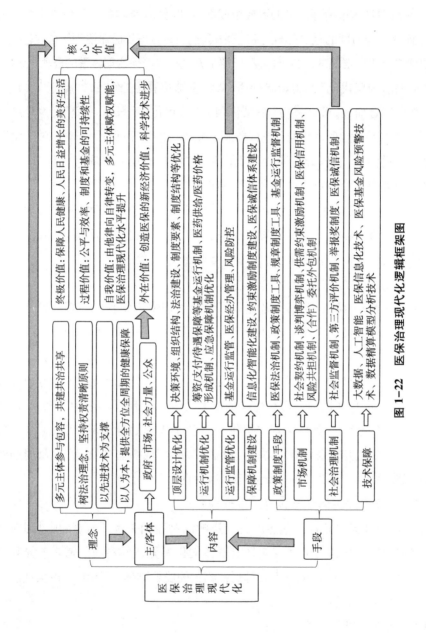

图 1-22 医保治理现代化逻辑框架图

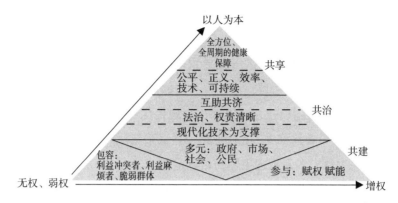

图 1-23　医保治理现代化理念图

制度、规则、机制的建设;其次,"共治"是指医疗保障的治理现代化过程需要多方参与、协商和共同推进,强调了社会医疗保障模式互助共济的天然属性和医保治理过程的责任分担意识。最后,"共享"是指以推进社会的公平正义为前提,各方利益主体均可享受医疗保障的治理现代化成果。

(4)树立法治理念,坚持权责清晰原则

树立法治理念,让法治精神渗透到医保治理现代化中,才能在医疗保障治理现代化的各个方面彰显法治"公平正义"的价值核心。建立健全权责清晰的医疗保障制度体系,才能依法落实各参与主体的权利和责任,着力从依法行政、经办服务、制度运行与监控、风险防范和科学决策等方面全面提升医保治理能力现代化和服务水平。

(5)树立以先进技术为支撑的现代技术理念

医保治理现代化的呈现形式在于现代化,着力点在于现代化的治理手段和工具。基于工具手段视角,树立以先进技术为支撑的现代技术理念,才能在医保治理现代化中引用新的科学技术,利用开放、共享、互通的大数据平台和智能化设备,从而实现决策科学化、管理精细化和服务人性化等目标。医保治理现代化对先进技术的需求,反过来也会增益数字化、智能化的价值,推动科学技术的发展,促进人类社会的文明进步。

2. 医保治理体系现代化的主体维度

(1)围绕"元治理"统筹领导下的多元主体参与的呈现形式

在相关研究文献中,有较多文献明确提到了医保治理、医保治理现代化的主体是多元形式的主体,多方群体参与医保治理的需求增加等,面对群体利益多样化所带来的医保制度改革压力,多元主体参与的医保治理现代化机制成为医保治理实践的必然选择。其中,多元主体参与治理中仍需要领导者,Joan Costa-Font 认为治理过程中的权力下放可能导致一些否决权主体的出现,这会减缓中央政府的立法和最需要的协调行动进程。医保治理空间的复杂性和我国政治体系处理公共事务的优越性,决定了医保治理现代化过程中仍需要有领导者,在治理语境中,这个领导者被称为"元治理者"(详见第三章)。

(2) 不同领域中多元治理主体的角色定位

治理现代化体系建构过程中的一个核心命题就是要处理好政府、市场、社会和公民个体之间的关系。政府层面,医疗保障领域机构改革和职能转变是实现医保多元协同治理的关键;社会主义市场环境中,多个市场主体和医保治理现代化密切关联,在医疗保障资源配置中的作用日渐凸显;具有社群治理机制优势的社会力量可成为医保治理现代化的柔性力量;公民个体参与医保治理现代化是其应有之义和应尽职责。在医保治理现代化空间中,不同治理主体之间应有其明确的角色定位和权责,治理环节中相互配合补位,保持治理行动和治理内容上的协同性,构建良好的多元治理主体格局(见图1-24)。

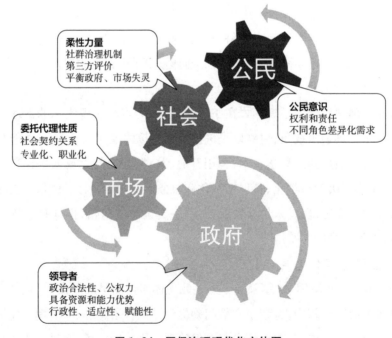

图 1-24　医保治理现代化主体图

3. 医保治理体系现代化的内容维度

医保治理体系现代化的内容即治理客体,是医保治理现代化的实践坐标。只有清楚了治理的具体内容,医保治理体系现代化才能有的放矢。我们对现有66 篇文献进行文献计量统计,对医保治理体系现代化客体的关键要素进行梳理,并采用社会网络分析方法对治理的不同客体进行关系网络界定和内容聚类,归纳出最关注的四个方面的 24 个具体治理内容。(见图 1-25)

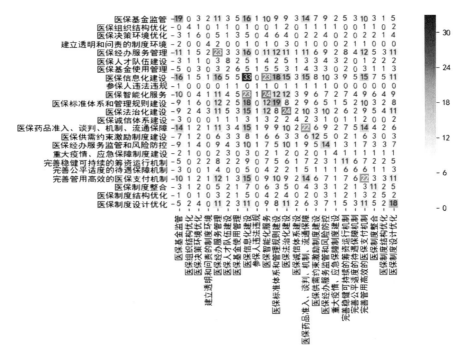

图 1-25　医保治理现代化内容网络共线图

通过医保治理体系现代化内容网络共线图可以看出,医保治理体系现代化关注重点主要集中于医保经办服务管理、医保信息化建设、医保标准体系和管理规则建设、医保法治化建设、医保欺诈风险防控、医保制度设计优化、高效的医保支付机制、医保智能化服务、完善稳健可持续的筹资运行机制方面。依据社会网络分析结果,可以将未来医保治理体系现代化项目建设内容划分为以下主要模块(1)医保治理体系顶层设计优化:具体包括医保决策环境优化、医保组织结构优化、医保制度要素、制度结构优化、医保法治化建设,法律法规体系优化;(2)医保治理运行机制优化:包括完善医保筹资方式、医保支付方式改革、医保待遇保障调整、医药服务价格形成、医保药品准入、采购与价格谈判机制建设;(3)医保运行监管的治理优化:包括医保基金运行综合治理、医保经办服务优化、医保欺诈风险防控治理;(4)治理技术保障机制完善:包括医保信息化智能化建设、多元主体的约束激励制度建设、医保诚信体系建设3个维度。

表1-21　医保治理体系现代化的内容维度

治理项目	具体治理内容
医保治理体系顶层设计优化	医保决策环境优化
	医保组织结构优化
	医保制度要素、制度结构优化
	医保法治化建设,法律法规体系优化
医保治理运行机制优化	完善医保筹资方式
	医保支付方式改革
	医保待遇保障调整
	医药服务价格形成
	医保药品准入、采购与价格谈判机制建设
医保运行监管的治理优化	医保基金运行综合治理
	医保经办服务优化
	医保欺诈风险防控治理
治理技术保障机制建设	医保信息化、智能化建设
	多元主体的约束激励制度建设
	医保诚信体系建设

4. 医保治理体系现代化的手段和工具维度

医保治理体系现代化的手段、工具设计与应用需满足以下条件,一是须以满足多元治理主体的契合性、便利性为出发点,通过不同的手段、工具来落实多元主体参与行动;二是需以科学、高效地瞄准医保治理现代化内容为落脚点,通过现代化的手段和工具来实现、体现医保治理能力现代化。根据文献中提到的关于医保治理能力现代化、治理手段、工具和方法创新时的文段和高频词汇,通过对治理手段和工具的关键要素进行归类统计和社会网络中心度分析(见表1-22),最终从五个子维度总结医保治理现代化的手段和工具,具体如下。

表 1-22　医保治理体系现代化的手段工具维度

子维度	具体手段工具
政策制度工具	医保法律法规工具
	医保制度政策工具
	医保经办规章制度工具
	医保基金运行监督制度工具
市场机制	市场竞争机制
	退出机制
	谈判博弈机制
	供需双方约束激励机制
	医保信用机制
	社会契约(协议)机制
	委托外包机制
	风险共担机制
社会治理机制	社会监督机制
	举报奖励机制
	社会诚信机制
促进多主体参与机制	多元协同机制
	多元决策机制
现代科学技术保障工具	医保信息化技术
	医保智能化技术
	医保基金风险预警技术
	数据精算分析模型

5. 医保治理体系现代化的核心价值维度

医保治理体系现代化的核心价值是医保治理现代化效果的体现,其核心价值回答了我们为何要在医保领域坚持治理现代化。

(1) 终极价值:保障人民健康、实现满足人民日益增长的美好生活需要的目标

治理现代化的关键立足点是坚持以人为本、实现人的现代化,而医保治理现代化核心价值与其相契合,强调以法治为手段实现善治目标,最终提高人民的生命质量、实现全民健康。

（2）过程价值：医保基金、制度的可持续性与医疗资源合理配置

医保治理体系现代化过程价值体现在医保基金的可持续性和医疗资源配置的有效性。当前医保、医疗资源配置地区间差异较大，仍呈现出"倒三角"的配置结构，社区医疗资源缺乏，间接地增加了患者的就医成本。因此，实现医保、医药资源的优化配置在医保治理现代化的过程中显得尤为重要。

（3）价值转变：由他律向自律转变，医保治理体系现代化水平的提升

医保治理体系现代化的自我价值实现过程是治理主体不断参与治理从而提升治理综合能力的过程，治理主体充分表达自己的意见、资源共享、互动协商，提高多元主体对治理的支持程度、参与意愿以及话语权，提升主体能力才能充分发挥医保治理现代化的效能，推动政府、社会和公民的治理能力现代化发展。

（4）经济价值：创造医保的新经济价值

将"互联网+"、大数据等现代化信息技术融入医保治理现代化的过程中，可为医药价格谈判工作提供支撑和保障，为谈判双方提供更快捷的决策参考。而医保大数据信息也具有很大的商业价值和研究价值，可在临床管理、费用支付、医疗研发、保险商业运营和公众健康维护等方面进行产品和服务的创新及成果转化，从而创造新的外部价值。

6. 医保治理体系现代化的概念界定

基于文献中对医保治理现代化的理念、治理主体、治理内容、治理手段和工具以及核心价值等五个维度的元素提炼，综合前期提到的"治理"、"医保治理"、"医保治理体系"和"治理现代化"等概念界定，本书作者将"医保治理体系现代化"定义为：以先进的医保治理理念为引导，以改善医保治理效能为目标，以治理过程的制度化、法治化、科学化、系统化、协同化和治理工具的信息化、智能化等为核心特征的医保治理体系和治理能力的持续改进和优化过程。

三、小结

国家治理体系现代化是社会主义现代化的题中之义，医保治理现代化是实现国家治理现代化进程中须完成的重要任务。新时代的中国医保人必须深谙医

保之道、思悟创新之要,在对医保治理体系现代化的概念、内涵、要素框架进行初
步勾勒、解读和阐释的基础上,还要阐释新时代下为实现医保治理体系现代化需
要对医保治理能力现代化提出的新要求。下一节将重点对医保治理现代化的相
关概念、要素、特点进行介绍与解读,为明确未来治理能力现代化的建设方向奠
定坚实基础。

第四节　医保治理能力现代化的概念内涵

医保治理体系现代化与治理能力现代化二者相辅相成,推动医保治理体系
高质量发展必然要对医保治理能力发展建设提出更高要求。现阶段我国医保治
理能力现代化实现程度与医保体系现代化发展水平尚未完全匹配,仍有较高的
提升空间,因此,明确医保治理能力现代化概念,对其内涵进行深刻解读,明确医
保治理能力现代化所需聚焦的重点能力对医保治理体系现代化建设具有重要
意义。

一、医保治理能力现代化背景

在党的十八届三中全会上,"国家治理能力"同国家治理体系作为全面深化
改革的总目标被首次提出。此后,党的十九大报告着重研究了推进国家治理体
系和治理能力建设的若干问题,其中就包括提高医保治理能力现代化。医保治
理能力现代化的提高在当前的背景下变得尤为重要,对其概念内涵的剖析解读
也是实现医保治理现代化目标的必然要求。

二、医保治理能力现代化的概念内涵解读

1. 医保治理能力概念内涵

医保治理能力就是对医疗保障领域各种事务进行有效协调管理的技巧和能
力。为了更清楚地理解医保治理能力中蕴藏的内涵,研究根据医保治理的相关
特征对医保治理能力的概念内涵进行了不同方向、不同结构的概念刻画,最终形
成了4条医保治理能力相关概念内涵。

在调研中选取医保领域相关工作人员作为调查对象,对上述4条概念内涵
重要性进行评价。结合分数最高的概念内涵条目,我们归纳、总结得出受访者对

于医保治理能力是"通过医保治理过程多目标、多主体互动网络关系建立,实现医保治理现代化目标的水平和质量"这一说法最为认同。

表1-23　医保治理能力现代化概念内涵高频
关键要素重要性评价(n=2224)

医保治理能力概念内涵	平均分
各种公共或私人的力量对医保治理体系建设的诸多方式的总和。	7.97
调和医保不同治理主体间的观念和利益冲突的能力。	8.04
医保利益相关主体共享目标、协商利益、实施管理、履行责任、协同行动的质量、程度和效果。	8.15
通过医保治理过程多目标、多主体互动网络关系建立,实现医保治理现代化目标的水平和质量。	8.27

注:分值为1—10分,分值越高重要性越强,n=2224。

2.医保治理能力现代化概念内涵

医保治理能力现代化是一个复合性概念,是包含"医保"、"现代化"、"治理"、"能力"四个概念范畴的有机组合,从外部来看,它与政府治理能力现代化、社会治理能力现代化以及公共服务能力现代化有所区别,但他们又相互联系,都是国家治理能力现代化的重要内容之一。针对医保治理能力现代化而言,本书认为其主要内涵包含了医保治理能力现代化的基本要素、医保治理能力现代化的基本内容以及医保治理能力现代化的基本特征三大方面。

3.医保治理能力现代化基本要素

为获得"医保治理能力现代化"概念内涵的基本要素构成,我们围绕"医保治理能力现代化"、"医疗保险治理能力现代化"、"医保治理能力现代化"等关键词进行文献检索,最终得到高质量文献60篇。采用文献计量的方式梳理和归纳出与医保治理能力现代化相关的特点与属性,并通过专家访谈和调研的形式加以补充与深化,同时将归纳总结出来的治理能力现代化特点要素以医保治理现代化功能维度划分,最终得到5类要素下的17类能力(见表1-24)。

表 1-24　医保治理能力现代化高频关键要素

维度	高频能力描述	文献计量频次	专家访谈计量频次
统筹功能	前瞻性能力	18	4
	动态创新能力	17	4
	组织协调能力	15	3
	统筹能力	15	2
	应急反应能力	12	2
规制功能	专业治理能力	23	6
	依法治理能力	15	5
	科学决策能力	15	3
	学习能力	13	2
协同功能	多元共治能力	23	7
	信息化技术应用能力	22	8
	协商谈判能力	19	3
	综合施治能力	14	2
	服务经办能力	14	2
监管功能	智能监督能力	24	7
	精准管理能力	20	6
	绩效考核能力	8	1

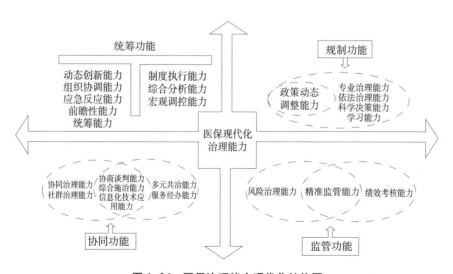

图 1-26　医保治理能力现代化结构图

通过对上述内容的分析,本书将医保治理能力现代化初步定义为:医保治理能力现代化是多元治理主体通过多样化合作和协商机制及共识和规则建立,在医保治理的过程中实现依法治理,调和医保不同治理主体观念和利益冲突,通过现代化信息技术及多种治理工具手段创新以及制度、机制改革、政策动态调整创新,推进医保焦点问题和长远问题的系统治理和前瞻性治理,不断提高医保治理现代化程度的综合知识、技能、水平和质量。

4. 医保治理能力现代化的基本内容

基于专家访谈与文献研究,我们共获得了以下 17 种能力现代化实现进程中的重要能力内容,并通过对医保相关工作人员的问卷调查获得该能力的重要性和实现程度评价(见图 1-27):

> 依法治理能力   > 精准监管能力   > 动态创新能力

> 多元共治能力   > 组织协调能力   > 专业治理能力

> 信息化技术应用能力   > 综合施治能力   > 应急反应能力

> 学习能力   > 科学决策能力   > 服务经办能力

调研结果显示,医疗机构及相关部门、医保部门、学者与研究者对于以下能力的重要性与现阶段实现程度的打分情况总体上趋于一致,仅在少数治理能力上存在差异。

在能力重要性分析方面,医疗机构及相关部门、学者与研究者的观点一致,认为当前最重要的是依法治理能力,而医保部门认为是信息化技术应用能力。据 2020 年《中国医疗保障发展报告》显示,早在 2018 年国家医疗保障局成立后,便将医保信息化、标准化建设列为最优先的重大工作任务并着力全面推进,力图建设全国统一的医保信息系统。另外,《中国医疗保障发展报告》指出,医保制度体系法制化也是当前面临的紧迫任务之一,要以构建完整的医疗保障制度法律法规体系为目标,确保整个医疗保障制度运行在法治化的轨道上。

在能力实现程度的分析中,制度执行能力与服务经办能力获得普遍认可。此外,医保部门、学者与研究者认为应急反应能力实现程度也较好,医疗机构及相关部门认为专业治理能力实现程度较好。该研究结果体现出我国医保体系的制度建设与服务已取得较为优异的成绩。与此同时,在历史的演进中,医保体系的其他治理能力也在不断进步与扩展中稳步推进。例如,在精准监管能力方面,

图 1-27　医保治理能力现代化分析研究结果

A. 医保治理能力现代化重要性分析

A	学者与研究者	医保部门	医疗机构、相关部门
应急反应能力	8.60	8.56	8.44
学习能力	8.65	8.63	8.40
组织协调能力	8.68	8.60	8.44
风险治理能力	8.80	8.59	8.51
政策动态调整能力	8.72	8.57	8.40
服务经办能力	8.87	8.63	8.45
信息化技术应用能力	8.90	8.64	8.47
制度执行能力	8.93	8.62	8.48
社群治理能力	8.52	8.43	8.25
综合施治能力	8.65	8.53	8.27
精准监管能力	8.90	8.57	8.48
综合分析能力	8.87	8.55	8.41
宏观调控能力	8.80	8.53	8.35
依法治理能力	9.08	8.63	8.51
协同治理能力	8.88	8.54	8.36
专业治理能力	9.05	8.60	8.33
协商谈判能力	8.93	8.45	8.36

B. 医保治理能力现代化现阶段实现程度分析

B	学者与研究者	医保部门	医疗机构、相关部门
学习能力	7.22	7.96	8.08
应急反应能力	7.63	8.02	8.10
组织协调能力	7.15	7.96	8.09
风险治理能力	7.52	7.97	8.01
政策动态调整能力	7.38	7.89	8.11
服务经办能力	7.58	8.07	8.13
信息化技术应用能力	7.28	7.86	7.94
制度执行能力	7.73	8.05	8.33
社群治理能力	6.88	7.80	8.00
综合施治能力	7.10	7.92	7.99
精准监管能力	7.10	7.90	8.03
综合分析能力	7.07	7.89	7.95
宏观调控能力	7.57	7.92	8.02
依法治理能力	7.27	8.00	8.10
协同治理能力	6.92	7.93	7.98
专业治理能力	7.35	7.92	8.14
协商谈判能力	7.58	7.86	7.86

注：分值为1—10分，干预迫切程度或重要性越高，分值越高。

以大数据为基础的,智能监管系统已逐步铺开;2019年3月国家医疗保障局发出《关于开展医疗保障信息化建设试点工作的通知》,强调通过创新性信息化建设试点的摸索和经验总结推广,不断提升全国各地信息技术应用能力。此外,国家医保局于2018年8月起草了《关于深化医疗保障制度改革的意见》,这份草案搭建起了医疗保障领域"1+4+2"改革的总体框架。2020年3月5日,中共中央、国务院正式发布《关于深化医疗保障制度改革的意见》,政策文件的正式颁布为指导中国医保制度下一步改革和发展提供了重要的指南,也为医保治理改革提供了方向。

三、医保治理能力现代化的特点

1. 法治性

法制规范是医保治理的思维方式。党的十八届四中全会审议通过的《中共中央关于全面推进依法治国若干重大问题的决定》强调要坚持和拓展中国特色社会主义法治道路。医保治理的过程一定是依法治理的过程,要严格遵循法律,做到有法必依。医保治理能力现代化要体现全面依法治国的要求,提升法律在医保治理事务中的先进性,同时全面加强治理主体善用法律治理医保事务的能力。

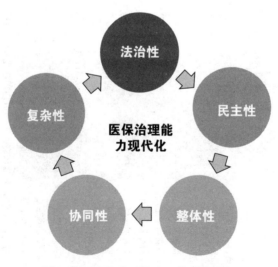

图1-28　医保治理能力现代化的特点

2. 民主性

民主性在医保治理的过程中体现在人人都能够享受到医疗保障的福利,同时人人也都可以参与到医疗保障的治理。这也正呼应了当前医保治理主体多元化的目标。同时我国医保治理现代化体系的核心内涵是以人为本,因此,医保治理能力现代化也应体现治理的民主性,即每个领域、每个部门、每个公民都有掌握并提升医保治理能力的权利,每个主体都有义务尽其所能发挥这种参与医保治理的能力,为医保治理整体效能的提升贡献自己的一份力量。

3. 整体性

整体性是指从全局性、系统性的角度出发,为医保治理的过程提供清晰的思路和可行的策略。医保治理现代化是一个整体性的系统,是多元主体对整个医疗保障制度运行中各个环节、流程以及问题从各种不同的角度进行综合分析思考与合作来加以解决的过程。故要求多元治理能力需从整体性视角出发,对多层次医疗保障体系进行全过程、全方位治理现代化的效能提升,在医保治理现代化过程中,医保治理能力现代化应充分体现在各个环节。且从能力构成的整体性来看,应具备的治理能力应是整体、全面的,无短板的,既应具备专业性治理能力如依法治理能力、服务经办能力、精准监管能力,还应具备计划、组织、协调、控制等行政管理治理能力,同时也要培养综合素质能力,如学习能力、应急反应能力、综合施治能力等。

4. 协同性

协同是指协作同步、共同合作的意思,它强调协同的主体在平等关系下的协作同步,而不是依附关系下的服从与配合。医保治理本身就是一个多元主体协同互动以实现公共利益最大化的过程。同时,医保治理能力现代化是一个综合性的能力,实现医保治理现代化目标并非只需其中某一个子能力就能实现的,需各个医保治理能力现代化之间相互协同、共促发展。巧妙地将多种能力相结合,互为配合,互为补充,才能够起到"1+1>2"的效果。

5. 复杂性

医保治理体系是一个包含多种要素的复杂体系,医保治理现代化是一个不断动态向前发展的过程。在其发展过程中,医保治理体系中的各种要素相互影响、融合抑或是产生摩擦与矛盾。最终内部要素的变化会影响整个医保治理体系的运行轨迹。医保治理能力作用于这一复杂系统之中,同时系统所包含的各种能力也处于互相影响的状态之下。如何调节医保治理体系中各要素的作用，如何妥善应用医保治理能力中的各种能力，最终使得医保治理体系适应现代化的进程，这意味着催生出现代化背景下的新型治理能力尤为重要。

四、小结

"国家治理能力"一词于党的十八届三中全会首次正式提出，国家治理能力现代化也成为全面深化改革的总目标。本节通过文献分析法、专家访谈法、问卷调查法对医保治理能力内容进行进一步分析解读，探究医保治理能力现代化的主要内涵，创新性地界定出医保治理能力现代化的概念；并剖析其主要类别和特点，本小节内容阐明了我国实现医保治理能力现代化的理论要求并为现实能力提升指明了方向并奠定了坚实的基础。

第二章 医疗保障体系概述

　　健康是人的基本权利,是人类进行一切生产、生活、创造的前提与基础。保障国民健康是国家重要的职责,是政府执政能力的体现,更是国家生存和发展的基石。医疗保障是人类与疾病风险抗争的过程中,逐渐形成的、有利于人类抵御疾病风险、保存社会生产力、维护社会健康发展的基本保障制度,对缓解社会矛盾、巩固社会团结、维护社会稳定有着重要作用。自19世纪德国俾斯麦政府建立医疗保障制度以来,世界上绝大部分国家都先后建立了医疗保障制度,并在制度发展过程中探索并形成了不同的医疗保障模式。然而,无论是哪一种模式,都面临着如何有效解决自身发展问题、更好满足民众不断增长需求等多重压力和挑战。实际上,在多元目标、价值和利益相互冲突的背景下,如何协调平衡多元主体间的利益博弈? 在日益错综复杂多变的国际形势下,如何在充分吸收和借鉴国外医保改革经验和教训的基础上,不断完善本国医疗保障体系的制度内涵并推进改革创新? 这一系列时代命题正等待着各国政策制定者与学者去思考、研究和探索。

第一节 医疗保障体系概述

　　医疗保障制度作为维护人类健康的核心制度系统之一,从其诞生到不断发展、演变与定型,是人类为应对接踵而来的变化、需求以及各种健康挑战而不断寻求制度创新和突破的结果。医保制度的功能经历了不断的变迁,从最初的抵御疾病风险,到克服可及性的经济障碍并对服务利用提供经济保护,再到保障公民健康权利、巩固社会团结、维护社会安全和稳定等,体现了医疗保障制度内涵的延伸和发展。本节旨在梳理医疗保障体系(以下简称"医保体系")的概念、构成以及功能,以期为读者展现医保体系的全景概貌。

一、医疗保障体系的概念与内涵

1. 医疗保险与医疗保障

（1）医疗保险的概念

医保作为一个缩写词汇,一般认为,医保是指医疗保险（Medical Insurance）,是社会保险（Social Insurance）的重要组成部分。基于不同的视角对医疗保险进行解读将会有不同的认识与理解。从医疗费用的角度,医疗保险是健康保险种类之一,它是当被保险人因患疾病或伤害接受治疗并发生诸如药费、手术费、诊疗费、护理费、住院费等医疗费用时,由保险人按照各种规定给付不同额度保险金的一系列缴纳费用并获得报销的行为。从流程的角度,医疗保险又可视为是一种围绕医疗保险资金的筹集、使用、监管等全流程环节所作出的设计与安排。而从本质上来说,医疗保险更是一种风险分摊思想的体现,它是将个人的疾病经济损失分摊到群体身上,并调用基金池中的资金以达到在一定程度上弥补个人经济损失的效果。

纵使角度不同,仍可看出遵照一定的标准、流程,即实现参保者的疾病经济风险分摊,补偿医疗费用,保障其合理权益是医疗保险应发挥的核心作用与价值。本书作者认为医疗保险是指一个国家或地区按照保险原则,为防范国民疾病及健康风险、消除卫生服务利用的可及性障碍与经济障碍而建立的一种社会保障制度,旨在通过资金筹集、分配、支付、使用和监管等任务的实施,实现参保者之间的医疗风险共济,促进参保者医疗卫生服务的可及,为参保者提供经济保护。

（2）医疗保障的概念

当医疗保险制度难以按照保险基本法则满足全社会所有成员,特别是贫困人口和脆弱人群的医疗保险需要,当越来越多的贫困人口、老年人口及社会脆弱人口被排除在日趋市场化运作的医疗保险制度之外时,世界上越来越多的国家开始基于国家福利主义、社会公平以及保护公民健康权等基本价值和理念的指引,通过国家法律强制手段、国家税收筹资等一系列制度和手段安排,弥补医疗保险的制度缺陷,这就使得由于国家参与而呈现出的对全体社会成员健康权益的保障这一性质在"医保"原有的保险性质和特征中越来越得到凸显,因此,"医疗保障"（Social Security）更经常地成为医保的代名词。WHO 欧洲区主任 Marc

Danzon 博士曾在 *Social health insurance systems in western Europe* 一书中写道:"无论是历史还是今天,医保始终是大多数公民心目中美好社会的核心组成部分。"从责任主体的角度看,医疗保障是社会保障的重要组成部分,通常医疗保障由国家立法强制执行,是国家、用人单位等主体为解决社会成员因疾病风险而承担的治疗费用、物质损失等负担问题,为其提供经济补偿、治疗、护理帮助,其经费主要来源于国家财政、用人单位等,社会成员享受的待遇由政府颁布的有关法令、条例来确定。从制度设计上看,鉴于医疗保障的普惠性和基础性,医疗保障体系通常涵盖多个医疗保障制度,如基本医疗保险体系、医疗救助体系、商业保险体系,医疗保障是多个制度设计、制度运行的综合概念。本书作者认为医疗保障是国家基于法律提供给全体人民的,由政府部门、保险机构、医药服务提供者、社会成员等多主体参与的,旨在维护公民健康权利的社会保障体系。

(3)医疗保险和医疗保障的区别与联系

通过上述内容可以看出,医疗保障与医疗保险是两个较为接近的概念,经常被人们混用。一方面,两者均是人们依靠集体力量来管理疾病风险、分担疾病经济风险的制度选择。另一方面,两者也均涉及资金的筹集、管理与使用以及卫生服务的需求与供给等重要问题。事实上,医疗保障与医疗保险这两个概念既有联系又有区别,见表2-1。

表2-1 医疗保障与医疗保险的比较

	医疗保障	医疗保险
概念	医疗保障是一个较大的概念,不仅强调保险理念,而且强调社会福利、公平、健康权利及社会安全网等多种理念,可通过医疗保险、医疗救助等多种制度手段实现。	医疗保险最初主要是在保险基本原则基础上构建的一种社会制度安排。
覆盖对象	医疗保障面向全体社会成员,旨在通过不同的保障形式来实现全民覆盖。	医疗保险通常针对不同人群,如商业医疗保险中常按照年龄、职业、病种等来划分目标人群。
制度性质	医疗保障在总体上属于公共事业,一般由各国政府采取法律或行政的强制手段来组织实施,政府财政是医疗保障资金的重要来源。	医疗保险既可以是由政府组织实行的社会医疗保险,也可以是由营利或非营利组织实行的商业医疗保险。

2. 医疗保险、医疗保障制度与体系

（1）医疗保险制度

医疗保险制度的核心使命是帮助人们防范疾病风险、分担其因疾病导致的经济负担，当参保人患有疾病或伤残时，为其提供相应的经济补偿和社会支持。它与其他保险制度一样，根据立法、医保政策或商业合同约定，提前向参保人收取保险费（或交纳税赋），用以筹集和建立疾病的风险共济基金池，在参保人因患病或因使用医疗服务而发生经济损失时，医疗保险机构按照相应的制度规定或合同约定支付参保人在治疗过程中所发生的医疗服务费用。简而言之，医疗保险制度的本质是一种风险分摊制度，是通过一系列制度安排，将个人因疾病所导致的经济损失分摊到受同样风险威胁的群体身上，并通过其所筹集和汇聚的疾病基金来补偿实际遭遇疾病风险那部分人的经济损失。从这个意义上讲，医疗保险具有通过向他人转移风险和转移赔偿等方式来实现对患者的经济风险共济和社会支持的功能。按照组织性质和实施特点不同，可将医疗保险划分为社会医疗保险和商业医疗保险两种类型，前者一般由政府组织承办，是面向公民的公共服务，具有福利性和强制性；后者通常由商业保险机构组织经营，具有营利性和自愿性。

可以看出，医疗保险制度实际上是一种围绕医疗保险资金的筹集与使用、监督与管理等核心环节而做出的体系化的制度安排。至此，本书作者将其定义为：医疗保险制度通常是指一个国家或地区按照保险原则，为防范国民疾病及健康风险、消除卫生服务利用的可及性障碍及经济障碍而建立的疾病基金筹集制度，并通过筹资、分配、支付、使用和监管等任务行动，为人们在疾病和伤残情况下提供医疗服务和经济补偿的一种社会制度安排。

（2）医疗保险体系

从组织和制度构成视角来看，医疗保险体系是一系列有关医疗保险管理和运行的组织体系和制度体系的综合。从组织行动视角来看，医疗保险体系是由医疗保险组织机构、参保人、医疗服务提供者及相关政府部门等要素构成的组织系统集合，各组织要素间相互联系、相互影响和作用。从制度体系的视角看，医疗保险制度体系是由诸如基本医疗保险制度、商业医疗保险制度、补充保险制度等多种医保制度，以及每一种制度的筹资、支付与补偿等一系列要求和规定所构成的制度体系。

因此,本书将医疗保险体系定义为:医疗保险体系是组织体系和制度体系的有机结合,通过法律、制度、规章、规范的形式明确各参与主体在医保运行过程中的地位、作用、角色、职能、任务和使命,确保多元主体参与的各项医保制度运行过程和管理活动的正常运转,保障医疗保险费用的筹集、偿付与管理等行动规范有序,促进医疗服务的提供与医疗保险基金使用等多环节相互衔接而形成的统一有机整体。

（3）医疗保障制度

不同于医疗保险制度,医疗保障制度不只局限于保险领域内,按照人群可以将医疗保障制度分为针对就业人群的社会医疗保险制度,针对贫困和脆弱群体的医疗救助制度,针对政府和公共事业部门的医疗福利制度,以及针对特定人群或有保险需求人群的商业医疗保险制度。本书认为医疗保障制度是指以维护全体社会成员健康权益为宗旨的,基于多元制度、覆盖不同人群的,具有普惠性与基础性的社会保障制度。

（4）医疗保障体系

医疗保障制度是医疗保障体系中的一部分,是医疗保障体系目标实现的制度化工具,多个医疗保障制度相互衔接、补充构成医疗保障体系。在我国,医疗保障体系是由基本医疗保障体系、医疗救助体系、商业保险体系等多个医疗保障制度构成的一个制度总体,借助于系统的制度设计、安排和渐进的改革,而逐步形成的结构清晰、功能良好、运作有序、系统相互关联和衔接的综合医疗保障制度体系。虽然医疗保障制度和医疗保障体系二者在概念上有着区别,但是在实际研究领域,医疗保障制度和医疗保障体系二者的内涵有着较高程度的重合,常合称为医疗保障制度体系。

纵观医保发展历史,从最初的慈善事业、民间与行业互助,到单一的医疗保险制度,再到医疗保障体系的构建与完善,渐进优化的医保覆盖与深化体现的既是生产力的发展,亦是人类社会对人权的重视与尊重。民生是立国之本,在生产力发展,社会文明进步的同时,医疗保险愈发成为医疗保障的重要组成部分。然而,就目前来看,单纯的医疗保险制度已然不能满足人民日益增长的卫生服务需求,亦不能为弱势群体建起一堵坚实的保护墙。促进医疗保障事业优化与完善,既是国家对民生重视的彰显,更是国家发展的内在原动力,这亦是本书作者选择医疗保障体系作为探讨核心的缘由。

二、医疗保障体系的系统构成

医疗保障体系作为一个复杂的社会系统,由多个子系统构成。医保制度的高效运转源于医保体系内各子体系的相互连接与配合,医保体系由医保组织管理系统、医疗服务提供系统、医药服务提供系统以及卫生服务利用系统所组成,四个子系统构成了以医保基金为核心的卫生服务供给与需求系统。医保基金是医疗保障体系运转的核心,医疗保障体系的基金池一般是通过用人单位、社会成员的缴费以及财政补贴等多渠道筹集而建立与蓄积,其缴费比例、缴费金额通常伴随社会发展、医保系统运行的实际需要进行合理调整。医疗服务提供系统与医药服务提供系统相互支持,负责提供医疗以及医药服务,形成系统中的卫生服务供给端。参保人则基于疾病风险、治疗、护理、预防、保健需求形成卫生服务需求端。医保组织管理部门通过制度、规范的制定,监督、管理、平衡供给端与需求端的关系,促进医保、医药、医疗三者间有序合作,维护各方合理利益。政府基于税收和补贴等方式对供给端、需求端中的各子系统进行协调与管理,促进卫生市场平稳运行。

四个子系统之间呈现既相互竞争又相互依存的复杂关系,四者为了自身利益的最大化会不断进行利益博弈。在缺乏有效制度制约的条件下,特别是在信息不对称和缺乏有效监管时,会出现委托代理等系列问题,如医疗服务供给方出现诱导需求、套取医保基金等不良行为,参保人出现逆向选择、欺诈骗保等行为。因此,在医保制度的设计和运行过程中,需要明确政府、医保的组织管理机构、医疗服务提供机构、医药服务提供机构及参保人等多元主体各自的角色和职责,设计针对各利益方的有效激励与约束机制,明确各方权责利的风险分担机制及问责机制,建立高效的协调与管理机制,促进四者间的良性互动,从而确保医保制度关键功能得以落实,见图2-1。

三、医疗保障体系的主要功能

医疗保障制度作为社会保障的重要组成部分,其功能的内涵和外延伴随社会发展逐渐深化。研究以"医疗保障功能"、"健康保障功能"、"全民医保功能"为中文关键词,将"health insurance"、"medical insurance"、"health security"、"medical security"与"function"、"effect"、"feature"交叉作为英文关键词,搜索中

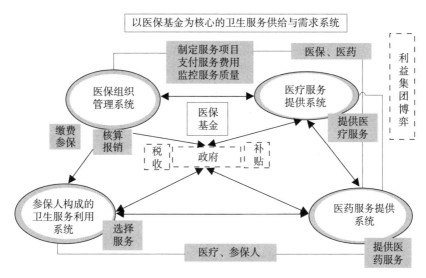

图 2-1 医疗保障的系统构成

英文文献。在对医疗保障系统的功能进行梳理后发现,医疗保障体系之所以受到人们普遍的关注和重视,主要是因为它具有资金筹集、风险共济、支付和补偿等功能,保障了人类社会可以通过多样化的筹资渠道汇集成巨大的疾病基金池,并通过相应的责任和风险共担机制设计、多样的支付方式选择和福利包设计,以及对医疗机构和患者的费用支付和补偿等方式,帮助人们避免由疾病可能引发的经济风险、灾难性医疗支出。概括来说医保在防范疾病风险、提供健康维护、减轻疾病经济负担等方面发挥着不可替代的作用。

然而,随着时代的发展,人类对医疗保障体系的社会功效及作用认识也在不断加深,特别是伴随人口老龄化、疾病谱的改变及慢病的迅猛增长,人类社会对医保制度赋予了更多的期望和社会功能,使其从最初单纯的疾病保险拓展至健康保险,从医疗保障发展到健康保障,并越发关注医保制度社会功能的进一步拓展,更加重视医保制度在维护社会安全稳定、增强社会凝聚力、弥合社会裂痕、彰显社会公平以及实现社会财富再分配、保护健康人力资本、推动健康产业等方面不可或缺的作用。现代医保制度因其所具有的政治功能、社会功能以及经济功能,在当代社会中具有极其重要的作用。综合以上,本书作者提出医疗保障体系的功能可以被分为基本功能,包括资金筹集、资金分配使用、支付与补偿、风险共济、费用控制与监督等,以及延伸功能,如政治、经济与社会等功能,见图 2-2。

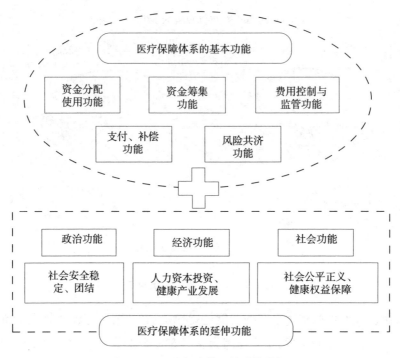

图 2-2　医疗保障体系的功能分析

四、小结

解读概念是理解事物的基础,本节首先对医疗保障相关概念进行了梳理,明确了医疗保险、医疗保障等概念的联系与区别,随后阐述了医保、医疗、医药、参保人四大利益集团之间的博弈关系并梳理了医疗保障体系的主要功能。简而言之,医疗保障体系作为国家基于法律提供给全体人民的、旨在维护公民健康权利的社会保障体系,体现了多元主体不断动态变化与发展的利益博弈与协同合作关系,更蕴含着政府、社会、群众等各方相关主体的美好期盼,承担着调整生产关系,激发社会生产力,维护社会公平正义等重要功能,是社会主义和谐社会的"压舱石"。期望本节内容能够帮助读者加深对医保体系的理解,并为后续内容的通晓铺陈开来。

第二节　国内外医疗保障体系发展沿革概述

医疗保障制度是社会发展的必然产物,亦是社会发展和人类文明进步的标志。纵观历史长河,医疗保障体系的建立与发展源远流长,生产力与生产关系的矛盾、阶级冲突的激化与缓解、人权保障思想的兴起与深化等诸多因素相互影响、相互作用,促使医疗保障体系在实践中得到不断完善和优化。本节旨在梳理国际医疗保障体系发展的历史沿革,概述并比较国际经典医疗保障模式,简述我国医保改革发展沿革及现状,总结医疗保障发展过程中的经验与不足,知往鉴今,为我国医疗保障体系的进一步改革、发展与完善提供思路。

一、国际医疗保障发展概述及经典模式比较

1. 国际医疗保障体系发展概述

医疗保障制度体系的起源可以追溯至 14 至 16 世纪的慈善事业、民间与行业互助,如 16 世纪之前的英国将三分之一的什一税①用于救济穷人和难民等慈善活动,中国南北朝时期出现以"医疾"为主的民间慈善机构——"六疾馆"。慈善事业与行业互助的漫长历程,既体现了当时政府满足民众社会保障需求的力有不逮,也折射了医疗保障在民众生产生活中的重要作用。随着社会文明的前进与政府职能的发展,政府开始有意识地以法律的形式介入到社会救助等社会保障事务中来,其中最为典型的里程碑标志则是 1601 年英国政府颁布的《济贫法(Poor Law)》,社会保障逐步向规范化、法治化发展。

19 世纪 70 年代,在生产力飞速发展、工业崛起与马克思主义思想传播的多重背景下,工人阶级力量不断强大。为了维持社会稳定,激发生产力,1883 年德国俾斯麦政府所颁布的《疾病社会保险法》,标志着医疗保障制度的正式诞生,亦是现代社会保障制度的开端。继德国之后,其他一些欧洲国家纷纷立法出台社会保险法,如 1888 年,奥地利实施疾病保险和职业灾害保险。1891 年,匈牙利实施疾病保险。1892 年,瑞典实施疾病保险。鉴于社会保险为主体的保障制度适应了工业社会生产力发展的需求,极大地推动了国家经济的发展,因此除欧

---

① 什一税,是欧洲基督教会向居民征收的宗教捐税。

洲之外,澳大利亚、加拿大等国家也开始建立自己国家的医保。1924年,医疗保险制度范围进一步扩大,广大发展中国家如智利、埃及、印度、缅甸等纷纷建立了本国的医疗保险,医疗保险逐渐在全球广泛得到认同和采用。20世纪50年代后,随着"二战"后资本主义国家经济的快速恢复和发展,各国公共支出比例不断增高,疾病、护理、收入等保障制度的范围和补偿力度不断扩大,医疗保险制度体系进一步发展。

2. 国际经典医疗保障模式

目前全球主要有四种医疗保障模式,分别是以英国为代表的国家医疗保障模式、德国为代表的社会医疗保障模式、美国为代表的商业医疗保障模式、新加坡为代表的储蓄医疗保障模式。表2-2分别从目标内容、价值理念、运行管理、组织结构等方面对各模式进行介绍。

英国是国家医疗保障模式的代表,所有英国常住居民(ordinarily resident)自动通过国家卫生服务体系(National Health Service,NHS)获得免费卫生保健服务,包括就诊治疗服务、精神卫生保健服务等。NHS通过国家税收筹资,NHS覆盖率达100%。除NHS之外,一些个体会购买私人医保,一些雇主也会为职工购买私人医保。大约10.5%的英国人口拥有自愿补充保险。随着制度发展,目前持有欧洲医疗保险卡的非常住居民也可以享有NHS。整体运作上,英国议会、卫生部和卫生部长负责卫生立法和一般政策的确立。NHS England是一个独立于卫生部的,由政府资助的机构,负责NHS体系的日常运转工作。NHS England日常事务包括:NHS预算管理,英国191个临床委托小组(Clinical Commissioning Groups,CCG)①资金的分配与监管,确定卫生信息技术未来发展战略等。

德国是社会医疗保障模式的典型代表,也是世界上第一个引入社会保险制度的国家。130多年来,德国的医保制度不断完善,但以立法作为医保改革与发展的指导原则始终未变。德国医保体系的独特之处在于,法定健康保险(Statutory Health Insurance,SHI)与私立医疗保险(Private Medical Insurance,PHI)的共存,二者共同承担起实现全民健康覆盖目标的使命。SHI是一个由105个疾病基金构成的多方支付系统,目前已覆盖全国87%的人口,10.8%的公

---

① CCG由临床主导,是法定NHS机构,主要负责规划和调试当地的医疗保健服务。CCG成员包括全科医生和其他临床医生,如护士,也有非专业代表。

民选择在德国的 42 家私立医疗保险公司中的 1 家进行投保,而另外 2% 左右的特别职业群体(如士兵、消防员等)将通过特殊保险计划得到保障。德国的参保是强制性的,《加强 SHI 竞争法》明确要求,自 2009 年 1 月起,所有公民必须参加 SHI 或 PHI。仅有少部分人可根据收入水平自由的选择退出 SHI 转投 PHI 来获得保障。此外,对于弱势群体如无收入的未成年子女可享受免费医保。德国的医保体系的另一大特色在于,经过政府认定的社会组织(如疾病基金协会、医疗服务提供者协会)被赋予了极大的决策权力,他们可以出席联邦联合委员会的会议,并参与相关条例的制定工作。

美国是商业医疗保障模式的典型代表。20 世纪 20 年代美国雇主开始为员工购买健康保险。第二次世界大战之后,政府实行工资控制,并宣布免税、医疗保险等附加福利,这些福利政策受到了美国民众的欢迎。1965 年,第一个公立医疗保险项目(Medicare and Medicaid)颁布,随后美国又逐渐确立了其他医保项目。目前,美国医疗保障体系以商业保险公司所承担的私人保险为主体,公共医疗保险计划为补充。公共医疗保险计划主要包括医疗照顾制度(Medicare)、医疗救助制度(Medicaid)、儿童健康保险计划(Children's Health Insurance Program,CHIP)以及平价医疗法案(Affordable Care Act,ACA)等,其中医疗照顾是联邦政府统一管理的面向老年人的医疗保健计划,医疗救助是各州政府管理的面向贫困者的医疗救助计划。委托第三方管理是美国公共医疗保险体系最显著的特征,即美国政府负责公共医疗保险计划的筹资主办,但政府不负责实际管理,具体事务的管理由商业保险机构即公共医疗保险计划承包商承办。

新加坡是储蓄医疗保障模式的代表,新加坡为民众制定了"S+3M"医保体系,"S"代表补贴(Subsidies),尤其是注重住院和慢性病的补贴。"3M"则为 MediSave、MediShield Life 和 MediFund(即保健储蓄计划、终身健保计划和保健基金计划)。保健储蓄计划是新加坡所有公民和永久居民的强制性个人储蓄,可用于支付住院费用与购买个人医保。终身健保计划(MediShield Life)是由健保双全计划(MediShield)改革而来的。终身健保计划提供强制性的全民终身健康保险。终身健保计划覆盖对既往疾病的保险以及对贫困人群的补贴。保健基金计划是一项针对资源有限、贫困群体的捐赠计划。

表2-2 不同医疗保障模式的介绍

维度	英国国家医疗保障模式	德国社会医疗保障模式	美国商业医疗保障模式	新加坡储蓄型医疗保障模式
目标	向本国全体居民提供免费(或低收费)的医疗服务。	满足社会成员健康需求。	促进国民经济发展,扩大覆盖范围、解决可负担性问题、提高质量和效率、降低成本。	基于个人的储蓄,加之政府和企业,共同承担医保费用,达到保障居民健康的目标。
内容	英国社会医疗服务包括公立医疗服务和私营医疗服务两种。公立医疗服务是NHS体系。私营医疗服务是公立医疗服务的补充,主要服务收入较高,对医疗服务要求较高的人群。	法定医疗保险和私人医疗保险。	私人医疗保险与公共医疗保险。公共医疗保险计划主要包括医疗照顾制度、医疗救助制度、儿童健康保险计划以及平价医疗法案等。	"S+3M"模式。
价值理念	《贝弗里奇报告》所提出的福利国家理论。	倡导合作主义,在国家法律监督下实施自治管理。	自由主义理论,该理论不主张政府干预。	"个人负责"理念。1993年新加坡政府明确提出"按照市场原则组织医疗是提高效率的最有效方式"。
运行管理	政府既负责筹资又负责提供服务,卫生服务的全过程主要是政府行为。	政府的管理思路主要是以宏观管理为主,管理重点放在监督工作上,政府一般不参与基金组织的事务工作。	公共医疗保险计划由政府委托给第三方进行管理。商业保险一定程度上受政府管控。	中央公积金委员会,代表卫生部管理保健储蓄计划和终身健保计划。政府每年往保健基金里拨款,基金被拨到各个公立医院,弱势群体以申请的方式使用基金。
组织结构	国家对NHS医保基金与公立医疗机构全权管理,各环节高度国有化。	联邦政府设立社会保障局,该局隶属于国家卫生部,负责拟定医保立法草案,制定医保法律法规,并监管全国性的疾病基金会,而州政府卫生相关部门负责监管区域性的疾病基金会。	美国医保由政府提供的医保与商业保险公司提供的私人保险共同构成。商业医保公司可以分为营利性与非营利性公司。政府主要负责制度设计及监督管理,而具体事务如日常索赔等交由商业保险公司完成。	政府部门和准政府部门携手合作完成医保相关事务。政府部门主要为卫生部与人力部,准政府部门包括中央公积金局和全国工资理事会等。

综上可以看出,四种医疗保障模式各有千秋,以英国为代表的国家医疗保障模式源于福利国家理论,由政府向全体居民提供免费的医疗服务。德国为代表的社会医疗保障模式旨在满足社会成员健康需求,由SHI和PHI共同构成德国

的医保体系。美国为代表的商业医疗保障模式倾向于自由主义理论,主张少的政府干预。以新加坡为代表的储蓄型医疗保障模式更强调个人责任,政府、企业和个人来共同承担医保费用,以达到减轻公众疾病经济负担,保障公众健康的目标。

3.不同医疗保障模式优势、劣势比较

金无足赤,虽然任何保障模式、保险制度都会由于实践的发展、制度设计缺陷等原因而产生不足,但各种医保制度都有其值得借鉴和学习之处。在四种医疗保障模式概述的基础上,本书作者从卫生筹资公平性、个人可负担能力、医疗保障覆盖人群、医疗保障运行效率、卫生费用控制、卫生筹资可持续性以及个人责任承担这七个维度对上述四种医疗保障的优劣势进行了比较,以期为我国医疗保障发展提供参考,见表2-3。

表2-3　不同医疗保障模式的优劣势比较

维度	英国国家医疗保障模式	德国社会医疗保障模式	美国商业医疗保障模式	新加坡储蓄型医疗保障模式
卫生筹资公平性	以政府税收为主,体现卫生筹资的公平性。	以强制性社会医疗保险为主,体现一定的累进性与公平性。	以私人性质的医疗保险计划为主,卫生筹资公平性差。	以强制储蓄医疗保险制度为主,体现一定的卫生筹资公平性。
个人可负担能力	除个别医疗项目外实行全民免费医疗。	强制性社会医疗保险实行部分免费治疗。	以患者自身参加的保险项目支付医疗费用为主,个人自付比例高。	个人自付比例相对较高。
医疗保障覆盖人群	面向全体国民,覆盖人群广。	大多数面向全体国民,覆盖人群广。	私人医保主要面向有支付能力的人群,医疗照顾和医疗救助面向贫困人群,存在一定的覆盖空白。	主要面向就业人群及其家属,覆盖人群广。
医疗保障运行效率	通过引入竞争或寻求合作等方式,实现公有制主导下的公私互补。	政府承担一定责任,并引入竞争机制,降低管理成本。	采用管理式医疗体制,提高医疗卫生服务质量与效率。	引入竞争机制,提高医疗卫生服务质量与效率。
医疗费用控制	计划性供给,效率低下,难以有效控制费用上涨。	"国家、社会和个人合理分担",具有较强的控费意识。	具有较强的成本意识。	体现个人责任,一定程度上控制了医疗费用的上涨。

维度	英国国家医疗保障模式	德国社会医疗保障模式	美国商业医疗保障模式	新加坡储蓄型医疗保障模式
卫生筹资可持续性	政府财政负担日益加大,卫生筹资可持续性差。	卫生筹资可持续性较高。	卫生筹资可持续性差。	卫生筹资可持续性较高。
个人责任承担	较少体现个人责任。	体现一定个人责任。	体现个人责任。	体现个人责任。

通过比较分析可以看出,就整体而言,纵使不同国家应用不同医保运行模式,但是各个模式均依据自身的国情建立了公私互补的机制以提升医保以及医疗服务的质量和效率。国家医疗保障模式更加关注卫生筹资的公平性,致力于提供全民可负担的医疗卫生服务,但由于政府责任体现较少,医保及医疗的效率有待提升。商业医疗保险模式的成本控制意识较强,注重效率,但是由于政府干预与支持相对较少,全民医保覆盖存在一定空白且公平性较差。相比之下,社会医疗保障模式和储蓄型医疗保障模式在医疗费用控制、卫生筹资可持续性以及个人健康责任的体现上都较为合理,且覆盖人群广,综合而言更为可行。

二、中国医疗保障体系发展沿革

纵观中国医保体系的发展脉络,从公费医疗、农村合作医疗到以基本医保为主的多层次医疗保障体系的确立与发展,中国医保体系的改革发展与新中国的发展血脉相连,息息相关。新常态发展背景给中国社会乃至医保体系的发展带来了新机遇、新契机,以史鉴今,向史而新,回首七十余载,自新中国成立,我国医疗保障体系的发展经历了探索、建立、完善到推进四个阶段。不断推进建设的医保体系、持续扩大的医保覆盖面以及持续加深的保障力度是国家政府对国民健康重视的体现,亦是政府践行医保体系公平与效率共注重、齐发展目标最有力的证据。基于医保实践的反思是医保发展的基石,故笔者对我国医疗保障体系四个阶段的目标、理念、内容等进行系统的梳理与比较(表2-4),以期能够帮助读者管窥蠡测我国医保体系的发展沿革,亦辅助读者见微知著,了解医保体系发展的历史缘由。

表 2-4　我国医疗保障体系各发展阶段的目标、理念、内容和问题

阶段	目标	发展理念	内容	主要问题
探索阶段（1949—1978 年）	解决居民的健康问题、提高居民的健康水平。	低成本、广覆盖。	建立公费医疗、劳保医疗和合作医疗制度。	实际覆盖不足，保障水平不足，管理不规范、卫生服务效率低下。
建立阶段（1978—2008 年）	建立覆盖城乡全体人民的医疗保障体系。	逐步扩大覆盖面，保障公平。	建立城镇职工医疗保险制度，新型农村合作医疗制度和城镇居民医疗保障制度。	群众"看病难、看病贵"问题凸显。
完善阶段（2009—2016 年）	解决"看病难、看病贵"问题，完善全民医疗保障体系。	广覆盖、保基本、注重公平、协调共享。	整合城乡居民基本医疗保险制度，健全大病保险，扩大医保支付范围，改革支付方式。	重复参保、重复投入及待遇不够，医疗保障体系的效率、公平性下降。
推进阶段（2017 年至今）	发展多层次的医疗保障体系。	公平、效率、可持续，提升居民医保获得感。	推进生育保险和职工基本医疗保险合并，职工医保个人账户改革，完善统一的城乡居民医疗保障制度，推进长期护理保险。	医疗保障发展不平衡、不充分。

1. 中国医疗保障体系的探索阶段（1949—1978 年）

我国医疗保障体系的实践始于新中国成立初期。为解决居民的健康问题，我国开展了"面向工农兵、预防为主、团结中西医、与群众运动相结合"的爱国卫生运动。与此同时，我国政府也建立了相应的医疗保障体系，包括由财政筹资覆盖政府机关及事业单位人员的公费医疗，由企业缴费覆盖企业职工的劳保医疗，以及伴随农村集体经济组织出现而建立的由政府补助、乡镇集体筹资覆盖农村居民的农村合作医疗制度。初期医保体系的探索，在保障群众身体健康，促进经济恢复及建设方面发挥了积极的作用。

此阶段医疗保障体系发展的主要理念是低成本、广覆盖，具有一定统筹性，极大地提高了居民的健康水平。但在国家计划经济体制的影响下，医疗保障体系存在实际覆盖不足、保障水平不足、管理不规范、卫生服务效率低下等问题。伴随改革开放浪潮的冲击，我国医疗保障体系也迎来了重大的变革。

2. 中国医疗保障体系的建立阶段（1978—2008 年）

改革开放后，我国向市场经济体制转轨，政府将工作重点转移到经济建设上

来,减少了对卫生事业的财政投入,实行"效率优先、兼顾公平"的卫生政策。市场经济的引入,一方面激发了医疗服务市场的活力,促进了医疗行业的发展。另一方面使得先前建立的公费医疗、劳保医疗及合作医疗失去了相应的经济基础和组织依托。在市场逐利机制、政府责任缺失等问题的影响下,大型公立医院不断扩建,特需医疗服务迅速发展,而基本医疗服务、公共卫生服务却出现了供给萎缩,"以药养医"、"过度医疗"等现象层出不穷,群众"看病难、看病贵"问题凸显。至此,政府意识到医疗保障的重要性,亦认识到卫生领域完全依靠市场是行不通的。随后,政府逐步建立了社会统筹与个人账户相结合的城镇职工基本医疗保险制度、新型农村合作医疗制度、社会医疗救助制度和城镇居民基本医疗保障制度,初步形成了覆盖城乡全体人民的医疗保障体系。

此阶段医疗保障体系发展的主要理念是逐步扩大人口覆盖面,保障公平。医疗保障体系的初步建立,促进了群众卫生服务的利用和医疗行业的发展,提高了人群的健康水平。但在医疗服务商业化、市场化的影响下,医疗费用上涨过快、医疗保障体系的效率下降。群众的医疗经济负担越发沉重,医疗服务可及性问题日渐凸显,社会公平性减弱。针对这些严峻问题,2009年新一轮医改的大幕缓缓拉开,我国医疗保障体系也相应地优化完善起来。

3. 中国医疗保障体系的完善阶段(2009—2016年)

市场化时期的医疗保障体系,在满足居民卫生服务需要的同时,也引发人们对医疗服务公益性、政府责任缺失等问题的思考。2009年政府出台《中共中央、国务院关于深化医药卫生体制改革的意见》,旨在解决群众"看病难、看病贵"问题,新医改、四梁八柱、完善医药卫生体系等概念逐渐成为大家关注的焦点,这也标志着我国进入"新医改"阶段。

此阶段医疗保障体系的发展理念为广覆盖、保基本、注重公平、协调共享、完善的全民医保体系,较大程度地满足群众就医需求,缓解"看病难、看病贵"问题。但由于此阶段的医疗保障体系仍以基本医疗保险模式为主,制度衔接合力不足、医保基金池分散、医保保障力度有限等问题依旧存在,加之医药费用上涨、政府财政负担沉重等现实,保障力度和深度仍有待提升。如何促进"全民医保"向"高效、可持续医保"过渡,不断提高居民医疗保障获得感成为政府医保改革的新目标。

4. 中国医疗保障体系的探索创新阶段（2017年至今）

虽然城镇职工医保、城乡居民医保等制度构造了较为完善的医疗保障体系，但老百姓仍然面临着灾难性卫生支出（Catastrophic Health Expenditure，CHE）、因病返贫等问题的困扰，医保的保障力度以及百姓的医保获得感还有待进一步提升。以党的十九大为标志，中国医保改革发展进入了全面建成中国特色医疗保障体系时期。在此阶段，为解决人民日益增长的健康保障需要与医疗保障体系不平衡、不充分发展之间的矛盾，我国进一步推进城乡居民基本医疗保险制度的优化与完善，推动生育保险与职工基本医疗保险合并，改革城镇职工医保的个人账户，探索长期护理保险制度和推进医疗保障基金监管制度体系改革，不断发展完善多层次的医疗保障体系，促使我国医疗保障体系更加公平、更加可持续。在此阶段，如何提升卫生资源使用的效率？如何高效利用医保基金？已然成为医疗保障体系发展的核心要义，医保精算、医保基金高效监管、多元主体协同治理既是医保高效发展的实现工具，更是医保未来发展的方向。

此阶段医疗保障体系发展的主要理念是公平、效率、可持续，提升居民医保获得感。多层次医疗保障体系的发展，对促进社会公平正义、增进人民福祉、保障基金安全和平稳运行具有重要意义。鉴于我国居民对高质量的医疗服务需求的不断提高与医疗保障水平发展不平衡、不充分之间的矛盾，未来我国应在完善公平适度的待遇保障机制、健全稳健可持续的筹资运行机制等方面继续努力，使医疗保障制度更加成熟，推进医保现代化治理，实现保障健康的目标。

总的来说，1949年至今，七十余载间，我国医疗保障体系的改革发展理念经历了从最初的低成本、广覆盖，到逐步扩大覆盖面，保障公平，再到广覆盖、保基本、注重公平、协调共享，直至目前的公平、效率、可持续，提升居民医保获得感的转变。这既是医保发展理念的转变，亦是国家社会发展的缩影，更是国家执政理念的转变。

三、中国多层次医疗保障体系概述

2020年2月25日，中共中央、国务院发布《关于深化医疗保障制度改革的意见》，要求到2030年，全面建成以基本医疗保险为主体，医疗救助为托底，补充医疗保险、商业健康保险、慈善捐赠、医疗互助共同发展的多层次医疗保障制度体系。时隔一年，2021年9月"十四五"全民医疗保障规划出炉释义，规划再次明确要健全多层次医保制度体系,分类优化医保帮扶政策;建立与基本医疗体系、基本医保制度相互适应的机制。以多层次医疗保障体系建设与完善为核心的医保体系发展政策导向和资源分配已然成为中国医保的"引路标"。

目前,我国医疗保障体系可以分为四个层次。第一层次,主体层,是国家实施的基本医疗保险制度,具体指城镇职工基本医保与城乡居民基本医保;第二层次,延伸层,主要包括城乡居民大病保险、职工大额医疗费用补助、公务员医疗补助等;第三层次,托底层,主要是指针对社会弱势群体的医疗救助;第四层次,补充层,包括以企业或个人购买为主的商业健康保险,以及来自社会和市场的慈善事业和医疗互助等,见表2-5。

表2-5 中国医疗保障体系的构成

层次	制度	主办者
基础层	基本医疗保险: 城镇职工基本医疗保险 城乡居民基本医疗保险	国家
延伸层	大病保险: 城乡居民大病保险 职工大额医疗费用补助 公务员医疗补助	
托底层	医疗救助	
补充层	用人单位举办的补充医疗保险 个人购买的商业健康险	企业或个人购买为主
	慈善公益事业 医疗互助	社会

基础性的基本医疗保险制度,延伸层的大病保险、托底层的医疗救助以及补充层的商业保险、慈善事业和医疗互助制度相互衔接、相互补充构成了我国"多层次"的医疗保障体系的基本框架,实现了对我国居民全生命周期的健康保障覆盖,有助于保障全民健康的目标实现。

四、国内外医保发展改革历史对我国的启示

1. 立足国情,构建中国特色的医疗保障体系

医疗保障体系一方面是生产力发展和社会进步的产物,另一方面它也是在

一定的社会价值文化、制度背景下经济与社会矛盾相互作用的必然结果。与英国、德国等发达国家相比,美国没有建立起全国统一的强制性的医疗保障体系的原因在于其社会制度为资本主义制度,强调小政府、大社会,反对政府对市场的过多干预、崇尚个人自由、人权的社会文化。而新加坡劳动力充分就业,经济稳定,有利于建立储蓄型医疗保障制度。简而言之,各国医疗保障体系的安排与本国的政治、经济、文化、人口现状密切关联。我国作为社会主义国家,有着社会主义制度的优越性,因此我国医疗保障体系的改革需要立足国情,构建能够激发生产力,调整生产关系、符合社会经济需要的中国特色医疗保障体系。

2. 兼顾公平与效率,提高医疗服务的质量

由于健康需求的无限性与医疗资源稀缺性之间的矛盾,世界各国医疗保障的改革与发展都致力于不断调整和权衡公平与效率二者的关系。如社会医疗保障制度通常借助于法律的强制力,不断拓展医保的覆盖面,最大限度地兼顾公平与效率。我国除城镇职工医保与城乡居民医保之外还建立了针对特困人口的医疗救助制度,在注重公平的同时也兼顾了效率。此外,我国在医保制度的运行过程中,也注重通过支付方式改革、推进分级诊疗、探索并完善药品集中采购、加快信息化建设等多种方式和手段,激发卫生市场的运行效率,降低医保费用的不合理使用和浪费,提高医保体系的公平与效率。

3. 处理好政府与市场关系,控制医药费用不合理增长

在医疗保障领域,政府与市场不是对立冲突的关系,而是协同促进的关系。面对医药费用的过快上涨、医保基金存在浪费等问题,社会医疗保障模式一方面通过强制性参保等法律手段,实现医保制度覆盖的普遍性和公平性;另一方面采取引入竞争机制、改革医保支付方式等措施提高医疗服务的效率,以政府加市场的模式,激发卫生市场、医保市场的运行效率;在商业医疗保险占主导、主张政府少量干预的美国,也逐渐开始对商业医保加以管制,以维持医保竞争市场的秩序。未来,中国医保体系应处理好政府与市场的关系,以政府为全局统筹者,以市场为动力激发者,创新探索政府与市场协同合作的管理、经办模式,推进医保治理体系的探索,推进政府、市场与社会多元利益主体形成合作、制衡、共赢的新格局,最大效度地提升医保基金使用乃至卫生体系运转的效率,控制费用过快增长,提高卫生服务质量。

4.构建多层次医疗服务体系,满足居民多样化健康需求

医疗服务体系的主要功能是治疗疾病、保障健康。为满足居民多层次医疗服务需求,需要推进相互竞争的医疗机构在一定区域内的相互协作和有机整合。以实行国家医疗保障模式的英国为例,早在1948年英国就建立了分工明确的国家健康服务体系,为国民提供免费且适宜的医疗服务。在后来的医疗福利发展中,英国逐渐形成了有效衔接的转诊程序和分级诊疗制度,一定程度上抑制了居民不合理的卫生服务需求,这为英国提升卫生服务利用的可及性与公平性提供了重要的制度保障。未来,我国应致力于探索和构建结构合理、分布均衡、高效协同的整合型医疗卫生服务网络,基于双向转诊、分级诊疗等手段,形成多层次医疗机构有效、有序衔接的卫生服务体系,打造有序高效的健康服务格局。

5.优化筹资结构,提高卫生筹资可持续性

医疗保险筹资结构的合理化是保证医保体系可持续发展和待遇保障水平持续提高的基础。例如,近年来,德国不断推进对分散而碎片化疾病基金的整合改革,以提升其风险共济能力,从2000年至2015年间疾病基金数量减少了70%,并成立了联邦疾病基金协会以承担收纳保费、确定费用支付方案、药品报销水平等职责。除此之外,德国政府还引入了中央健康基金(Gesundheitsfonds)和前瞻性风险调整机制。将强制性工资缴费资金(法定统一缴费率为工资总额的14.6%,由雇主和雇员平均分担,无收入的配偶和子女免费投保)与政府所提供的税收补贴(约145亿欧元)统一汇集到中央再分配基金池,即Gesundheitsfonds中,并依据风险调整机制(采取按人头计算,综合考虑年龄、性别以及80种慢性和严重疾病的发病率),重新将资金分配给各疾病基金,用于支付参保者医疗支出的预期风险。当拨款不足以支付费用时,疾病基金也会在政府设定统一费率的基础上,直接向其参保者收取额外的费用(2019年平均补充缴款率约为1.0%)以共同分担支出。这种风险调整机制有效实现了医保基金的动态平衡,提高了医保基金的风险共济能力,保证了医保基金的可持续性。同时也进一步优化了医疗服务供需双方的竞争与合作关系,提升了医疗服务质量。再比如,新加坡十分强调个人在医疗保障体系建设中的责任,不论其年龄大小、社会收入状况如何,都需要缴纳一定额度的保费,且额度随年龄的增加而逐渐提高。同时,新加坡通过"S+3M"框架把政府兜底作用和多种横向保险计划结合形成一个共济整体。此外,新加坡还通过采取严格的财政纪律、市场机制与政府干预等手段

提高资金的可持续性。未来我国应在筹资结构上注重不同群体之间、政府与居民之间缴费责任的合理化,严格控制医疗费用水平,缩小缴费差距,不断提高保障水平,构建多层次、广范围的医疗保障体系。

五、小结

纵观国外,医保从最初的慈善组织、行业互助,借助政府介入和法律规范等工具逐渐形成制度化、规范化、体系化的医疗保障体系,并在此过程中分化成各具特色、各有千秋的四种医保经典模式。各国的医保事业都在实践的机遇与挑战中不断成长、不断履行时代赋予医保的任务。回顾国内,中国医保历经坎坷与波澜,中国医保在社会转型与社会发展中实现了从"零"基础到世界最大医疗保障网的壮举,多层次医疗保障体系亦在成熟优化的道路上向全面覆盖、深度保障、健康中国等目标逐步迈进。本节旨在回顾国内外医保历史,描绘医保现状,梳理医保概念并总结其对我国医保体系完善发展的启示,以使读者对医保体系具有更立体、更清晰的认识。

第三节　中国医保体系运行现状评价、问题诊断及发展理念探索

新中国的医保制度可以说是与共和国同步诞生、共同成长和发展起来的。从最初较为初级的免费医疗制度,到目前以城镇职工医保与城乡居民医保为核心的、覆盖全民的医保制度,中国医保体系 70 多年的探索取得了累累硕果。事实证明,在实践中发展、前行的中国医保之路是符合我国国情与人民需要的正确道路。然而,百尺竿头仍需更进一步,中国医保也在卫生资源高效运转、参保居民福利获得与医疗保障深度覆盖等方面面临诸多制约因素。本节旨在揭示医保现存问题,梳理问题背后的成因,为中国医保体系的优化和完善提供循证依据。

一、中国医疗保障体系运行现状评价

客观真实的评价是掌握事物本原面貌,明确事物发展方向的有效手段。鉴于医疗保障体系有着保障全民健康、促进社会人力资源可持续、促进社会经济发

展、提高社会成员满意度、幸福感等多重作用,理应从多维视角对医疗保障系统的运行效果进行评价。为了能够扫描我国医疗保障系统的现状全貌,研究首先利用 CiteSpace 软件,初步筛选出我国医疗保障体系的关键热点内容。在对领域关键热点内容圈定的基础上,基于专家学者的以往研究,锁定医疗保障领域的多维、焦点评价视角,并进行医疗保障体系运行现状的梳理总结。

1. 医疗保障体系运行效果评价维度确定

本书作者基于 Web of Science 数据库,不限定时间范围,以“ health insurance”、“medical insurance”、“reform”、“evaluation”等为关键词,以主题检索为检索方式,进行交叉检索,共检索符合检索条件的英文文献 127 篇,时间跨度 1992 年至 2021 年。利用 CiteSpace 软件对上述检索到的文献进行可视化分析发现,中国医保体系评价、可负担性、经济风险、健康政策、议题设置、影响、立法与法学等内容是医疗保障体系现状评价研究的关键热点内容(图 2-3)。

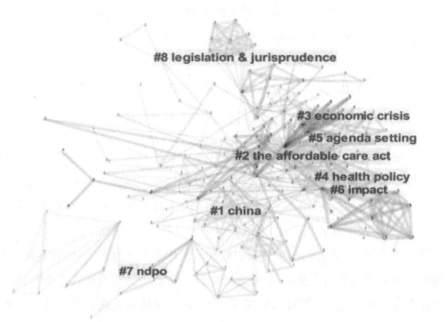

图 2-3　国外医疗保险体系现状评价关键词网络图

在中国知网、维普、万方、Google 学术、百度学术中以“医保”、“医疗保障”、“医疗保险”、“改革”、“评估”、“评价”等为主题词,不限时间,共检索医保体系评价相关文章 296 篇,时间跨度为 2003 年至 2021 年。利用 CiteSpace 软件对上述文献进行可视化分析,结果显示医疗保障体系现状评价相关研究主要集中在医疗保险、医疗保障、公立医院、公平、公平性、效率、大病医保、政策、改革等内容(图2-4)。

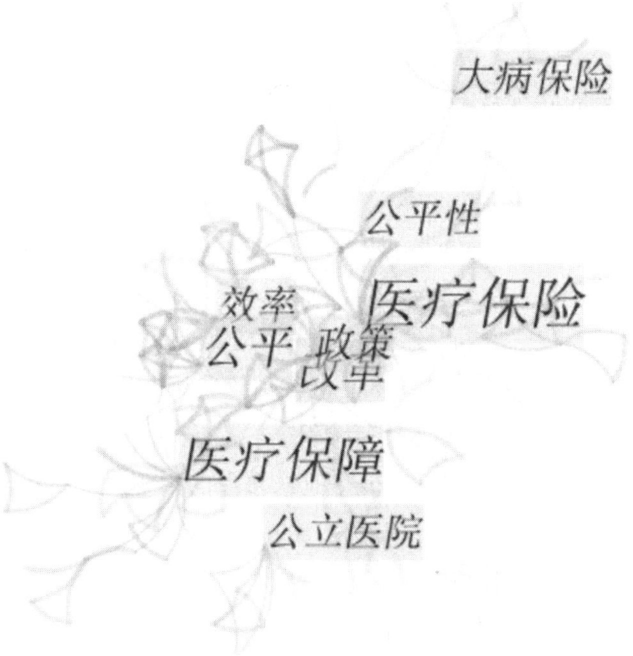

图2-4 国内医疗保险体系现状评价关键词网络图

在CiteSpace软件进行文献热点初步筛选的基础上,依据文献相关度、期刊水平、权威性等对文献进行筛选,最终得到有效英文期刊7篇,中文核心期刊25篇。摘录其中卫生系统、医疗机构、初级保健、医疗保险制度的评价维度与评价指标,并进行整理。经过仔细梳理,研究将各评价维度按照出现频数从高到低进行排列,详见表2-6。

表2-6 医疗保障体系运行效果评价维度梳理

维　　度	频次	具体含义或具体指标
覆盖面、可及性	8	全民医保、医保可及性
公平性	6	健康公平、卫生服务利用公平
效率	6	卫生资源配置及调节、费用控制能力

续表

维　　度	频次	具体含义或具体指标
经济保护能力	6	实际报销比、CHE 发生率
制度可持续性	4	医保基金可持续性
满意度	4	医保社会效果(患者满意度)

　　2. 医保体系运行现状评价梳理

　　（1）医保全民覆盖能力评价

　　在社会经济发展与政府高度重视民生的加持下,我国正逐步落实全民健康覆盖(Universal Health Coverage,UHC)目标。在医保覆盖面方面,2020 年全国基本医疗保险参保人数 13.6 亿人,参保率稳定在 95% 以上。然而,尽管我国医保覆盖率高,但依旧存在一些问题,主要表现为应保未保与重复参保相交织,缴费中断导致参保人数虚高于缴费人数。既往估算我国基本医疗保险还存在大约 13.1% 的人应保未保、7.8% 的人重复参保。

　　既往研究显示流动人口、新生儿等是未参保的主要人群。从流动人口角度来看,鉴于逆向选择和非属地参保障碍,流动人口参保率远低于非流动人口。加之,医保部门与公安、民政部门间信息共享、协同合作能力不足,统筹区内流入、流出人口与医保参保人口之间的核对核实衔接不畅,从而影响医保的全人群覆盖。从新生儿角度分析,既往国内外研究已然显示医疗保险对新生儿健康具有重要促进作用。然而,由于宣传不足、家长疏忽等其他原因,新生儿参保存在一定的覆盖空白,导致这一脆弱人群出现应保未保现象。

　　2011 年全国共计 1086.11 万人重复参保,财政因此多补贴 17.69 亿元。即使在全国城镇居民医保与城乡居民医保整合基本完成的背景下,跨制度参保与跨统筹区参保问题依然存在。流动人口是重复参保的多发群体,流动就业人口、流动老年人口、随父母流动的儿童均是流动人口的一部分。以流动就业人口为例,在家乡按居住地参保,外出打工按就业地参保,重复参保就此出现。2013 年全国流动人口的重复参保率约为 10.9%。为提高财政补贴与医保基金的使用效率,借力信息化手段,国家先后出台“全民参保登记计划”、《关于加快推进政务服务“跨省通办”的指导意见》等一系列措施,核实核准参保信息。在一系列政策的加持下,参保关口被逐步把紧,医保对流动人口的保障力度不断加深、报销便捷性也在提高,重复参保需求被抑制,流动人口重复参保现象逐渐减少。既往研究显示 2014 年至 2016 年间,流动人口重复参保率从 4.37% 下降至 2.44%,可见在信息化与多重政策干预下,重复参保好转迹象明显。但鉴于我国人口基数大,各区域之间医保发展不平衡,重复参保对医疗保险人群全覆盖仍是一个不可忽视的问题。相比于推进整合、加大信息化建设力度等把紧参保关口的措施,如何保障流动人口的医保权益,促进流动人口的参保公平、卫生服务利用公平才是避免重复参保,切实落实全民健康覆盖更为关键的内容。

针对缴费中断所导致的参保人数虚高于缴费人数问题,目前尚无确切统计数据,相比于城乡居民医保,城镇职工医保的断保问题更为突出。有研究基于五个省份的调研结果发现,有地区断保人数占当期参保人数的比例高达 30% 以上。中小微企业破产导致职工断保、职工医保参保者统筹区外重新就业等都会导致重复统计为参保人口,造成参保人数虚高于缴费人数的情况,影响全民医保覆盖的落实。

应保未保与重复参保现象并存、缴费中断等问题已然成为全民医保目标实现的障碍,如何基于全国医保系统落实"一盘棋",以多部门协作落实全民参保为手段,以科学、准确核实为标准,提高参保稽核能力,落实全民医保与全民健康覆盖都是未来医保需要高度关注的改革要点。

（2）医保公平性评价

公平性是学者们评价医疗保险制度、医疗保障体系的重要维度,是医疗保障制度的首要属性。改善卫生服务利用公平性问题是学术界长期讨论和关注的焦点话题。近年来,随着医保制度的发展与改革进程逐步加快,学者们也在不断尝试论证医保的发展与改革对于卫生服务利用公平性二者之间的关系,以期探索出一条改善公平性的创新之路。令人欣喜的是,既往研究无论是利用国家层级的数据或者地方层面的数据,都证实了我国当前医保事业的发展与改革方向对改善和提高卫生服务利用的公平性都起到了一定的促进作用。

作为中国医保改革史上的里程碑,城镇居民医保与新农合医保的整合更是对医保的公平性起到了推动作用。2016 年国务院下发《关于整合城乡居民基本医疗保险制度的意见》,要求各统筹地区要于 2016 年 12 月底前出台具体整合实施方案,切实深化医改。在国家层面正式下发医保整合文献之前,广东、浙江、江苏、天津等地区已然率先进行医保整合。在地方及国家层面医保整合火热进行的背景下,诸多学者就医保整合政策实施的效果进行了评价并对成效予以肯定,医保整合政策的实施提高了卫生服务利用的公平性,具体体现在提高住院卫生服务利用的公平性,减少卫生服务利用的经济障碍,亦促进了农村居民获得更高质量的卫生服务等。不过,学者们亦指出将促进公平性的重任予以医保制度一体化改革这一项措施,不足以有效改善医保发展不平衡现状,有必要采取全面的公平促进战略,出台配套政策,强化配套手段,采取为弱势群体提供更有针对性的医保干预政策,提高疾病经济保护力度,创造就业机会等综合手段,提高医保及卫生系统的公平性,推动社会公平的发展。

(3)医保经济保护能力评价

医疗保障的经济保护能力主要指医保基金报销患者部分费用,分摊家庭疾病经济风险的能力。2010 年至 2019 年,基本医疗保险人均财政补助金额由 120 元上升到 550 元。2019 年基本医疗保险政策范围内支付比例保持在 70%左右,大病保险政策范围内报销比例由 50%提高至 60%,参保人的经济负担进一步减轻。但需承认的是,我国人民仍面临着灾难性卫生支出、因病致贫、因病返贫等疾病经济风险。近年来,许多学者开展了针对我国灾难性卫生支出(CHE)发生率及其变化趋势的估算研究,但由于各项研究的样本选择、测算方法存在差异,测算结果未能达成统一。例如 Chaofan Li 等研究发现全国 CHE 发生率由 2010 年的 17.4%下降到 2018 年的 13.0%。Furong Li 使用 meta 分析方法得出 2000 年到 2020 年间,我国 CHE 发生率为 13.6%,呈现上升趋势。不过,针对我国 CHE 的发生特点及医保对 CHE 发生率的影响等问题,学者们普遍达成了一致。例如,既往研究指出我国农村 CHE 发生率略高于城市,2003 年、2008 年和 2011 年,我国遭遇 CHE 的城镇家庭的比例分别为 9.0%、11.3%和 10.9%,农村分别为 13.6%、15.1%和 13.8%。Ang Zheng、李亦兵等学者研究发现医保对于降低 CHE 具有积极作用,如李亦兵研究发现新农合住院患者参保补偿前后 CHE 发生率分别为 27.5%和 10%。有学者曾指出,一方面,当前学术层面亟需权威性、真实性数据对我国 CHE 发生率、发生趋势进行测算,为未来医保体系发展提供有针对性的指导;另一方面,尽管我国医保对于 CHE 发生率的降低具有一定促进作用,但是疾病依旧给家庭带来了经济威胁,这也是我国医保经济保障能力仍有不足的体现。

实际报销比例是能够反映医保对参保人真实补偿情况的指标,相对于政策报销比,也就是名义报销比,实际报销比更具有现实意义。我国医保报销目前主要有两个困境:第一,不同种类医保之间实际报销比例差异较大。通过汇总既往研究可以看出,不同种类医保之间存在较大的报销比例差异。例如,有研究曾表示城镇职工医保整体优于城镇居民医保与新农合。第二,实际报销比例低于政策报销比例。有研究曾指出,当住院费在 25 万元以上时,实际报销比例仅为15.24%。由此可见我国医疗保险的实际报销情况与政策报销比存在差距,参保人获得的疾病经济风险分摊有限。

综上,在经济保护能力方面,CHE 发生率和实际报销比现状提醒着我们,我国医保的经济保护能力有限,医保抵御疾病经济风险的能力亟待提高,疾病经济风险分摊能力的提升理应成为医保未来发展的要义。

（4）医保基金可持续性评价

医保可持续性是医保评价的重要维度之一。医疗保障制度的可持续性可以分为医保基金的筹资可持续性和医保基金运行的可持续性两部分。在筹资可持续方面,在现行的全民医保覆盖宽度下,我国医保基金的筹资可持续性较好。2016 年至 2020 年期间,我国居民医保财政补助逐年增长,筹资水平不断上升。同时,政府财政补贴给予了足够的支持。从职工医保层面来看,虽然职工医保原则上不需要财政补贴,但实际上仍得到了政府的一定支持,如 2017 年广东省政府财政补贴职工医保 28 亿元。

与医保筹资可持续性相比,医保基金运行的可持续性令人担忧。诸多学者通过预测发现,我国医保基金运行可持续性不佳。在城镇职工层面,华中科技大学编纂的《中国医疗卫生事业发展报告 2014》中的预测结果显示,我国城镇职工医保将在 2024 年出现基金的严重赤字。一些持有同样观点的学者也曾表示,如果不及时干预调整,城镇职工医保可持续性堪忧,详见表 2-7。

表 2-7 以往研究中对城镇职工医保可持续性的预测结果

学者	预计时间	赤字规模（亿元）	累计赤字规模（亿元）
曾益等	2026 年出现当期收不抵支,2034 年出现累计结余赤字。	76.98	992.70
张梦遥等	2020 年出现收支缺口,于 2028 年出现赤字。	79	205.08
谢明明等	2023 年将出现基金的当期赤字,2030 年出现累计结余赤字。	37.88	515.43
冯莉等	2024 年出现当期赤字,并在 2033 年出现累计赤字。	16.38	877.62

梳理以往研究结果可知,如果不采取及时有效的干预措施,我国城镇职工基本医疗保险预计最晚在2026年出现当期收不抵支,最晚在2034年出现累计结余赤字,当期赤字规模在16.38亿元至79亿元之间,累计赤字规模在205.08亿元至992.70亿元间。

对于城乡居民基本医疗保险基金可持续的预测研究较少,张心洁等研究发现整合后的城乡居民医保基金在预测期内不可持续,预计先后于2023年和2029年发生当期结余和累计结余赤字,当期结余赤字规模和累计结余赤字规模分别为109.76亿元和2510.59亿元。

目前我国大部分地区的大病保险基金主要来源于基本医保基金划拨,大部分地区尚未形成独立的筹资渠道,这既是对我国基本医保可持续性的威胁,也是对大病医保自身发展的挑战。薛荔萍研究发现,按照当前大病保险比例筹资模式,北京、黑龙江、上海、广东、陕西、新疆6个地区将在2015年至2039年内出现累计基金结余不足的问题。按照当前各地区的大病保险定额筹资模式,天津、河北等11个地区将在2015年至2039年内出现累计基金结余不足的问题。

预期的赤字就代表医疗保障系统必须进行改革。回顾以往研究可以看出,医保基金的可持续性改革刻不容缓。为了维持医保基金收支的平稳运行,必须综合考量医疗费用增长水平、保障水平、保障范围等多重因素,以医保基金高效经办、有效监管为手段,以医保基金收支精算、基金池风险预测等为工具,优化并完善筹资与待遇调整机制,避免医保系统出现可持续性难以为继的现象。

(5)医保效率评价

卫生资源条块分割、资源倒三角模式、城乡卫生资源配置失衡和卫生费用飞涨等是我国医疗卫生领域一直存在的痛点。优化医疗资源配置,控制卫生费用是医保的要义,亦是进行政府机构改革、组建国家医疗保障局的初衷。整体而言,我国医保对卫生资源配置、调节和费用控制的能力有限。首先从优化医疗资源配置的角度,社会医疗保险具有政府与市场混合调控的双重性质,因此社会医保的合理设计能够促进卫生资源的市场配置与政府计划配置的有机结合,并弥补彼此不足。然而实际上,2009年新医改至今,中国医疗卫生领域的资源分布畸形,供给与需求之间的沟壑依旧存在。张亚林、黄华波等学者均认为在卫生资源配置上,医保不容缺位,且医保的资源配置作用未完全发挥。鉴于医疗机构的自主性、居民就诊自由性等原因,医保具有被动性,致使其优化资源配置的作用有限,医保的宏观卫生资源配置作用未得到有效发挥。不仅如此,供给侧问题与医保相互影响,亦对医保运行构成威胁,如李银才等人认为我国医疗供给侧问题构成了医保基金潜在支付风险,顾昕认为公立医院改革步履蹒跚构成了医保支付改革的制度性障碍。至此可知,目前我国处于医保改革与卫生资源配置优化相互掣肘的境地,要实现高质、经济的健康服务全覆盖(UHC),仍要破解诸多利益博弈问题。

其次,从控制卫生费用的角度分析,2020 年全国卫生总费用约为 72306.4 亿元,而 2010 年,全国卫生总费用约为 19980.39 亿元,2001 年全国卫生总费用筹资总额约为 5150.28 亿元,二十年间,卫生费用飞涨。从医保的角度进行分析,一方面,社会医疗保障制度的建立和完善也是卫生费用增长的重要影响因素,胡宏伟等的研究已证实医保在促进卫生服务利用可及性的同时,也推动了卫生费用的上涨。另一方面,科学合理的医疗保险支付方式能够有效地调节、支配和控制医疗服务供给方和需求方的行为,是控制卫生费用的有效手段。孟庆跃、郭文博等的研究均发现医疗保险支付制度改革对费用控制具有正向作用,医保的支付改革具有一定的控制卫生费用的效果。然而,现实状况是政府、学者专家寄予厚望的 DRG 支付改革在部分地区较为成功,但在部分地区依旧存在阻力,不得不推行 DRG 支付的过渡手段——DIP 支付,以控制卫生费用增长,医保的控费作用仍有待发挥。简而言之,医保既是卫生费用增长的推手,亦是控制卫生费用的炉锤。所谓独木难支,单纯的医保改革是难以破解中国卫生体系现存困境的。如何契合医保改革与卫生体系改革,以卫生体系改革为土壤,培育医保改革空间,以医保支付方式改革引导医疗卫生体系均衡与持续发展并发挥医保费用控制的作用将是未来需要考量的部分。

除宏观地优化资源配置、控制卫生费用之外,医保基金的使用效率也不容乐观。监管不力造成了医保基金严重的跑冒滴漏和浪费问题。2019 年各级医保部门共计追回医保资金 115.56 亿元,这既是打击欺诈骗保的成效,也是医保基金使用效率低下的表征。由于多元主体合谋行为、败德行为的存在,基于医保基金的设备采购、药品购销、医药处方开具等多个层面都存在基金浪费漏洞,从而降低医保基金的使用效率。

至此可知,以医保为手段促进医疗领域供给侧改革,深化机构改革,缓解医疗卫生资源浪费和卫生费用快速增长等问题刻不容缓。如何发挥医疗保险对卫生资源的配置作用,推动公立医院的结构性改革,规范医疗服务行为,促使有限的医保基金充分保障参保人员的基本需求,控制医疗费用,都是医保未来改革思路中应涵盖和深思的内容。

(6)医保基金参保人满意度现状

以往研究显示,城镇职工医保满意度较高。王红漫对山西省三大基本医疗保险满意度调研发现,城镇职工医保参保者的满意度最高。钱成、陈美玲、李文杰分别对合肥市、南京市和北京市城镇职工医保满意度进行调查发现满意度分别为65%、63.5%及60.8%。综上可知,城镇职工基本医疗保险满意度在60.0%至65%之间。

在城乡居民基本医疗保险层面,城乡居民的医保满意度整体不高。刘斌、张海娟、戴璐分别对鄂州市、太原市、衡水市的参保居民进行调查,结果发现满意度分别为59.2%、46.1%及38%。戴璐研究认为报销比例、缴费标准、医疗费用水平以及医疗保险经办机构服务态度,缴费程序都是城乡居民医保满意度的重要影响因素。可以看出,城乡居民医疗保险整合后,居民对其满意度总体处于一般水平,范围在38%至59.2%之间,与城镇职工医疗保险存在一定差距,城乡居民医保的满意度有待提升。

在城乡居民大病医保层面,吴仁广、董诗剑、吴国栋等学者以山东省、温州市、石家庄市城乡居民大病医保的参保人为研究对象,结果发现大病医保满意度整体偏低。卢婷调研发现湖南省城乡居民对大病保险制度满意度不高,参保人表示非常满意和比较满意的占比不到40%。定点医疗机构不合理医疗行为、报销比例偏低、报销时限长、流程繁琐和目录过窄等均为满意度的影响因素。由此可知,大病医保的满意度有较大上升空间,应从保障水平、报销体验、政府宣传等多个层面予以提升。

综上,城镇职工医保的满意度较高,城乡居民医保和城乡居民大病医保满意度一般。提升参保人满意度是满足人民群众医疗卫生需求的重要组成部分,亦是构建和谐社会的重要一环,理应通过合理设置保障政策、优化参保体验、加大政府宣传等综合手段来提升参保人满意度,促进人民幸福感获得。

二、中国医疗保障体系问题诊断

1.基于文献研究的医疗保障体系关键问题确定

> ∞ 知识链接:
>
> ### 社会网络分析
>
> 社会网络分析(Social Network Analysis,SNA)是利用共现程度对主体间或事务间关系进行精确量化的分析方法,适用于探索问题网络中问题的中心程度并探索各问题之间的关联。Ucinet 是一款功能强大的社会网络分析软件,故研究选择其进行医疗保障体系关键问题的确定。

研究以中国知网(CNKI)为数据库,以"医疗保障"、"医疗保险"、"医保"、"医疗改革"为关键词,剔除重复后共检索到文献 106 篇,进一步剔除征稿启事等类型文献后共有 79 篇被纳入研究。经文献整理后,本书作者梳理出医疗保险体系、医疗保障体系中存在的关键问题共计 46 项。基于频次分析与分类,研究共确定 4 个问题维度。第一,医疗保障系统顶层设计问题,主要归纳为制度碎片化(A01-A06)、管理碎片化(A07-A11)和异地就医问题(A12-A15)。第二,医保基金运行问题,主要涉及筹资问题(A16-A21)、支付问题(A22-A26)以及基金监管问题(A27-A34)。第三,医保系统公平性和效率问题,主要涉及公平问题(A35-A37)和效率问题(A38-A39)。第四,医保现代化程度不足问题,主要涉及信息化建设问题(A40-A41)和医保信息管理问题(A42-A46)(见表2-8)。

表 2-8　基于文献的我国医疗保障系统存在问题梳理

序号	问　　题	序号	问　　题
A01	重复参保情况严重	A24	GRG 和 DIP 改革效果差
A02	我国仍有 5%左右的人未参加基本医保	A25	医保基金压力大且存在超支风险

序号	问题	序号	问题
A03	不同人群间的筹资和待遇差距大	A26	"适度保障"缺少具体标准
A04	医保关系转移接续问题	A27	患者存在欺诈骗保行为
A05	不同医保制度间边界不清、缺乏衔接	A28	基金管理程序复杂
A06	城镇职工缴费中断情况严重	A29	医保监管体制不完善
A07	医保经办管理的竞争和激励约束机制不足	A30	医保改革突出问题由于缺乏明晰的法律无法解决
A08	多部门共同管理,工作流程繁琐	A31	医保基金监管手段、方式落后
A09	部门间沟通协作机制不通畅	A32	基金管理人员综合素质不高
A10	经办机构能力建设比较滞后	A33	医保经办机构激励机制不足
A11	医疗保险经办服务体系不完善	A34	医疗服务过程中存在道德风险
A12	异地报销流程复杂	A35	卫生服务利用不公平
A13	异地结算网络平台不够完善	A36	参保公平性
A14	异地就医不能即时结算	A37	筹资公平性
A15	异地就医缺乏监管	A38	医保控费作用有限
A16	居民医保个人缴费标准高	A39	医保组织管理效率低下
A17	医保基金统筹层次低,基金池小且碎片化	A40	不同部门信息系统对接标准不一致,信息共享困难
A18	财政补助不足	A41	医保与医院及药店、药企等间存在信息孤岛问题
A19	居民医保筹资未能充分体现了收入高低合理分担的原则	A42	医保信息管理重视程度不够
A20	大病保险筹资水平低	A43	医院信息管理人员素质不高
A21	缺乏成熟、统一的系统预警机制	A44	医院信息管理技术不先进、信息化滞后
A22	报销范围有限	A45	政府政策宣传力度小
A23	医保覆盖宽度与深度不足	A46	医保信息化管理资金保障不足

　　研究构建共现矩阵并利用 Ucinet 软件对问题网络进行了中心度分析。研究主要计算了中心性分析中的点度中心度和中间中心度。通过点度中心度的分析可以发现,学者较为关注的医疗保障领域问题主要集中于医保基金相关领域,测算得出点度中心度最高的问题是医保监管体制不完善(Degree = 22.000)、其次为医保基金压力大且存在超支风险(Degree = 19.000)、基金监管方式和手段

落后(Degree=18.000)、保险经办机构激励不足(Degree=17.000)及基金管理人员综合素质不高(Degree=17.000),见表2-9。

表2-9 医疗保障体系问题点度中心度测量结果(部分)

问题编号	问题	Degree	NrmDegree
A28	医保监管体制不完善	22.000	16.296
A25	医保基金压力大且存在超支风险	19.000	14.074
A30	医保基金监管手段、方式落后	18.000	13.333
A32	医保经办机构激励机制不足	17.000	12.593
A31	基金管理人员综合素质不高	17.000	12.500

中间中心度是指如果一个行动者处于其他两点间的路径上,则该行动者能控制其他两个行动者,中间中心度反映行动者对资源控制的程度。当A问题与B问题出现于同一篇文献,B问题与C问题出现于同一篇文献,A问题与C问题虽然没有在同一篇文献中出现,但二者间可能存在联系,从中间中心度的测算中可以看出,医保基金相关问题是核心问题,前五位主要问题分别为:医保基金压力大且存在超支风险(Betweenness=119.349),医保经办机构激励机制不足(Betweenness=84.936),医院信息管理技术不先进、信息化滞后(Betweenness=80.000),医保监管体制不完善(Betweenness=77.035),政府政策宣传力度小(Betweenness=72.335),见表2-10。

表2-10 医疗保障领域存在问题中间中心度测量结果(部分)

问题编号	问题	Betweenness	nBetweenness
A25	医保基金压力大且存在超支风险	119.349	12.056
A32	医保经办机构激励机制不足	84.936	8.579
A44	医院信息管理技术不先进、信息化滞后	80.000	8.081
A28	医保监管体制不完善	77.035	7.781
A45	政府政策宣传力度小	72.335	7.307

2. 基于定量调查的医疗保障体系关键问题确定

由于现有文献可能存在滞后性、提取的问题较为分散等问题,研究将上述文献研究中的医疗保障体系相关问题结合小组讨论和专家咨询,并比对《中共中央、国务院关于深化医疗保障制度改革的意见》的内容,将上述问题进行归纳总结,最终提取我国医疗保障体系重点问题共计 27 个,并将其归纳为 7 个关键问题维度。通过统计分析发现,我国医保制度突出问题分布情况如下:医保法律保障领域问题(3 个)、待遇保障与制度设计领域问题(6 个)、医保筹资与基金风险领域问题(4 个)、医保支付领域问题(3 个)、医保基金监管领域问题(4 个)、医药服务供给侧改革领域问题(3 个)和医疗保障公共管理服务领域问题(4 个)。

为更好地了解医保体系存在的问题,分析问题背后的深层原因,本书作者及团队以医保行政部门、医保经办机构、卫生行政部门、医疗机构、高校医保研究者作为对象开展问卷调查,共回收有效问卷 2224 份。问卷调查结果显示,在医保制度运行过程中,医疗保障领域存在的较为突出的五个关键问题分别是:X14 医保药品目录、药品支付标准以及医保定点协议内容动态调整机制不足(75.2%);X12 人口老龄化、经济发展动力不足等原因导致的部分地区医保基金亏空、穿底风险高(70.0%);X24 信息化时代,医保系统同各部门间信息系统对接标准不一致,信息共享困难(62.7%);X17 医保监管体制不完善,管办不分,主要依靠行政监管和经办监管,缺少多部门联合执法及社会力量参与(62.0%);X13 医保基金统筹层次低,多为市县级统筹,省级统筹少,基金池小且碎片化,风险抵御能力弱(60.0%)。

在我国医保法律领域的问题中,42.5%的调研对象认为"缺乏统一、完整、独立的医保法(X1)"是严重问题。22.3%的调研对象认为"医保运行缺乏法律规范(X2)"是严重问题。35.2%的调研对象认为"执法队伍独立执法,联合执法能力弱(X3)"是严重问题,见图 2-5。

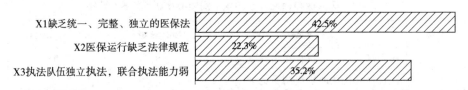

图 2-5　医保法律领域的严重问题

在医保待遇保障与制度设计领域的问题中,42.7%的调研对象认为"我国仍有 5%左右的人未参加基本医保,新业态灵活就业人员、流动人口等人群容易临时脱保(X4)"是严重问题。52.4%的调研对象认为"医保覆盖宽度与深度不足,门诊保障待遇低,对重、特大疾病的经济保障能力不足(X5)"是严重问题。45.2%的调研对象认为"地区间、城乡间、人群间及制度间筹资和待遇受经济发展不平衡影响差距加大,加剧不公平问题(X6)"是严重问题。16.7%的调研对象认为"基本医保的'适度保障'缺少可量化、可操控、可检查的具体标准(X7)"是严重问题。13.4%的调研对象认为"基本医保、医疗救助、商保等制度间边界不清、缺乏衔接(X8)"是严重问题。10.5%的调研对象认为"突发公共卫生事件下,医保体系缺乏制度化的应急机制(X9)"是严重问题,见图2-6。

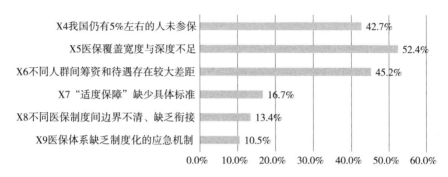

图2-6 医保待遇保障与制度设计领域的严重问题

在医保筹资领域的问题中,34.8%的调研对象认为"居民医保筹资未能充分体现收入高低合理分担的基本原则(X10)",这一问题较为严重。但一半以上(56.8%)的调研对象认为"民众多元保障需求与卫生费用的快速上涨,使医保基金压力大且存在超支风险(X11)"是严重问题。更大比例的调研对象(70.0%)认为"人口老龄化、经济发展动力不足等原因所导致的部分地区医保基金亏空、穿底风险高(X12)"是严重问题。60.1%的调研对象认为"医保基金统筹层次低,多为市县级统筹,省级统筹少,基金池小且碎片化,风险抵御能力弱(X13)"是严重问题。无论是基金亏空风险还是医保基金压力大且存在超支风险或是基金统筹层次低,三大突出问题反映出如何确保医保基金的可持续运行、防范可能的超支和亏空风险是受访者最为关注的重点问题,应成为下一步医保制度改革的优先领域和重要着力点,见图2-7。

在医保支付领域的问题中,75.2%的调研对象认为"医保药品目录、药品支付标准以及医保定点协议内容动态调整机制不足(X14)"是严重问题。57.1%的调研对象认为"部分地区疾病诊断相关分组(DRG)改革、点数法总额预算和按病种分值付费(DIP)改革效果差(X15)"是严重问题。29.7%的调研对象认为"医保与定点医疗机构签订协议时地位不平等,协议更倾向于行政命令

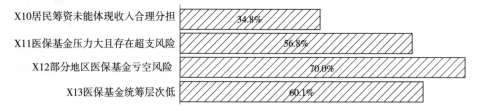

图 2-7 医保筹资领域的严重问题

（X16）"是严重问题。以上调查结果显示，一半以上的受访者对目前推进的医保支付方式改革的总体效果并不满意，此外，对医保目录缺乏动态调整机制的问题亦受到了高度关注，见图 2-8。

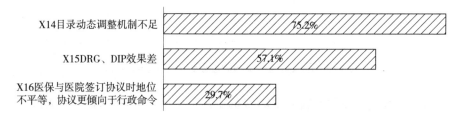

图 2-8 医保支付领域的严重问题

在医保监管领域的问题中，62.0%的调研对象认为"医保监管体制不完善，管办不分，主要依靠行政监管和经办监管，缺少多部门联合执法及社会力量参与（X17）"是严重问题。59.8%的调研对象认为"各地风险预警指标不一，缺乏成熟、统一的国家或区域层面的系统预警机制（X18）"是严重问题。57.6%的调研对象认为"医保基金监管手段、方式落后，信息及其他多元化监管手段不健全（X19）"是严重问题。37.9%的调研对象认为"医保经办机构缺乏有效的激励机制来对医保基金展开监管（X20）"是严重问题，见图 2-9。

在医保供给侧改革领域的问题中，33.7%的调研对象认为"集中招标采购药品的品种、剂型、规格、数量占常用药品的比例较低（X21）"是严重问题。47.9%的调研对象认为"药品降费压力集中在前端采购环节，后端使用环节（如通过支付和激励机制改变患者用药行为）发挥作用不大（X22）"是严重问题。18.4%的调研对象认为"'4+7'集中采购政策下，医保的'结余留用'和提高医务人员待遇的'两个允许'政策落实不佳（X23）"是严重问题，见图 2-10。

在医疗保障公共管理服务领域问题中，62.7%的调研对象认为"医保信息系

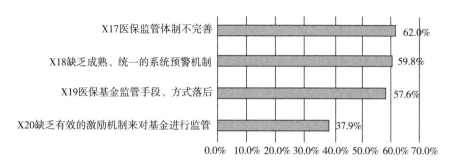

图 2-9 医保监管领域的严重问题

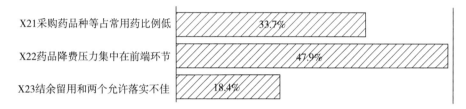

图 2-10 医保供给侧改革领域的严重问题

统同其他部门的系统对接标准不一致,信息共享困难(X24)"是严重问题。24.1%的调研对象认为"医保电子凭证建立的工作量大、难度大(X25)"是严重问题。36.7%的调研对象认为"医保信息系统与医疗服务机构及药店、药企等存在的信息孤岛尚未得到有效解决(X26)"是严重问题。30.8%的调研对象认为"医保经办管理的竞争和激励约束机制还没完全建立,多元竞争的经办管理格局尚未形成(X27)"是严重问题。由此可见信息标准不一致导致的信息共享不畅及医保、医疗、药店及药企间的信息孤岛、医保电子凭证等信息化方面的问题是制约和影响医保公共服务效果和效率提升的重要障碍因素,见图 2-11。

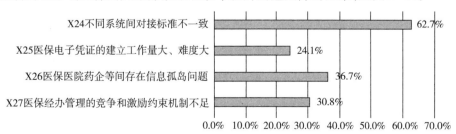

图 2-11 医保公共管理服务领域的严重问题

3. 基于逻辑树分析的医疗保障体系根源性问题探析

笔者在对既往研究进行系统梳理和总结的基础上,结合专家访谈和问卷调查结果,对我国医保制度体系存在的诸多问题进行了全面把脉以及关键问题的确定。研究按照根源分析法将问题分为三个层次,即表象(问题所表现出来的现象)、问题(导致表象的问题)、原因(问题的根源),并对前期所发现的医保关键问题做了系统梳理、归纳、总结,并绘制医疗保障体系问题树,旨在进一步探寻医疗保障体系各类表象问题背后的深层根源问题。结合定性研究与定量研究结果的综合分析,本书作者及团队认为医疗保障法律体系不健全、顶层设计不足、协商或协同不足、缺乏解决问题的具体政策、制度和工具是阻碍我国医保体系建设与发展的根源性问题,见图2-12。

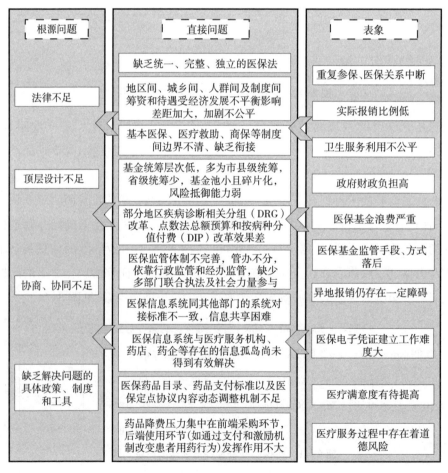

图2-12　我国医疗保障系统问题树分析

4.我国医疗保障体系面临主要挑战分析

基于上述问题分析,我国医疗保障体系面临的主要挑战可以归纳为以下几点。

（1）人口老龄化、居民多元需求与卫生费用上涨的外在压力

随着我国老龄人口比重持续增加、少子化问题日渐凸显,老龄化导致的疾病风险的代际转移压力逐渐增加,不仅对医疗保障基金的平衡造成潜在影响,亦会大幅度增加老龄群体患病风险及 CHE 发生的风险。老龄人群慢病高发、失能失智带来的各种照顾需要、护理需要、诊疗需要迅速攀升,与个人收入下降形成反差,造成其对多种社会保障需求特别是医疗保障需求的激增。疾病与健康服务需求的多样性和复杂性对卫生费用的快速增长具有驱动作用,无疑会对医疗保障基金安全及医保制度的可持续发展带来严重威胁和挑战。此外,为适应居民健康需求刚性增长以及多样化需求的增加,我国基本医疗保障制度覆盖范围扩展、深度增加,这既会导致保基本与满足多层次需求之间的矛盾凸显,也会造成一定程度的基金运行压力。鉴于控制卫生费用的不合理上涨已经成为世界各国医保制度改革的重要目标之一,未来我国应着力构建科学合理的筹资、补偿及待遇调整机制,通过探索和建立协同高效的"三医联动"机制,维护医保基金的可持续、提升基金效率。

（2）医疗保障法律体系不健全,约束力不足

我国医疗保障体系法治化建设滞后,医疗保障相关法律操作性不足,诸多条款已不符合当前和未来时代发展的需要。现行法律对医保的运行过程(基金筹集、运行、支付和监管等)缺乏刚性且明确的要求,导致医保运行程序不规范;此外,在执法力度上,医疗保险执法主体队伍主要是医保局、卫生部门以及药监局等,各部门独立执法,联合执法能力弱。因此,我国需要建立一套统一、完整且独立的医疗保障法,明确各相关主体的权责分配、规范医疗保障系统运行程序,提升医保基金监管的依法治理效能。

（3）顶层设计不足,医疗保障碎片化严重

顶层设计不足主要体现在我国医保制度间的衔接不畅,筹资、待遇、支付和监管等运行环节间的衔接不足。首先,我国虽逐步建立起多层次的医疗保障体系,但目前我国基本医疗保险制度占主导地位,商业健康保险等其他补充性医疗保险发展动力不足,且各医疗保障制度间衔接不足,疾病风险分担分散且效率不高。其次,在医保制度运行过程中,存在医保基金统筹层次低,医保覆盖深度不足,支付方式改革效果不明显以及基金监管效率有待提升等问题,使得我国基金

池小而分散、疾病经济风险分担不足、基金运行效率低下,给我国医保制度公平可持续发展带来考验。未来我国医保应明确不同医保制度功能定位,通过制度互济和层次衔接,形成医疗保障安全网,缩小不同人群医疗保障待遇差异,基于合理的医保顶层设计,弥合制度缝隙。

（4）各主体间协商、协同不足,缺乏联动效应

主体间协商、协同不足主要体现在医保部门与其他部门及社会力量的联动方面不足。就基金监管领域来说,由于医保基金涉及征缴、管理、分配、支出等多个环节,涉及人社、财政、卫生（包括定点医疗机构及零售药店）、金融、审计等多部门,医保基金收、支、管工作流程较为复杂,医保基金管理难度较高。多部门、多环节工作就易出现规制缝隙和管理空白。目前我国医保体系缺少多部门联合执法及社会力量参与的高效协作机制。以医药服务供给侧改革为例,除了医疗保障体系自身的问题外,医保部门、卫生部门、药监部门、公安部门、审计部门等多元主体间协同不足、联合执法能力不足也是其制约因素。联合执法能力不足从一定程度上导致了医保基金浪费、医疗费用过快增长、医保基金支出压力大等一系列问题,在一定程度上限制甚至部分抵消了医保制度持续改革所释放的制度效果,并对我国医疗保障体系的可持续发展提出了挑战。未来,我国应不断完善多部门协调联动机制,深化支付改革、医保基金监管、联合稽查、联合执法的效力,切实提高医保体系的运转效率。

（5）缺乏解决问题的具体政策、机制和工具

在医疗保障运行过程中,相关具体配套措施的构建与完善在很大程度上能促进我国医疗保障体系的建设和发展。改革并不是一蹴而就的,诸多国家医保实践问题的解决都是渐进性的,从以往实践经验来看,具体的、有针对性的政策是解决医保目前问题的利器。目前我国国家层面的医保体系建设政策较为完善,如《"健康中国2030"规划纲要》、《关于深化医疗保障制度改革的意见》等。但是宏观政策的实现必须有配套措施的支持,未来各地应按照自身医保实践情况,因地制宜,制定并践行符合自身医保发展现状的配套政策,推进国家层面政策的实施。除细化的政策之外,机制和工具也是必要的。目前我国缺乏促进医保平衡、充分发展的有效机制和工具,如医保经办机构激励机制、医疗机构激励管理机制、参保人就诊行为引导机制等。机制和工具是实现政策的基础,未来我国医保应优先设计重点机制,完善配套机制,在机制设计的基础上,基于多领域的交流和沟通,优先发展现代化、信息化医保管理工具,促进医保体系的完善。

综上,作者基于文献研究和定量调查结果,总结得出我国医疗保障体系面临的几大突出挑战,分别为:医疗保障法律体系不健全,医疗保险制度顶层设计不足,医保各主体间协商协同不足以及缺乏解决具体问题的政策、机制和工具。这些问题与挑战为完善我国医疗保障体系的发展与建设提供了治理靶点,为补齐我国多层次医疗保障体系短板提供了循证依据。

三、中国医疗保障体系发展理念的探索

发展理念是医疗保障体系发展的指挥棒、航向标。在正确的发展理念指导下,对违背新发展理念的不当行为、不当做法进行纠正,医保事业才能够沿着正确的路途发展。医保体系的发展理念是医保事业发展的基石。本部分旨在探索我国医保体系未来的发展理念,进一步把握中国医疗保障系统的发展的脉络,为我国医疗保障体系的发展规划提供正确的指导。

笔者采用 SWOT-PEST 模型对我国医疗保障体系发展的内部外部环境因素进行剖析,提出“系统治理、共享公平、效率发展、可持续发展、现代化发展”的医疗保障体系发展理念。

知识链接:

PEST-SWOT 分析

PEST 分析是商业上用于分析企业所处宏观环境的分析模型,所谓 PEST,即 P 是政治(politics),E 是经济(economy),S 是社会(society),T 是技术(technology)。SWOT 分析即 S(strengths)是优势、W(weaknesses)是劣势,O(opportunities)是机会、T(threats)是威胁。PEST-SWOT 分析是综合评估与分析的常用方法。医疗保障事业受社会发展的影响,也对社会构建有着重要影响。因此,本节将采用 PEST-SWOT 分析法探索构建基于中国特色社会主义制度的、以推进国家治理体系和治理能力现代化为目标的中国医疗保障体系发展理念。

1. 政治层面

我国是人民民主专政的社会主义国家,我国医疗保障体系最大的依托就是政府的投入和兜底。

(1) 机会分析

我国医疗保障系统的发展深受国家政策支持,也符合医改趋势。2020年国家"十四五"规划纲要出炉,纲要中明确提出要健全多层次社会保障体系,健全重大疾病医疗保险和救助制度,落实异地就医结算,稳步建立长期护理保险制度,积极发展商业医疗保险。相比于前一个五年计划,医疗保障在"十四五"规划中的重要性更加凸显。从中共中央、国务院下发《关于深化医疗保障制度改革的意见》中制定的医疗保障体系的发展目标可以看出,随着对民生问题的关注度日益增加,健全医疗保障体系成为医保改革的重中之重,把握政治契机做好医疗保障体系建设的重要性毋庸赘述。党的十八届三中全会提出:"全面深化改革的总目标是完善和发展中国特色社会主义制度,推进国家治理体系和治理能力现代化",在国家治理改革的大背景之下,医疗卫生领域的治理体系完善和治理能力现代化的推进也至关重要,事关医疗卫生体系改革全局。未来医保体系的发展必须借力于国家治理改革的东风,把握医保瓶颈问题的改革机会,突破关键问题,提高全民福祉。

(2) 威胁分析

当今国际政治关系错综复杂,面临着中美贸易及经济摩擦,美国对华采取中长期遏制政策,中美的政治经济博弈将长期存在;同时,我国还面临着地缘政治冲突风险等。在如此国际背景下,政治外交关系紧张势必影响到国家战略发展的侧重领域以及资源的分配,给国内政治、经济发展形势带来一定影响,这些形势可能影响到国家的卫生系统、医保系统,影响医保基金规模的扩大以及医保体系的发展趋势。

(3) 优势分析

2018年3月中华人民共和国国家医疗保障局成立。国家医保局作为国务院直属的医保行政管理机构,融合了基本医保、生育保险、药品和医疗服务价格管理、医疗救助管理等多重职责,职责的合并带来的是权力的高度统一和执行力度的上升,有利于医疗保障系统整合系统资源、降低管理成本。

(4) 劣势分析

目前,我国医疗保障体系的政策、制度支撑仍不够充足完善,我国医保体系面临顶层政策设计还不够完善,各制度、各部门之间的衔接不畅,各部门间利益博弈困境尚未解决,医保体系发展的配套法律法规缺乏等问题。

根据政治分析,我们可以看出,我国医疗保障系统面临着"管理困境"和"治理需要",也就是指医疗保障系统内部各相关部门之间存在着依靠单纯的管理手段难以解决的衔接困境、博弈困境。而且在国际大环境不稳定的情况下,医保更需要有效的、稳定的"治理",二者叠加就构成了"治理需要"。至此,本书作者将"系统治理"理念引入医保体系未来发展理念中,以期基于系统的观点,将原有的"管理"转变成为"治理",协同多元利益相关者,达到最佳效果。

2. 经济层面

国家经济发展为国家的各个社会系统发展提供经济支持,是我国医疗保障事业发展的基础。国家经济水平的提升,为医疗行业提供的经济支持增多,促进医疗行业在基础研究、设备改进等方面取得发展。

(1)机会分析

我国经济整体呈现上升趋势,医保体系发展后盾实力增强。在经济发展的基础上,我国医疗保障事业得到了极大的政府支持。国家医疗保障局发布的《2019 年医疗保障事业发展统计快报》显示,2019 年中央财政投入医疗救助补助资金 245 亿元。且中央财政连续三年累计投入 120 亿元补助资金,专项支持深度贫困地区以提高贫困人口医疗保障水平。

(2)威胁分析

目前我国医疗保障系统发展的外部威胁因素主要是国家经济增速放缓、群众对医保的期待过高,医保出现泛福利化趋势等。党的十九大报告中指出,我国经济已由高速增长转向高质量发展阶段,意味着在未来一段时间,经济增速放缓持续。不只是国内经济放缓,国际经济形势也不容乐观,新冠疫情对世界经济造成了重大的冲击,有研究指出,2020—2021 年,全球 GDP 将会因此损失 9 万亿美元,国际贸易在一定程度上停滞,疫情后发达经济体可能普遍陷入"三低两高"困境,即低增长、低通胀、低利率、高杠杆、高负债。而在经济全球化背景下,也势必对我国经济造成影响,并进一步给医保的发展、医保基金的可持续带来挑战。

(3)优势分析

随着医保整合进程的推进,医保覆盖范围的深度与广度不断增加,医保基金保障能力增强,医保基金池的风险抵御能力也在不断增强。如2016年河南省通过医保整合提升了医保基金抗风险的能力,增加了定点机构数量,拓宽了参保群众用药选择范围,提升了医疗保障水平等多重功效。就目前来看,医保基金池的合并带来多重益处,医保基金抗风险能力程度亦是影响医疗保障系统改革成败的关键。

(4)劣势分析

在老龄化、部分地区医保泛福利化的背景下,我国医疗保障系统内部经济劣势主要源于医保基金可持续性问题。医疗保障领域"可持续发展"可理解为基金的可持续发展和医保系统的可持续发展,是指医保既能满足当前参保人的需要,又能保障医保基金的长久的可持续运行。目前医保基金可持续问题主要表现为医保基金浪费现象严重、医保基金面临亏损风险以及医保基金测算不够精准。

基于经济分析,研究提出了医疗保障系统"效率发展、可持续发展"的理念,以期在经济下行、医保各区域间发展不平衡的形势下,确保医疗保障系统的高效运转。

3.社会层面

国家内部社会稳定是医疗保障发展的基础,国际社会环境是医疗保障发展的外界影响因素,二者都是重要的影响因素。

(1)机会分析

随着职工医保、城乡居民医保的优化与完善,我国医疗保障系统的覆盖面和覆盖深度都在不断拓展,中国百姓对医疗保险的信任、依赖及期盼都逐渐增加,社会民众对医疗保障的高质量需求快速提高,这也为我国医保系统快速发展提供了机会。

(2)威胁分析

除老龄化、城镇化带来的人口结构变化、卫生需求增加、医养结合需求扩大等压力之外,我国医保体系还面临着城镇职工医保退休人员不缴费政策带来的基金可持续性降低的问题。重大突发公共卫生事件的冲击下,我国医保体系面临着多重风险,这些风险因素都威胁着医保基金的稳定和医保体系的运行。

(3)优势分析

医保满足了百姓的就诊、就医需求,医保认可程度逐渐提升,这也给予了参保者续保的信心,也是医疗保障系统未来健全发展的基础。医保95%的覆盖率与保障力度的加大也为中国社会生产力的激发、生产关系的调整提供了人力资源基础,有助于工业化、现代化进程的发展。

（4）劣势分析

医保在满足参保人基本需求之后,参保人更加渴望更具福利性的免费医疗。然而从医保效率有效发挥程度、国家经济水平和财政支持能力以及基本医保的发展水平等因素来解析,全面免费医疗具有不可行性,我国医疗保障体系的共济性特征决定了我国医保应是政府、用人单位、参保人等多元主体共同筹资、共同建设、共同分享的体系,参保人也就是社会成员理应承担责任。虽然这是与百姓对医保的福利性期待相违背的,但也是中国医保可持续、良性发展的基础。

基于社会层面分析结果,我们可以看出,我国政府高度重视居民的参保利益,将能否实现人人享有医保,以及更加公平地享有医保的"共享公平"的理念作为检验医保效果的重要标志之一。为了实现这一目标,医保部门自觉增强为人民服务的意识,从群众最关心、最现实、最直接的医保待遇保障问题入手,把医保的发展方向集中到尽量满足广大人民参保需求上来,努力实现参保居民间的参保公平、卫生服务利用公平,最终实现健康公平。至此,研究提出"共享公平"这一理念,这也与国际上医疗保障系统的长久以来关注"公平"导向的发展理念相吻合。

4. 技术层面

信息技术、现代化技术是医疗系统、医疗保障系统发展的重要推动力量。目前,我国大部分医院的就诊挂号、缴费皆可以在智能手机上通过微信、支付宝等平台进行操作,极大地节约了医院缴费、结算的人力资源,却增大了医保信息管理的难度。

（1）机会分析

信息技术的发展是挑战更是机会,目前我国的医保管理方式正逐渐由传统化管理模式向技术化管理模式转变。

（2）威胁分析

医保信息涉及医疗机构、各级医保机构等,医保信息系统里则包含着医院患者、职工信息、收费信息、诊疗信息等多重信息,医保信息十分重要,但医保信息透明化对于医院来说是有一定顾虑的,必须保障医保信息安全性和保密性,消除医疗机构对医保信息透明化的抵触。

（3）优势分析

2018 年国家医保局成立以来,国家医保局一直致力于利用新兴技术分析数据,目前已构建全国统一的医保信息系统,这是有利于医疗机构医疗行为监管、医保基金监管的重要举措。

（4）劣势分析

由于医保体系碎片化、医保信息体系碎片化、医保信息系统一体化进程缓慢等原因,我国海量的医保数据并没有得到深入挖掘,这也从一定程度上阻碍了医保基金精算预测、医保风险控制等活动的落实与推进。

2019 年人民日报发表题为《信息化是现代化的战略引擎》的文章,文中深刻地阐述了信息化的重要性以及信息化对现代化的重要意义,并指出"信息化是现代化最新的时代特征,以信息化驱动现代化,必须准确把握信息化在现代化建设全局中所起的战略引擎和战略导向作用"。同样,医疗保障体系的信息化建设也是医疗保障系统现代化建设的引擎,至此研究提出"现代化发展"的理念。

鉴于我国医疗保障系统信息化发展相对滞后和不完善的现实,本研究认为应以加速医疗保障系统信息化步伐来推动医疗保障系统现代化。通过上述分析可以看出我国医疗保障系统正值"机会与挑战"并存的关键窗口期。经济上面临着国际、国内经济紧缩的现实,政治上面临着国家重视以及社会保障拓宽加深的需要,社会层面则面临着群众期望增高和医保实际收紧的现实,技术层面面临着医保效率的提升和信息安全威胁的挑战。至此,研究基于理论和现实提出了"系统治理、共享公平、效率发展、可持续发展、现代化发展"的中国特色社会主义医疗保障体系发展理念,见图 2-13。

四、小结

纵使荆棘塞途,中国人民从未放弃对美好生活的向往,中国医保从未忘记"病有所医"的初心。筛选甄别问题是解决问题的前提,通过定性与定量研究,研究梳理了我国医保发展实践中存在诸多筹资、支付、待遇保障等领域的问题与不足,亦分析了我国医保体系面临的挑战。医保实践中存在的问题既是挑战与威胁,也是改革契机与发展机遇。如何从问题着手,从困境入手,打破医保发展瓶颈,乘借国家改革、国家治理的东风,促进医疗保障体系更好地发挥民生安全网、发展助推器、稳定压舱石的作用,以医保为支撑点,促使卫生服务供需市场提供更高质量的价值医疗和更高品质的医保服务,都是未来中国医保长期发展必须考量之处。

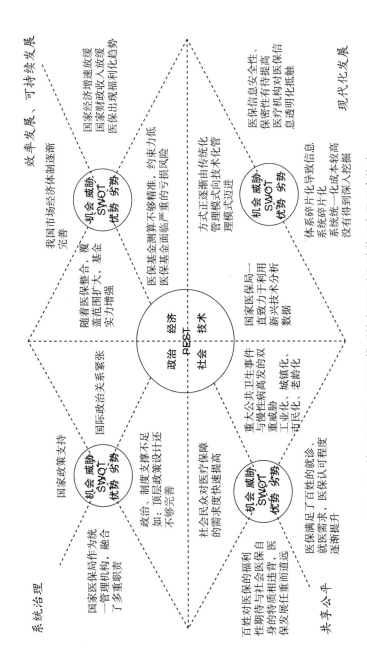

图 2-13 基于 SWOT—PEST 模型的中国医疗保障体系发展理念构建

第四节 医保多元目标体系与多元
主体利益冲突研究

医疗保障在新时代的重要性日益凸显,尤其是我国存在人口众多且老龄化加重、国土辽阔、各地区发展水平参差不齐等情况,更突显医疗保障在维持民生稳定,促进人民健康方面的重要性。由于我国人口众多,不同收入、不同年龄、不同地区的人民对于健康都有着不同的需求,这就意味着我国医保发展目标是多方位的、需求主体也是多元的。本节对医疗保障发展的关键目标、发展理念以及二者内在联系展开分析,以期勾勒并构建符合我国国情的医疗保障多元目标体系。

一、多元目标体系研究

医疗保障制度最初是为了防范疾病风险,帮助个体和家庭摆脱疾病和健康威胁而设计的,体现人类互助共济的一种基本制度安排。随着社会的发展,医疗保障被赋予了越来越多的目标与职能,由最初的保险功能逐步延伸到构建社会安全网、巩固社会团结、维护社会安全与稳定、实现健康公平及健康权利等多种目标与功能为一体的医疗保障制度。我国的最终目标是建立一个伟大的社会主义强国,这是一个漫长又艰辛的过程,需要数代人民努力为之奋斗,医疗保障在其中发挥着无可替代的作用。唯有建立一个完善的医疗保障体系才能保障国民的身体健康,为社会主义现代化的建设打好健康基础。

承接上节中的问题诊断的问卷内容,本书作者亦通过问卷调查了解我国医疗保障目标的清晰度,2224名调查对象中,68.34%的被调查者认为我国医疗保障目标是较为清晰或非常清晰,24.19%的被调查者认为一般清晰,见表2-11。

表2-11 调查对象对我国医疗保障目标清晰程度的选择情况

变量	非常不清晰	不清晰	一般	较为清晰	非常清晰
我国医疗保障目标清晰程度	55 (2.47)	111 (4.99)	538 (24.19)	1002 (45.05)	518 (23.29)

研究以《中共中央、国务院关于深化医疗保障制度改革的意见》《国务院办公厅关于推进医疗保障基金监管制度体系改革的指导意见》等医保领域的重大政策文件为基础,通过研究现有政策、文件、政府会议资料,并结合文献研究梳理出八个维度共计八十五个医疗保障目标。同时邀请十五位医保领域专家进行专家咨询,基于目标的性质和实现期限两方面的考虑,将医保的目标体系划分为:医保战略性目标(长期目标,需十年以上时间)、机制性目标(中期目标,需五年至十年实现)以及工具性目标(短期目标,五年以内应实现)。

第一,鉴于我国医保法律领域存在法律系统性不足、法律运行相关法律规范不够完善等问题,研究提出了我国医疗保障法律保障领域的六个目标,详见图2-14。

战略性目标
· 建立完善的中国医疗保障法律体系。

机制性目标
· 完成以《中华人民共和国医疗保障法》为母法统领,若干配套行政法规和部门规章、治理条例、制度、机制、标准、规划、指南、行动方案、工作规程。

工具性目标
· 促进《中华人民共和国医疗保障法》的出台;
· 医保母法出台前,优先出台医保筹资、支付、监管以及联合执法等不同领域的法律或条例;
· 加强医保监管法律与刑法的衔接;
· 促进医保、医疗和医药间的利益机制表达的法律的出台。

对应问题
· X1: 医保法律系统性不足;
· X2: 医保运行缺乏法律规范导致运行程序不规范;
· X3: 医疗保险执法主体队伍主要是医保局、卫生部门以及药监局等,各部门独立执法,联合执法能力弱。

图2-14　我国医疗保障法律保障领域目标划分及对应问题

第二,鉴于我国医保待遇保障领域面临着医保覆盖宽度与深度不足,门诊保障待遇低且对重、特大疾病的经济保障能力不足等关键问题,研究提出了我国医疗保障待遇保障领域的十九个目标,旨在提高医疗保障水平,促进医疗保障水平,见图2-15。

第三,鉴于我国医保筹资领域面临着民众多元保障需求与卫生服务费用的快速上涨,医保基金压力大且存在超支风险等问题,研究提出了我国医疗保障筹资运行领域的十个目标,旨在通过建立与我国社会主义发展现状相适应的、与医保相关各方承受能力相匹配的、与基本健康需求相协调的筹资体系,见图2-16。

战略性目标
· 根据经济发展水平和基金承受能力稳步提高医疗保障水平，促进医疗保障公平。

机制性目标
· 完善基本医疗保险制度；
· 建立健全医疗保障待遇清单制度；
· 健全统一规范的医疗救助制度；
· 完善重大疫情医疗救治费用保障机制；
· 强化基本医疗保险、大病保险与医疗救助三重保障功能，促进各类医疗保障互补衔接。

工具性目标
· 利用保险精算方法，基于灾难性卫生支出、财政补贴能力等，建立适度保障标准动态调整机制；
· 完善和规范各类医保，明晰不同医保的责任及功能定位，实现各类医疗保障互补衔接（基本医保、大病保险与医疗救助）；
· 健全重大疫情医疗救治医保支付政策；
· 坚持覆盖全民，依法参加的基本医疗保险制度（多种手段促进参保，解决未参保的3%人口）；
· 将门诊医疗费用全面纳入基本医疗保险统筹基金支付范围；改革职工基本医疗保险个人账户，建立健全门诊共济保障机制；
· 增强医疗救助托底保障功能，通过明确诊疗方案、规范转诊等措施降低医疗成本；
· 建立特殊群体、特定疾病医药费豁免制度；
· 加快发展商业健康保险，丰富健康保险产品供给；
· 统一基本医疗保险统筹层次、医保目录，规范医保支付政策确定办法；
· 规范政府决策权限，科学界定制度、政策、基金支付的项目和标准；
· 落实资助救助对象参保缴费政策，健全重点救助对象及时精准识别机制和医疗费用救助机制，建立防范和化解因病致贫返贫长效机制；
· 严格执行基本支付范围和标准，公平适度保障；
· 统筹医疗保障基金和公共卫生服务资金使用，实现公共卫生服务和医疗服务有效衔接。

对应问题
· X8：基本医保、医疗救助、商保等制度间边界不清、缺乏衔接；
· X5：医保覆盖宽度与深度不足，门诊保障待遇低且对重、特大疾病的经济保障能力不足；
· X6：地区间、城乡间、人群间及制度间筹资和待遇差距大，且由于经济发展不平衡等原因，差别不断加大；
· X7：基本医保的"适度保障"缺少可量化、可操控、可检查的具体标准；
· X9：突发公共卫生事件下医保体系尚未建立制度化的应急机制，医保基金与财政资金责任边界模糊；
· X4：我国仍有3%左右的人未参加基本医保，新业态灵活就业人员、流动人口等人群有时难以被纳入医保。

图 2-15　我国医疗保障待遇保障领域目标划分及对应问题

第四，鉴于我国支付领域面临着医疗卫生费用飞速上涨，医保基金压力大等问题，为了能够促进医保支付领域的可持续发展，引导医疗健康市场的高质量发展，研究提出了我国医疗保障支付领域的十二个目标，见图 2-17。

第五，我国医保基金监管领域面临着医保基金监管手段、方式落后，监管信息系统落后、不健全等诸多问题，为保障医保基金安全，构建全领域、全流程的医保基金安全监管体系，研究提出了我国医保基金监管领域的九个目标，见图 2-18。

战略性目标	对应问题
·建立与社会主义现代化强国基本国情相适应、与各方承受能力相匹配、与基本健康需求相协调的筹资体系。	·X11：民众多元保障需求与卫生费用的快速上涨，使医保基金压力大且存在超支风险；
机制性目标 ·建立医保基金收支预算、加强中长期精算、完善收支平衡机制；医保基金运行风险评估、预警机制。	·X12：人口老龄化、经济发展动力不足等原因导致部分地区医保基金亏空、穿底风险高；
工具性目标 ·加强财政对医疗救助投入、拓宽医疗救助多元筹资渠道，促进医疗救助统筹层次与基本医疗保险统筹层次相协调； ·全面做实基本医疗保险市地级统筹、有条件省份推进省级统筹； ·政府按规定给予补助，缴费与经济社会发展水平和居民人均可支配收入挂钩； ·适应新业态发展，完善灵活就业人员参保缴费方式； ·均衡个人、用人单位、政府三方筹资缴费责任，优化个人缴费和政府补助结构； ·职工和城乡居民分类保障，基金分别建账，分账核算； ·全面实行预算绩效管理制度； ·探索开展跨区域基金预算试点。	·X13：医保基金统筹层次低，多为市县级统筹，极少地区实现省级统筹，基金池小且碎片化，风险抵御能力弱； ·X10：居民医保的筹资背离了收入高低合理分担的基本原则。

图 2-16　我国医疗保障筹资运行领域目标划分及对应问题

战略性目标	对应问题
·从医疗费用补偿走向购买高质量的医疗服务，引导医疗健康市场的高质量发展。	·X14：医保药品目录、药品支付标准以及医保定点协议内容动态调整机制不足；
机制性目标 ·完善多元利益主体参与和利益表达机制。	·X16：医保与定点医疗机构签订协议时地位不平等，协议更倾向于行政命令；
工具性目标 ·逐步实现全国医保用药范围基本统一； ·完善医保基金总额预算办法，推行以按病种付费为主的多元复合式支付方式； ·探索紧密型医疗联合体实行总额付费，结余留用、合理超支分担； ·支持"互联网+医疗"等新服务模式发展； ·完善基本医疗保险协议管理，简化优化医药机构定点申请、专业评估、协商谈判程序； ·建立健全跨区域就医协议管理机制； ·完善医保准入谈判制度； ·健全医保目录动态调整机制，建立医保药品、诊疗项目、医用耗材评价规则、指标体系及退出机制； ·健全医疗保障经办机构与医疗机构之间协商谈判机制； ·完善医保基金支付方式和结算管理机制，探索医疗服务与药品分开支付。	·X15：部分地区疾病诊断相关分组（DRG）改革、点数法总额预算和按病种分值付费（DIP）改革效果差。

图 2-17　我国医疗保障支付领域目标划分及对应问题

战略性目标 ·建成并完善医保基金监管制度体系和执法体系，构建全领域、全流程的医保基金安全监管体系。 机制性目标 ·构建医保、药监、市场监管和公安等部门的联动监管机制； ·建立第三方考核机制，引入信息技术服务机构、会计师事务所、商业保险机构等第三方力量参与医保基金监管。 工具性目标 ·建立省级乃至全国级统一的智能监控系统、完善监管规制和指标； ·建立严重违规定点机构、人员机构、人员"黑名单"制度，纳入国家信用体系； ·建立医疗保障社会监督机制，完善欺诈骗保举报奖励制度； ·建立两定机构信息报告制度，依法向社会公开医药费用、费用结构等信息； ·建立健全打击欺诈骗保的行政与刑事的衔接工作机制； ·进一步推行管办分开，医保局负责政策制定和监管，医保经办机构负责具体操作。	对应问题 ·X18：各地风险预警指标不一，缺乏成熟、统一的国家或区域层面的系统预警机制，且医保基金预算执行力差； ·X19：医保基金监管手段、方式落后，监管信息系统落后、不健全。

图 2-18 我国医保基金监管领域目标划分及对应问题

第六，由于我国医保供给侧改革领域存在着药品降费压力集中在前端采购环节，后端使用环节（如通过支付和激励机制改变患者用药行为）发挥作用不大等问题，为改善居民对医保服务的可及性、促进医疗服务能力提升，研究提出了我国医保供给侧改革领域的 13 个目标，见图 2-19。

第七，由于我国医保公共服务管理领域存在着医保经办管理的竞争和激励约束机制还没完全建立，多元竞争的经办管理格局尚未形成等问题，为推进医疗保障公共卫生服务均等可及，研究提出了我国医保公共管理服务领域的十一个目标，见图 2-20。

第八，鉴于我国医保领域存在诸多的筹资问题、支付问题、监管问题等，这些都是全面健康的挑战和障碍，为推动健康中国建设，保障全民健康，研究提出了我国医保全民健康领域的五个目标，见图 2-21。

二、面向多元目标体系的医保利益相关主体冲突分析

1. 多元目标、多元利益背景下的医保系统的冲突分析

根据我国医保体系发展现状，本书作者将我国医疗保障系统相关利益主体划分为四类，即以医保局为中心的政府部门、医疗服务提供方，包括医疗机构和药品提供者、商业医保部门和参保人，四方利益主体之间存在利益均衡关系。从

战略性目标
· 以医保增强医药服务可及性、促进医疗服务能力提升。

对应问题

机制性目标
· 完善合理的医疗机构财政补偿机制、科学的绩效工资核定机制及内部成本管控机制，落实"两个允许"政策；
· 建立全国性联盟采购机制。

· X22：药品降费压力集中在前端采购环节，后端使用环节（如通过支付和激励机制改变患者用药行为）发挥作用不大；
· X21：进行集中招标采购药品的品种，剂型，规格，数量占常用药品的比例较低。

工具性目标
· 完善医药价格信息、产业发展指数监测与披露机制及全国交易价格共享机制；
· 健全以市场为主导的药品、医用耗材价格形成机制建立医疗服务价格动态调整机制；
· 建立完善的医保支付标准与集中采购价格协同机制；
· 优化调整医疗服务价格结构和比价关系，重点提高诊疗、手术、康复、护理、中医等体现技术劳务价值的医疗服务价格；
· 建立药品、医用耗材招标、采购、交易、结算、监督一体化的省级平台；
· 做好仿制药质量和疗效一致性评价工作；
· 建立短缺药物监测预警及应对体系；
· 全面实现药品耗材集中带量采购；
· 建立医药价格和招采信用评价制度；
· 落实处方点评制度，加强合理用药。

图 2-19　我国医保供给侧改革领域目标划分及对应问题

战略性目标
· 强化服务支撑功能，推进医疗保障公共服务均等可及。

对应问题

机制性目标
· 健全全国统一的医保经办管理体系，下沉到基层；
· 健全医保障公共服务专业团队，同时建立与绩效挂钩的激励约束机制；
· 规范医疗保障经办机构法人治理，加快推进医保管办分开，提升医保经办机构法人化和专业化水平，创新经办服务模式，推动形成多元化竞争格局。

· X26：医保经办管理竞争和激励约束机制还没完全建立，多元竞争经办管理格局尚未形成；
· X20：医保经办机构缺乏有效的激励机制来对医保基金展开监管；
· X17：医保监管体制不完善，存在管办不分现象，医保监管依靠行政监管和经办监管，缺少多部门联合执法及社会力量的参与；
· X24：信息化时代，医保信息同各部门间信息系统对接标准不一致，信息共享困难；
· X25：医保电子凭证建立工作量大、难度大。

工具性目标
· 建立省级统一规范医保经办体系及的医疗保障政务服务事项清单形成机制；
· 统一医疗保障业务标准和技术标准；
· 建立全国统一、高效、兼容、便捷、安全的医保信息系统，实现信息互通；
· 整合城乡医保经办资源，实现医疗保障一站式服务、一窗口办理、一单制结算，推进网上办理；
· 引入社会力量参与经办，加强商业保险、社会组织的合作；
· 全面建成医疗保障经办政务服务"好差评"制度体系；
· 基本实现全国门诊费用跨省直接结算。

图 2-20　我国医保公共管理服务领域目标划分及对应问题

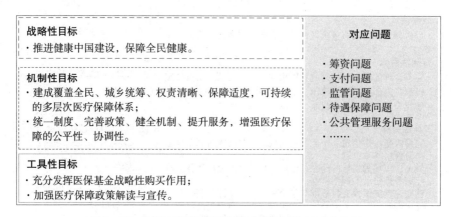

图 2-21 我国医保全民健康领域目标划分及对应问题

本质上来说,我国的医疗总费用与医保基金是有限的,四方利益主体之间需要的是各方之间相互制衡,达到一种动态利益平衡的关系。然而,仅有动态平衡是不足够的,还需要通过一些手段将这种动态平衡合理化,将医保基金、医疗保障系统的各要素调动起来,以实现全国人民的健康最大化收益,见图 2-22。

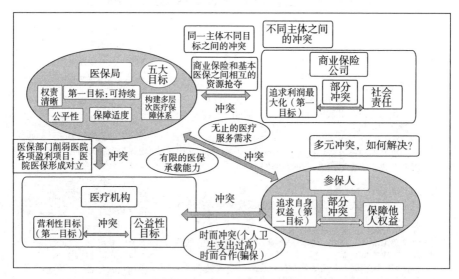

图 2-22 我国医疗保障系统多元主体之间目标冲突

如上图所示,我国医疗保障系统面临着多重的目标冲突,研究根据实际情况并查阅文献,研究认为医保主体的多元利益冲突主要有两个方面:一是同一主体存在多元利益目标,且各主体优先维护自身的利益。二是各主体的利益之间存在着巨大的冲突。

（1）同一主体存在多元利益目标,且各主体优先维护自身的利益

以医疗机构为例,在医疗机构的外环境没有任何改变的情况下,如政府对医疗机构的财政补贴不增加,医疗机构的第一目标就不得不以生存和营利为目标,其不合理、过度的趋利行为则与公益性目标相背离。同样,在参保人身上,参保人希望保障其他人群的参保和受益权益,但这往往要以不损害其自身利益为前提。同样,商业保险公司的第一目标也是维护自身的发展,其次才是提供合理的商业保险产品。这就导致在面对利益时,各多元主体首先会选择保护自身的利益,从而有可能损害公众利益、集体利益。

（2）各主体的利益之间存在着巨大的冲突

1）医保局和医疗机构之间的冲突

医疗机构大处方、过度医疗等不良医疗服务提供行为已被社会各方所诟病,也是医疗卫生领域管理和治理的难点,医疗费用的不合理增长是医保局致力解决的难题。随着药品零差价、药品带量采购、耗材带量采购等多重措施在全国范围内迅速推开,医院的盈利项目被严重地减裁,部分医院面临着原有债务难以偿还和医疗收入减少的双重困境,如不能帮助医疗机构有效化解目前的困境,医保局和医疗机构的利益博弈和冲突将更加明显。

2）医保和参保人之间的冲突

医保和参保人之间的冲突具体表现为医保以提高医保筹资水平为目标,而参保者反对增加保费;医保期望适度待遇保障,而参保者期望扩大报销范围、提高报销比例。以上两类目标与利益冲突实质是参保者医保需求无限和医保基金有限矛盾的必然反映。在筹资环节,医保部门面对医保待遇刚性提升的需求,不得不选择提高每人每年的筹资标准,这带来的就是财政部门和个人的筹资负担加重。在报销环节,参保者虽然反对增加保费,但是却期望着扩大报销范围,提高报销比例,医保部门和参保者之间表现出强烈的提高待遇保障需求与经济风险分担能力有限间的冲突。

3）医疗机构与参保人之间的冲突

医疗机构的营利动机难免会侵害患者、参保人的经济利益,导致二者之间的冲突。然而,医患关系冲突的同时还能看到二者的合谋行为,比如二者合力骗取医疗保险基金,因此医疗机构和患者间也展现出时而冲突时而合谋的关系。

4）居民有限的参保能力带来的社会保险和商业保险之间的利益冲突

在一般情况下,居民参加基本医疗保险的金额是有限的,基本医保和商业医保间存在一定的相互挤出效应,参加了基本医疗保险的居民可能就会放弃商业医保的参保。

2. 多元主体是否能够做到全民健康利益的最大化

作为 20 世纪 80 年代以来政治学和公共管理领域最有影响的理论,治理理论的兴起被认为是"对国家(政府)失灵和市场失灵的反思与替代"。治理理论在原有的国家与市场视角之外,提出了全新的公共管理视角,具有重要的理论和实践意义。但治理是否是"百分百完美"、不会有任何失灵?专家学者给出了各自的答案。学者王诗宗认为治理理论存在内在矛盾,认为治理理论中的许多基本假定是可疑的,如"社会力量有解决政策问题的能力";有学者提出治理思潮主张多中心,具有强烈的"去国家化",体现了国家向市场、向社会放权的潮流,但忽视了治理本身失败的可能性。学者福山指出:"在过去几年中,世界政治的主流是抨击政府力图把国家部门的事务交给自由市场或公民社会"。在学者福山看来,对于政府力不强的国家,一个强有力的国家也许比自组织治理更重要。

恩格斯曾经说过"一切政治权力起先都是以某种经济的、社会的职能为基础的",这意味着像医保、药监、卫生部门这类职能部门,在医疗保障领域都是以实现自身的利益最大化而参与医保事务,以上各参与主体是否能够切实地以全民健康利益的最大化为目标参与医保事务?答案是不确定的,因为那些以各自利益最大化为核心目标的职能部门在缺乏有效监管的情况下,往往很难做到全心全意致力于全民健康利益最大化目标的实现,这反映了基于个人和部门利益来决策的缺陷。在我国"治理"范式的探索实践中,还往往要面对另一个明显的困境和挑战,即成熟的社会及其自组织体系缺位,因而寄希望单纯通过强化社会组织的成熟度来推进和完善治理是远远不够的。因此,如何解决各主体之间利益、目标冲突,如何以先进的治理理论构建我国医保治理的框架,将是未来推进中国医保治理体系及能力现代化的重要命题。

三、小结

本节通过文献归纳总结了我国的医疗保障目标池,按照医疗保障的目标性质和目标实现的跨度,我们将医疗保障的发展目标分为三类,战略性目标、机制性目标、工具性目标,为我国医保制度未来改革方向提供目标借鉴。在此基础上,通过利益冲突分析可以看出,在当前中国发展的背景下,医疗保障系统改革发展面临各种利益和目标冲突是难以避免的,因此,本书作者认为医保系统内部各方间冲突的解决方式为一方面要努力化解各类冲突,另一方面也要不断探索让各方利益均衡的有效机制和办法。需要在保障均衡平稳运行的前提下,有效协调和调整各方的利益关系,满足各方的合理利益需求及其对医保的多元化目标期望,探索将治理理念融入医保改革的有效方式和路径,推进医保治理体系的建立和完善,这将是未来医保发展的重点方向,也是本书后续章节重点讨论的内容。

第五节　医保治理体系建设的中国道路与国外经验

在老龄化、工业化、城镇化等时代背景下,以及新发传染病和慢性病的双重威胁下,我国医疗保障体系的未来发展必然是困难重重。只有基于现实环境和时代挑战,将全民健康利益摆在第一位,以"1+4+2"的医保改革总框架为指导,聚焦医疗保障体系的瓶颈问题,着力于医保发展的关键目标;同时迎接新时代的政府治理趋势,以治理理念为指引,切实发展新中国特色的医疗保障治理体系,以医保治理体系为工具,稳步推进医保改革,才能促成医保体系的高效、公平运转,切实保障全民健康。

一、医保体系、管理体系、治理体系等相关体系的关系辨析

1.管理体系与治理体系的关系

管理与治理不同:治理包含了管理,但又是对管理的超越,是管理、服务、建设的有机统一。在理念上,管理体系的思想基础是管理者与被管理者的二元对立,管理者始终处于优势地位,被管理者处于劣势地位,体现了管理者的权威主义与功利主义。治理体系力图消解传统的"管理者—被管理者"之间的二元对立,关注管理内部与外部的关系,强调采用协商、对话的方式解决问题。在主体上,管理体系的主体集中在组织内部,更多的是专业化人员。治理体系强调多主体,涉及政府、企业、社会力量等,且这些主体具有独立性和平等性,强调社会各

界共同参与公共事务。在方式上,管理体系注重采用行政化或专业化的手段来解决问题,治理体系强调采用协商、对话的方式达成共识,主要依靠协调而不是规制解决问题。在目标上,管理体系强调组织内部的目标、效率和秩序,治理体系则强调公共利益最大化,注重政府与非政府组织之间的合作关系。在公共权力资源配置方式上,在管理体系下,权力资源配置由政府决定,表现为公共权力资源配置的单极化和公共权力运用的单向性。但是在治理体系下,权力资源的配置变成了主体多元性、参与性、互动性,权力运作的多向性、透明性、共享性与合作性。

2. 医保体系和医保治理体系的关系

从体系结构角度来看,我国医疗保障体系是以基本医保制度为主体、医疗救助为托底、大病保险为延伸、商业健康保险、慈善事业和医疗互助以及其他医疗保险为补充的覆盖城乡居民的多层次医疗保障体系。而医保治理体系是指在政府领导下的多元利益主体共同参与医保制度建设,横向管理与纵向管理贯穿于行政治理、市场治理、社群治理三种治理方式之中,结合法制体系建设,依托现代信息技术所建立的"覆盖全民、城乡统筹、权责清晰、保障适度、公平持续"的多层次医疗保障体系。医疗保障体系是多种形式的医疗保障制度的集合,最终目的是最大程度上保障人民的健康。医保治理体系是为实现多层次医疗保障体系目标的多主体、多种方式、手段和机制的集合。

从问题角度来看,医疗保障体系所存在的问题既有多年来经过改革尚未解决的问题,比如基本医疗保障制度间缺乏衔接问题,也有在发展过程中新出现的问题,在应对研究所发现的医疗保障法律体系不健全、顶层设计不足、协商协同不足、缺乏解决问题的具体政策、制度和工具等根源性问题上,现行的医保体系难以胜任。建立医保治理体系,通过横纵向管理与行政、市场和社群治理相结合的方式实现政府领导下的多元利益主体共同参与医保制度建设有望解决上述问题,实现多层次医疗保障体系的长远发展。

因而,医保体系和医保治理体系的关系是相互依存关系,多层次医保体系的完善需要通过建立医保治理体系来实现,医保治理体系的有效建立能够促进医疗保障体系的不断完善。

3. 医保治理体系和"1+4+2"的医疗保障制度改革总框架的关系

2020年,党中央、国务院在印发的《关于深化医疗保障制度改革的意见》(以下简称《意见》)中着重强调要坚持治理创新、提质增效,提高医保治理社会化、法治化、标准化、智能化水平。《意见》提出了"1+4+2"的总体改革框架,对医疗保障制度改革进行全面部署。其中,"1"是力争到 2030 年,全面建成以基本医疗保险为主体,医疗救助为托底,补充医疗保险、商业健康保险、慈善捐赠、医疗互助共同发展的多层次医疗保障制度体系;"4"是健全待遇保障、筹资运行、医保支付、基金监管四个机制;"2"是完善医药服务供给和医疗保障服务两个支撑。深化医疗保障制度改革是解决当前医保领域发展不平衡、不充分问题的必然选择,是政府对解决医保领域问题作出了全面部署,明确了改革路径,为今后医保改革发展提供了框架和蓝图,也推动了医保治理体系的构建;医保治理体系是深化医疗保障制度改革的重要手段和工具,是国家医保制度和制度执行能力的集中体现,有助于更好地推动医保制度改革目标的实现,见图 2-23。

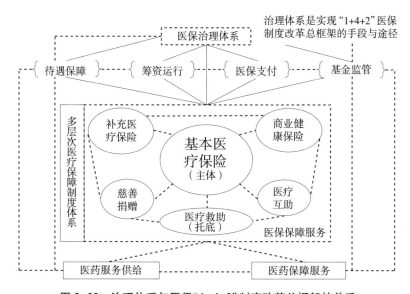

图 2-23 治理体系与医保"1+4+2"制度改革总框架的关系

二、医保治理体系建设与发展的国外经验

任何国家的医疗保障事业发展都是在不断实践和创新中曲折演进的。纵观国外医保改革的历程,尽管各国的政治制度、社会文化氛围、人口疾病谱不同,各国的医保制度也面临着诸多相似的问题,如诱导医疗需求,医、患、保三者间信息不对称,卫生支出不合理增长,等等。当国家医疗保障体系面临诸多互相交错、

牵一发动全身的瓶颈问题时,可适当合理地借鉴他国的经验,创新和完善本国的原有制度体系。

1. 德国经验

德国的医疗保障注重政府和市场、公平和效率、强制和自由、自治与治理等多方面的平衡发展,其医保治理体系结构如图2-24所示。

政府层面,德国各相关政府部门根据《社会法典》第五卷中对医保各相关方的权责关系规定对医保展开综合治理。联邦政府和16个州政府以及合法的民间社会组织共享决策权。其中联邦政府承担着顶层设计和统领整个治理体系的职能,而州政府层级主要承担着区域内的监督职能。在联邦一级,联邦议院(Bundestag)、联邦参议院(Bundesrat)和联邦卫生部(Bundesministerium für Gesundheit,BMG)是德国医保治理体系的关键参与者。BMG负责提出和协调法定医疗和长期护理保险计划的立法。同时它还负责预防、健康促进、保障病人权利、药品和医疗器械的注册、卫生专业人员的注册以及国际卫生政治事务的协调工作。此外,BMG还负责监督联邦一级的主要机构,如联邦联合委员会和联邦SHI医生协会。其他与医保系统相关的联邦机构包括负责监督私立保险公司的联邦金融监管局(Bundesanstalt für Finanzdienstleistungsaufsicht,BaFin),以及负责监督法定医疗保险计划相关决议合法性的联邦社会保障局(Bundesamt für Soziale Sicherung,BAS)。此外,BAS还负责管理中央再分配池、风险调整计划以及疾病管理方案的认证。联邦国防部或内政部负责管理特殊职业人群(如警察、消防人员和军人)的医疗保险计划。16个州政府的卫生相关部门主要负责监管本地区的疾病基金协会以及医疗服务提供者。

在社会运行层面上,德国的医保自治管理主要依靠联邦联合委员会,该机构是德国医保体系中最高的联合自治决策机构,所有与门诊、牙科和医院护理相关的决策都是通过召开全体会议所作出的。全体会议需要有13位代表出席,包括3名全职中立成员、5名联邦疾病基金协会代表、5名医疗机构团体代表(2名来自联邦SHI医师协会、2名来自德国医院联合会、1名来自联邦SHI牙医协会),以及5名来自患者组织的无表决权代表(他们有权参加会议并提出待评估和待决策的问题,但无表决权)。对于只涉及一个或两个部门的决定,只有相关的提供者组织可以代表提供者投票。

其他法定保险计划中的社团机构也会参与到医保治理中,例如管理法定长

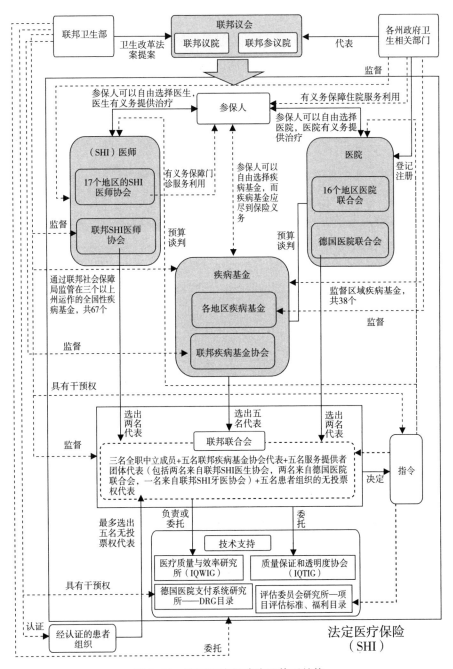

图2-24 德国医疗保障治理体系结构

注:实线代表两者通过合同约束或职务规定的互动,虚线代表监管。

期护理保险计划的长期护理基金(Pflegekassen)。工人赔偿基金(针对私营部门)和事故基金(Unfallkassen,针对公共部门)负责管理法定的职业事故和疾病保险计划。法定退休保险计划是由不同的机构(如德国租借保险公司)管理的。此外,患者自助团体也逐渐成为医保治理的关键主体之一,德国的两大社会协会 Sozialverband VdK Deutschland(约160万成员)和 Sozialverband Deutschland(约52.5万成员)为其成员提供法律咨询和援助服务,并代表 SHI 参保人和患者去争取更多的福利权益。

在技术层面上,德国的治理体系中各部分都有对应的技术支持。其中,2004年成立的医疗质量与效率研究所(Institute for Quality and Efficiency in Health Care,IQWIG)主要负责药品的收益和成本效益评估、非药品医疗技术的干预项目评估(比如医疗设备、诊断治疗方法、疾病预防筛查等)。质量保证和透明度研究所(Institute for Quality Assurance and Transparency,IQTIG)负责衡量和报告护理质量和护理服务提供者的表现,并出具评估合格证和质量标准。德国医院支付系统研究所(InEK)负责 DRG 相关的核算、调整等工作。评估委员会研究所(InBA)为门诊支付系统提供技术支持,包括制定门诊医师结算项目与评估标准(Einheitlicher Bewertungsmaßstab,EBM)、计算联邦层面医保向医师协会划拨的费用、确定医师总体收入、对医师数量和收入等数据进行分析、制定年度报告并提供给联邦卫生部和议会等。医疗保险医学服务机构(MDK,全国共有15家)提供对医保经办机构专业化的监管服务,主要职责包括医学专业鉴定、技术性服务咨询、医院医保费用结算服务、消费者保护。此外,值得称赞的是,自2015年起,所有 SHI 参保人开始使用电子医疗芯片卡。该芯片卡记录了包括姓名、地址、出生日期和疾病基金,以及保险的细节和个人的补充费用情况等信息。患者有权利决定是否存储某些临床数据(例如用药方案),以及是否将这些数据传递给他们的医生。而医生在记录、使用和共享数据的同时也将获得额外的费用奖励。

综上所述,在系统梳理了德国的医保治理体系的突出要点后,本书作者总结出以下几点值得我国医保治理体系借鉴和完善的突出经验:首先,我国政府应考虑适当下放权力,使得政府在整个治理体系中扮演一个规则的制定者,行为的监管者,掌舵而不划桨,简政放权的同时释放政府更多的能量,专注于治理政策的制定与规划。其次,在运行层面上让更多社会主体参与到政策的制定中,积极吸纳各利益相关主体或其代表,适当采取民主表决形式听取更多相关主体的"呼声",使各相关主体充分表达自身或其代表人群的利益。最后,以多元技术研发主体为依托,利用多种技术手段实现对医疗服务的监督和考核,提升医疗服务质量与效率,并在一定程度上实现对医疗成本的控制。另外,应普及与应用现代电子病例,并辅以适当的激励机制,最大程度上提升医保治理效率,促进治理体系的现代化进程。

2. 新加坡经验

新加坡医疗卫生系统是亚洲最有效的医疗卫生系统之一,其高质与高效与其医保体系的完善和良好的医保治理体系密不可分。新加坡实行的是以中央公积金制度为主体的社会保障制度。中央公积金制度主要包括保健储蓄、终身健保和保健基金三大计划。新加坡将治理理念贯彻于医保体系的发展中,可以说医保治理体系的完善促成了新加坡医保事业以及卫生事业的高效运转。而新加坡医保治理体系的高效性主要得益于其良好的社会氛围、多元参与的指导思想、多元的治理主体、政府主导下的协商机制等。

社会氛围上,新加坡是文化多元国家,长期以来,新加坡着力于调整、平衡政府、市场、社会组织以及民众等多元主体在社会事务参与中的关系,鼓励非政府组织和公民参与到社会事务中。这样多元参与、多元商讨的社会氛围同样陶染着新加坡医保事务的管理处置,也为新加坡医保治理体系的构建筑造了根基。

指导思想上,20 世纪 70 年,为应对卫生费用的急剧上涨,新加坡积极调整了国家医保体系建设的指导思想,强调以个人责任为基础,政府分担部分费用来保障基本医疗服务。个人责任为基础,多元主体责任共担的思想一直延续至今,时至今日,新加坡的卫生体系基本理念依然是为了实现长久的、可持续的全民医疗覆盖,所有的利益相关者都需要承担责任。为了提高医疗服务的可负担性,1993 年,新加坡通过了《大众化医疗保健白皮书》,在此基础上,新加坡积极倡导政府、社会、市场和个人等多元行为主体参与医保共治,为达成共同目标而展开持续的互动。可以看出,责任分担的思想进一步促进了医保社会治理氛围向医保社会治理实践的转变,为新加坡医保治理体系完善起到了指导和推动作用。

治理主体上,政府部门和准政府部门共同构成了新加坡医保及医保治理的主体。医保与医保治理相关的政府部门主要为卫生部与人力部,卫生部负责政策制定、监督、教育等事务,人力部制定和实施劳动力相关政策和中央公积金发展战略等事务。除政府部门外,新加坡还存在一些准政府组织,准政府组织是延伸或转移了政府部分权力的独立实体,在公共事务中行使特定职能。准政府部门包括中央公积金局、全国工资理事会等部门。中央公积金局是法定的中央公积金管理部门,依法独立管理公积金。全国工资理事会是新加坡劳、资、政三方商榷工资问题的平台,拥有独立决策权,通过协商讨论决定与工资相关的事务,理事会根据经济发展情况提出公积金缴费率调整建议,并交由政府实行。

协商机制上,新加坡十分重视三方机制。在新加坡,缴费率是影响劳动力市场、经济以及经济政策的重要参数,对医保基金运行具有绝对影响。医保缴费率的调整就是新加坡医保治理协商机制的充分体现。调整缴费率的诉求首先在非政府组织中形成,在劳资双方意见达成一致后,全国工资理事会针对诉求展开讨论。全国雇主联合会代表雇主利益,全国职工总会代表雇员利益,加之政府部门中的人力部和财政部,劳方、资方、政府经由全国工资理事会这一平台进行平等谈判,三方代表比例相同,逐步协商谈判直至达成共识。

综上可以看出,新加坡医保事业发展成效是其原有的社会文化传统,加以长期、有效的政府引导,内化为多元主体参与医保治理实践的动态过程,政府、劳方、资方乃至非政府组织都在医保事务、医保治理中有着各自明确的地位,而且有着标准的参与程序,这才能够促使新加坡的医保发展实现共建共享,有序发展。而这些不是一蹴而就、一劳永逸的,短期改革并不能达到如此效果。相比之下,我国尚缺乏社会治理的氛围,非政府组织、社会组织较为薄弱,且共建共治共享的治理思想也尚未在全国普及并践行,医保治理的社会氛围、社会力量及社会参与意愿都有待进一步培养。鉴于此,我国医保治理体系有必要以共建共享的民主思想培育为根源,借鉴新加坡的治理模式,针对有关医保事业发展的重要事务,制定民主协商、磋商程序,激发多元主体参与热情,切实维护和平衡医保多元主体的利益,落实医保治理进程,推动国家治理能力提升。

3. 美国经验

虽然美国并没有实现全民的医保覆盖,且美国医保体系一直被诟病,但事实上,2018 年 91.5% 的美国人都拥有保险,55% 的美国人被雇主提供的保险所保障。因此,应秉承扬弃态度去看待美国的医保治理体系。美国医疗保障体系以商业医疗保险为主体、公共医疗保险计划为补充。美国医保体系已在本章第二节叙述,在此不再赘述。

政府层面上,虽然美国人倾向于少量的政府干预,但是美国政府在医保领域依旧承担着许多重要的任务,共可概括为七项。第一,确立医保相关法律、设定国家医保战略规划;第二,管理并为医疗照顾制度筹资;第三,为医疗救助提供部分资金、明确医疗救助的基本要求;第四,为儿童健康保险计划提供部分资金;第五,为联邦雇员、现役军人和退役军人及其家属提供医疗保障;第六,管理美国的商业医保市场;第七,为私人市场提供一定的费用补贴。可见,美国政府对于其商业保险并不是置之不理的,公共医保和商业医保在一定程度上都在政府的管控之中。

作为医保体系市场化程度最高的国家之一,委托第三方管理是美国公共医保体系的独特之处,即美国政府负责公共医疗保险的筹资主办,但政府不负责实际管理,公共医疗保险具体事务交由选定的商业医保公司管理。具体运营上,医疗照顾与医疗救助服务中心(Centers for Medicare and Medicaid Services,CMS)负责 Medicare 和 Medicaid 两大医疗计划的运营与管理,商业保险公司作为公共医疗保险的承包商负责具体的经办。美国公共医疗保险委托的承包商类型分化程度较高,CMS 雇佣医保管理承包商、区域方案廉政承包商、统计承包商等多个承包商,其中医保管理承包商是核心承包商。医疗服务提供者提交医疗索赔请求后,医保管理承包商负责处理并按照既定规则条例付款。CMS 与医保管理承包商之间签订设有严格绩效标准的合同,并以现场监督、数据审查、质量保证审查、独立审查等多种程序进行绩效衡量,以督促承包商高质高效完成工作。

美国公立和私人医保均呈现多元主体协调平衡的治理特征。在公共医疗保险中,政府、医疗以及医保承包商之间是相互制约、支持的关系,以多元主体相互协同制衡弥补原有的市场失灵、政府失灵等问题。在商业保险市场上,非营利性健康保险公司与营利性健康保险公司在市场规律的作用下相互竞争,加之政府所采取的一定管控,亦形成了多元主体相互制衡的局面。

术业有专攻,美国私人医疗保险体系发展历程较长,且公共医疗保险委托第三方管理历史悠久,商业保险公司处理医保事务的能力非常强。美国政府将基本医保的具体事务托管给承包商,政府负责更高层次的管控,二者各司其职,所谓"专业的事交给专业的人",政府全局把控,承包商负责操作,以塑造专业化、高效化的医保体系。在我国全民健康覆盖推进过程中,不断提高的医保经办管理工作量以及医保基金高质量使用的现实需要已然揭示了我国医保体系对医保经办社会参与的巨大需求。相比之下,美国已经拥有相对成熟而完善的医保第三方经办经验,我国可以借鉴美国医保管理经验,提高我国基本医保的经办管理效率,促进医保体系的专业化和高效化。

三、小结

本节主要包含两部分。第一,本节梳理辨析了医保体系与治理体系、医保体系与医保治理体系以及医保治理体系与"1+4+2"的医疗保障制度改革总框架的关系。总之,医保治理体系是深化医疗保障制度改革的重要手段和工具,是国家医保制度和制度执行能力的集中体现,有助于更好地推动医保制度改革目标的实现。第二,本节展示了部分国家医保治理的先进经验与成效,彰显了医保治理的可行性以及必要性,医保治理体系的建设是国家医疗卫生领域改革的重点,更是中国医保欣欣向荣的必由之路。诚然各国的医疗保障模式给我们提供了借鉴,然而实践经验也告诫我们,照本宣科、生搬硬套他国的经验,是难以切实解决自身存在的问题的,如何将治理经验本土化,依据中国国情设计符合自身特色的医保治理体系,通过治理创新、治理改革来解决根深蒂固、交错复杂的医保瓶颈问题,将是未来研究所要关注的重点。

第三章　我国医保治理现状及问题探析

第一节　我国医疗保障治理理念与实践演进

2014 年,国际社会保障协会(ISSA)年会将实现社会保障的良好治理作为重要议题,并强调这是实现社会公平正义的重要基础和载体。在这一宏观改革议题的倡导下,社会保障的良好治理被世界各国纳入社会保障制度改革的发展目标。全球范围内,许多国家纷纷探索和建立了与国情相适应的医保治理体系,系列治理改革探索收效良好。在全民医保改革不断深化的背景下,中国医保治理体系的研究和实践也受到前所未有的重视。本节将对我国医保治理理念产生、发展演变进程进行系统梳理,并对我国目前开展的医保创新性治理实践进行总结。

一、医保制度与治理理念的发展演进

医保治理理念是围绕着医保各利益相关方如何实现主体地位平等、对等谈判,自主达成协议并执行等目标的系统思考与观点。我国基本医疗保险制度设计与管理蕴含了治理理念的雏形,随着医保制度的完善而日益发展。

通过绘制我国医保治理理念产生、发展、演变的时间轴(见图 3-1),可以更直观地展示医保治理理念在不同时期的体现及其孕育、发展与演进情况。图中上方的理念轴代表不同时期医保治理理念的渗透与体现,而下方的政策轴为我国宏观背景下推动或影响医保治理理念发展的重要节点。

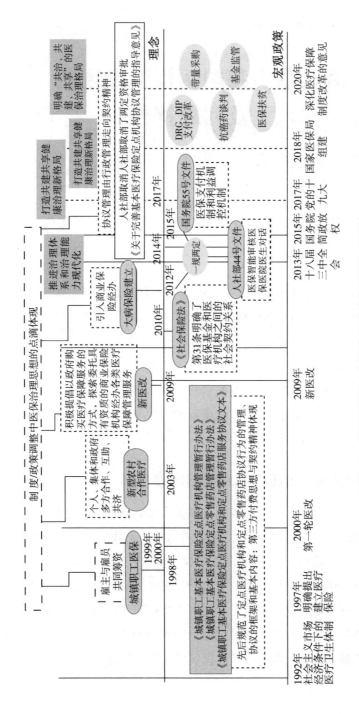

图 3-1 我国医保制度与治理理念的发展演进时间轴

1. 我国基本医疗保险制度天然蕴涵的治理基因

1992 年,《国务院深化医改意见》提出要建立社会主义市场经济条件下的医疗卫生体制。1997 年,中共第十五次全会报告明确提出建立社会保险的任务。1998 年,国务院出台了建立城镇职工基本医疗保险制度的决定,规定社会基本保险的资金来源于雇主与雇员的共同筹资。后来建立的城镇居民基本医疗保险及新型农村合作医疗制度的资金都来源于政府与居民个人的共同筹资,相关制度明确了政府、单位和参保者个人在医保制度筹资和运行中的责任、义务和权益。1999 年,劳动和社会保障部、卫生部等部门颁发了《城镇职工基本医疗保险定点医疗机构管理暂行办法》和《城镇职工基本医疗保险定点零售药店管理暂行办法》两份政策文件,分别规范了定点医疗机构和定点零售药店协议行为的管理。2000 年,国家进一步规范了协议的框架和基本内容,在城镇职工医保的相关规定中已明显展现出第三方付费思想和契约精神。可以说,无论基于风险共济理念所催生的多类主体参与的医保基金共济还是医保通过契约对医疗机构和药店实施的协议管理,都天然蕴涵了治理的基因,只是它尚处于休眠期并未演化成独立的思想火苗。

2. 基本医疗保险制度发展与治理理念萌芽阶段

2005 年至 2012 年是基本医疗保险制度向全民医疗保障制度过渡和发展阶段,也是治理理念的重要萌生期。2005 年,在第一轮医改没能解决"看病难,看病贵"的背景下,国务院历经 4 年推出新医改方案。在此期间,城镇居民基本医疗保险制度与医疗救助制度分别于 2007 年、2008 年陆续出台,标志着具有我国特色的、由多部门推动的、由三大基本医疗保险制度和医疗救助作为兜底制度及商业医疗保险作为补充制度所组成的多层次医疗保障制度初步建立。新医改方案中积极提倡以政府购买医疗保障服务的方式,探索医保部门通过医保经办机构或委托具有资质的商业保险机构来购买或经办医疗保障管理服务的方针,购买第三方服务的思想首次在政策中显现。2010 年社会保险法出台,第 31 条明确了社会保险经办机构和医疗机构之间的社会契约关系,首次将社会医疗保险制度的契约理念上升到法律高度。2012 年,《关于开展城乡居民大病保险工作的指导意见》发布,要求医保及其相关部门联合协作,健全多层次医疗保障体系,进一步解决城乡居民大病医疗费用负担问题。同时,引入市场机制,建立大病保险制度,减轻城乡居民的大病负担。这是我国在国家层面上首次将购买第三方服务写入规章并落到实践,此外,多部门联合协作健全和完善多层次医疗保障体系等理念的提出,不同程度体现了我国医保制度在法律和政策设计中蕴涵的治理思想与理念萌芽。

3. 我国医疗保障制度完善与治理理念发展阶段

2013 年党的十八届三中全会决定提出:"推进国家治理体系和治理能力现代化"的思想,治理理念开始明确贯彻到各部门工作当中。2014 年人社部 54 号文件要求各地引入智能审核,建设医保、医院、医生对话平台,解决医疗信息不对称的问题,这为打造医患保多方对话奠定了基础。2015 年,为着力解决跨领域、跨部门、跨层级的重大问题,国务院推进简政放权工作方案。为落实国务院有关部署,人社部取消了两定资格审批,并下发《关于完善基本医疗保险定点医药机构协议管理的指导意见》,对医保协议的缔结、履行和管理提供了政策性和程序性规制,标志着医保协议管理从行政手段走向协议契约管理。2017 年,国务院办公厅 55 号文提出要正确处理政府和市场关系,健全医保支付机制和利益调控机制,引导医保进行医药卫生服务定价机制改革。54 号和 55 号文形成了以"法定代理人—社会契约—社会对话—协议定价—支付激励"为核心词的"一法两规"的医保社会治理架构。同年,党的十九大报告提出打造共建共享的健康治理新格局,其中医疗保障治理是健康治理的重要组成部分。2018 年,国家医保局成立,各省、自治区、直辖市也陆续组建医保局,并将医疗保障的相关部门职能重新整合。这一举措基本解决了医疗保障行政管理权的横向分散问题,提高了管理机构的权威性、专业性和稳定性,打造了"一法两规"的医疗保障和医疗服务的社会治理格局。

国家医疗保障局组建后,在支付方式改革、药品谈判与集中采购、基金监管、医保扶贫等重大改革领域中不断深化治理理念、治理方式和手段的改革与创新。2020 年,中共中央、国务院发布《关于深化医疗保障制度改革的意见》,明确了探索建立"共建共治共享"的医保治理格局,该指导医保治理的原则性理念在政策层面逐渐形成。在实践探索层面,在国家医保局的政策倡导和大力推动下,各省市医保局纷纷试点并推进各类医保治理改革的创新探索。

二、我国医保治理的创新性实践

中共中央、国务院在印发的《关于深化医疗保障制度改革的意见》(以下简称《意见》)中着重强调要坚持治理创新、提质增效,提高医保治理社会化、法治化、标准化、智能化水平。提高医疗保障水平,实现医保制度改革目标与改革效能的有效发挥,关键在于治理。医保制度的运行处在一个涉及多元主体目标、价值和利益冲突而构成的复杂社会网络中,医保制度重大问题的产生往往源于多主体不同影响因素的联合驱动。由于问题的复杂性与嵌套性,单纯依赖单一部门的传统管理方式将难以解决。因此,需要引入治理理念,实现多部门对医保问题的协同治理。目前我国各地正陆续推进医保治理的改革与实践探索工作,本书梳理了当前我国医保治理具有代表性、创新性的实践,并从我国医保制度改革的六个关键领域展开叙述。

1. 促进待遇保障公平适度的治理实践探索

公平适度的待遇保障是增进人民健康福祉的内在要求。为推进我国的基本医疗保险制度更加成熟,全国各省市基于自身省情(或市情)及面临的突出问题和挑战,开展了各具特色的医保治理实践探索。

(1) 基于治理视角的基本医疗保险制度实践探索

在国务院《意见》及系列医保政策的推动下,各地纷纷推进反映医保改革与治理理念多样化的创新实践探索,以实现"覆盖全民、城乡统筹、权责清晰、保障适度、公平持续"的目标。为确保创新治理理念从概念构想到实践行动的落地,各级政府和医保局致力于通过制定并出台相互配套衔接的基本医疗保险制度和政策体系,来实现对各地制度探索行动的统筹领导和规划协调等治理功能。比如,上海在推进和完善统一的城乡居民医保制度同时,探索打破制度的碎片化,将本地人员医保与外来从业人员医保制度并轨,并积极推进将医保制度与长期护理保险制度有机衔接的政策创新性试点。经过多年坚持不懈地探索,初步建成以"二纵三横"为主要框架的全民医疗保障体系,有效打破了城乡、区域、人群限制,扫除了因劳动力自由流动而带来医保制度可及性的障碍,为经济改革发展创造了相对稳定的医疗与健康保障及有利的社会支持环境,为经济的健康和可持续发展提供了重要的健康人力资源和保障。

(2) 通过协商共治方式推进医疗保障待遇清单制度的制定和落实

设立什么样的医保制度待遇清单? 在多大程度上满足需求和差异巨大的医保福利包设计与待遇要求? 如何兼顾医保基金的可持续性发展目标与人们日益增长的、多样化福利保障需要? 谁对医保待遇清单拥有最终发言权? 如何将平等协商、共治、共建、共享的理念融入医保的政策制定和实施的过程和环节? 2019 年,国家医保局就关于建立医疗保障待遇清单管理制度向全社会公开征求意见,并召开了多种形式的专家研讨和公众意见咨询研讨,较好地体现了医保治理多主体参与的原则,通过充分吸纳各方意见而制定出台的政策和制度,理顺了我国的基本医保制度、基本政策体系间的关系,弥合了既有政策和制度裂隙,通过对多主体参保缴费责任、待遇政策框架以及目录调整权限的明晰规定及责任划分,在一定程度上促进了我国医疗保障制度法定化、决策科学化、管理规范化,有效彰显了治理的法治化。

(3)多措并举通过相互衔接的治理机制,推进统一规范的医疗救助制度的不断完善

为实现这一目标,中国各省市也相继开展了系列创新治理机制探索工作,如针对救助对象及时、精准、科学的识别机制及动态调整机制;资助重点救助对象参加基本医保及大病医保的多元筹资机制;对重点扶贫和救助对象医疗费用的多方分担和医疗救助机制以及防范和化解因病致贫、返贫的长效保障机制。在各地开展的卓有成效的治理机制探索中,广东省医疗救助制度以及其他多种制度与政策的高效配合,为打赢医保脱贫攻坚战进行了极具特色的制度探索,实现了将治理制度、机制优势向治理效能转化的目标并取得了显著效果。

此外,为了彻底斩断"因病致贫、因病返贫"的怪圈,医保局从风险治理理念出发,把因病致贫对象、边缘贫困对象、灾难性卫生支出群体这三类人群统一纳入重点风险管控对象,针对上述三类人群出台了应保尽保的政策目标。与此同时,医保局还探索了与扶贫、财政、税务等部门有效的合作机制来联合开展救助工作。总之,体现前瞻性风险治理与多部门协同治理的创新性医保治理探索实践,让贫困群体切实享受到基本医疗保险的福利,并公平享有基本医疗保险待遇。

浙江省某地通过构建医疗救助五项机制落实精准扶贫工作。首先,通过加强与民政、残联等部门的衔接,打通数据壁垒,将医疗救助与各类、费用结算系统进行整合,建立健全医疗救助"一站式"结报工作机制。同时,发挥各乡镇(街道)、各村医疗保障联络员地缘亲源优势,对申请医疗救助对象进行走访,核实信息真实性,提高医疗救助工作主动性。其次,加强与民政等部门的沟通配合,借助医保结算信息系统,及时发现特困、低边等经济困难对象,落实医疗救助工作,确保困难群众应救必救,建立起健全的医疗救助精准识别工作机制。最后,还构建了信息交互共享机制,定期根据民政、残联、退役军人事务局等部门提供的名单,做好资助参保人员的动态维护,落实新增低保、低边等对象的参保登记

工作,实现低保、低边等符合资助参保对象应保尽保。(图 3-2)

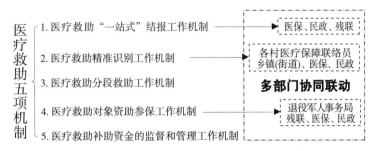

图 3-2　浙江省衢州市龙游县构建医疗救助五项机制落实精准扶贫工作

(4) 不断探索并动态调整和完善重大疫情医疗救治费用保障机制

面对百年不遇的突发新冠疫情,中国医保部门上下一致,敢于作为、善于作为,充分发挥我国"统一性"与"灵活性"有机结合的医保制度优势,在疫情初期、爆发期和恢复期,时时跟踪瞬息万变的危机变化走向,精准靶向疫情防控中的关键问题和需求,及时出台应急情景下各项医保费用报销政策,并根据变化的情景进行动态调整,彰显卓越的应急快速反应能力及危机治理能力。特别是在确保流调过程核酸检测的应检尽检目标,医院对无症状感染者及疾病严重程度患者的应收尽收与应治尽治目标的实现发挥了至关重要的作用,充分发挥了医保部门参与中国重大突发公共卫生危机治理行动的应急保障功能,凸显了医保在重大公共危机治理中不可或缺的作用。国家医保局积极联合卫健、财政、税务等相关部门,相继出台《关于做好新型冠状病毒感染的肺炎疫情医疗保障的通知》、《关于做好新型冠状病毒感染的肺炎疫情医疗保障工作的补充通知》、《关于阶段性减征职工基本医疗保险费的指导意见》、《关于优化医疗保障经办服务、推动新型冠状病毒感染的肺炎疫情防控工作的通知》、《关于推进新冠疫情防控期间开展"互联网+"医保服务的指导意见》等针对重大疫情医疗救治医保支付政策,对新冠肺炎确诊患者实施基本医保、大病保险、医疗救助"三重保障"(每个新冠确诊患者平均诊疗费用 2.3 万元左右),并不断完善优化医保经办结算制度。此外,还拓展了针对特殊群体、特定疾病的医药费豁免与医保费减征制度(一次性减免 1500 亿元左右),这一系列"特"、"缓"、"急"的举措,不仅有力地配合了卫生部门高效开展从传染源到密接者的核酸筛检测到疾病救治全过程的无缝衔接,而且有效阻断了"因疫致贫"的发生,为保障社会、经济平稳运行、维护社会秩序与公共健康安全等方面发挥了重要作用。

（5）共建共治共享推进多层次医疗保障体系发展,满足民众多维、多层次、差异化的医疗保障需求,不断完善保险制度与丰富保险产品供给

在充分挖掘政府、企业和社会资源推进基本医疗保险制度的同时,中国政府把目光投向对市场资源的有效挖掘,推进商业医疗保险及商业健康保险的发展。同时,调动社会组织、企业、慈善与医疗救助力量,探讨大病保险、养老保险、脆弱人群特殊保险需求,促进更加丰富、多样化的医保产品供给与制度充分保障。此外,挖掘一切资源、动员一切力量,发挥共建共治共享的治理理念,弥合制度裂隙,改变碎片化的医保制度治理格局,推进多层次医保制度的相互衔接、协同发展。为此,全国各省市开展了丰富多样的创新治理实践探索。比如,四川省、江苏省联合其他部门设计开发适宜参保人群的定制型商业保险产品,丰富产品供给,促进不同医保制度的有序衔接互补。

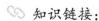 知识链接:

四川和江苏的实践经验

四川省医保局指导成都医保局会同相关商业保险公司,设计针对基本医保参保人群的商业健康保险产品以加快形成多层次医疗保障体系,进一步提高健康保障服务能力。江苏省医疗保障局联合省财政厅、省税务局以及江苏银保监局联合制定出台了《关于促进补充医疗保险发展进一步健全多层次医疗保障体系的指导意见(试行)》,将多层次医疗保障体系的发展目标明确为:"十四五"期间,着力推动补充医疗保险发展,扩大覆盖面,丰富产品供给,实现与基本医疗保险的有效衔接互补,进一步减轻重特大疾病医疗费用负担,更好满足群众多层次多元化医疗保障需求。此外,还明确了用人单位建立职工补充医疗保险的鼓励措施以及积极发展商业补充医疗保险的措施。

2. 确保医保筹资及基金可持续发展的治理实践探索

稳定而持续的医保筹资机制、全流程的医保基金风险治理与费用控制机制、高效的医保基金安全及运行监管机制,是确保医疗保障制度可持续发展的根本保障。全国各地的医保部门普遍开展了丰富多样的治理实践活动,主要涵盖以

下几个方面的重要探索。

一是拓展筹资渠道、完善筹资的分担和调整机制,包括动态调整基本医疗保险基准费率,为应对快速老龄化带来的医疗负担激增,出台多渠道筹资政策等。二是通过渐进性提高统筹层次等改革举措,实现对既有资金的有效挖潜并提升基金的风险共济能力。其举措有:夯实基本医保市级统筹,推进市地级以下医疗保障部门垂直管理,加快推进医保基金的省级统筹改革及相应治理制度安排。三是加强基金预算管理和风险预警,包括:基于中长期精算的基金收支平衡机制与基金运行风险评估,完善基金的预警机制、前瞻性风险治理机制及事前、事中和事后全流程监管机制,推进医疗保障基金预算管理研究和实践探索,包括跨区域基金预算试点等改革探索,等等。

在提高统筹层次的治理实践方面,福建省在市级统筹的基础上推进省级统筹,扩大基金池,增强基金风险抵抗能力,有效提高了基金使用效率。在实施医疗保障基金预算绩效管理的治理实践中,重庆市医疗保障局立足"高效、管用"的目标,组织高校、科研机构等机构的专家充分讨论后广泛征求各方意见,印发了《重庆市医疗保障局关于全面实施预算绩效管理的实施意见》和《重庆市医疗保障局医保基金预算绩效评价工作方案》,采取"1+X"模式在全市范围内已经初步形成了全方位预算绩效管理格局。

 知识链接:

福建的实践经验

在提高医保统筹层次的治理实践中,福建省始终走在前列。2016年福建省率先实施医保管理体制改革,成立医疗保障管理委员会,整合了医疗保障管理部门的职能,并于 2017 年实现医保基金市级统筹和统一经办管理。同时在实现城镇居民医保与新农合"六统一"的基础上,推进城乡居民医保与职工医保在统筹层次、医保目录、定点管理和基金管理上的"四统一"。2019 年初,福建省政府办公厅印发实施《福建省城镇职工医疗保险基金全省统筹调剂实施意见》推进职工医保省级统筹,有效提升了医保基金使用效率,促进了参保人员待遇均衡。

3. 推动支付改革的治理实践探索

医保支付机制是保障群众获得优质卫生服务、提高基金使用效率的关键机制。为推进全方位的医保支付方式和支付制度改革,各地医保部门通过聚焦临床需求、合理诊治、适宜技术、DRGs 和 DIP 支付方法、医保目录、协议、结算管理等多项改革内容,探索适合本地情况的科学、高效的医保支付方式和支付制度,更好地保障参保人员权益,增强医保对医药服务领域的激励约束作用,探索活动主要涵盖以下内容。

一是完善医保目录动态调整机制。首先立足基金承受能力,适应群众基本医疗需求、临床技术进步,将临床价值高、经济性评价优良的药品、诊疗项目、医用耗材纳入医保支付范围,规范医疗服务设施支付范围。其次,建立医保目录的动态调整机制,完善医保准入谈判制度。合理划分中央与地方目录调整职责和权限,省级医保部门以国家《药品目录》为基础,并按照国家规定的调整权限和程序将符合条件的民族药、医疗机构制剂和中药饮片纳入省级医保支付范围,各地区不得自行制定目录或调整医保用药限定支付范围,从而逐步实现全国医保用药范围基本统一。此外,应建立医保药品、诊疗项目、医用耗材评价规则和指标体系,健全医保目录退出机制。

二是创新医保协议管理。首先,完善基本医疗保险协议管理,简化优化定点服务医药机构的申请、专业评估、协商谈判等程序,将符合条件的医药机构纳入医保协议管理范围,支持"互联网+医疗"等新服务模式发展。其次,建立健全跨区域就医协议管理机制。制定定点医药机构履行协议考核办法,突出行为规范、服务质量和费用控制考核评价,完善定点医药机构退出机制。

三是持续推进医保支付方式改革。首先,各地医保部门把改革的一个重点领域放在如何完善医保基金的总额预算管理,健全医保经办机构与医疗机构之间协商谈判机制,提升医疗机构集体协商并参与管理等内容。其中如何更科学合理地制定总额预算,并更好地完善与医疗质量、协议履行相挂钩的绩效考评机制成为探索的重点内容。其次,各地都致力于大力推进大数据应用,探索以病种付费为主的多元复合式医保支付方式,其中包括按疾病诊断相关分组付费,医疗康复、慢性精神疾病等长期住院按床日付费,门诊特殊慢性病按人头付费,探索医疗服务与药品分开支付等内容。很多地方还注重与不同支付方式改革相配套的结算管理与监管机制的探索。此外,医联体和医共体建设作为我国医改的核心内容受到了广泛的重视,各地医保部门纷纷探索了与紧密型医疗联合体改革相配套的支付方式,如总额预付制以及其他创新性支付及管理办法,如加强监督考核,结余留用、合理超支分担,按协议约定向医疗机构预付部分医保资金,缓解其资金运行压力等内容。在具体实践探索中,广东省医保局协同其他部门和机构,不断推进支付方式改革的规范化、科学化,推动形成按病种分值付费(DIP)改革体系,同时组织第三方专家赴各地进行评估,进一步促进分级诊疗制度与医联体建设。

 知识链接:

广东的实践经验

《广东省基本医疗保险按病种分值付费工作指南》中,医保局与卫健委通过协同各地市医疗机构,聚焦基本医疗保险按病种分值付费工作的规范化、科学化,边探索边完善形成了具有广东特色的按病种分值付费改革体系。制定了按病种分值付费机制,合理调整病种、分值和医院系统,同时注重组织第三方专家参与系统评估。推进按病种分值付费支付方式的不断改进和完善。省医保局在全面收集、分析各市病种和分值的基础上,广泛征求各地意见,制订了《广东省基本医疗保险按病种分值付费统一病种分值库》,共收录7981种普通病种和916种基层病种的分值,作为全省各市病种分值调整参考。至此,广东基层病种参考范围从最初500种扩大到916种,在不同等级医疗机构实行同病种同分值,充分发挥医保对医疗服务供方的引导,进一步促进分级诊疗制度和医联体建设。

4.强化基金监管治理的实践探索

医疗保障基金是老百姓的"救命钱"、"保命钱",为确保医保基金安全运行、高效合理使用,实现医、保、患的三方共赢局面,各地主要开展以下实践探索:一是改革完善医保基金监管体制,二是完善创新基金监管方式,三是依法推进监管治理行动,对各种欺诈骗保行为进行追究问责和惩处。近年来,全国范围内的医保基金专项治理工作开展得如火如荼,不仅国家层面上出台了《关于推进医疗保障基金监管制度体系改革的指导意见》的政策文件,同时还颁布了《医疗保障基金使用监督管理条例》,为全国各地的医保治理监管探索提供的政策和法律保障。目前,全国各地的创新监管探索丰富多样,其中包括运用协议、行政、司法等综合治理手段,推进多种治理制度和治理机制的探索和高效协同,如建立常态监督检查机制、大数据实时动态智能监控机制、社会监督激励机制、欺诈骗保举报奖励制度、部门联合执法机制等;完善医保基金绩效评价体系,推进信息强制披露制度、医疗保障信用管理制度、基金运行全过程绩效管理等制度的建立和完善。

在多个治理主体协同监管方面,河北省人民政府办公厅印发《关于推进医疗保障基金监管制度体系改革的实施意见》,提出构建多层次的职责明确的基金监管责任体系,创新治理方式。为确保上述目标的实现,河北省政府对相关责任主体的责任进行了明晰的界定:医疗保障部门主要负责监管纳入医保支付范围的医疗服务行为和医疗费用,规范经办业务,依法依规查处违法违规行为;卫生部门负责医疗机构和医疗服务行业监管的强化,规范医疗服务行为;公安机关负责提前介入检查涉嫌欺诈骗取医保基金的案件线索,并及时依法立案侦查;市场监管部门负责医药卫生行业价格监督检查;市场监管部门、药品监管部门按照职责分工负责药品流通监管、规范药品经营行为、执业药师管理;审计机关负责强化相关政策措施落实情况跟踪审计,依法将医保基金预决算、医保经办机构、监管机构列入年度审计计划,对基金收支、使用情况进行审计,督促相关部门履行监管职责,持续关注各类欺诈骗保问题,并及时移送相关部门查处。

5. 协同推进医药服务供给侧改革实践探索

医药服务供给关系人民健康和医疗保障功能的实现。各地医保部门聚焦下列重要治理问题开展了卓有成效的治理实践探索。

一是深化药品、医用耗材集中带量采购制度改革,其举措包括构建区域性、全国性跨省联盟采购机制,完善医保支付标准与集中采购价格协同机制。据不完全统计,2016—2020年,国家和省地市层面发布的行业政策文件数量超过6700个,按照主题词的频次数量进行统计,集中采购排在首位。当前我国国家集中带量采购政策方向已经基本确定,规则逐渐迭代完善,形成"1123"的集中采购制度框架(即"一套系统、一套编码、两级平台、三级操作")。目前通过国家、省或省级联盟、地市联盟、地市、医联体、医共体、医疗机构等为主体议价,已经开展四轮三批药品和首轮高值耗材的联采。

二是完善医药服务价格形成机制。全国各省市针对这一关键治理目标开展一系列治理策略探索,其中包括:建立以市场为主导的药品、医用耗材价格形成机制,建立全国交易价格信息共享机制,探索价格科学确定、动态调整机制,建立医药价格信息、产业发展指数监测与披露机制,完善药品价格和招采信用评价制度、价格函询和约谈制度等。在一系列的治理实践探索中,河北省以治理目标为导向,强调多方参与治理,在注重横向联动方面表现尤为出色。其中,为完善价格形成机制,降低高值医用耗材虚高价格,河北省医疗保障局联合发改、工信、财政、人社、卫健、市场监督、海关等九部门关于印发《河北省治理高值医用耗材改革实施方案》并对重点任务分工予以明确。

此外,2021年9月,国家医保局联合八部门印发《深化医疗服务价格改革试点方案》(以下简称《试点方案》),为完善医疗服务价格形成机制提供了制度保障,并明确指出要探索建立健全医疗服务价格改革的五大配套机制。

《试点方案》明确在建立健全五大机制上进行探索:

(1) 可持续的总量调控机制。主要是统筹把握价格调整的总量、结构和频率,实现节奏可控、结构均衡,把加强医疗服务价格的宏观管理摆在首要位置,让价格宏观水平与医疗事业发展、社会承受能力、区域发展差异等宏观因素相匹配,平衡好医疗事业发展需要和各方承受能力。

(2) 规范有序的价格分类形成机制。其中,针对医院普遍开展的通用项目,均质化程度高、对价格总水平的影响大的情况,重视政府对大数据工具手段的应用,实现对价格基准的有效把控;而对难度大差异大的复杂项目,则强调通过构建政府主导、多方参与的治理格局,发挥政府"管总量、定规则、当裁判"的角色,让公立医院在给定的总量和规则内形成价格的机制,实现既发挥公立医院的专业优势,也引导公立医院加强内部精细化管理的目标。

(3) 灵敏有度的价格动态调整机制。动态调整机制是医疗服务价格管理体系的重要一环,是联结宏观管理和微观定价的关键抓手。

具体来说就是要确立医疗服务调价的触发机制,明确价格调整的具体情境和条件。并提出了综合考虑社会经济发展、医院改革绩效、医保和患者承受能力等因素,灵敏有度地把握调价窗口并掌握调价节奏,稳定价格预期的价格调整应遵循的原则。

(4)目标导向的价格项目管理机制。《试点方案》提出的改革方向,就是要以服务产出为导向,聚焦技术劳务,逐步形成更好计价、更好执行、更好评价、更能适应临床诊疗和价格管理需要的医疗服务价格项目体系。

(5)严密高效的价格监测考核机制。价格监测考核机制是改革试点平稳实施的重要保障。提出强化医疗服务价格改革运行评估,发挥监测考核评的激励约束作用,形成医疗服务价格总量调控、分类形成以及动态调整的政策闭环,推进价格管理和医院运行之间正向互动关系的形成。

6.优化医疗保障公共管理服务探索

医疗保障公共管理服务关系亿万群众切身利益。为完善经办管理和公共服务体系,更好地提供精准化、精细化服务,提高医保信息化水平,推进医保治理创新,为人民群众提供便捷高效的医疗保障服务,在全国范围内掀起一系列的医疗保障公共管理探索性实践。

一是优化医疗保障公共服务。推进医疗保障公共服务标准化、规范化,实现医疗保障一站式服务、一窗口办理、一单制结算,针对流动人口医保的转移接续问题,完善异地就医直接结算服务。同时,建立统一的医疗保障服务热线,加快推进服务事项网上办理,提高运行效率和服务质量。

二是高起点推进标准化和信息化建设。统一医疗保障业务标准和技术标准,建立全国统一、高效、兼容、便捷、安全的医疗保障信息系统,实现全国医疗保障信息互联互通,加强数据有序共享。规范数据管理和应用权限,依法保护参保人员基本信息和数据安全。此外,加强大数据开发,突出应用导向,强化服务支撑功能,推进医疗保障公共服务均等可及。黑龙江省在破除信息壁垒方面做出了一些探索,如通过畅通服务渠道、简化办理流程、温暖办事群众、听取群众声音四方面实施医保"视频办"(图3-3)。

医保"视频办"

1. 畅通服务渠道：黑龙江省医保局5G视频客服便民服务热线正式开通。省直参保用户拨打热线后，将直接进入人工客服，享受专业医保工作人员"一对一""面对面"服务，解决老年人拨打困难的实际问题。

2. 简化办事流程：运用5G+人脸识别技术联网国家权威公安数据库校验用户身份，校验通过后即可远程视频办理基本信息修改（如身份证号、姓名、手机号码等）、异地安置人员预留银行卡信息修改等事项业务。

3. 温暖办事群众：坚持以群众为中心，帮办、代办、领办等服务理念贯穿始终，亲切便民无障碍是基本原则。

4. 听取群众声音："视频办"同步推出医保服务全流程好差评。省医疗保障局通过汇总分析，收集日常工作中自身存在问题和参保群众反馈的意见，协调局内各相关部门推动服务改进升级，不断提升参保群众的获得感和满意度。

图3-3　黑龙江实践经验

三、小结

医疗保障作为社会保障的一个重要组成部分，从其发展现状与治理发展目标分析，理应加强和创新医保治理。自国家医保局成立以来，针对重大问题，多由医保局牵头，其他部门按职责分工负责，在促进医保待遇保障公平适度、筹资运行可持续、支付方式改革管用高效、基金监管严密有力、医保服务有效管理等方面取得了较大进展。

第二节　医保治理成效的多维度评价

医保治理的研究与应用尚属一个新兴的领域，医保治理涵盖了制度设计与机制运行等众多繁杂环节，需要政府部门、保险机构、医药服务提供者以及个人等多元主体共同参与。医保治理实践是在复杂社会网络关系下产生的治理行为，评价其成效也需从全方面、多维度、多视角入手。本节从治理主体维度、治理内容维度以及治理工具维度,基于政策内容分析法与定量问卷调查法,深入剖析现阶段医保治理的成效。

一、医保治理主体维度

国家医保局的成立使得医保事务从多部门分散管理逐渐走向集中统一管理。现阶段,医保重大问题的改革多由医保局牵头,其他各部门按职责分工负责,医保局发挥统筹领导的作用。但在决策层面,上级政府作为"元治理主体"建设还不完善。元治理的目的并非追求至高无上的政府权威,而是通过有效的政策制定、统筹和规划引导,实现政府、市场和社会不同参与主体力量和资源的充分挖掘,形成各种制度的设计和战略的构思并对医保治理体系建设愿景及治理制度构建做出战略规划和设计。

1. 医保领域决策主体分布

第一章从宏观层面论述了医保治理现代化主体内容,勾勒出由政府、市场、社会及公民等众多力量构成的多元主体参与的治理格局,而本节将基于医保治理相关政策,以期探究医保领域决策主体分布情况。通过对全国范围内医保局官网政策法规栏中涉及医保治理相关的政策文件进行梳理,经筛选后共纳入 77 条政策发文,通过对各政策发文主体进行统计,得到目前我国医保治理政策中参与发文的主体主要有国务院、医保局、卫健委以及其他部委等。在国家医保局成立后,以医保局为核心的治理主体在医保治理中承担着主要的治理职责,医保局单独发布政策量高达 46 条(占比 56.1%),与卫健委、财政部等其他部委联合发文量占总发文量的 34.15%,由中央政府牵头发布的医保治理政策文件仅占 7.23%。但是,从决策层面来讲,治理结构多元属性体现仍不明显,上级政府作为"元治理者"进行跨部门间的统筹部署次数也较为有限(图 3-4)。

2. 政府部门间的协同程度评价

(1) 政府部门间协同程度的政策分析

通过对治理主体参与发文次数、治理领域进行交叉梳理统计并制作医保治理政策发文主体在不同治理内容的分布图(见图 3-5),图中每一个格子代表该主体与该治理内容交叉下出现的次数,次数越高颜色越深,次数越少颜色越浅。经分析发现,从整体看,在政策发文上各部门仍普遍缺乏协同,大部分政策还是由医保局单独下发;在联合发文的治理领域中,医保局主要还是与医药卫生领域

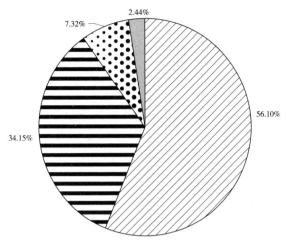

图 3-4　国家层面医保治理政策发文（决策）主体分布

	独立发文			联合发文										
	国务院	医保局	卫健委	医保局	卫健委	财政部	税务局	人社部	药监局	外交部	工信部	商务部	后勤保障部	扶贫办	中医药管理局
信息化、智能化	0	7	1	1	1	0	0	0	0	0	0	0	0	0	0
统一信息编码	0	11	0	1	1	0	0	0	0	0	0	0	0	0	0
参保工作	0	0	0	1	0	2	2	0	0	0	0	0	0	0	0
法人治理	0	0	0	1	1	0	0	0	0	0	0	0	0	0	0
耗材带量采购	0	1	0	0	0	0	0	0	0	0	0	0	0	0	0
阶段性减征职工基本医疗保险费	0	0	0	1	0	1	1	0	0	0	0	0	0	0	0
抗癌药保障	0	0	0	3	3	0	0	2	0	0	0	0	0	0	0
两定机构管理	0	2	0	0	0	0	0	0	0	0	0	0	0	0	0
医药购销领域和医疗服务不正之风治理	0	0	1	0	0	0	0	0	0	0	0	0	0	0	0
门诊用药保障	0	0	0	1	1	1	0	0	1	0	0	0	0	0	0
拟定药品保险目录	0	1	0	5	0	0	0	0	0	0	0	0	0	0	0
疫情期间保障	0	2	0	3	2	3	0	0	0	1	0	0	0	0	0
信息公开	0	1	0	0	0	0	0	0	0	0	0	0	0	0	0
药价管理	0	1	0	0	0	0	0	0	0	0	0	0	0	0	0
药品集中采购	1	1	0	2	1	1	0	1	1	0	1	1	1	0	0
医保扶贫	0	1	0	2	1	2	0	0	0	0	0	0	0	2	0
医保基金监管	1	2	0	1	0	1	0	0	0	0	0	0	0	0	0
医保经办	0	1	0	0	0	0	0	0	0	0	0	0	0	0	0
生育保险与职工医保整合	2	0	0	0	0	0	0	0	0	0	0	0	0	0	0
医保制度改革	1	0	0	0	0	0	0	0	0	0	0	0	0	0	0
医联体建设	0	0	1	0	0	0	0	0	0	0	0	0	0	0	0
医药价格和招采信用评价	0	4	0	0	0	0	0	0	0	0	0	0	0	0	0
异地结算	0	0	0	2	0	2	0	0	0	0	0	0	0	0	0
长护险	0	0	0	1	0	1	0	0	0	0	0	0	0	0	0
支付方式改革	1	5	0	2	1	1	0	1	0	0	0	0	0	0	1
医保执法	0	3	0	0	0	0	0	0	0	0	0	0	0	0	0

图 3-5　医保治理政策发文主体在不同治理内容的分布

职能部门如卫健委、药监局的协同关系较多，与政府的其他部门（如公安部门、工信部门）的协同较少；协同领域方面，在药品集中采购、医保支付方式改革的领域协同最多，这可能与国务院在前期下发过相关政策文件有一定关系，说明在以国务院为"元治理者"介入的这些治理领域后期再发文的协同上较好；而信息化智能化以及统一编码等标准化的工作尽管被视为当前医保改革的重点且推进力度较大，但目前大部分仍只有医保局独自牵头推进，缺乏与其他政府部门的协商与共同决策。我国目前的医保治理结构中，在对能够将医保局在内的各相关主体捏合起来有序配合进行协同治理的"元治理者"的建设上仍有待加强。

（2）政府部门间协同程度的定量调查

医保治理涉及多个部门，比如价格改革、支付制度改革在医保局，人事、薪酬在人社部，公立医院的岗位编制则由编制委员会办公室管理，每一方的立足点都不同，达成共识的难度大。因此，在各部门与医保局各有其立足点与价值导向时，可能会产生冲突与博弈，在此状态下很难达到令各方都满意的利益平衡状态。

为了解政府部门间的协同程度，在前文所述的 2224 份调查数据中，筛选学历为硕士及以上，专业对医疗卫生和公共管理的 160 份数据进行分析，在对利益相关方参与重大问题治理的协同程度评价上，1—3 分代表较不好，4—6 分代表一般，7—10 分代表较好。由图 3-6 可知，医保行政机构、经办部门、政府其他部门认为利益相关方参与治理的协同程度较好，而政府其他部门和高校科研院所的专家认为协同程度一般。因此，未来在医保治理建设过程中应完善利益诉求表达机制，制定基于重大问题协商改革的流程与规则。

在政府各部门间参与医保重大改革磋商机制的完善程度方面，近 50% 的调查对象认为各部门参与医保改革的磋商机制还不完善（表 3-1），政府其他相关部门和医保行政部门中，仅有 44.9% 和 43.9% 的受访者认为医保磋商机制机制处于完善状态；医疗机构与高校科研院所的学者们对这项工作评价偏低，认为磋商机制完善的调查对象分别占所在部门的 38.6% 和 19.1%。这表明，当前各部委间的工作协同及协商机制仍有待继续完善，未来亟需不断拓宽各部门协商平台和参与渠道，为各部门协商推进提供基础硬件和环境保障。

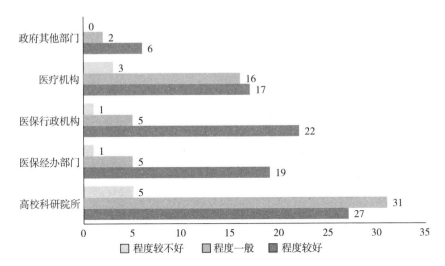

图 3-6　利益相关方参与重大问题治理的协同程度评价（图中数字代表选择人数）

表 3-1　多部门参与医保重大改革的磋商机制完善程度评价

	总体 N(%)	医保行政 部门 N(%)	医保经办 部门 N(%)	医疗机构 N(%)	政府其他 部门 N(%)	高校/ 科研院所 N(%)
非常不完善	57(2.6)	9(3.1)	39(2.6)	5(3.4)	4(2.2)	0(0.0)
比较不完善	276(12.4)	47(16.4)	144(9.5)	23(15.5)	26(14.1)	36(38.3)
一般	837(37.6)	105(36.6)	557(36.9)	63(42.6)	72(38.9)	40(42.6)
比较完善	906(40.7)	108(37.6)	658(43.6)	51(34.5)	71(38.4)	18(19.1)
非常完善	148(6.7)	18(6.3)	112(7.4)	6(4.1)	12(6.5)	0(0.0)

3. 政府、市场、社会的地位关系及协同现状评价

（1）政府、市场、社会的地位关系及政策梳理

治理与管理的差别就在于治理并非是传统的垂直管理，它在政府领导下形成，由政府相关各部门、社会组织、市场以及公民通过相互协商产生的规范原则来明确彼此的权利、责任和义务，相互承认彼此的治理权利与地位，从而实现治理目的。治理的要义是主体之间的治理地位是相互平衡的，在此基础上各治理主体进行协商、利益的表达。

现代医保治理的主体是政府、市场、社会组织，多元主体纵横交错所形成的治理网络架构，政府与市场、社会的关系是一个包括政策制定、执行、监督的综合

系统,可从以上方面考量多元主体是否有效地参与治理。因此,对于社会与政府
在医保治理中的协同现状,本研究基于医保制度执行与监督两方面,并将搜集的
政策发文资料中提到的由市场机构、社会组织组成的非政策发文者的相关内容
表述做了如下整理(表3-2)。

表3-2 政策发文中涉及的非政策发文者与政策发文者的关系

治理领域	政策中涉及的非政策发文者			政策发文者与其关系
	政府部门	市场(医院、药店、药企等)	社会	
两定机构管理	——	定点零售药店	——	协议关系;管理与被管理的关系
——	——	定点医疗机构	——	协议关系;管理与被管理的关系
医保监管	公安	——	——	发起联合与被动接受联合的关系
	市场监管	——	——	发起联合与被动接受联合的关系
	纪检监察	——	——	发起联合与被动接受联合的关系
——	——	定点医疗机构	——	要求其自我管理
——	——	信息技术服务机构	——	鼓励、倡导关系
——	——	会计师事务所	——	鼓励、倡导关系
——	——	商保机构	——	鼓励、倡导关系
——	——	——	公众	鼓励、倡导关系
——	——	——	社会组织	鼓励、倡导关系
——	——	——	新闻媒体	鼓励、倡导关系
药品/耗材带量采购	——	定点医疗机构	——	考核与被考核
抗癌药保障	——	定点医疗机构	——	协议关系、接受指导
——	——	药械企业	——	
——	——	——	人大、政协	——
支付改革	——	医疗机构	——	要求并对其进行指导的关系

治理领域	政策中涉及的非政策发文者			政策发文者与其关系
	政府部门	市场（医院、药店、药企等）	社会	
——	——	——	专家	邀请参与指导、培训、技术评估
医药价格和招采信用评价	——	医疗机构	——	协议关系；要求与被要求；指导与被指导
异地结算	——	医疗机构	——	谈判协商关系
统一信息编码	——	医疗机构	——	要求与被要求的关系；接受沟通与反馈
——	——	——	药械企业	培训与接受培训
——	——	——	专家	邀请参与指导
——	——	——	——	——
信息化、智能化	——	医疗机构	——	协议关系
——	——	——	第三方机构	协议关系

良好的治理模式需要社会其他各方力量参与进来，形成一种由政府-市场-社会构建的社会支持体系。在上述表格中，医保治理发展至今，已有诸如商业保险、信息技术公司、科研机构、人大和政协的代表、公众等社会力量参与进来，但多数及社会主体处于被要求、被考核、被管理的状态，协商的主动性还未充分发挥。因此，目前政府、市场、社会三者协商结构还有待优化。

（2）医保部门与各利益主体的协商成效评价

本书作者就医保部门与各利益主体的协商成效进行了问卷调研，问卷采用李克特量表，将成效分为五等分，其中效果一般及以下为成效不好，效果较好及以上为成效好。数据结果显示，在医保行政部门、医保经办部门以及政府其他部门对医保部门与各利益主体协商成效的评价好坏参半，均在50%左右，但医疗机构和高校科研机构对医保部门和各利益主体协商成效评价则相对较差，成效评价好的仅占30.4%和20.2%。高校的学者们作为相对独立的第三方，其评价与医疗机构相近（图3-7）。

此外，接近60%的受访者认为目前比较缺乏基于协商理念和手段来解决医保重大问题所需的社会支持体系。近半数的高校科研院所的受访者认为目前缺

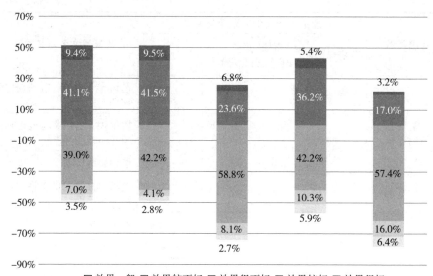

图 3-7 医保部门与各利益主体协商成效

乏协商所需的社会支持体系。这表明,目前我国调动市场、社会各界力量参与医保重大问题治理的机制还未有效建立(表 3-3)。

表 3-3 您认为目前用协商理念和手段来解决医保重大问题所需
的社会支持体系是否建立

	总体 N(%)	医保 行政部门 N(%)	医保 经办部门 N(%)	医疗机构 N(%)	政府 其他部门 N(%)	高校/ 科研院所 N(%)
完全缺乏	41(1.8)	6(2.1)	22(1.5)	3(2.0)	6(3.2)	4(4.3)
比较缺乏	434(19.5)	73(25.4)	247(16.4)	35(23.6)	32(17.3)	47(50.0)
一般	837(37.6)	100(34.8)	585(38.7)	63(42.6)	68(36.8)	21(22.3)
已初步建立	774(34.8)	91(31.7)	554(36.7)	38(25.7)	70(37.8)	21(22.3)
完全建立	138(6.2)	17(5.9)	102(6.8)	9(6.1)	9(4.9)	1(1.1)

因此,目前我国医保治理体系在"治理"上稍显不足,在治理地位上,暂未形成政府、市场、社会的地位平衡,政策的制定多通过政府各部门间商讨发布,多元主体间的谈判、协商、合作主要局限在政府各职能部委。但对于公立医疗机构与

药品耗材企业来说,本质上依旧是一种行政机制下达命令与控制,政府虽与商保机构合作,但实际上,合作过程中商保机构大多扮演"服从"的角色,被动经办和管理大病保险,同时受限于医保数据安全的管理,其在精算、理赔等方面的专业优势得不到发挥。而在报销水平、筹资标准和基金管理费用的控制上政府相对处于主导地位,对社会多数采取的是鼓励性质,协同所需的社会支持体系还不完善。

4. 市场、社会力量参与治理的现状评价

（1）市场及社会力量参与治理的实践评价

医保局成立后,与市场、社会领域合作共建治理得到了进一步拓展。在参与社保经办工作上,我国早在 2012 年出台大病保险政策时就引入了商业保险,在长护险出台时也沿用了这一做法。截止到 2019 年,全国 90% 以上地区的大病保险都实现了由商业保险机构进行承办,15 个长期护理险试点城市中,共有 13 个由商业保险机构参与经办。近两年来,市场及社会力量还作为第三方逐渐参与到了医保基金监管工作中。2019 年至 2020 年,国家医保局连续两年聘请第三方公司,通过市场竞标的方式引入商业保险公司、信息技术公司等机构配合开展稽核工作,采取大数据分析的方式,对异地就医直接结算业务进行核查,并取得了初步效果。

另外,医保局还与少数高校开展合作,共建医疗保障研究基地,为医保改革提供智力支持。如 2019 年国家医疗保障局与首都医科大学成立"首都医科大学医疗保障研究院";2021 年黑龙江省医疗保障局与哈尔滨医科大学合作共建黑龙江医疗保障研究院,以黑龙江省医疗保障治理体系和治理能力建设亟需解决的问题为导向,通过全方位整合校方的学术力量和黑龙江省医疗保障局的资源,共同打造一流的医疗保障师资队伍及培养高素质复合型医疗保障实用型人才。同时,各地医保局也开始重视与社会智库及其他专业机构协作,多措并举推进医保专业治理能力的提升。上述合作表明社会治理思想正不断渗透到医保治理过程中。

但在我国目前的医保治理体系中,政府与市场、社会等非政府组织在治理的分配和分担上仍存在较大的不平衡,就目前而言,社会与市场的参与程度还远不足够,其功能与潜力还有待挖掘。目前我国市场、社会领域参与的医保治理实践总结如表3-4所示。

表3-4 我国市场、社会领域参与的医保治理实践

领域	主体	参与主体性质	实 践
社会保险经办	商业保险机构	市场	引入商保机构经办大病保险、长护险
医保结算业务监督核查	商业保险机构	市场	市场竞争的方式引入商业保险公司、信息技术公司等机构配合开展稽核工作采取大数据分析的方式,对异地就医直接结算业务进行核查
	信息技术公司	市场	
为医保局政策决策和医保管理提供询证依据	高校	社会	高校与医保局共同成立医疗保障研究院,如"首都医科大学医疗保障研究院"、"黑龙江医保研究院"、"江西省医疗保障基金监管研究基地"以及湛江市医疗保障研究院与广东医科大学医疗保障研究院
政策意见征询	公众	社会	医保局网站发布政策征求意见稿
	人大代表、政协委员	社会	面向政协委员、人大代表的医保建议提案
违法违规监督举报	公众	社会	通过电话、微信公众号、信件向医保局进行举报

（2）医疗机构参与治理的程度评价

医疗机构作为市场运行的重要主体,是医保部门购买服务的对象,因此,其重要性不言而喻。在上一部分中,我们发现在当前治理政策层面,医疗机构在政策文件中多处于被要求、被考核、被管理的位置,尽管当前在政策层面上已经完善了对于定点医疗机构的协议管理,但现实体系运转中的平等性还需提升。调查数据显示,从总体上看,医疗机构在医保目录、药品采购、支付方式等重大改革决策和执行中的参与程度并不足够。尽管在医保行政部门中,有33.1%受访者认为医疗机构有较大程度参与到上述改革,而与医院交流较多的医保经办部门仅有37.1%受访者认为医疗机构很大程度参与了政策的决策与执行;医疗机构对较高参与程度评价仅有23.6%（表3-5）。可见,医疗机构参与重大改革决策与执行程度不高,未来应逐渐鼓励医疗机构适当参与到重大改革过程中,确保各主体的利益均衡。

表3-5 医疗机构在医保目录、药品采购、支付方式重大
改革决策和执行中参与程度评价

	总体 N(%)	医保 行政部门 N(%)	医保 经办部门 N(%)	医疗机构 N(%)	政府 其他部门 N(%)	高校/ 科研院所 N(%)
完全没有 参与	181(8.1)	12(4.2)	136(9.0)	11(7.4)	18(9.7)	4(4.3)
少量参与	351(15.8)	41(14.3)	210(13.9)	38(25.7)	37(20.0)	25(26.6)
一般参与	899(40.4)	121(42.2)	604(40.0)	64(43.2)	68(36.8)	42(44.7)
较大程度 参与	616(27.7)	95(33.1)	423(28.0)	27(18.2)	49(26.5)	22(23.4)
完全参与	177(8.0)	18(6.3)	137(9.1)	8(5.4)	13(7.0)	1(1.1)

社会力量参与医保治理的现状评价

社会参与医保治理体现在以下方式:医保局网站发布的面向公众的政策征求意见稿,面向政协委员、人大代表的医保建议提案以及通过举报投诉渠道在监管环节行使其治理职能。在医保局与公众的良性互动、合作中也体现出了较好成效。2018年国家医保局收到电话举报、微信公众号举报、信件举报等达4444例,其中有效举报线索739条。但目前参与治理的公众范围仍十分有限,医保治理具有其自身专业性,医保领域涵盖着经济学、管理学、政治学、社会学等多种知识体系与理论,普通公众对于医保领域问题的认识有限。同时对于治理参与渠道的知晓程度、公众参与治理的广度和深度也并不足够,医疗机构、药企等主体在治理过程中的参与度低,利益表达不足,缺乏参与渠道、参与机制与参与积极性。

总之,治理主体是治理效能能否有效发挥的关键,是统筹运用治理工具和治理手段,破除治理障碍,实现医保制度平稳运行的核心。基于上述政策梳理与定量调查结果分析发现:首先,医保局承担着主要的治理职责,但上级政府作为"元治理者"协调多部门发挥统筹、协调、规划、战略等元治理功能有待进一步提升;其次,政府各部门在药品采购、支付方式改革等重点领域协同程度较好,但其他领域的协同较不显著,各部门参与医保重大改革领域的磋商机制还未完善。此外,目前虽有医保相关的市场主体、社会力量逐渐参与到医保治理中,但多数

处于"被要求""被管理"的状态且医疗机构参与重大改革的决策和执行程度还不足够,医保部门与其他利益主体的协商结构还有待优化。因此,提高政府部门间的协同效率、优化医保部门与其他利益主体的协同结构是未来在医保治理改革过程中的关键举措。

二、医保治理内容维度

健康中国 2030 建设将"完善健康保障"列为战略重点之一,而健全医疗保障体系又是其中的重中之重。医疗保障体系作为一个复杂的运作系统,不仅包括基本医疗保险,还包括补充医疗保险。伴随医保制度不断向纵深发展,医保制度遭遇一系列突出问题和瓶颈制约,为综合全面地明确掣肘医保体系发展的问题,本书作者采用定性与定量结合的办法对我国医保领域面临的突出治理问题和内容进行系统梳理概括。

1. 医保领域关键问题的治理政策梳理

医保关键治理问题,即在医疗保障领域中亟待解决的重大且仅单纯依靠行政管理手段难以解决的问题。在上一章对医保相关领域工作人员调查结果的分析中,我们得到了以下几大领域中较为严重的问题。据此,我们将各个领域中选择率较高的问题条目抽出,并对其进行了整体性分析(详见图3-8)。

整体来看,医保基金筹资领域、基金监管领域以及支付领域中的严重问题较多,在其领域内平均有 2—3 个问题被筛选出来,选择率在 50% 以上。其中受访者对来自医保支付领域的"医保药品目录、药品支付标准以及医保定点协议内容动态调整机制不足"问题、来自医保基金筹资领域的"人口老龄化、经济发展动力不足等原因导致部分地区(如东北三省)医保基金亏空、穿底风险高"问题以及来自医保公共管理服务领域的"信息化时代医保信息同各部门间信息系统对接标准不一致,信息共享困难"问题严重性的认同程度最高,选择率分别达到 75. 21%、70. 00% 和 62. 80%。

为明晰政府部门对这些严重问题的重视及治理程度,我们对近年来出台的医保治理相关政策进行了查询及系统梳理,筛选后共纳入 77 条政策文件,对收集的政策文件中涉及治理相关的内容进行统计,研究发现在国家层面上重点推进的几项治理工作包括:统一信息编码、医保的信息化、智能化建设、支付方式改革、拟定药品保险目录以及疫情期间的医保待遇保障(图3-9)。可以看到,目前

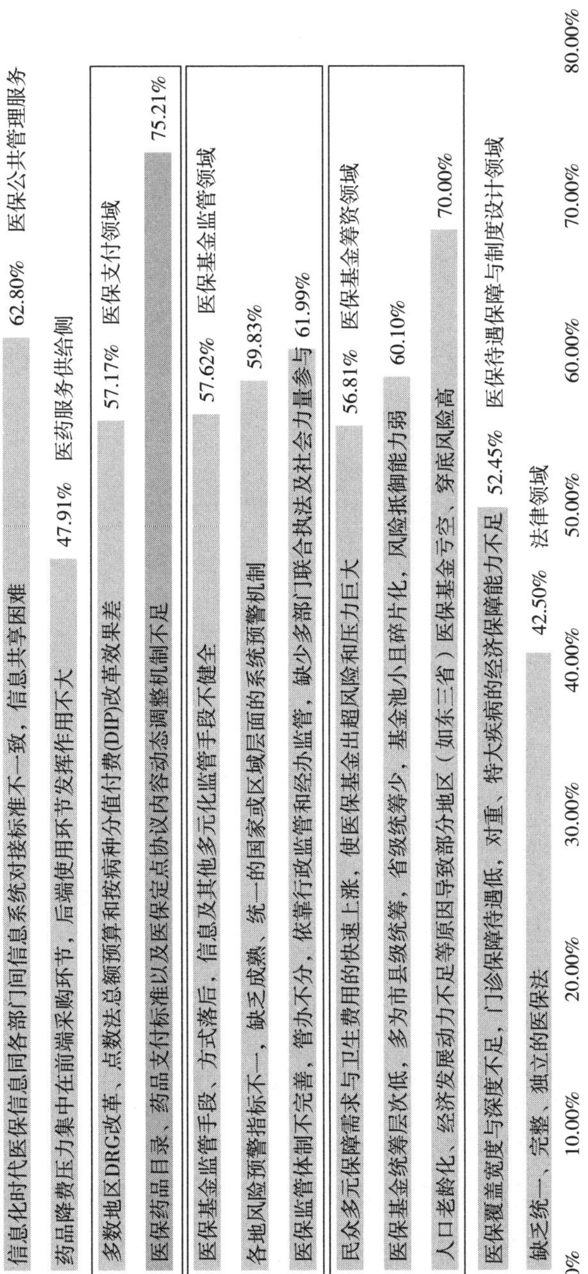

问题	占比	领域
信息化时代医保信息同各部门间信息系统对接标准不一致，信息共享困难	62.80%	医保公共管理服务
药品降费压力集中在前端采购环节，后端使用环节发挥作用不大	47.91%	医药服务供给侧
多数地区DRG改革、点数法总额预算和按病种分值付费(DIP)改革效果差	57.17%	医保支付领域
医保药品目录、药品支付标准以及医保定点协议内容动态调整机制不足	75.21%	
医保基金监管手段、方式落后，信息及其他多元化监管手段不健全	57.62%	医保基金监管领域
各地风险预警指标不一，缺乏成熟、统一的国家或区域层面的系统预警机制	59.83%	
医保监管体制不完善，管办不分，依靠行政监管和经办监管，缺少多部门联合执法及社会力量参与	61.99%	
民众多元保障需求与卫生费用的快速上涨，使医保基金出超风险和压力巨大	56.81%	医保基金筹资领域
医保基金统筹层次低，多为市县级统筹，省级统筹少，基金池小且碎片化，风险抵御能力弱	60.10%	
人口老龄化、经济发展动力不足等原因导致部分地区（如东三省）医保基金亏空、穿底风险高	70.00%	
医保覆盖宽度与深度不足，门诊保障待遇低，对重、特大疾病的经济保障能力不足	52.45%	医保待遇保障与制度设计领域
缺乏统一、完整、独立的医保法	42.50%	法律领域

0.00%　10.00%　20.00%　30.00%　40.00%　50.00%　60.00%　70.00%　80.00%

图 3-8　医保各领域严重问题

出台的治理政策多聚焦"民众多元保障需求与卫生费用的快速上涨,使医保基金出超风险和压力巨大"的问题,致力于解决居民对医疗保障诉求并控制费用支出,保障医保基金的安全平稳运行。其次,对于"医保覆盖宽度与深度不足,门诊保障待遇低,对重特大疾病的经济保障能力不足"及"医保药品目录、药品支付标准以及医保定点协议内容动态调整机制不足"这些情况也出台了较多的政策,提高了居民在门诊保障、重特大疾病的保障程度以及药品在服务于经济上的可及性。

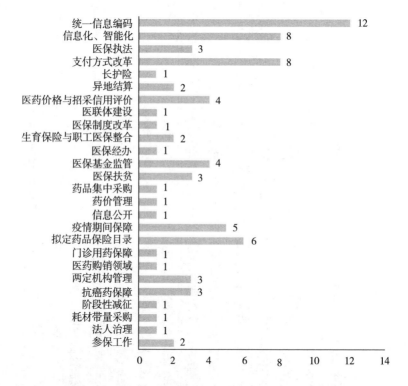

图3-9 国家层面医保治理政策的内容分布(数字代表相关政策数量)

2.医保领域关键问题治理实践综述

为清楚地展现目前哪些亟待治理的问题得到了有效治理,以及今后还应该关注哪些尚未重点推进的工作领域与内容,我们对医保领域中的重点问题与目前的治理内容进行了对标(图3-10)。从中发现,绝大多数的问题已经在国家层面上开展了相应的治理工作。

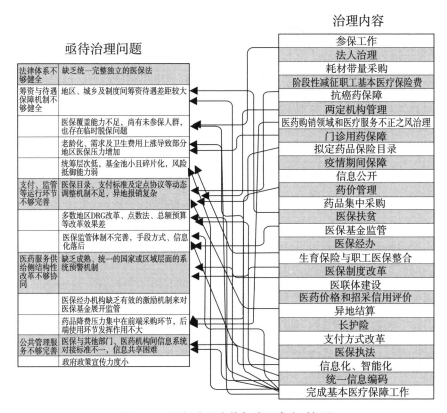

治理内容

亟待治理问题

治理内容
参保工作
法人治理
耗材带量采购
阶段性减征职工基本医疗保险费
抗癌药保障
两定机构管理
医药购销领域和医疗服务不正之风治理
门诊用药保障
拟定药品保险目录
疫情期间保障
信息公开
药价管理
药品集中采购
医保扶贫
医保基金监管
医保经办
生育保险与职工医保整合
医保制度改革
医联体建设
医药价格和招采信用评价
异地结算
长护险
支付方式改革
医保执法
信息化、智能化
统一信息编码
完成基本医疗保障工作

图 3-10　医保治理客体与治理内容对标图

（1）医保目录、支付标准调整机制等方面

国家医保局根据实际情况对以往的医保目录进行调整，并建立完善医保药品目录动态调整机制，原则上每年调整一次。针对医保目录中抗癌药的纳入，我国不断加快医保目录的调整频率，将更多百姓需要的救命药纳入医保。2020年最新医保目录中又新增了17种新上市、有明确的临床适应症且同时基本覆盖各主要器官的抗癌主流用药。特别是在新冠疫情后，将其治疗用药纳入2020年国家医保药品目录拟新增药品范围，为新冠疫情防控常态化提供了支撑。在医保目录调整的基础上，不断调整支付标准。新冠疫情期间，国家医保局第一时间启动医保支付范围临时调整机制，确保患者不因费用问题影响就医，确保救治医院不因支付政策影响救治，对控制传染病的蔓延起到重要作用。

（2）定点协议动态调整方面

国家医保局于2021年新出台了两定机构的管理政策，明确了要建立两定机构的动态管理机制。针对异地报销复杂的问题，出台了异地结算政策。目前，我国参保人已基本实现异地就医住院费用直接结算，为广大有异地就医需求的居民带来了极大便利。对于支付改革效果差问题，医保局从统一标准入手，即从国家层面明确了医疗保障疾病诊断相关分组（CHS-DRG）作为DRG付费的统一标准后，又发布国家医疗保障按病种分值付费（DIP）技术规范和DIP病种目录库，为后续支付改革的推动与深化提供了规范基础。

（3）医保监管体制不完善、手段方式、信息化落后方面

国家医保出台了多项政策法规对这一问题开展重点治理。国务院办公厅专门发布关于推进医疗保障基金监管制度体系改革的指导意见，将加强医保基金监管作为当前医保部门的首要政治任务，同时对医疗保障基金监管开展专项治理，协同卫生健康、公安、市场监管、审计、财政、纪检监察等部门展开飞行检查、举报、智能监控等多种方式的治理。

（4）筹资与待遇保障机制不健全方面

在参保覆盖不足与临时脱保问题上，国家医保局协同财政部出台了加强和改进基本医疗保险参保工作的指导意见，通过加强与多部门信息交换共享核实断保、停保人员情况，精准锁定未参保人群。同时，政策提出对符合条件的困难人员提供参保个人缴费补贴，为医疗保障的全面覆盖扫清障碍。

（5）医保部门与各部门间信息标准不一致、共享困难方面

医保局已经出台多项政策推动医疗保障相关工作的标准化进程，对涵盖疾病诊断和手术操作、医疗服务项目、药品和医用耗材等在内的15项医疗保障信息业务编码标准进行统一。同时，加强信息化建设在医保服务工作中的运用，通过实施"互联网+医保"，运用大数据、云计算等现代科技手段，既提高了治理效率，又注入了治理"温度"。

总之，我们欣慰于医保治理进程中取得的巨大进展与足够进步时，还要意识到在未来的治理中应继续贯彻落实、深化已经进行的治理工作，更要进一步推动医保领域中还未得到有效治理的问题的整改与解决。在法律领域问题中，我国目前还未形成统一、完整、独立的医保法，缺乏治理上更有力的支撑与依据；在医保基金筹资领域中，尽管我国目前正有力推进医保基金监管工作，全国基金穿底风险得到较大缓解，但在部分由于人口老龄化、经济发展动力不足地区仍然存在较大的基金穿底风险；在医保基金监管领域中，尽管目前医保局在打击骗保工作

中重拳出击,严厉打击危害基金安全行为,开展专项治理并定期组织飞行检查,但其依旧是以一种单一的、行政的手段,高效的监管体制与机制还未完全形成,距形成多部门高效协同参与的治理机制还有一定距离。另外,在基金监管领域中还未形成统一国家层面或区域层面的系统预警机制;在医药服务供给侧领域,药品在前端采购环节降价后,在使用环节如何改变患者的用药行为使其使用降价药还需更有力的机制与手段。因此,未来在推进医保治理工作中应着重聚焦上述关键脆弱环节,破除治理障碍,充分发挥治理效能。

三、医保治理工具维度

医保治理工具即在医保治理中治理主体为达成治理目标而运用的方式或方法,包括建立制度、机制、引入技术等。为明晰我国目前治理工具和手段的应用情况,我们对医保局政策法规中的制度、机制、手段的种类进行了统计,共得到包含国家层面与地方层面的 951 条政策数据。整体而言,医保局成立后,我国在医保治理领域的工具的总体数量以及现代化智能化程度得到了极大的发展。

1. 法律

我国的法律体系由法律、行政法规、地方性法规、自治条例和单行条例、规章等不同位阶和效力的法律规范组成,根据以上属性对我国医保相关法律进行梳理,我们共得到法律 7 部、行政法规 5 部、部门法规/规章 3 部以及地方性法规/规章若干(图 3-11),由于地方性法规/规章类别中涉及的条文众多,因此图中仅列出地方层面具有代表性的法规或规章。

在现有法律类别中,我国最早出台的是 1992 年的《中华人民共和国妇女权益保障法》,其中对妇女的社会保障作了规定。此外《中华人民共和国残疾人保障法》、《中华人民共和国军人保险法》、《中华人民共和国老年人权益保障法》等法律陆续出台,分别对退役军人医疗保险和随军未就业的军人配偶、残疾人、老年人的社会保障分别作了规定。直到 2010 年,《社会保险法》出台,首次以立法形式确立基本医疗保险制度,《社会保险法》在 2018 年 12 月 29 日进行了修订,但其修改内容仅限于两方面:一是反映医疗、生育两大险种合并实施后的会计与预算管理;二是修改了有关术语,并不涉及关于基本医疗保险制度的实质性修改。2014 年,《中华人民共和国刑法》中第二百六十六条的司法解释,明确规定以欺诈、伪造证明材料或其他手段骗取医疗等社会保险金或其他社会保障待遇

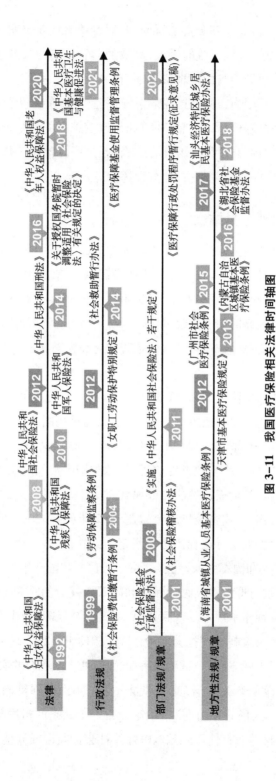

图3-11 我国医疗保险相关法律时间轴图

的,构成诈骗公私财物的行为。2016 年 12 月 28 日全国人大常委会作出《关于授权国务院在河北省邯郸市等 12 个试点城市行政区域暂时调整适用〈中华人民共和国社会保险法〉有关规定的决定》,为在全国 12 个试点城市开展生育保险和基本医疗保险合并实施提供了法律依据。2020 年,《基本医疗卫生与健康促进法》中明确"国家建立以基本医疗保险为主体,商业健康保险、医疗救助、职工互助医疗和医疗慈善服务等为补充的、多层次的医疗保障体系"。

 知识链接:

行政法规、部门规章的发展变迁

在行政法规中,国家层面最早出台的行政法规为 1999 年的《社会保险费征缴暂行条例》,对包括基本医疗保险在内的社会保险费用的征收缴纳作了规定。《社会救助暂行办法》第五章对医疗救助作了规定。《女职工劳动保护特别规定》对生育保险作了规定。在部门规章层面,包括 2001 年的《社会保险基金行政监督办法》和 2003 年的《社会保险稽核办法》,这两个文件对社会保险行政监督、经办机构开展的社会保险稽核的内容、方式、程序及处理办法等进行了相应规范,人力资源社会保障部 2011 年制定的《实施〈中华人民共和国社会保险法〉若干规定》第二章对基本医疗保险相关事宜作了规定。为了规范医疗保障行政部门行政处罚行为,依法行使行政处罚权力,依据《中华人民共和国行政处罚法》《中华人民共和国行政强制法》等相关法律法规,国家医疗保障局于 2020 年 12 月起草了《医疗保障行政处罚程序暂行规定(征求意见稿)》,全面向社会征求意见。2021 年,《医疗保障基金使用监督管理条例》出台,这是我国医疗保障领域的第一部条例,改变了我国医疗保障工作缺乏专门法律法规的局面。

在《社会保险法》出台后,许多地区也开始探索、制定并细化地方性医疗保障相关法规/规章。如2012年的《天津市基本医疗保险规定》中,将违法违规情境细化为4类主体22项违法、违规行为;2013的《广州市社会医疗保险条例》中详细规定了违规违法行为和相应的法律责任;2015年《内蒙古自治区城镇基本医疗保险条例》的第七章和第八章分别为监督管理和法律责任;2018年的《汕头经济特区城乡居民基本医疗保险办法》的第四章为法律责任。此外,关于医疗保险,安徽、湖南、河北、上海、天津、北京、海南等7地出台了省级政府规章,其余省市也陆续出台了相应的政府规章。

　　然而,整体来看,目前《社会保险法》与医疗保险联系相对抽象,难以有效适应现阶段医保治理的新形势。《基本医疗卫生与健康促进法》推动了医疗卫生的改革,但在医疗卫生与医保制度衔接上还有待加强。医保相关法律法规及地方规章虽已陆续出台,但多数地方规章分散且未成体系。另外,《医疗保障法》虽已完成征求意见工作,但完善医保法律任务仍十分艰巨。未来推进良法善治,要整体规划以基本医保法为主干的法治体系,加快推动《社会保险法》的修订与重点领域的建章定制,进而强化依法治理理念、提升医保治理能力。

　　2. 制度

　　医保治理制度按其结构可分为宏观、中观与微观。本书第一章中医保治理制度体系主要介绍了宏观层面的制度,以健全医保全流程制度为治理主轴,协同制度、权责清单制度、考评问责与激励约束制度为执行两翼支撑,信息披露、诚信制度、协议管理制度为保障,而此部分的制度内容介绍将聚焦医保全流程制度,重点对其微观操作层面的制度进行梳理与介绍。通过对国家医保局动态栏发布国家层面与地方层面的951条政策数据进行整理,共梳理出44个制度,同时对其内容进行梳理(见表3-6)。从表中我们可以看出,门诊用药长期处方制度出现7次,是出现最多的制度。其次是举报奖励制度,累计出现5次。重特大疾病医疗保险和救助制度与药品耗材集中招采制度出现频次也较高(4次)。以上表明,我国医疗保障制度在待遇保障层面较为重视,特别是针对近年来困扰城乡居民的门诊用药、重大疾病造成的高额费用等问题建立了相应的制度。同时在基金监管方面,各地区也普遍制定了举报奖励制度,激励公众参与到维护基金安全的行动中来。

表 3-6　制度层面的政策梳理频次表

领域	制　　度	频次	领域	制　　度	频次
筹资运行领域	基金筹集、使用情况月度分析报告制度	1	药品采购与管理领域	医药价格和招采信用评价制度	1
待遇保障领域	长期护理保险制度	1		医药价格和招标采购制度	1
	先享受待遇后备案制度	1		药品耗材集中招采制度	4
	重特大疾病医疗保险和救助制度	4		医药价格和药品供应保障监测信息发布制度	1
	特殊群体、特定疾病医药费豁免制度	1		中选药品的监测与报送制度	1
	待遇清单管理制度	1		生产企业药品供应保障异常信息报告制度	1
	城乡居民慢病保障制度	1		配送企业医药价格和药品供应保障异常信息月报告制度	1
	门诊用药长期处方制度	7		医疗机构医药价格和药品供应保障异常信息直报制度	1
	三级联动即时响应制度	1		定点零售药店药品价格信息按季度采集分析制度	1
	"先诊疗后付费"制度	1		谈判药品双通道制度	1
	城乡居民门诊统筹制度	1		医药价格和药品供应保障检测信息发布制度	1
	农村贫困人口兜底医疗救助制度	1	基金监管领域	基金监管制度	1
经办服务管理领域	异地就医直接结算制度	2		举报奖励制度	5
	全省统一的医保定点准入制度	1		打击欺诈骗保联席会议制度	1
	好差评制度	1		医保基金社会监督员制度	1
	驻点医保服务站制度	1		行政执法公示制度	1
	贫困人口参保信息录入、待遇享受和一站式结算等工作的信息调度制度	1		执法全过程记录制度	1
行业管理领域	严格执行医药购销诚信不良记录制度	1		重大执法决定法制审核制度	1
	商业贿赂不良记录制度和市场清退制度	1		飞行检查制度	1
	黑名单制度	2		医保医师制度	2
	通报工作制度	1		"两定"机构监管制度	1
	责任追究制度	1		基金运行分析制度	1

目前,国家与各省市出台的制度主要集中在待遇保障、药品采购与管理和基金监管方面。待遇保障方面,针对流动人口待遇接续问题以及大病保障上,国家出台了诸如《关于切实做好 2019 年跨省异地就医住院费用直接结算工作的通知》、《关于坚决完成医疗保障脱贫攻坚硬任务的指导意见》等文件,为解决人民群众待遇保障上提供了制度保障。在药品采购与管理领域,对药品采购、供应、监测等方面做出了明确的制度规定,进一步推进医药服务。医保基金监管是守护医保基金池稳固可持续性的重要一环,在这方面,已经建立的制度包括医保基金监管制度、社会监督员制度、举报奖励制度,这些制度积极引导了公民和其他治理主体参与其中。同时,还有打击欺诈骗保联席会议制度,也是在基金监管环节探索多部门协同治理的实践。可见,在具体治理内容方面,目前相应的制度建设逐渐趋于完善。然而,调查数据显示,各部门认为目前协商治理所需的制度体系建立与完善程度仍然处于初级阶段,比例均在 65% 以上。总的来说,在重大问题上各部门协同所需的制度还处于起步阶段,仍需要进一步完善(见表 3-7)。

表 3-7 目前对医保重大问题的协同(协商)治理
所需的制度体系建立与完善程度

	总体 N(%)	医保 行政部门 N(%)	医保 经办部门 N(%)	医疗机构 N(%)	政府 其他部门 N(%)	高校/ 科研院所 N(%)
完全没有 建立	75(3.4)	12(4.2)	36(2.4)	7(4.7)	10(5.4)	10(10.6)
初步建立	699(31.4)	104(36.2)	442(29.3)	41(27.7)	65(35.1)	47(50.0)
建设程度一般	674(30.3)	85(29.6)	456(30.2)	57(38.5)	49(26.5)	27(28.7)
基本建立, 较完善	674(30.3)	73(25.4)	501(33.2)	40(27.0)	50(27.0)	10(10.6)
完全建立, 且完善	102(4.6)	13(4.5)	75(5.0)	3(2.0)	11(5.9)	0(0.0)

3. 机制

在机制方面,在 951 条政策数据的动态中,共梳理出 77 个机制(见表 3-8)。其中,各地针对高血压、糖尿病门诊慢性病的待遇保障十分重视,多地建立了两病门诊用药保障机制,极大便利了慢性病患者的用药取药。其次,省际之间的药品招标采购机制也被广泛运用,中共中央、国务院下发的《关于深化医疗保障制度改革的意见》中也提出通过完善医保支付标准和药品招标采购机制能够增强医药服务的可及性。另外,部分省份也出台了一些创新性机制,如医保扶贫中的网格化帮扶机制,经办服务中对于工作人员的容错机制等,这些尝试都为今后各地区工作的开展提供了实践经验。

对表中的机制内容整理发现,出台与应用最多的机制主要围绕待遇保障、基金监管与行业管理行业这两个环节开展,最终落脚点都在于优化医疗保障公共管理服务方面,为人民群众提供优质、便捷的医疗服务,提升人民群众的满意度与参与感。但目前针对推动支付改革环节、筹资环节的机制还较少,应在下一步治理中重点探索。

表 3-8　机制层面的政策梳理频次表

领域	机　　制	频次
筹资运行领域	市级调剂与县级基金风险防控挂钩机制	1
	参保人员跨省医保关系转移统筹基金清算机制	1
	城乡居民医保筹资动态增长机制	1
	基金运行分析制度	1
	集中救治专项预付金机制	2
待遇保障领域	两病门诊用药保障机制	11
	因病返贫的医疗保障扶贫长效机制	1
	建档立卡贫困人口动态数据交换、动态更新机制	1
	罕见病用药保障机制	1
	慢性病保障机制	1
	网格化帮扶机制	2
	抗癌药落地机制	2
	第三方用药配送机制	1
	对"两病"门诊用药保障情况的运行分析机制	1
	贫困人口制度化的分类救治和保障机制	1
	实时参保衔接机制	1
	贫困人口动态调整期间贫困人口信息变化情况共享和对比机制	1

领域	机 制	频次
支付领域	医保支付机制	1
	基金预付动态保障机制	1
	医保基金预付机制	1
	异地就医直接结算工作机制	1
基金监管领域	跨省区域两市间医疗保障基金监管协同联查合作机制	2
	医保基金社会化监管机制	2
	基金监管联动机制	1
	多部门联动对欺诈骗保行为联合惩治机制	2
	举报反馈机制	2
	智能监控机制	1
医疗行业管理领域	信用管理机制	1
	医保经办机构与医疗机构"超支合理分担、结余奖励留用"的激励和风险分担机制	1
	建立专项工作机制	2
	医用耗材阳光采购工作机制	1
	公立医疗机构"结余留用,超支合理分担"的激励约束机制	2
	"守信受益、失信惩戒"的医保信用激励和约束机制	1
	医疗机构准入和退出机制	1
	失信惩戒机制	1
	市场清退机制	1
	"双随机、一公开"工作机制	1
	医疗机构的谈判协商和风险共担机制	1
协同治理领域	"六省二区"药品价格和招标采购省际会商联动机制	8
	部门常态化沟通机制	1
	多部门联防联控机制	1
	部门间信息共享和工作协同联合联动机制	1
	部门协作机制	1
	业务协同管理工作机制	1
	跨区域采购协作和信息共享机制	1
	信息公开共享机制	1

续表

领域	机　　制	频次
药品管理领域	药品耗材应急保障机制	1
	药品谈判机制	1
	以市场为主导的药价形成机制	3
	高值医用耗材目录及支付标准互认机制	2
	药品采购供应监测机制	1
	医疗保险特殊药品价格谈判机制	1

此外,本研究对医保重大问题的协同(协商)治理所需的手段、机制体系建立与完善程度进行了评价。结果显示,认为完善程度较好的占比均不超过40%,医疗机构中认为完善程度较好的占比仅25.6%(表3-9)。可见,对医保重大问题的协同治理所需的机制的建立还有待完善。

表3-9　目前对医保重大问题的协同(协商)治理所需的手段、
机制体系建立与完善程度

	总体 N(%)	医保 行政部门 N(%)	医保 经办部门 N(%)	医疗机构 N(%)	政府 其他部门 N(%)	高校/ 科研院所 N(%)
完全没有建立	79(3.6)	15(5.2)	49(3.2)	5(3.4)	5(2.7)	5(5.3)
初步建立	674(30.3)	93(32.4)	439(29.1)	43(29.1)	53(28.6)	46(48.9)
建设程度一般	748(33.6)	94(32.8)	490(32.5)	62(41.9)	70(37.8)	32(34.0)
基本建立,较完善	626(28.1)	73(25.4)	462(30.6)	35(23.6)	46(24.9)	10(10.6)
完全建立,且完善	97(4.4)	12(4.2)	70(4.6)	3(2.0)	11(5.9)	1(1.1)

4.手段

医保治理是一项针对整个医保运行全流程(筹资-支付-待遇保障-监管)关键环节及关键问题而实施的综合治理过程,为实现高效的治理,各地都在积极探索各类卓有成效的治理工具与办法,其中最为突出的是对信息工具手段的探索和完善,涉及医保筹资、异地就医支付结算、药品耗材招标采购、医疗服务设施、医用耗材、疾病病种所需基础数据库、信息标准、信息编码等基础性工作。此外,医保各项重点工作如满足异地医保、便民服务、推进医保基金监管等一系列工作的高效推进，无不需要智能、信息化手段的大力发展与支持。目前我国正全力推进医保信息化建设，目前已经完成的工作主要包括以下方面。

（1）统一医保信息编码标准

国家医保局发布了 15 项全国统一的医保信息业务编码标准，建立了编码标准数据库和动态维护平台。其中包括约 3.3 万条疾病诊断代码，约 1.3 万条手术操作代码，11190 条医疗服务项目代码，9.3 万余条医保药品代码，3.6 万余条医用耗材代码，实际规格型号超过 1000 万个。

（2）依托医保信息平台研发医保电子凭证

医保部门依托医保信息平台和互联网市场共同研发并实施医保电子凭证，参保人可凭借医保电子凭证，实现无卡看病与定点药店买药。截止到 2019 年 11 月末，医保电子凭证累计全渠道用户量超过 3 亿，河北、上海、浙江、福建、山东、安徽、四川等 29 省份医保电子凭证已在医院药店开通使用，接入定点医疗机构超过 2.6 万家，定点药店超过 7 万家。

（3）跨省异地就医人员就医运行与监管

2020 年 5 月国家医保局升级了跨省异地就医管理系统，为全国跨省异地就医联网住院和门诊结算提供高效、稳定的服务。新系统支持身份证、医保电子凭证等多种就医介质，提供异地就医备案小程序、医保服务 App 等多种备案渠道，提供信息共享等功能，实现系统内消息快速传递和问题实时跟踪。在异地就医监管方面，国家医保局通过实施大数据筛查，调取定点医药机构数据和医保中心端数据进行比对，按照当地的医保管理政策设立大数据稽核模型，实现稽核工作的精准化。

目前跨省异地就医住院费用直接结算已经在全国普遍开展，成效显著。截至 2020 年 8 月底，国家平台备案人数 694 万，住院费用跨省直接结算定点医疗机构数量为 36754 家，其中二级及以下定点医疗机构 33790 家。自 2017 年 1 月启动以来，累计实现跨省异地就医直接结算 591 万人次，医疗费用 1426.7 亿元，基金支付 842.2 亿元，基金支付比例 59.0%。同时，为进一步扩大跨省异地就医直接结算的保障范围，国家医保局积极推进门诊费用跨省直接结算试点工作。目前已经启动了京津冀、长三角、西南 5 省（云南、贵州、四川、重庆、西藏）门诊费用跨省直接结算试点工作。截至 2020 年 8 月底，累计结算 177.49 万人次，医疗总费用4.32亿元,医保基金支付2.51亿元,门诊费用跨省直接结算取得初步成效。

上述主要介绍了医保在信息工具手段开发和应用方面所取得的长足进展,然而复杂的医保治理系统仅仅依靠信息手段是远远不够的,还需要丰富多样、功能独特的众多治理工具手段的综合运用才能实现高效的治理目标。本研究就医保重大问题的协同(协商)治理所需的手段、工具完备程度进行了调研。结果显示,71.7%的受访者均认为目前医保治理所需的多样化工具手段完备程度尚属欠佳。来自不同部门的评价结果显示,目前医保经办部门、医疗机构对各项治理手段工具的完备程度评价为一般;而医保行政部门、高校/科研院所和政府其他部门认为目前仅初步具备治理所需手段(表3-10)。由此看来,推进医保高效的协同治理,开发并不断完善各种功能独特、效能良好的治理工具和手段,并让参与治理者能够学会并掌握相关工具手段,是推进医保全方位治理和现代化治理亟待建设和提升的另一大能力系统。

表3-10　目前对医保重大问题的协同(协商)治理所需的手段、工具具备程度

	总体 N(%)	医保 行政部门 N(%)	医保 经办部门 N(%)	医疗机构 N(%)	政府 其他部门 N(%)	高校/ 科研院所 N(%)
完全没具备	68(3.1)	14(4.9)	36(2.4)	7(4.7)	7(3.8)	4(4.3)
初步具备	711(32.0)	101(35.2)	444(29.4)	50(33.8)	62(33.5)	54(57.4)
一般	773(34.8)	102(32.7)	535(35.4)	55(37.2)	60(32.4)	21(22.3)
基本具备 较完善	584(26.3)	59(20.6)	432(28.6)	32(21.6)	47(25.4)	14(14.9)
完全具备 且完善	88(4.0)	11(3.8)	63(4.2)	4(2.7)	9(4.9)	1(1.1)

总之,此部分主要根据政策文件和问卷调查,从法律、制度、机制和手段层面总结我国医保治理工具建设情况。总体上,随着我国医保制度的完善,医保治理的相关法律、制度等工具建设取得较快的发展,对提升我国医保治理能力具有重要意义,但距离我国实现医保治理现代化的目标尚存在较大差距,需要进一步完善法律、制度等工具建设与应用。

第三节 我国医保治理体系现状及问题总结

伴随国家医疗保障事业由各部门分割管理走向集中统一管理的转变,各地也在逐步整合医保管理组织机构,大力推进标准化工作,医保的专业治理能力有了很大的提升。然而,由于我国地区间经济水平差距较大,且不同区域医保制度的发展、治理水平参差不齐,这给全国统筹治理增加了难度。因此,在提升国家治理能力的关键时期,对治理过程中现存问题和障碍的把脉与分析是极其必要的。本节基于上述对治理成效的评价内容,结合本书调研团队的调查数据、访谈总结与既往文献,对我国当前医保治理体系现状问题及障碍进行概括总结。

一、医保治理体系现状

整体而言,我国医保治理体系的构建仅在萌芽阶段,尚未形成成熟的医保治理体系。调查也得出与我们分析一致的结论,受访者们普遍认为,我国目前医保体系的建设还未达到十分完备的程度,超过50%以上的受访者认为体系建设处于不完备状态(图3-12)。

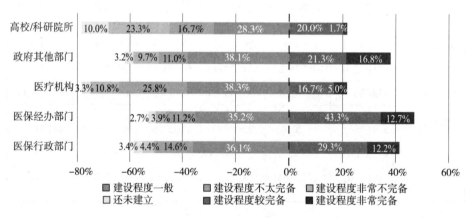

图3-12 我国治理体系现状程度评价

但我国对推进医保治理的方向与理念是十分明确的,国家医保局正在研究和设计我国医保治理体系的总体规划和行动方案,并在不同的领域推进重点探索和突破。我国在医保治理的法制建设与信息技术平台搭建方面推进较为迅速,这为今后的治理工作的开展奠定了良好的环境基础。另外,我国对于新型社会、市场治理主体的培育也进行了一定的尝试和探索,但目前医保治理主体中政府、市场、社会组织、公众等在责任分配上存在结构不均衡,绝大部分治理工作仍主要由政府完成。政府内部的跨部门协作中仍以医保局、卫健委、食药监等卫生领域内部门为主,其他部委间(如工信部、公安部)协作程度不够,缺乏统一调度各部门的"元治理者",最为关键的是政府、市场、社会组织、公众在治理中的地位不平等,难以在同一水平上协商是掣肘"治理"的重大阻碍,在下一步工作中需要重点攻坚。在治理工具方面,目前出台的制度多倾向于待遇保障与监管方面,机制多倾向于经办与管理方面。整体而言,在筹资、支付、补偿、监管等核心环节所需的系统的政策治理工具箱开发尚不充分,且在政策工具中多为管理方面的制度、机制,体现协同、联动的治理制度、机制还较少。

二、医保治理体系的问题总结

1.医保治理的理念维度

随着全球新公共管理理论及治理理论的蓬勃发展,特别是伴随我国体制改革、政府权力下放、职能转变等一系列重大改革效能的逐渐释放,多元主体协同治理理念和多中心治理理论已经被广泛应用于诸多社会事务的管理领域,特别是共建、共治、共享理念的广泛传播,公民与社会组织参与社会公共事务治理中的重要作用被日益强调与重视。国家医疗保障局的成立为医疗保险治理体制的创新提供了契机,但目前各责任主体在参与协同医保协同治理方面意识薄弱。从治理的决策层面来看,体现协同治理理念的医保相关政策的发文大多来自医保局,在政策中提及的其他部委仍处于一个相对被动参与的地位,政策中多为原则性地提出"要与XXX部门联合,XXX部门要……",相关部委积极主动参与医保政策制定并出台系统的配套支持政策等体现协同共治的理念还不够充分;而对于市场以及社会各主体而言,由于习惯于政府在医疗保障领域的一手操办,市场和公众都理所当然地认为医保治理的责任也应当是政府的,致使多方参与医保治理的社会氛围不足,多元主体从根源上缺乏参与治理的主动性。

2.医保治理的主体维度

(1)在统筹、协调各部门推进医保重大问题治理工作中,缺乏明确且稳定的"元治理者"

医保治理涉及多方利益相关者,每一方的立足点都不同,达成共识的难度大,以往传统治理理念中将所有参与主体视作多元治理中平等的"一元"而形成的多中心协同共治模式,无法高效解决多元主体利益分歧,加之治理目标分化而导致的较高协商成本和时间浪费等问题,需要一个能够在整个治理中高效统筹、协调并整合众多利益方目标和利益的力量,即治理学术研究中所说的元治理。

元治理,是对政府或治理方式的治理,即"治理的治理",而元治理主体是通过统筹、规划为多中心治理提供稳定的制度环境,在多元治理中协调不同力量和组织,使他们达成共同的目标,最终实现有效协同治理的一种组织或机构。

然而,在当前医保治理组织体系中对谁来承担"元治理"任务的主体及机构尚未明确,目前大部分医保领域重大问题的解决多以医保局为核心治理主体,牵头协调各部门协同推动,缺乏更具权威性和明确性的上级组织协调机构,发挥元治理组织所需的统筹、协调、设计、规划功能。本研究对国家医保局成立后发布的系列政策文件进行统计分析,在决策层面,医保局单独发布政策量占比56.1%,协调其他部门联合发文占比为34.15%,由国务院牵头发布的政策文件仅占7.2%。在医保改革走向深水区,医保重大改革往往要牵涉更多部门和机构,特别是涉及医保治理体系的体系构建等重大治理改革时,明确上级政府中谁来作为"元治理"主体协调机构,明确如何更规范、高效地行使跨部门统筹协调职能,越来越成为推进国家治理体系与治理能力现代化中的关键一环。在中国特色治理体系背景下,在医保治理中更要夯实党中央、国务院及跨部门协调机构在推进医保治理体系各项重大改革事项中"把方向、管大局、保落实"的领导地位与统筹作用。

(2)治理主体权责不清,部门间相互掣肘

由于缺乏能将各多元主体有效联合在一起的"元治理者",因此治理主体权责不清,部门间相互掣肘的问题也较为突出。权责不清是我国医疗保险制度存在的顽疾,一直未能得到有效解决。政府机构改革实践表明,政府权责不清晰、不一致、不协调等问题始终存在,主要聚焦在中央与地方、各政府部门间、政与事之间的合理分工。在当前医保治理的相关工作中,这一问题普遍还未得到有效解决。目前,全国范围内与医保治理相关的政策发文中,河北省是提出构建职责明确的基金监管责任体系,对相关主体的责任进行明晰框定的少数地区之一;同时,在治理高值医用耗材价格虚高方面,河北省医疗保障局联合发改、工信、财政、人社、卫健、市场监督、海关等九部门关于印发《河北省治理高值医用耗材改革实施方案》并对重点任务分工予以明确,但这只也仅是个别地区在治理实践上的创新尝试。

（3）政府、市场和社会治理主体间地位不均衡,且联动性不足

在新的治理格局下,已经不再是政府"少干预"去开展行动的问题,而是政府如何去与其他主体共同开展行动的问题。然而,在目前的治理主体相互关系上,存在显著的地位不平衡状态,在中国治理语境下,公共事务一定是要坚持政府主导,但政府事必躬亲则可能难以面面俱到。目前我国医保治理的现实情况还未实现政府、市场、社会三者间的平衡,市场与社会参与有限,上述的分析可以得出医疗机构在参与重大改革决策和执行中的参与程度较低。另外,医保治理中各治理主体的联动性也有待完善,在医保部门与各利益主体协商成效的评价上,近50%的调查对象认为目前协商成效还有待优化。可见,医疗机构的诉求与利益表达并未在协商中得到较好的回应。

（4）医保治理网络组织松散化,还未形成组织化、常态化、机制化联动

医保治理现代化的实现不仅需要组织体系在明确权责的情况下各司其职,更需要推进各治理主体形成医保治理网络组织,同时围绕关键环节和问题形成定向的常态化、机制化的联动机制。就这一点而言,尽管目前政府、市场以及社会组织中都存在一定的主体参与到医保治理工作中来的情况,但整体组织网络还较为松散,各主体还未形成常态化、规范化、机制化的高效联动,从而导致治理执行层面的多主体联合行动步调不一、协调成本过高、联动效果不佳的结果。

（5）社会组织培育力度较低,未能高效参与医保治理行动

目前,我国参与医保治理的社会组织零散化、碎片化、缺乏系统组织。同时政府也缺乏对社会组织治理能力的培育,尚未形成完善的医保治理社会支持系统。调研数据显示,60%以上的调研对象认为目前还未建立针对医保领域重点问题的社会支持体系。因此,提高政府—市场—社会协同性的前提是挖掘、培育专业、高效的社会组织,补充政府的治理责任与任务空缺和不足。

（6）相关工作人员专业化程度不高,人力、能力受资源限制

医疗保障治理体系的建设,除了依靠外在的制度体系建设,更需要专业化的人才配备。在医保局成立后,我国医保从业人员队伍不断壮大,对从业者的专业素质要求也在不断提升。而当前,我国医保局的内部组织成员专业结构复杂,人员的组成由其他部门抽调而来,所学专业各异,医保行政部门、医保经办部门以及医疗机构中的医保部门人员中有专业医保、社保背景的仅占 14.8%、16.7%、8.1%(图3-13)。

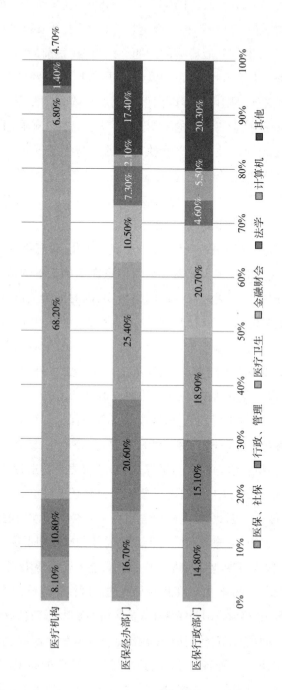

图 3-13 医保行政部门、经办部门、医疗机构医保部门专业背景分布

在具体工作中,由于工作人员的医保专业知识及经验的欠缺,往往容易造成医保工作落实的困难。在对医保部门工作人员医疗保障领域熟悉程度的调查中,我们发现医保经办部门人员较熟悉的比例最高(76.09%),其次为医保行政部门(64.1%),医疗机构医保部门最低,但也达到50%(图3-14)。

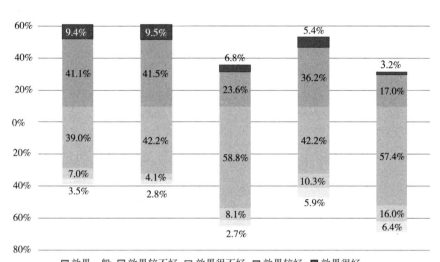

图3-14　医保行政部门、经办部门、医疗机构医保部门对医疗保障领域熟悉程度

3. 医保治理的工具手段维度

(1) 缺乏完备的医保法律规范体系

目前我国医保领域的治理缺乏在操作层面能够高效支撑治理实施的完备的医保法律规范体系,已有的《社会保障法》与《医疗保障基金使用监督管理条例》不足以覆盖医保制度全环节、全流程工作。因此,加快推进《医疗保险法》的出台与实施是推进医保治理的首要任务。

(2) 协同治理制度、机制相对匮乏,行政推动仍是主要手段

各部门间在治理上的协同与联动除了"元治理者"的顶层统筹设计,明确规范权责体系,还需要有制度保障与机制保障,才能达到长效治理。通过上一节中整理的制度与机制现状,我们可以发现,目前的治理问题主要是由医保局行政性推动,多元主体参与治理的制度基础还不健全。政策文件中虽多次强调"要加强与其他部门的协同、联动",但协同性机制的匮乏会使协同效果大打折扣,同

时在责任体系建立还不完善、缺乏明确权责分工的情况下,明确的、可实施性强的处罚与问责机制也难以落实。

（3）各部门间缺乏信息资源共享,信息、智能技术仍需进一步建设

医疗保障问题的治理涉及多部门、多主体的共同参与,如果各部门信息资源不共享、信息不对称,医保治理体系则很难打通、运行。目前,各部门在治理工作中缺乏信息、资源的充分共享,致使统筹治理效果不理想。同时,我国医保信息平台的搭建尚处于起步阶段,如何有效联合政府、科研单位、医疗服务机构等多方面的相关资源,对采集到的数据进行深度挖掘和整合,都是亟待解决的问题。

图3-15显示了调查对象对医保信息化建设的主观评价。医保行政、经办部门以及政府其他相关部门均有50%的受访者认为建设程度还未到完备程度,这一评价在医疗机构医保工作人员及学者中更高,分别达到66.2%、68%。因此,全国信息化工作中还有待完善,同时从整体的视角来看,我国信息化建设也一直在持续有力地推进中,但距离实现医保信息现代化还有一定的上升空间,我国目前在统一医疗保障信息业务编码标准与互联网+医保方面取得较大进展,但面对当前繁杂且难以监管的众多医保领域问题,还需要依托更为先进的信息、智能技术加以解决(图3-15)。

总之,本节基于医保治理成效的多维度评价结果,对目前医保治理体系现状进行整体性分析,并从治理理念维度、治理主体维度与治理工具手段维度对问题进行归纳总结。随着国家治理体系与治理现代化理念的提出,医保领域也亟需用治理的思维推进改革创新。国家医保局成立后,逐渐将医保治理作为改革和发展方向并取得了重大进展,各省市也在不断推进医保治理的实践探索,但也存在一些薄弱环节,例如在治理理念方面,治理的氛围目前还不浓厚,多方主体缺乏参与治理的主动性;治理主体方面,宏观上缺乏上级政府作为"元治理者"的统筹与协调。中观上治理主体地位不均衡,治理结构松散化,加之治理主体权责不清,可能导致主体间协同低效。微观上社会组织未能高效参与医保治理工作当中,医保相关工作人员专业化程度也有待提升。治理工具方面,目前医保法律已远远不能适应治理改革的形势需要,执行过程中缺乏相适应的激励机制与协商流程,信息化平台还需进一步优化。

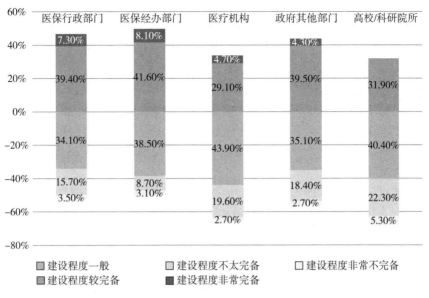

图 3-15　医保信息化建设程度

第四节　我国医保治理能力现状及问题总结

实现医保的良好治理,不仅要构建完善的治理体系,而且要有与之相适应的治理能力。一定意义上说,治理能力是全民医保制度运行的决定因素,治理能力的提升要作为新时期全民医保建设的一个系统工程来抓。本书第一章重点介绍目前治理能力内涵及瓶颈,本节则先基于政策内容分析目前治理能力的建设重点,再通过利益相关者调查,评价目前治理能力的实现现状,深入挖掘能力短板与能力的制约因素,为后续提升治理能力提供参考。

一、医保治理能力政策梳理

在本书第一章医保治理能力现代化内容中,基于治理能力所发挥的功能将治理能力归纳为发挥统筹功能、规制功能、协同功能以及监管功能的治理能力。在国家医疗保障局官方网站以"治理能力"为关键词进行政策法规检索,共得到89 条结果,对政策内容进行梳理,剔除与医保不相关的内容,最终纳入 12 条政策法规文件(见表 3-11)。其中提及的能力主要有:经办管理服务能力、监管能力、干部队伍能力、数据管理能力、精细化管理能力、政务服务能力、基金监督检查能力、行政执法能力等。医保治理能力是一个系统工程,其内涵非常丰富而外延又较为宽泛,有学者认为治理能力应当包括学习能力、执行能力、组织能力、协调能力、调研能力、综合分析能力、经办能力、谈判能力、监管能力、调控能力十个方面。在全面推进依法治国和实施"健康中国"战略大背景下,医疗保障工作实现更高保障水平需深入推进法治医保建设,牢固树立法治思维,坚持依法治理理念,完善制度体系。因此,提升医保依法行政、依法治理工作能力是当今时代的必然要求。

此外,党的十九届四中全会强调加强系统治理、依法治理、综合治理、源头治理,在关于"优化政府职责体系"中提出"建立健全运用互联网、大数据、人工智能等技术手段进行行政管理的制度规则"。而在医保领域,系统治理能力不可或缺,但在强调其治理的综合性、系统性之余,要实现问题溯源精准、精细化,提升医保管理效能和推进医保治理现代化的必由之路,必须以信息化为支撑、以大数据分析为决策依据。因此,大数据应用能力也应是医保治理能力体系的重要组成部分。除了上述十个方面的能力以及医保法治能力、系统治理能力、大数据应用能力外,在重大疫情应对过程中,医疗保障作为最后一道"防火线",在防治重大公共卫生风险中处于不可或缺的重要地位,防治重大公共卫生风险的能力也尤为重要。

表 3-11　提及医保治理能力的政策文件

发文号	政策名称	具体内容
医保发〔2018〕18 号	医疗保障扶贫三年行动实施方案(2018—2020年)	1. 完善可持续筹资政策,实现贫困人口应保尽保。结合全民参保计划的推进,探索建立适合农村贫困人口特点的参保办法,提升经办服务能力。 2. 优化基层公共服务,全面推进费用直接结算。提高深度贫困地区基层医保经办管理服务能力。
医保办发〔2018〕21 号	关于当前加强医保协议管理确保基金安全有关工作的通知	加强监管能力建设,积极引入第三方力量参与监管,不断提高工作人员业务素质和工作能力。
医保发〔2019〕50 号	国家医疗保障局关于加强医疗保障系统行风建设的通知	2020 年,基本建成与国家治理体系和治理能力现代化相适应的医疗保障系统行风建设工作机制,医疗保障系统干部队伍能力素质明显提升。

续表

发文号	政策名称	具体内容
医保办发〔2019〕36号	关于印发疾病诊断相关分组（DRG）付费国家试点技术规范和分组方案的通知	各试点城市要加快推进与DRG付费国家试点有关的信息系统改造工作，完善方案设计、招标、采购、部署等重点环节的实施和监督，提高数据管理能力。
医保发〔2019〕73号	关于做好2019年国家医保谈判药品落地工作的通知	认真做好谈判药品挂网采购和支付工作。提升精细化管理能力和水平。
医保办发〔2020〕19号	关于高质量打赢医疗保障脱贫攻坚战的通知	国家和省级医疗保障政策、能力建设及干部队伍培训重点向贫困地区倾斜，着力提高深度贫困地区基层医保部门经办管理服务能力。
医保发〔2020〕18号	国家医疗保障局关于印发全国医疗保障经办政务服务事项清单的通知	提高信息化服务水平。各级医疗保障部门要加快全国统一医保信息平台建设，逐步将医疗保障各项经办政务服务事项推送到互联网终端和移动终端，不断提升政务服务能力水平。
医保发〔2020〕24号	关于做好2020年城乡居民基本医疗保障工作的通知	提升经办管理服务能力。加快构建全国统一的医疗保障经办管理体系，整合城乡医疗保障经办体系。
国办发〔2020〕20号	国务院办公厅关于推进医疗保障基金监管制度体系改革的指导意见	坚持改革创新、协同高效，不断提升基金监管能力与绩效。
医保发〔2020〕32号	医疗保障系统全面推行行政执法公示制度执法全过程记录制度重大执法决定法制审核制度实施办法（试行）	1.在医疗保障系统全面落实"三项制度"，实现执法信息公开透明、执法全过程留痕、执法决定合法有效，着力提升医疗保障系统行政执法能力和质量。 2.建立健全行政执法人员和法制审核人员岗前培训和岗位培训制度，着力提升行政执法人员业务能力和执法素养。
医保发〔2020〕37号	关于扩大长期护理保险制度试点的指导意见	引入社会力量参与长期护理保险经办服务，同步建立绩效评价、考核激励、风险防范机制，提高经办管理服务能力和效率。
医保发〔2020〕40号	关于推进门诊费用跨省直接结算试点工作的通知	具备条件的省可以申请试点；省级医疗保障经办机构具备较强的组织能力和管理服务能力

　　基于上述政策文本分析与文献研究，上述治理能力可归为以下三类：（1）统筹类治理能力，包括：经办管理能力、监管能力、精细化管理能力、系统治理能力、医保法治能力、防治重大公共卫生风险能力；（2）执行类治理能力，包括：政府服务能力、基金监督检查能力、行政执法能力；（3）保障类能力，包括：大数据应用能力、干部队伍能力、数据管理能力。

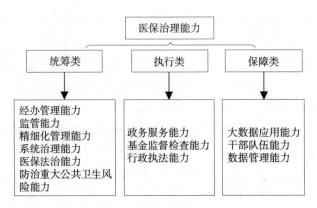

图 3-16　医保治理能力分类图

二、政府部门治理能力实现程度评价

本研究就医保治理能力进行了评价。总体来看,有超过半数(53.06%)的受访者认为,当前我国不同政府部门管理者运用治理理论指导重大医保问题治理实践行动的能力总体较好(其中,较好 42.94%;非常好 10.12%),持"非常不好"态度的受访者仅占 1.35%。对医保经办和行政部门治理能力持满意态度的受访者占比分别为 75.60%、70.90%,反映出当前我国医保部门的治理能力水平得到了人民的普遍认可,为深入了解不同主体对当前我国医保治理能力的态度,本研究进一步对被调查者工作单位性质进行分层,经过处理后的调查数据统计分析结果与分层前的结果差别不大(图 3-17)。

将被调查者按照工作单位类别分层后进行统计分析。结果显示,尽管医保部门对政府部门管理者运用治理理论指导实践的能力有较高评价,持"较好"和"非常好"态度的医保经办、行政部门占比分别为 58.8%、53.1%,医疗机构内医保部门工作人员较高评价的占比为 29.21%,但来自高校和科研院所的专家学者持相同评价的仅占 25%。可见,当前我国政府部门运用治理理念指导实践的能力虽在一定程度上有所实现但仍有待强化(图3-18)。

不同部门人员对医保经办、行政部门能力评价的分层结果显示,从事科研的专家学者、医疗机构从业人员的态度与政府部门有明显差异。医保及政府其他部门对当前我国医保部门(医保经办部门和行政部门)的治理能力持"较满意"

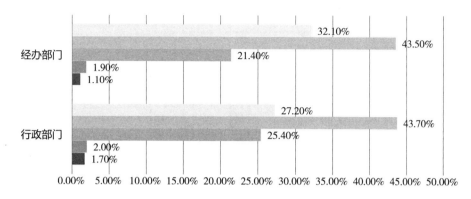

图 3-17　对医保行政、经办部门治理能力的满意度

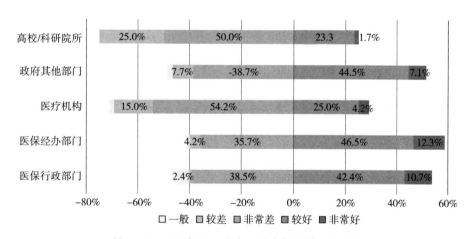

图 3-18　不同部门受访者对政府部门管理者运用
治理理论指导实践能力的评价

和"非常满意"态度的均超过 70%;然而在科研学者中对医保行政部门治理能力持满意态度为 44.70%(较满意 39.4%,非常满意 5.3%),虽然对医保行政部门治理能力持满意态度中有 52%(较满意 35.8%,非常满意 16.2%)的人群来自医疗机构的被调查者,但对医保经办部门治理能力持满意态度的仅占 50%(较满意 31.8%,非常满意 18.2%)。鉴于此,我们认为我国医保行政部门和经办部门的治理能力水平仍有进步空间。

中国医保治理体系现代化之路——从构想到行动

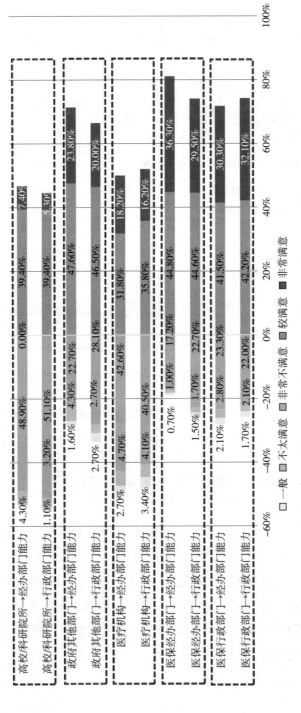

图 3-19 不同部门受访者对医保行政部门、经办部门能力的评价

三、医保治理能力的综合实现程度分析

受访者对我国医保治理能力实现程度的评价结果显示,在我国医保领域,包括依法治理能力、协同治理能力、组织协调能力、制度执行能力等 17 种能力在内的治理能力实现程度良好,其中经办服务能力、制度执行能力以及应急反应能力相较其他能力处于较高水平(平均分>8 分)。社群治理能力(7.81 分)、协商谈判能力(7.86 分)、信息化技术应用能力(7.87 分)以及综合分析能力(7.89 分)相对来说处于弱势地位。

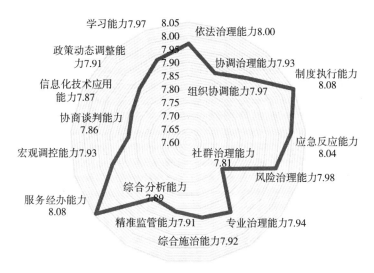

图 3-20　医保治理能力实现程度(均值雷达图,满分 10 分)

来自不同部门受访者对 17 项医保治理能力的评价结果显示,虽不同部门各有侧重,但总体来看,均对各项能力给出了较高的评价,中位数均在 7 及 7 分以上。来自医保行政部门、医保经办部门以及政府其他部门的被调查者对各项能力评价较好,特别是政府其他部门对制度执行能力、专业治理能力以及政策动态调整能力给出了相当高的评价。医疗机构、医保部门的被调查者对于绝大多数能力给予高度的认可,其中综合施治以及社群治理能力、学习能力是被医疗机构与高校/科研院所公认还需要进一步加强的能力。此外,来自高校、科研院的被调查者还认为在依法治理能力、协同治理能力、组织协调能力、专业能力、精准监

管等能力方面仍存在不足,有一定的提升与建设空间。

表3-12 不同部门受访者对医保治理能力的评价

治理能力	医疗机构	高效/科研院所	政府其他部门
依法治理能力	8	7	8
协同治理能力	8	7	8
组织协调能力	8	7	8
制度执行能力	8	8	9
应急反应能力	8	8	8
风险治理能力	8	8	8
社群治理能力	7	7	8
专业组织能力	8	7	9
综合施治能力	7.5	7	8
精准监管能力	8	7	8
综合分析能力	8	7	8
服务经办能力	7	7	8
宏观调控能力	8	8	8
协商谈判能力	8	8	8
信息化技术应用能力	8	7.5	8
政策动态调整能力	8	8	9
学习能力	7.5	7	8

1. 医保治理关键能力分析

（1）医保经办服务能力

当前我国医保经办能力的实现程度较高,评分达 8.06 分（总分 10 分）,这主要得益于目前我国已经建立了覆盖全国的医保经办网络,基本保障了基本医疗保险制度的实施。伴随国家医疗保障局成立,医保信息化和标准化建设进入快车道,各地的实践经验也逐渐推广,全国医保经办系统的规范化程度也在不断提升。

各地提升医保经办服务能力的实践探索

上海市从优化医保公共服务的目标出发,通过规范服务标准、延伸服务模式、拓展服务范围、创新服务载体等方式多措并举,显著提升医保经办服务能力。淮安医保探索与商业保险公司联手,借助其用人机制灵活、专业人才多、管理先进的优势,有效解决医保经办机构人手少却任务重的矛盾,既提升了经办能力也完善了医疗保障管理服务体系。河南医保经办系统将政治思想教育作为能力建设的基石,坚持在服务窗口和经办工作的实践中提升能力,着眼于建立和完善能力建设的长效机制,建立完善的内控机制,建成了集信息系统技术支撑能力、学习能力、医保政策法规执行能力、窗口服务能力、经办人员的创新能力、内控能力为一体的医保经办机构系统能力。此外,郑州、焦作等市率先扩编、机构升格,有效提升了医保经办机构的人员编制、工作经费、公共服务场所等支撑能力。

（2）医保制度执行能力

治理效能的有效发挥不仅需要完善的治理体系,而且还需要与之相适应的治理能力,治理能力的重要体现在于医保制度的执行能力。党的十九届四中全会对进一步提升制度执行力作出了明确部署,《中共中央关于制定国民经济和社会发展第十四个五年规划和二〇三五年远景目标的建议》也在多处对"制度执行"问题提出了要求。当前和今后,要推动制度优势更好转化为治理效能,必须坚定制度自信,把提升制度执行力放在更加突出的位置。因此,制度执行力是将制度优势转化为治理效能的关键与根本所在,是调节利益分配的主要手段,同时也是充分发挥制度引导调节作用、充分实现制度治理效能的支撑力量。

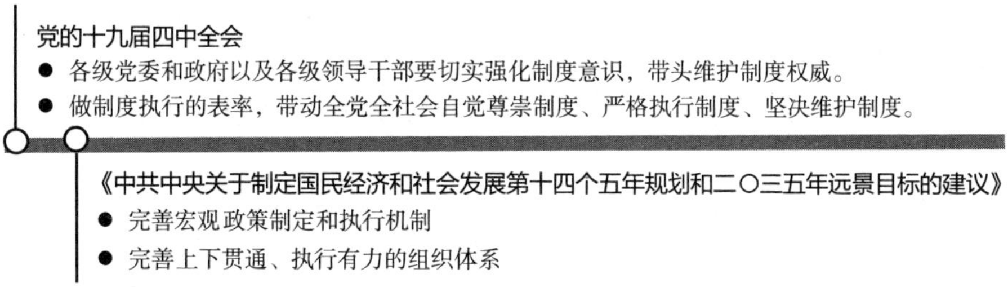

党的十九届四中全会
- 各级党委和政府以及各级领导干部要切实强化制度意识, 带头维护制度权威。
- 做制度执行的表率, 带动全党全社会自觉尊崇制度、严格执行制度、坚决维护制度。

《中共中央关于制定国民经济和社会发展第十四个五年规划和二〇三五年远景目标的建议》
- 完善宏观政策制定和执行机制
- 完善上下贯通、执行有力的组织体系

图3-21　国家层面对"制度执行"的相关要求

当前我国医保制度执行能力实现程度较好。在积极贯彻落实医保制度改革方面可见一斑。自国务院印发《关于深化医疗保障制度改革的意见》以来,国家医保局协同人力资源社会保障部,组织专家调整制定了《国家基本医疗保险、工伤保险和生育保险药品目录（2020年）》。其次，国家医疗保障局办公室还作出关于贯彻执行15项医疗保障信息业务编码标准的通知，以进一步落实国家标准化战略，推动医疗保障信息化标准化融合发展，并且积极推进"互联网+"医疗服务医保支付工作。同时，制定区域点数法总额预算和按病种分值付费试点工作方案以提高医疗服务透明度，提升医保基金使用效率。此外，国家医疗保障局还协同财政部推进门诊费用跨省直接结算试点工作，印发紧密型县域医疗卫生共同体建设评判标准和监测指标体系（试行），建立医药价格和招采信用评价制度，制定基本医疗保险用药管理暂行办法。在基金监管方面，联合国家卫生健康委开展医保定点医疗机构规范使用医保基金行为的专项治理工作，加强政策引导和多部门联合执法，持续构筑打击欺诈骗保高压态势，并取得了阶段性成效。

表3-13　贯彻落实医保制度改革相关政策要求的执行文件

发文号	发文单位	文件名称
医保发〔2020〕53号	国家医保局人力资源社会保障部	国家基本医疗保险、工伤保险和生育保险药品目录（2020年）
医保办发〔2020〕51号	国家医疗保障局办公室	关于贯彻执行15项医疗保障信息业务编码标准的通知
国卫规划发〔2020〕22号	国家卫生健康委国家医疗保障局国家中医药局	关于深入推进"互联网+医疗健康""五个一"服务行动的通知
医保发〔2020〕45号	国家医疗保障局办公室	关于积极推进"互联网+"医疗服务医保支付工作的指导意见
医保办发〔2020〕45号	国家医疗保障局办公室	关于印发区域点数法总额预算和按病种分值付费试点工作方案的通知
医保发〔2020〕40号	国家医疗保障局财政部	关于推进门诊费用跨省直接结算试点工作的通知
国卫办基层发〔2020〕12号	国家卫生健康委办公厅国家医保局办公室国家中医药局办公室	关于印发紧密型县域医疗卫生共同体建设评判标准和监测指标体系（试行）的通知
医保办发〔2020〕59号	国家医疗保障局办公室	关于加快落实医药价格和招采信用评价制度的通知
国家医疗保障局令第1号	国家医疗保障局	基本医疗保险用药管理暂行办法
医保函〔2020〕9号	国家医疗保障局国家卫生健康委	关于开展医保定点医疗机构规范使用医保基金行为专项治理工作的通知

2. 医保治理能力短板

当前我国医保制度执行能力与经办服务能力在医保治理的过程中已经取得了较好发展,在此次新冠疫情的应对过程中全国医保系统更是积极主动作为,彰显了较好的应急反应能力,展现了中国医保制度的治理优势。但危机应对过程中也暴露我国医保在治理能力上存在的一些短板,如临时性的措施较多,协商谈判能力、综合分析能力、社群治理能力以及信息化技术应用能力等方面还存在不足。另外,医保系统并非独立封闭,除了自上而下的政策制定与执行以及系统内部的改革之外,还需要跨越本部门的职能边界与其他职能部门开展协商与协作才能有效提升医保治理水平。在新冠疫情期间紧急状态的情境下,不同部门之间显示出高度的协作,暂时打破了我国常规的科层制体系运作逻辑,然而在常态化时期部门间"合作失灵"的现象依然严重。因此,通过科学的顶层设计,打造医保治理联合体,增强系统之间的衔接,提升跨部门协商谈判、协作能力,是提高医保治理水平、深化新时代中国医改的重要保障。

研究团队的调查数据表明,领导层应用治理理念指导治理实践的能力与医保行政和经办部门综合治理能力,都存在一定的进步空间。结合上文医保关键治理能力实现程度评价的结果,我们认为若要实现医保治理能力提升的目标,在巩固经办服务能力、制度执行能力以及应急反应能力的同时,应着力提升组织协调和综合施治能力,诸如善于合作共事、协商协调的能力,依规管理与依法施治相统一的能力,专业治理与社群治理相结合的能力,信息化技术应用能力以及常态化治理与突发性风险治理有序衔接的能力。

3. 医保治理能力的制约因素

本研究对医保治理能力的制约因素进行了调研。整体而言,在所有制约因素中,排名前三位的分别为"各地经济发展水平差异较大,难以建设全方位的信息化平台"、"新的法律立法周期长,而现有法律存在不完善、不适用的状况"、"技术手段落后难以支撑能力发展",选择率分别达为 79.18%、66.68%、62.01%,见图 3-23。

研究将医保治理能力制约因素分类为组织机构因素、系统因素和社会环境因素。总体来看,选择率较高的制约因素为社会环境因素,其中"各地经济发展水平差异较大,难以建设全方位的信息化平台"这一因素的选择率在各单位人群中均达到75%以上,其次为"新的法律立法周期长,而现有法律存在不完善、

	制约因素	医保行政部门	医保经办部门	医疗机构	政府其他部门	高校科研院所
组织机构因素	规模小而分散，运行效率低，管理成本高	49.48%	45.30%	43.24%	57.84%	55.32%
	分散独立，无法可循，规范性差，公信力不足	48.43%	47.62%	62.84%	58.38%	64.89%
	机构设置和职能分工缺乏科学性	50.52%	49.67%	50.68%	49.73%	55.32%
	不同层级经办业务呈同质化	34.84%	36.16%	50.68%	34.59%	37.23%
	专业化职业化程度低	45.30%	41.79%	43.92%	39.46%	53.19%
	信息系统缺乏整体规划，建设与投入分散化	50.52%	52.52%	45.95%	35.68%	54.26%
系统因素	强化医保治理能力的理念不到位	56.79%	58.54%	58.11%	62.16%	69.15%
	缺乏能力岗育的氛围与环境	57.84%	55.36%	56.08%	60.54%	54.26%
	技术手段落后难以支撑能力发展	65.51%	62.12%	64.19%	56.22%	57.45%
	现有行政管理体系"规划"了部分分医保治理能力	46.69%	49.60%	58.11%	50.81%	72.34%
社会环境因素	各地经济发展水平差异大，难以建设全方位的信息化平台	81.53%	78.81%	75.68%	78.92%	84.04%
	新的法律立法周期长，而现有法律存在不完善、不适用的状况	72.13%	63.25%	77.03%	71.89%	78.72%
	社会中流动人口大量存在	47.04%	55.83%	53.38%	50.81%	45.55%

图 3-22　医保治理能力制约因素

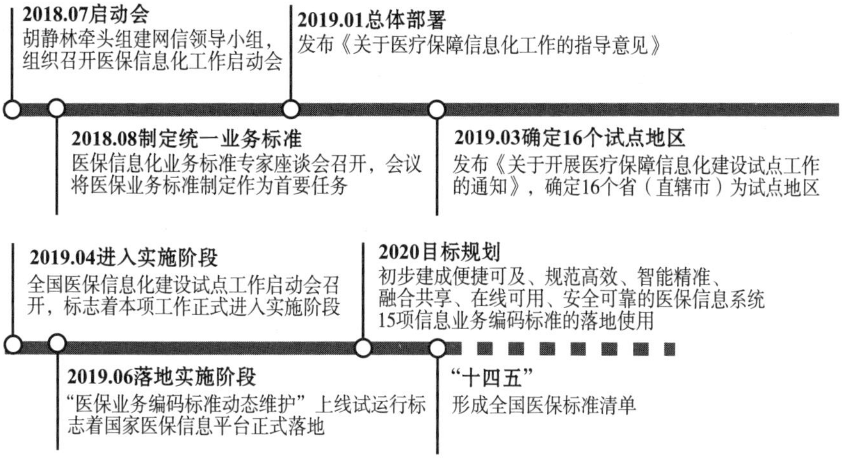

2018.07启动会
胡静林牵头组建网信领导小组，组织召开医保信息化工作启动会

2019.01总体部署
发布《关于医疗保障信息化工作的指导意见》

2018.08制定统一业务标准
医保信息化业务标准专家座谈会召开，会议将医保业务标准制定作为首要任务

2019.03确定16个试点地区
发布《关于开展医疗保障信息化建设试点工作的通知》，确定16个省（直辖市）为试点地区

2019.04进入实施阶段
全国医保信息化建设试点工作启动会召开，标志着本项工作正式进入实施阶段

2020目标规划
初步建成便捷可及、规范高效、智能精准、融合共享、在线可用、安全可靠的医保信息系统
15项信息业务编码标准的落地使用

2019.06落地实施阶段
"医保业务编码标准动态维护"上线试运行标志着国家医保信息平台正式落地

"十四五"
形成全国医保标准清单

图 3-23　医保信息化建设发展历程

不适用状况"这一因素，各部门调查者选择率均超过60%。此外，"技术手段落后难以支撑能力发展"是医保工作实践者普遍认同的制约因素，选择率均超过60%，医疗机构和医保部门人员还反映出"医疗机构分散独立"的所导致的能力困境（62.84%）。来自高校/科研机构的学者更侧重于强调现有行政管理体系"替代"了部分医保治理能力（72.34%），对于政府其他部门调查者的选择则显示，除医保治理理念不到位外（62.16%），能力培育的氛围与环境的缺失（60.54%）也是制约能力的重要因素。

（1）组织机构因素

组织机构因素中选择率较高的因素为"医保领域相关组织机构分散独立，无法可循，规范性差，公信力不足"，在医疗机构与高校/科研机构部门的选择率分别达到62.84%、64.89%。医保经办机构是我国医保事业运行的载体，国家立法明确规定其专门负责筹集、运营、管理医疗保险基金和提供医疗保险经办服务，其治理效果的好坏直接关系到医保运行绩效的高低。调研结果显示，高校/科研机构部门的调查对象认为我国医保经办服务能力还需要进一步强化。目前还没有经办机构专门条例，导致各地机构名称、隶属关系、人员配置、经费保障等难以统一规范。完全属地化的保障机制也严重制约了我国医保经办服务能力的发展。当前，医保经办机构由地方政府负责提供人力、经费，尽管这一体制能够夯实地方政府责任，但极易产生地方保护主义，严重阻碍医保统筹层次的提升。医保制度的实施有赖于医保经办机制的建立和完善,因此,提升医保治理能力需着重加强医保经办机构的法治化、规范化建设,提升经办机构公信力,优化人才队伍建设,不断降低机构管理成本,提升运行效率。

(2) 系统因素

在系统因素中,技术手段落后难以支撑治理能力发展是医保部门普遍认同的制约因素。医保行政、经办、医疗机构选择率分别为 65.51%、62.12%、64.19%,其他政府相关部门则认为缺乏治理能力培育的氛围与环境(62.58%)才是导致医保治理能力难以提升的主因。然而,在高校、科研院所医保相关专家来看,若要提高医保治理能力,还应从强化医保治理能力的理念(69.15%)开始着手。

就目前医保发展需求而言,信息化建设是提升医保治理能力的重要技术支撑。现代社会中,医疗保障职能是专业化程度较高的一类政府职能,公民对医保给付权利的认知多依靠国家机构,尤其是医保经办机构提供的信息。在医保治理的系统工程中,信息交换是重要一环,应尽可能做到及时、准确,需建立严密畅通的医保信息系统,使有关信息在每个当事人、经办机构和相关机构之间有效传递。然而,医疗保险的信息标准化建设工作是一项专业性强,涉及部门多,时效性高,涉及面广,覆盖面大,技术复杂的工作。国家医保局自成立以来一直注重医保信息化建设,连续发布多项政策文件指导全国医保信息化建设,但由于有些统筹地区信息系统缺乏整体规划,系统开发过程不规范,缺乏完整的技术文档资料,系统稳定性较差,建设与投入分散导致全国的信息化发展极不平衡,信息壁垒、信息孤岛现象仍然严重。此外,国家医保结算平台也因部分统筹地区系统集成商开发的信息交换接口不符合国家相关技术标准,导致数据共享及信息交互时出现错误或缺失,为进一步的大数据深度挖掘、分级诊疗和医保全国联网造成不小的困难。

与来自医保、医疗部门的受访者相比,从事学术研究的专家学者更注重医保治理理念的发展。在一定意义上说,理念比制度更重要,理念是行动的先导,增进人们对治理理念认知、认同,是提升治理能力的重要前提。将传统的管理模式变革为治理模式,首先应确保理念的更新,有了新理念,才能创造新理论、提出新思路、设计新制度、谋划新方略、制定新政策。在此意义上,强化治理理念,便成为提高治理能力的应有之义。但对于医保治理的实践主体,诸如医保行政、经办部门以及医疗机构偏重于制度的执行以及治理能力的探索,因此更倾向于以技术手段为支撑提升治理能力,政府的其他部门则多关注创造能力培育的氛围和环境。

（3）社会环境因素

在制约治理能力提升的社会环境因素的选择上,医保部门从业人员、政府其他部门人员及专家学者们均持相同的观点,即认为各地经济发展水平差异较大,难以建设全方位的信息化平台是最主要的制约因素。经济发展的巨大差异导致各地医保部门得到的资金支持水平参差不齐,能力提升严重受限。其次是新的法律立法周期长,而现有法律存在不完善、不适用的状况。

在医疗保障领域的相关的法律规范性文件中,国家层面主要有6部相关法律,3部国家级行政法规以及《中华人民共和国刑法》中关于欺诈骗取医保基金的司法解释,但尚未形成体系,大部分内容存在过于原则的问题。此外,在国家医保制度不断改革推进的大环境下,鉴于部分法律法规出台较早,其中确立的医疗保险体系已无法适应改革需要。2019年12月我国颁布实施《中华人民共和国基本医疗卫生与健康促进法》,但该法并未对建立中国特色医疗保障制度进行系统性的规则设计,仅体现了卫生健康部门保障基本公共医疗卫生服务水平的立法主旨,医疗保障在其中处于从属地位。2021年,《医疗保障基金使用监督管理条例》出台,改变我国医保基金监管工作缺乏专门法律法规的局面,有力提升了医保治理水平,但要提升整个医疗保障体系的依法治理能力,还需进一步加快推进医疗保障法的出台并保障医保法的高效落实和执行力。

综上所述,各地经济发展的差异对于全国统一医保信息平台的建设造成了一定阻力,进而制约了医保运用信息技术提升治理能力这一目标的有效实现。此外,我国医疗保障领域立法进度滞后,现有法律法规的不完善、不适用,与医保改革不相协调,与"在法治的轨道上推进改革,在改革的进程中完善法治"的要求不相适应,导致医保管理部门能够直接运用的规则可操作性不强,继而致使全国医保政策不统一、不协调、碎片化现象严重,严重制约了医保领域依法治理能力的提升。

表 3-14　我国医保领域相关法律法规

发文时间	性质	名　称	覆盖范围（主要内容）
1999 年	行政法规	《社会保险费征缴暂行条例》	为加强和规范社会保险费征缴工作,保障社会保险金的发放制定。

续表

发文时间	性质	名　　称	覆盖范围（主要内容）
2010 年	法律	《中华人民共和国社会保险法》	首次以立法形式确立基本医疗保险制度。
2014 年	行政法规	《社会救助暂行办法》	加强社会救助,保障公民的基本生活,促进社会公平,维护社会和谐稳定,根据宪法制定。
2014 年	法律	《中华人民共和国刑法》	第二百六十六条的司法解释,规定以欺诈、伪造证明材料或其他手段骗取医疗等社会保险金或其他社会保障待遇的,构成诈骗公私财物的行为。
1992 年	法律	《中华人民共和国妇女权益保障法》	对退役军人医疗保险和随军未就业的军人配偶、残疾人、妇女、老年人的部分社会保障做出规定。
2008 年	法律	《中华人民共和国残疾人保障法》	
2012 年	法律	《中华人民共和国军人保险法》	
2018 年	法律	《中华人民共和国老年人权益保障法》	
2018 年	规划	国家医疗保障局成立后,及时编制了《国家医疗保障局立法规划(2018—2022 年)》,明确起草《基本医疗保障法(草案)》的目标	翻开了基本医疗保障立法的历史新篇章。
2020 年	法律	《中华人民共和国基本医疗卫生与健康促进法》	在资金保障层面,鼓励建立多层次的医疗保障体系。监督管理层面,鼓励县级以上人民政府医疗保障主管部门应当提高医疗保障监管能力和水平,提高医疗卫生资源使用效率和保障水平。
2021-2-19	行政法规	《医疗保障基金使用监督管理条例》	改变我国医保基金监管工作缺乏专门法律法规的局面,有力推动医保领域依法行政,提升医保治理水平。加强医疗保障基金使用监督管理,保障基金安全,促进基金有效使用,维护公民医疗保障合法权益。

基于以上研究可知,影响医保治理能力的关键组织机构因素是机构规模、管理成本、运行效率、公信力、规范性以及信息系统建设情况。系统上主要取决于

治理理念的具备程度、能力培育的氛围和环境、管理体系的完备程度以及技术手段的先进性。社会环境因素主要包括社会经济发展水平、流动人口情况、是否建成全方位的信息化平台以及法律体系的完备程度。

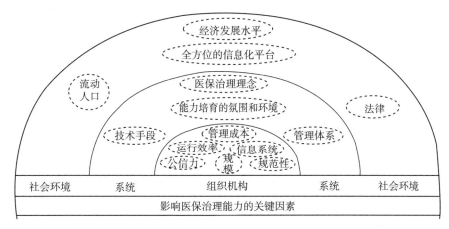

图 3-24　医保治理能力的关键影响因素

总之,通过上述内容分析,我国医保治理能力在经办服务和制度执行方面成效显著。在巩固完善医保经办服务能力、制度执行能力和应急反应能力的同时,政府部门要更善于用治理理论指导未来实践,着力提升组织协调和综合施治能力,依规管理与依法施治相统一的能力,专业治理与社群治理相结合的能力,信息化技术应用能力以及常态化治理与突发性风险治理无缝衔接等方面的能力,精准破除组织机构、系统之间以及社会环境中制约能力实现的障碍因素,推进信息化平台与法律法规建设,营造治理理念的氛围和环境,促进部门及组织机构之间的协同联动,全面提升治理能力。

第五节　医保全流程重点问题治理现状、成效及制约因素

医保基金筹资、支付、待遇补偿和监管构成了医保基金运行全流程的重要环节,医保治理同样应围绕基金运行全流程的重点环节展开。本节将从医保基金关键环节的重点问题出发,依据政策文件梳理医保关键环节中的治理现状,根据问卷调查结果总结其取得的成效并探析其存在的制约因素,据此找出制约医保治理

应有效能发挥的关键靶点,推动医保全流程关键环节医保治理能力的全面提升。

一、医保运行流程关键环节重点问题及治理现状

基于前期文献研究以及对医保局成立以来的治理相关政策进行梳理,对医保筹资、支付、待遇补偿三大核心环节进行治理现状分析描述。

1. 医保筹资环节

合理筹资是医疗保障制度可持续的基本保证。2018 年两会期间,人社部与财政部针对人大代表关于"建立合理分担的医保筹资机制"的提议表示,我国医保领域筹资机制不完善主要体现在两方面:第一,在职工医保方面,单位和个人实际负担比失衡,主要表现为职工个人账户占用医保基金比重过高,统筹基金筹资率偏低,慢病和门诊大病仍缺乏保障。职工医保退休人员不需缴纳保费,但这部分人群所需花费的医疗费用却相对高昂,医保筹资责任分担严重失衡。第二,在居民医保方面则是政府负担比例过高,医保泛福利化。这些因素导致我国尚未建成稳健可持续的医保筹资运行机制。

针对医保筹资相关问题,中共中央、国务院《关于深化医疗保障制度改革的意见》中对完善医保筹资分担机制提出战略部署安排。医保部门联合人社、公安、财政等部门通过健全参保扩面联合工作机制和数据比对机制,重点做好困难群体、流动人口等重点人群的参保扩面和登记服务工作。此外,还会同财政、人社、卫生健康、税务等部门,引入商业保险机构、社会组织以及高端智库,致力于处理好政府、企业和个人的关系,界定各方缴费权责来解决缴费责任失衡问题,通过提升医保精算能力合理确定费率,加强基金收支的动态监测和统计分析、强化缴费宣传以及提升统筹层次,拓宽筹资渠道等方面来实现医保筹资的动态可持续,以达到应保尽保、应收尽收的目的。

表 3-15 治理"医保筹资"相关问题的政策

发文号	政策名称	具体内容
2016 年中共中央国务院印发	"健康中国 2030"规划纲要	1. 健全基本医保稳定可持续筹资和待遇水平调整机制,实现基金中长期精算平衡。2. 落实医保基金预算管理。推进医保支付方式改革,健全医保经办机构与医疗机构的谈判协商与风险分担机制。

续表

发文号	政策名称	具体内容
医保发〔2018〕2号	关于做好 2018 年城乡居民基本医疗保险工作的通知	1. 加强基金运行分析。2. 完善基金收支预算管理，健全风险预警、评估、化解机制及预案。3. 医保、财政、人社、卫健等部门做好居民医保缴费宣传动员和征收工作的配合衔接，按时足额征收。
	关于做好基本医疗保险参保人员流感防治工作的通知	各级医疗保险经办机构要加强医疗服务管理，控制医疗费用不合理支出，提高医疗保险基金使用效率。要做好基金收支的动态监测和统计分析工作。
医保发〔2019〕30号	关于做好 2019 年城乡居民基本医疗保障工作的通知	1. 统一经办服务和信息系统。2. 实现地市级基金统收统支；加强医保部门与财政部门的协同配合，完善拨付办法。
国发〔1998〕44号	国务院关于建立城镇职工基本医疗保险制度的决定	社会保险经办机构负责基本医疗保险基金的筹集、管理和支付，并要建立健全预决算制度、财务会计制度和内部审计制度。
国发〔2007〕20号	国务院关于开展城镇居民基本医疗保险试点的指导意见	1. 合理制定基金起付标准、支付比例和最高支付限额，完善支付办法。2. 将城镇居民基本医疗保险基金纳入社会保障基金财政专户统一管理。
国发〔2016〕78号	国务院关于印发"十三五"深化医药卫生体制改革规划的通知	1. 推进付费总额控制。改进个人账户，开展门诊费用统筹。2. 建立医保基金调剂平衡机制，逐步实现医保省级统筹。3. 整合基本医保管理机构。
国办发〔2017〕6号	国务院办公厅关于印发生育保险和职工基本医疗保险合并实施试点方案的通知	1. 按照收支平衡的原则，建立职工基本医疗保险费率确定和调整机制。2. 建立健全基金风险预警机制，坚持基金收支运行情况公开，加强内部控制。
国办发〔2017〕55号	国务院办公厅关于进一步深化基本医疗保险支付方式改革的指导意见	1. 加强基金预算管理，推行多元复合式医保支付方式。2. 公开基金收支决算，接受社会监督。3. 确定药品和医疗服务项目医保支付标准。4. 建立区域内医疗卫生资源总量、费用总量的宏观调控机制，控制医疗费用过快增长。
	中共中央　国务院关于深化医疗保障制度改革的意见	1. 建立筹资动态调整机制，加强基金运行管理与风险预警。2. 做实医保市地级统筹，逐步推进省级统筹。3. 科学编制基金收支预算，加强预算执行监督，实施预算绩效管理。加强基金中长期精算，构建收支平衡机制。4. 加强与商业保险机构、社会组织的合作，完善激励约束机制。建立跨区域医保管理协作机制。发挥高端智库和专业机构的决策支持和技术支撑作用。
医保发〔2020〕24号	关于做好 2020 年城乡居民基本医疗保障工作的通知	医保、财政、税务部门协同 1. 合理确定具体筹资标准。2. 加强基金监督检查、加强推进市地级统筹、强化基金运行分析。

2. 医保支付环节

医保支付方式影响基本医保管理水平,对于提高医保基金使用效率、控制医疗费用的不合理增长、支撑医保治理效能具有关键作用。为探索完善管用高效的医保支付机制,充分发挥医保治理成效,医保部门积极协同财政、卫健等部门,主要从调整医保药品目录、扩大按病种收付费范围、完善总额预付制、推进按疾病诊断相关分组(DRG)付费方式改革、探索按病种分值付费(DIP)以及实行多元复合支付方式、不断完善医保协议、结算管理,开展"互联网+"医疗服务医保支付,实现"一站式"计算等方面开展治理工作,不断强化医保对医疗服务领域的激励约束作用,助推医疗服务质量水平提升,减轻群众就医负担。

表3-16　提及支付环节问题的政策文件

发文号	政策名称	具体内容
国发〔2016〕78号	国务院关于印发"十三五"深化医药卫生体制改革规划的通知	深化医保支付方式改革,健全医保支付机制和利益调控机制,实行精细化管理,激发医疗机构规范行为、控制成本、合理收治和转诊患者的内生动力。
国办发〔2017〕55号	国务院办公厅关于进一步深化基本医疗保险支付方式改革的指导意见	进一步加强医保基金预算管理,全面推行以按病种付费为主的多元复合式医保支付方式。
医保办发〔2018〕23号	关于申报按疾病诊断相关分组付费国家试点的通知	通过DRGs付费试点城市深度参与,共同确定试点方案,探索推进路径,制定并完善全国基本统一的DRGs付费政策、流程和技术标准规范,形成可借鉴、可复制、可推广的试点成果。
医保办发〔2019〕36号	关于印发疾病诊断相关分组(DRG)付费国家试点技术规范和分组方案的通知	各试点城市应遵循《技术规范》确定的DRG分组基本原理、适用范围、名词定义,以及数据质控等要求开展有关工作。
医保发〔2019〕34号	国家医保局　财政部　国家卫生健康委　国家中医药局关于印发按疾病诊断相关分组付费国家试点城市名单的通知	各试点城市要按照国家制定的DRG分组技术规范的要求,在核心DRG(A-DRG)的基础上制定地方DRG分组体系和费率权重测算等技术标准,实现医保支付使用的DRG分组框架全国基本统一。
—	2019年国家医保药品目录调整工作方案	根据基金支付能力适当调整目录范围,提高医保基金使用效益。
医保发〔2019〕34号	关于印发按疾病诊断相关分组付费国家试点城市名单的通知	试点地区医保、财政、卫生健康、中医药管理部门要提高政治站位,完善政策规范医疗服务行为,提高基金使用效率。

续表

发文号	政策名称	具体内容
医保发〔2019〕39号	关于印发医疗保障标准化工作指导意见的通知	完善审核结算支付、转移接续、异地结算、支付方式管理等医保基金管理和经办业务规范。建立医疗保障基金运行监控管理规范。
医保办发〔2020〕29号	医疗保障疾病诊断相关分组（CHS-DRG）细分组方案（1.0版）的通知	试点医疗机构医保管理部门要协调病案、信息、财务等部门,做好数据质量控制,确保医保基金结算清单各指标项真实准确可追溯。
医保发〔2020〕34号	关于建立医药价格和招采信用评价制度的指导意见	坚持医药价格治理创新,建立守信承诺、信用评级、分级处置、信用修复等机制以及医药价格和招采信用评价制度,维护基金安全。
国卫规划发〔2020〕22号	关于深入推进"互联网+医疗健康""五个一"服务行动的通知	推进"一站式"结算服务,完善"互联网+"医疗在线支付工作。
医保办发〔2020〕50号	国家医疗保障按病种分值付费（DIP）技术规范和DIP病种目录库（1.0版）的通知	试点医疗机构医保管理部门要协调病案、信息、财务等部门,做好数据质量控制,确保医保基金结算清单各指标项真实准确可追溯。
医保发〔2020〕53号	国家医保局　人力资源社会保障部关于印发《国家基本医疗保险、工伤保险和生育保险药品目录（2020年）》的通知	加强药品支付管理:各地要严格执行《2020年药品目录》,不得自行制定目录或增加目录内药品,也不得自行调整目录内药品的限定支付范围。
医保发〔2020〕45号	关于积极推进"互联网+"医疗服务医保支付工作的指导意见	完善"互联网+"医疗服务医保支付政策。
医保办发〔2020〕45号	关于印发区域点数法总额预算和按病种分值付费试点工作方案的通知	实行多元复合支付方式,实现住院医疗费用全覆盖。坚持动态维护,多方沟通协商,完善病种组合目录、病种分值等动态维护机制。
国卫办基层发〔2020〕12号	紧密型县域医疗卫生共同体建设评判标准和监测指标体系（试行）	加强部门联动。推进医保支付方式改革,探索对县域医共体实行总额付费,加强监督考核,结余留用,合理超支分担。
国家医疗保障局令第1号	基本医疗保险用药管理暂行办法	建立《药品目录》准入与医保药品支付标准（以下简称支付标准）衔接机制。除中药饮片外,原则上新纳入《药品目录》的药品同步确定支付标准。

225

知识链接：

DRG 与 DIP 支付方式的比较

（1）基层操作便捷性比较。DRG 对数据质量、信息系统改造、管理和技术水平要求较高，国际上试点周期一般在 3~5 年以上。DIP 主要依据既往数据中诊断与诊疗方式的匹配确定，因而对病案质量要求不太高，且不少经办机构已有按病种付费和总额预算管理的经验，调整难度相对较低。同时，医院习惯于按项目付费，DIP 的展现形式和价格的直接对应性让临床接受程度更高，从临床路径的管理上 DIP 更容易实现。

（2）个性化比较。DRG 分组其实是全国一盘棋，而 DIP 目录库则可以依照区域特点来建立，我国人口基数大，各地经济发展水平不一，加之气候差异大，地方性病种各具特色，所以 DIP 的目录库基于区域的病种集聚而成，会更加符合我国的实际情况。

（3）支付标准比较。DRG 付费中要求试点地区在总额的前提下提前制定 DRG 组的支付标准，属于预付。而 DIP 因为采取区域点数法总额预算，最后才确定 DIP 组的支付标准，属于后付。预付和后付对医院的激励约束机制不同。后付制对医院来说与医保的相对议价权更高，能更好地在总额预算下进行运营成本预判。

（4）绩效考核方式比较。DRG 除了可用作一种支付工具，还可用作绩效考核。DRG 入组率、DRG 权重数都可以成为绩效考核的一部分。DRG 入组率：充分反映医院的管理水平，反映首页数据质量；DRG 权重数的多少也整体反映出医务人员的风险程度、时间和精力的付出等；CMI（疾病组综合指数）值考核，CMI 是指一家医院/科室平均每份病例的权重，反映的是医院收治病例的总体特征。而 DIP 在绩效考核方面就略显薄弱，DIP 对首页数据要求较低，且无关键指标反映首页数据好与坏，其次，CMI 值难以体现，需要靠专家团队去测算后计入医疗机构系数加成，无法对单个科室进行测算，无法体现单个科室的病种收治难度。

（5）各自优势比较。DRG优势体现在：一是便于医疗机构比较院内同一个病例组合中不同治疗方式的成本差异,在保证质量前提下,激励医疗机构采取低资源消耗的治疗方式。二是与临床按科室管理、按疾病和治疗分类的思路一致,临床易理解,有利于将精力集中到异常病组的管理中。DIP在统筹区范围实施,便于比较同一病种组合在不同医疗机构间的治疗费用差异,将有效促进区域内医疗机构间的专业分工、良性竞争,有利于业务主管部门考核与监管。

3. 医保待遇补偿环节

（1）流动人口医保待遇接续问题治理现状

国家卫生健康委员会发布的《中国流动人口发展报告2018》统计数据显示,2017年我国流动人口规模就已达2.44亿,原国家卫生计生委流动人口司曾预计2020年中国流动迁移人口将增至2.91亿。然而,我国医疗保险在建立之初实行的是属地化管理,各地在医保政策、待遇标准等方面存在差异,区域性医保制度分割现象明显,由此引发的制度性障碍导致流动人口异地就医报销操作难度较大,目前我国许多流动人口的医疗保险在参保地和现居住地无法实现全面、有效对接。

为有效治理流动人口参保问题,切实维护其享受待遇保障的权益,国家医疗保障局大力推动建设国家医保服务平台App和"国家异地就医备案"微信小程序两种线上备案路径,推动社会保障卡申领、异地就医登记备案和结算、养老保险关系转移接续、户口迁移,加快实现"跨省通办",不断完善异地就医直接结算服务。以流动人口和随迁老人为重点,优化异地就医备案流程,推广微信公众号、微信小程序及医保平台App、电话备案及"视频办事"等多种线上备案方式,开通并推广医保电子凭证,建立多元复合式异地就医备案体系,创新多种方式异地就医结算方式。同时,还不断完善医保关系转移接续政策,积极推进跨统筹区基本医保关系转移接续工作,逐步扩大医保异地就医直接结算范围,加强医保服务数据支撑,建立健全全国医疗费用电子票据库,以逐步解决流动人口"急难愁盼"的参保问题。

表 3-17　提及流动人口待遇接续问题的政策文件

发文号	政策名称	具体内容
国办发〔2020〕35号	国务院办公厅关于加快推进政务服务"跨省通办"的指导意见	聚焦保障改善民生,推动个人服务高频事项"跨省通办"。推动社会保障卡申领、异地就医登记备案和结算、养老保险关系转移接续、户口迁移等事项加快实现"跨省通办",便利群众异地办事,提升人民群众获得感。
2020年第9号	关于深化医疗保障制度改革的意见	优化医疗保障公共服务。推进医疗保障公共服务标准化规范化,实现医疗保障一站式服务、一窗口办理、一单制结算。适应人口流动需要,做好各类人群参保和医保关系跨地区转移接续,加快完善异地就医直接结算服务。
医保发〔2019〕33号	关于切实做好2019年跨省异地就医住院费用直接结算工作的通知	落实和完善跨省异地就医直接结算政策,尽快使异地就医患者在所有定点医院能持卡看病、即时结算,切实便利流动人口和随迁老人。
医保发〔2019〕30号	关于做好2019年城乡居民基本医疗保障工作的通知	巩固完善异地就医直接结算和医保关系转移接续工作。以流动人口和随迁老人为重点优化异地就医备案流程,推广电话、网络备案方式,使异地就医患者在更多定点医院持卡看病、即时结算。加强就医地管理,将跨省异地就医全面纳入就医地协议管理和智能监控范围。

（2）大病人群待遇保障问题治理现状

我国基本医疗保险制度参保率约为95%,基本实现全民覆盖,大病保险制度通过对职工和居民经基本医保报销后的合规费用给予二次报销,完善了我国多层次的医疗保障体系,对于减轻患重大疾病群众的就医负担发挥了重要作用。但是,由于基本医保对待遇支付安排的统一性要求,使得在不同人群中设置了相同的起付线、封顶线和报销比例,因而未能很好兼顾困难人群支付能力的差异性。鉴于医保基金结余有限,很难将一些价格昂贵的专利药、孤儿药以及医用器械和材料全部纳入保障范围。再者医疗救助在发挥托底保障功能时亦存在一定的局限性,多强调对建档立卡贫困人口的救助,而对大病、慢病、特殊疾病人群救助不足,最终导致我国部分重特大疾病患者由于费用负担重问题得不到及时解决而陷入新的贫困。

为解决上述问题,我国医保部门积极协同财政、卫健、药监等多部门,针对大病人群医保待遇保障不足的问题开展治理,主要采取以下5种治理措施:①降低起付线,提高政策范围内支付比例,探索取消封顶线,各地根据医保基金使用和结余情况,在合理范围内适当调整大病人群医保待遇保障;②加强基本医保、大病保险、医疗救助、疾病应急救助、商业健康保险和慈善救助等制度的互补衔接,发挥协同互补作用,形成保障合力,进而提高重特大疾病和多元医疗需求保障水平;③完善门诊用药保障机制,通过建设和完善处方流转平台,方便患者享受医保待遇;④扩大职工大病保险保障范围,提高职工和居民使用大病保险特药的保障待遇,增加罕见病保障待遇;⑤健全部门联动机制,汇集医保、财政、卫健委、银保监等部门的力量加强医疗费用管控力度以确保大病保险持续稳健运行。

表 3-18　提及大病保障问题的政策文件

发文号	政策名称	具体内容
医保发〔2020〕24 号	国家医保局　财政部　国家税务总局关于做好 2020 年城乡居民基本医疗保障工作的通知	立足基本医保筹资、大病保险运行情况统筹提高大病保险筹资标准。巩固大病保险保障水平。全面落实起付线降低,提高政策范围内支付比例,鼓励有条件的地区探索取消封顶线。
2020 年第 9 号	关于深化医疗保障制度改革的意见	促进多层次医疗保障体系发展,强化基本医疗保险、大病保险与医疗救助三重保障功能,促进各类医疗保障互补衔接,提高重特大疾病和多元医疗需求保障水平。完善和规范居民大病保险、职工大额医疗费用补助、公务员医疗补助及企业补充医疗保险。
医保发〔2019〕57 号	关于坚决完成医疗保障脱贫攻坚硬任务的指导意见	国家医疗保障局、财政部、卫生健康委、国务院扶贫办联合印发。提高大病保险保障水平,对贫困人口实施倾斜政策,取消建档立卡贫困人口封顶线。
医保发〔2019〕50 号	国家医疗保障局关于加强医疗保障系统行风建设的通知	工作目标:2020 年,实现市(地)域范围内基本医疗保险、大病保险、医疗救助"一站式服务、一窗口办理、一单制结算"。
医保发〔2019〕30 号	国家医疗保障局　财政部《关于做好 2019 年城乡居民基本医疗保障工作的通知》	1. 稳步提升待遇保障水平,提高大病保险保障功能,降低并统一大病保险起付线。2. 聚焦深度贫困地区、特殊贫困群体和"两不愁三保障"中医疗保障薄弱环节,充分发挥基本医保、大病保险、医疗救助三重保障功能。
医保发〔2019〕54 号	关于完善城乡居民高血压糖尿病门诊用药保障机制的指导意见	发挥医保、财政、卫健、药监等多部门合力综合施策,方便患者享受医保待遇,强化预防、减少大病发病率,促进医保基金可持续。

续表

发文号	政策名称	具体内容
医保发〔2018〕18号	国家医保局、财政部、国务院扶贫办关于印发《医疗保障扶贫三年行动实施方案（2018—2020年）》的通知	1. 将农村建档立卡贫困人口作为医疗救助对象，实现农村贫困人口基本医保、大病保险和医疗救助全覆盖，对特困人员参保缴费给予全额补贴、对农村建档立卡贫困人口给予定额补贴，逐步将资助参保资金统一通过医疗救助渠道解决。2. 加大大病保险倾斜支付力度。
国发〔2016〕78号	国务院关于印发"十三五"深化医药卫生体制改革规划的通知	1. 建立基本医保、大病保险、医疗救助、疾病应急救助、商业健康保险和慈善救助衔接互动、相互联通机制。2. 健全重特大疾病保障机制，提高大病保险支付的精准性。
国发〔2016〕77号	国务院关于印发"十三五"卫生与健康规划的通知	加强城乡居民大病保险、重特大疾病医疗救助，完善疾病应急救助制度。
国发〔2016〕3号	国务院关于整合城乡居民基本医疗保险制度的意见	加强基本医保、大病保险、医疗救助、疾病应急救助、商业健康保险等衔接，强化制度的系统性、整体性、协同性。
国办发〔2015〕57号	国务院办公厅关于全面实施城乡居民大病保险的意见	1. 建立完善大病保险制度，提高大病保障水平和服务可及性。2. 坚持统筹协调、政策联动。加强基本医保、大病保险、医疗救助、疾病应急救助、商业健康保险和慈善救助等制度的衔接，发挥协同互补作用，形成保障合力。
国办发〔2015〕30号	关于进一步完善医疗救助制度全面开展重特大疾病医疗救助工作意见的通知	推进医疗救助制度城乡统筹发展，加强与基本医保、城乡居民大病保险、疾病应急救助及各类补充医疗保险、商业保险等制度的衔接，形成合力。
国发〔2007〕20号	国务院关于开展城镇居民基本医疗试点的指导意见	通过试点探索和完善城镇居民医保政策体系，形成合理的筹资机制、健全的管理体制和规范的运行机制，建立以大病统筹为主的城镇居民医保制度。

（3）医保扶贫治理现状

党的十九大明确将精准脱贫作为决胜全面建成小康社会必须打好的三大攻坚战之一并作出一系列安排部署。国家医疗保障局组建伊始便将医保扶贫作为重要任务，积极响应党中央、国务院号召，协同财政、人社、卫健、扶贫、民政、税务、发改等部门针对扶贫问题开展了一系列的治理活动。具体包括：①全面落实资助困难人员参保政策，完善大病保险对贫困人口倾斜支付政策，加强医疗救助托底保障能力；②实施医疗保障扶贫三年攻坚行动，实施三重制度（基本医保、大病保险、医疗救助）综合保障，优化管理服务；③将贫困人口全部纳入三重制度覆盖范围,并出台相关政策,适当加大对贫困人口的保障力度;④完善门诊保障机制,增强贫困大病患者保障能力,积极治理过度保障;⑤全面实施"两病"门诊用药保障等,为农村贫困人口脱贫提供了坚强的健康保障。

表 3-19　医保扶贫相关政策

发文号	政策名称	具体内容
国发[2016]77 号	"十三五"卫生与健康规划	1. 爱国卫生与健康促进项目:实施健康扶贫工程(国家卫生计生委牵头,国务院扶贫办、民政部、人力资源社会保障部、财政部、中央军委后勤保障部卫生局、保监会、国家中医药局等相关部门参与)。2. 重点人群健康改善项目:健康扶贫。对因病致贫人口提供医疗救助三级医院与重点贫困县医院对口帮扶,二级以上医疗卫生机构对口帮扶贫困县卫生院(国家卫生计生委、国务院扶贫办、民政部负责)。
国办发[2018]83 号	深化医药卫生体制改革2018 年下半年重点工作任务	实施健康扶贫,做好大病专项救治,实施地方病、传染病综合防治和健康促进攻坚行动。(国家卫生健康委、国务院扶贫办、财政部、国家医保局负责)
医保发[2018]18 号	医疗保障扶贫三年行动实施方案(2018 — 2020年)	国家医保局、财政部、国务院扶贫办联合制定1. 积极会同扶贫、民政等部门明确贫困人口范围,建立医保扶贫工作沟通联系机制。2. 建立医保扶贫专项工作调度机制,按市、省、国家。三级定期汇总报送数据。
医保发[2019]30 号	关于做好 2019 年城乡居民基本医疗保障工作的通知	国家医疗保障局、财政部联合印发。强化部门信息共享;用好中央财政提高深度贫困地区农村贫困人口医疗保障水平补助资金。
医保发[2019]57 号	关于坚决完成医疗保障脱贫攻坚硬任务的指导意见	1. 医保部门会同扶贫部门摸实贫困人口底数,建立专项台账抓实参保工作。2. 各级医保部门要结合实际研究脱贫不脱政策具体措施及医保扶贫长效机制。3. 各级医保部门要加强与民政、人力资源社会保障、卫生健康、扶贫等部门沟通协作,统筹推进医保扶贫数据统一归口管理。4. 各级医保部门切实履行医保扶贫主体责任,各级财政部门确保补助资金按时足额拨付到省级财政,加大对贫困地区的倾斜支持力度,各级卫生健康部门落实对诊疗行为的监督管理责任,各级扶贫部门加强与医保部门的贫困人口基础信息动态更新和数据共享。

续表

发文号	政策名称	具体内容
医保办发〔2020〕19号	关于高质量打赢医疗保障脱贫攻坚战的通知	各级医保、税务部门分工协作,确保贫困人口应保尽保、应缴尽缴。统筹地区医保部门要会同同级扶贫和税务部门,摸实参保名单,做实做细保费征缴。户籍地医保和扶贫部门要持续关注贫困人口、边缘人口参保变化情况,通过部门协作核实相关人员参保情况。省级医保部门统筹做好本地区异地参保人员参保状态核实比对工作,开展省际参保信息核查。建立健全省、市、县三级医保部门与同级扶贫部门信息比对机制,确保贫困人口口径统一、数据一致、参保状态同步。
医保发〔2020〕24号	关于做好2020年城乡居民基本医疗保障工作的通知	医保、财政、税务等部门协同做好脱贫不稳定户、边缘户及因疫情等原因致贫返贫户监测,落实新冠肺炎救治费用医保报销和财政补助政策。

4. 医保监管环节

自我国建立城镇职工基本医疗保险制度以来,医疗保险市场便出台了一定的监管政策,国家卫生、人社、财政、税务等部门都参与到医保监管的政策制定过程之中,对医疗保险的费用、服务、医疗保险定点医疗机构设立等重点问题进行规范。尽管如此,由于在实际落实过程中的监管不力造成医保基金跑冒滴漏和浪费问题旷日持久,医保基金运行的可持续性仍令人担忧。

近年来,各级医保部门持续开展打击欺诈骗取医疗保障基金专项治理行动。2019年国家医保局印发《关于做好2019年医疗保障基金监管工作的通知》要求对做好年度医保基金监管工作,并着重从十个方面开展专项治理和安排部署,从而奠定了我国医保基金监管工作的制度框架。此后又颁布了一系列的政策文件,界定相关部门主体责任,明确打击重点、时间节点,并就完善线索举报、智能监控、协议管理、行政监管、社会监管、联合监管等手段提出明确要求,基本覆盖基金运行的全过程,为督促指导地方开展基金监管工作提供了清晰具体、有针对性可操作的行动指南。

在具体的治理实践过程中,通过以下治理路径实现对我国医保基金的有效且可持续监管:①建立多元主体协同治理机制。医保部门加强协调沟通,积极协调财政、公安、审计、卫生健康、市场监管、纪检监察和司法等政府部门,积极引入信息技术服务机构、会计师事务所、商业保险机构等第三方力量,建立和完善政府购买服务制度,推行按服务绩效付费,提升监管的专业性、精准性、效益性;

②创新医保基金监管路径。许多统筹地区建立医保基金社会监督员制度,聘请人大代表、政协委员、群众和新闻媒体代表等担任社会监督员;③完善信息化建设,不断强化医保诚信体系建设、法制建设、舆论引导和激励问责等保障机制,逐步加快医保智能监管子系统落地应用、完善智能监控知识库和审核规则库等,强化事前、事中监管,事后运用大数据筛查医保基金使用异常情况并及时进行分析、监督和管理。

表 3-20　医保监管相关政策

发文号	政策名称	具体内容
国发[1998]44 号	关于建立城镇职工基本医疗保险制度的决定	强化各级劳动保障和财政部门对医保基金的监督管理。审计部门定期对经办机构的基金收支和管理情况进行审计。统筹地区设立由政府有关部门代表、用人单位代表、医疗机构代表、工会代表和有关专家参加的监督组织,加强医保基金社会监督。
国发[2007]20 号	关于开展城镇居民基本医疗保险试点的指导意见	加强对基本医疗保险基金的管理和监督,建立健全基金的风险防范和调剂机制。
2016 年颁布,国务院第 667 号令	全国社会保障基金条例	1. 国务院财政部门、社会保险行政部门、外汇管理部门、证券监督管理机构、银行业监督管理机构按照各自职责对全国社保基金实施监督。2. 审计署对全国社保基金每年至少进行一次审计。3. 全国社保基金理事会通过公开招标的方式选聘会计师事务所对全国社会保障基金进行审计。4. 全国社保基金理事会每年向社会公布全国社会保障基金的收支、管理和投资运营情况,接受社会监督。
国发[2016]78 号	关于印发"十三五"深化医药卫生体制改革规划的通知	完善基本医保基金监管制度,加大对骗保欺诈等医保违法行为的惩戒力度。
国办发[2017]6 号	国务院办公厅关于印发生育保险和职工基本医疗保险合并实施试点方案的通知	强化基金行政监督和社会监督,确保基金安全运行。
医保发[2018]18 号	医疗保障扶贫三年行动实施方案(2018—2020年)	1. 完善定点医药机构服务协议管理,健全定点服务考核评价体系。2. 开展医保智能监控,完善医保信息系统。3. 坚持严格管理,确保基金长期平稳可持续。

发文号	政策名称	具体内容
医保办发〔2018〕21号	关于当前加强医保协议管理确保基金安全有关工作的通知	1. 完善协议内容,健全退出机制。2. 医保经办机构要按照医保行政部门公布的条件,通过专家评估、社保信息系统核查、函询相关部门意见等多种形式对医药机构申请进行审核,评估过程接受社会监督。3. 加强与公安、卫生健康、药监等部门的协调配合,形成监管合力。积极引入会计师事务所、商业保险公司等第三方力量参与监管。
医保办发〔2018〕22号	欺诈骗取医疗保障基金行为举报奖励暂行办法	国家医疗保障局办公室、财政部办公厅联合印发。鼓励社会各界举报欺诈骗取医疗保障基金行为,加大对欺诈骗保行为的打击力度。
医保发〔2018〕2号	关于做好2018年城乡居民基本医疗保险工作的通知	1. 完善医保信息系统,推开医保智能监控工作。2. 各级医疗保障部门、财政部门、人力资源社会保障部门、卫生计生部门要加强宣传引导和舆情监测,做好风险应对。
医保发〔2019〕14号	关于做好2019年医疗保障基金监管工作的通知	1. 会同相关部门制订出台举报奖励具体实施细则。2. 积极引入信息技术服务机构、会计师事务所、商业保险机构等第三方力量参与基金监管。3. 加强协调沟通,积极争取卫生健康、公安、市场监管、审计、财政、纪检监察等部门支持,建立健全综合监管协调机制。4. 形成监管合力。积极商请公安、卫生健康、市场监管和纪检监察等部门参与疑似违规违法案件查处,涉嫌犯罪的,及时移送司法机关。
医保办发〔2019〕17号	关于开展医保基金监管"两试点一示范"工作的通知	创新监管方式,提升监管效能,加快建设基金监管长效机制。
医保发〔2019〕57号	关于坚决完成医疗保障脱贫攻坚坚硬任务的指导意见	国家医疗保障局、财政部、国家卫生健康委、国务院扶贫办联合印发。保持基金监管高压态势,加强对贫困地区等欺诈骗保行为的治理,提高医保基金使用效益。
医保发〔2019〕30号	关于做好2019年城乡居民基本医疗保障工作的通知	1. 提升行政监督和经办管理能力,构建基金监管长效机制,健全风险预警与化解机制。2. 简化定点医药机构协议签订程序,加强事中事后监督,做好基金结算、清算。
医保函〔2020〕9号	关于开展医保定点医疗机构规范使用医保基金行为专项治理工作的通知	建立和强化医保基金监管长效机制,坚决查处违法违规行为,在全国开展医保定点医疗机构规范使用医保基金行为专项治理。通过定点医疗机构自查整改,医保和卫生健康部门抽查复查、飞行检查等措施,强化医保基金监管工作合力,督促定点医疗机构健全内部医保管理制度,提升医保管理水平和风险防控能力。

续表

发文号	政策名称	具体内容
医保办发〔2020〕19号	关于高质量打赢医疗保障脱贫攻坚战的通知	各级医保部门加强对基层医保部门的政策指导,加大贫困地区基金监管力度。
医保办发〔2020〕58号	关于开展定点医疗机构专项治理"回头看"的通知	营造全社会关注、参与、支持基金监管工作的协同监管氛围。
中华人民共和国第56号主席令	中华人民共和国军人保险法(2012年)	中国人民解放军总后勤部财务部门和中国人民解放军审计机关按照各自职责,对军人保险基金的收支和管理情况实施监督。
国办发〔2020〕20号	关于推进医疗保障基金监管制度体系改革的指导意见	构建基金全领域、全流程安全防控机制。推进信息共享、互联互通,健全协同执法工作机制。建立健全打击欺诈骗保行刑衔接工作机制。医疗保障部门负责监督管理纳入医保支付范围的医疗服务行为和医疗费用,规范医保经办业务,依法依规查处医疗保障领域违法违规行为。卫生健康部门负责加强医疗机构和医疗服务行业监管,规范医疗机构及其医务人员医疗服务行为。市场监管部门负责医疗卫生行业价格监督检查,药品监管部门负责执业药师管理,市场监管部门、药品监管部门按照职责分工负责药品流通监管、规范药品经营行为。审计机关负责加强医保基金监管相关政策措施落实情况跟踪审计,督促相关部门履行监管职责,持续关注各类欺诈骗保问题,并及时移送相关部门查处。公安部门负责依法查处打击各类欺诈骗保等犯罪行为,对移送的涉嫌犯罪案件及时开展侦查。其他有关部门按照职责做好相关工作。建立医保基金社会监督员制度,聘请人大代表、政协委员、群众和新闻媒体代表等担任社会监督员。
	中共中央　国务院关于深化医疗保障制度改革的意见	着力推进监管体制改革,建立健全医疗保障信用管理体系,以零容忍的态度严厉打击欺诈骗保行为。
国卫办基层发〔2020〕12号	关于印发紧密型县域医疗卫生共同体建设评判标准和监测指标体系(试行)的通知	聚焦县域医共体建设重点领域和关键环节,定期监测各地县域医共体建设的进展和成效,提高医保基金使用效率。
国家医疗保障局令第2号	医疗机构医疗保障定点管理暂行办法	加强和规范医疗机构医疗保障定点管理,提高医疗保障基金使用效率。
国家医疗保障局令第3号	零售药店医疗保障定点管理暂行办法	加强和规范零售药店医疗保障定点管理,提高医疗保障基金使用效率。

总之,为保证我国医保的良好运行,国家医疗保障局聚焦医保运行全流程中的关键环节及重点问题,集中发力,通过治理措施细则化、建立长效治理机制、多元协同、上下联动、统筹结合等手段,对医保关键环节出现的重点问题进行系统治理、专项治理,对已治理完成的重点问题持续巩固各项措施、防止问题的反复,对需要长期治理的重点问题坚持一抓到底、持续发力、决不放松,使得我国医保运行全流程关键环节及重点问题的治理呈现不断改善的治理效果。

二、医保全环节中重点问题的治理成效

通过以上政策文本分析,对医保运行全流程关键环节及问题治理现状的系统描述,总体来看,国家医保局做到了聚焦重点问题精准施策,并出台专项治理政策和规章予以保障。但在政策执行过程中,由于受到参与主体多、参与组织关系复杂、责权不清、治理机制衔接不畅、治理手段多样、治理环节和问题众多等多方面因素的影响,可能会导致政策运行不畅、治理目标难以实现等问题。为更系统、全面地了解对重点问题的治理成效,本书研究团队基于前期对医保运行全流程关键环节和重点问题治理现状的梳理,通过对来自医保行政部门、医保经办部门、人社部、卫生部门、高校/科研院所等在内的 2224 名医疗保障相关工作实践者、管理者与专家学者进行问卷调查,对我国医保关键环节及重点问题的治理过程和结果进行评价,探析我国医保治理的关键靶点环节的治理成效及影响因素。

1. 受访者对重点问题的整体评价

在对医保领域中筹资、支付、待遇保障、监管的各环节重点问题治理中,受访者普遍给出了较好的评价,其中对于基金监管方面的好评最多,占比高达62.63%,其次为医保扶贫,其好评率达到62.14%。而对于大病人群经济负担缓解问题,其成效相比其他环节略逊一筹,为50.09%。因此,大病人群负担的缓解应作为下一步工作重点,通过综合治理提升大病人群在医保中的获得感。

2. 不同部门受访者对各环节下问题的治理成效评价

(1) 医保筹资环节

研究表明,在影响我国医保基金可持续发展的众多问题中,最为突出和影响较大的是统筹基金收不抵支问题,其主要涉及医保筹资与支付两个环节。对此,我国政府、医保部门多措并举对其进行治理,如在筹资方面提高基金统筹层次、整合城乡居民医保制度、整合城镇职工医疗保险与生育保险,严格落实参保缴费

	筹资	支付	待遇保障			监管
	统筹基金收不抵支	推进医保支付方式改革	灵活就业人员医保待遇接续困难	医保扶贫	大病经济负担缓解	基金监管
非常好	1.26%	1.26%	2.02%	0.94%	2.34%	1.89%
不太好	4.63%	4.63%	6.25%	3.82%	16.95%	4.77%
一般	36.96%	34.22%	37.32%	33.09%	30.62%	30.71%
较好	44.65%	48.25%	43.71%	48.34%	38.85%	48.56%
非常好	12.23%	11.65%	10.70%	13.80%	11.24%	14.07%

图 3-25　医保全环节流程下重点问题的协同治理成效

工作；在监管方面大力严厉打击骗保行为、医保基金不合理使用行为等。

在对统筹基金收不抵支，可持续发展不足这一问题的治理成效评价中，医保行政部门、医保经办部门对该问题的治理成效较为满意，认同成效比较显著占比分别为 64.8%、60%，说明在资金统筹问题上，医保行政部门与医保经办部门对统筹资金收不抵支问题的治理成效持较认可态度。而医疗机构和高校/科研院所针对统筹资金收不抵支问题的治理成效则有着不同的见解，医疗机构、高校/科研院所认为治理成效一般的受访者分别占比 57.4%、43.6%。但总体而言，各主体对"统筹基金收不抵支，可持续发展不足"这一问题的治理成效认可程度较高，未来在着力解决医保资金统筹问题方面可持续推进。

（2）医保支付环节

支付方式改革仍然存在许多突出问题使得国内多数地区的医保支付制度改革难以落到实处，更影响着居民基本健康需求。针对以上问题，国家相继出台鼓励推进支付方式改革落实的政策文件。对此问题的评价，医保行政部门、医保经办部门以及政府其他部门绝大多数认为治理成效比较显著，分别占比 62.4%、63.5% 和 54.6%。医疗机构与高校/科研院所绝大多数则持有成效一般的评价，分别占比 45.3% 和 52.1%。

（3）医保待遇补偿环节

1）对"短期季节性务工人员及灵活就业人员的医保待遇保障衔接困难"的治理成效评价

流动就业人员的医保转移接续始终是需要重点关注的民生问题。流动人口由于其流动性，医疗保障待遇方面得不到像统筹地区一样足够的保障。自 2009

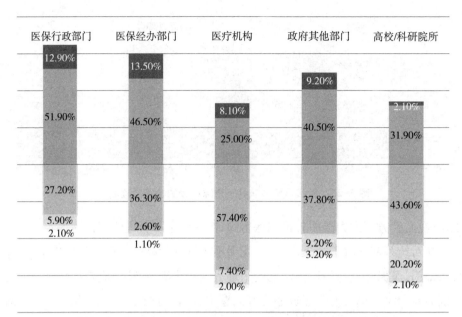

图 3-26　不同部门受访者对"统筹基金收不抵支,可持续发展不足"的治理成效评价

年起,我国已针对这一问题出台了多个文件,《关于深化医药卫生体制改革的意见》明确要求,解决农民工等流动就业人员基本医疗保障关系跨制度、跨地区转移接续问题。国家人力资源和社会保障部 2009 年出台的《关于基本医疗保险异地就医结算服务工作的意见》(人社部发〔2009〕190 号)和《关于印发流动就业人员基本医疗保障关系转移接续暂行办法的通知》(人社部发〔2009〕191 号)、2015 年出台的《关于做好进城落户农民参加基本医疗保险和关系转移接续工作的办法》(人社部发〔2015〕80 号)等文件,都提到要着力于解决流动人口的基本医疗保险关系转移接续问题。2021 年国家医疗保障局出台的《国家医疗保障局关于优化医保领域便民服务的意见》(医保发〔2021〕39 号)中,针对流动人口关切的医保重点问题,如医保关系转移接续和异地就医结算等,提出翔实的治理路径。

　　基于调查问卷结果显示,医保行政部门、医保经办部门均认为该问题的治理成效比较显著的占比均超过 50%,特别是在针对灵活就业人员医疗保障待遇接续问题上,治理成效得到显著认同。与之相反的是医疗机构与高校/科研机构对流动人口待遇接续问题认为治理成效一般的分别占比 46.6%、47.9%。但总体

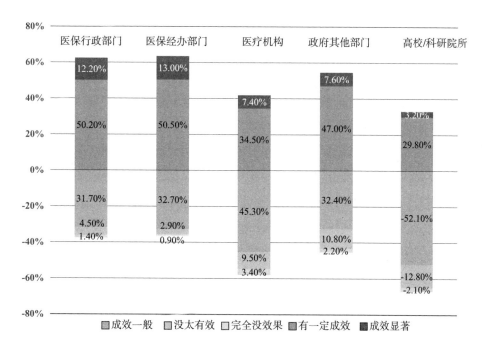

图 3-27　不同部门受访者对"医保支付改革难以推进"的治理成效评价

而言,各主体对"短期季节性务工人员及灵活就业人员的医保待遇保障衔接困难"这一问题的治理成效评价较高。

2）对"大病患者医疗保障力度不足"的治理成效评价

如何缓解大病人群经济负担是医保治理的难题与弱项之一。在提高大病保障力度方面,国家作出了诸多调整,国家医保局自 2018 年成立后,先后启动药品集中采购及国家谈判、药品目录调整等多项工作,将抗癌药、罕见病用药、慢性病用药等纳入国家医保药品目录,有效降低大病患者负担。医保行政部门、医保经办部门以及政府其他部门对"大病患者医疗保障力度不足"这一问题的治理成效评价认为其成效比较显著的分别占比均 55.1%、54% 和 40%。而医疗机构与高校/科研机构则认为治理成效不理想的分别占比 70.9%、75.6%。可见,未来还需在大病患者保障力度上继续发力。

3）医保在实现跨部门协作推进和助力脱贫攻坚目标的实现程度满意程度

全面打赢脱贫攻坚的历史性决战,党中央明确要求要下大力气解决"两不愁三保障"突出问题,抓好医疗保障工作是其中一项重点任务。同时国家医保局、财政部、国务院扶贫办联合制定了《医疗保障扶贫三年行动实施方案

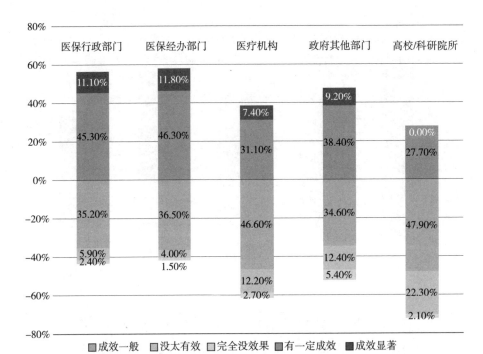

图3-28 不同部门受访者对"短期季节性务工人员及灵活就业人员的医保待遇保障衔接困难"的治理成效评价

(2018—2020年)》为实现贫困人口的应保尽保提供了保障。对该问题的治理成效,医保行政部门、医保经办部门以及政府其他部门对"医保在实现跨部门协作推进和助力脱贫攻坚目标的实现程度满意程度"这一问题的治理成效评价认为成效比较满意的分别占比均68.3%、66%和51.3%,而医疗机构与高校/科研机构则认为治理成效一般的占比分别为52%与48.9%。

总体来看,政府与医保部门在医保扶贫工作中取得了良好的成效,同时医保扶贫工作是在党和政府的领导下,协同国家医保局、财政部、国务院扶贫办联合对贫困问题进行治理。未来应继续全面推进医保精准扶贫政策,使改革成效取得人民群众的满意。

(4)医保监管环节

医保基金监管打击骗保行为是维护医保基金安全的重要任务,国家通过飞行检查、专项治理"回头看"等行动集中打击诱导住院、虚假住院等欺诈骗保行为。针对此问题,医保行政部门、医保经办部门对医保基金监管的治理成效评价

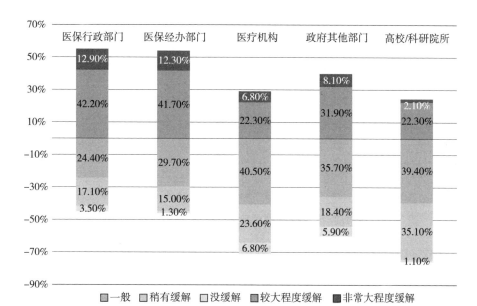

图 3-29　不同部门受访者对"大病患者医疗保障力度不足"的治理成效评价

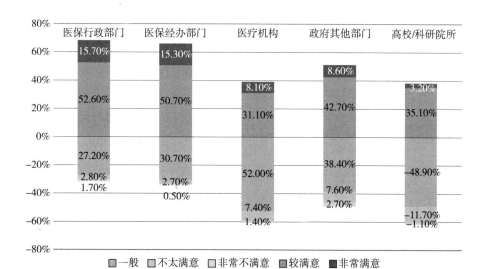

图 3-30　医保在实现跨部门协作推进和助力脱贫攻坚目标的实现程度满意程度

认为成效较好的占比均超过 60%,政府其他部门超过 50%。与之相反,医疗机构与高校/科研机构选择认为治理成效一般的分别占比 44.6%、45.7%。

从整体性视角出发,我国目前对医保关键环节及重点问题治理成效较好,特

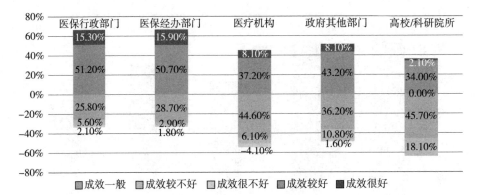

图3-31　不同部门受访者对医保基金监管（打击骗保）的工作成效评价

别是在支付环节和基金监管环节实施了多项治理措施,如支付方式改革、"互联网+医保服务"、创新监管方式等。从医保运行全环节流程来看,我国在医保支付环节和监管环节的治理成效较为明显,治理效能较好。在筹资、待遇补偿环节仍需持续发力,特别是资金统筹、待遇衔接和大病保障等方面。基于此,本研究继续深入探析治理效能较低的关键影响变量,为提高医保全环节治理成效提供客观依据。

三、医保全环节中影响治理效能的制约因素

1.医保筹资环节

基于问卷调查结果显示,"医保基金收支不平衡"治理主要存在三大制约因素:第一,"各地区经济发展、人口结构存在差异"。在我国,各地区经济发展不平衡的现状长期存在,随着经济发展导致的人口流动日益频繁,由此带来的参保、筹资与待遇问题也逐渐显现。尤其是对于那些劳动力外流、经济动力发展不足且老龄化问题突出的省份,就有极高的基金收支不平衡的风险。异地就医结算政策的出台在带来便捷与实惠的同时,就医地与参保地之间的经济水平差异也给参保地的医保基金带来了较大的压力。因此,缩小经济发展水平的差异是推动这一问题解决的根本性因素。

第二,各地区筹资政策设置的差异化。对于医保基金收支不平衡问题,目前大多数地区已经实行整合后的城乡居民医保制度,且大多数地区基本已经实现市级统筹来提高基金的共济能力。然而,对于个别仍旧基金收支不平衡的地区,

由于不同地区间的筹资政策存在差异,因此这个医保共济政策的推开存在阻力。

第三,缺乏有效的多渠道筹资机制。目前医保部门承担着为人民健康保驾护航的重大任务,医疗保障、长期护理保障以及最近的新冠疫苗费用的保障都需要医保部门统筹安排,可以说医保部门在费用筹集方面背负着较大的压力。而目前来看,我国医疗保险的筹资渠道却较为有限,通过基金监管制度的推行,我们的确可以减少许多不必要的浪费,但仅仅"节流"是远不能应对人民日益增长的健康与医疗需求的,更应谋求"开源"。

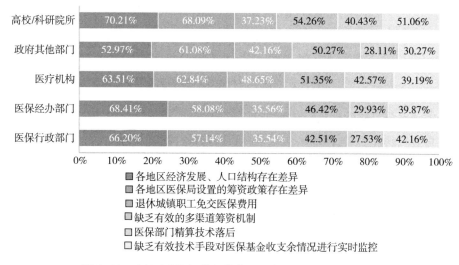

图 3-32　在治理"医保基金收支不平衡"过程中的制约因素

2. 医保支付环节

在制约医保支付改革推动的因素中,选择率排在前三位的分别为"医保信息化管理运行体制机制还未建立"、"医保经办部门中监测指标体系与结算考评、智能审核与监管尚未有机融合"、"医保付费标准的动态调整核算手段与方法落后"。其中,医保行政部门及政府其他部门认为"医保经办部门中监测指标体系与结算考评、智能审核与监管尚未有机融合"是最主要的制约因素,选择率分别为 68.64%、65.41%。而医保经办机构以及医疗机构在信息化管理运行体制机制缺乏的选择率上更高(67.35%、72.97%)。以上因素可归结为医保信息化建设还未跟上医保改革的需求,而医保相关领域从业人员都较认同在医保支付改革的推进上需要信息智能手段的支撑。

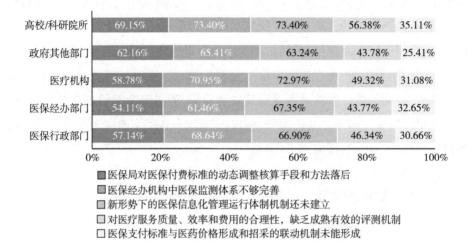

图 3-33　医保支付改革的制约因素

①医保信息化管理运行体制机制尚不完善

高效、通畅、共享、便捷的医保信息化管理运行体制机制尚不完善,是阻碍医保支付改革的重要制约因素。该因素在不同部门间受访者的选择率均达到60%以上,说明信息化的引入首先要解决管理上的体制机制的问题,信息化手段只是一种工具,而如何利用这一工具在支付改革中发挥作用则需要通过制度、体制机制等管理来实现。

②医保付费标准动态调整的核算手段与方法落后

一直以来,我国医保药品支付标准体系需管理的药品品种、剂型、规格繁多,工作量巨大,而工作效率、效果却十分有限。以发改委制定药品价格的经验为例,2010 年 3 月 23 日,国家发改委印发《国家发展改革委关于调整〈国家发展改革委定价药品目录〉等有关问题的通知》(发改价格〔2010〕429 号),调整了《国家发展改革委定价药品目录》,中央政府需制定的国家医保目录中的处方药及目录外特殊药品的价格,由 2005 年的 1561 种调整为 1917 种。

事实上,从 1998 年到 2014 年,国家发改委出台过三十多份药品降价文件,但由于相关部门人力有限、企业的药品成本难以核查等,每次价格调整只涉及了某一部分的药品,而所有药品基本上只实现了两次价格调整。除发改委外,其他的药品管理部门也存在以上矛盾与问题。究其原因,主要是我国医保付费标准的动态调整核算手段与方法落后,缺乏完善的付费标准动态调整机制。

③医保监测指标体系与结算考评、智能审核与监管尚未有机融合

医保考核指标的制定、数据的实时监控和信息反馈等也需要信息化的支撑，同时各系统间的信息也要实现联结、融合才能实现全流程下对于支付改革的有效监管，否则事倍功半。但目前包括定点机构、参保人员就诊等在内的医保运行和管理所需的重要基础信息数据库仍不完善，基层医疗保障行政和经办机构并不能及时、准确、全面的获取，导致了医保统计、监管、精算等方面工作的困难，这就要求要不断升级现有基础信息系统、扩充系统功能模块、加快数据分析应用的信息化和智能化步伐，不断改进不同信息系统的兼容性，提升数据实时监控、动态反馈、风险预警、绩效考评、智能化审核等多种能力。

3. 医保待遇补偿环节

（1）治理"大病人群的保障不足"问题存在的制约因素

总体来看，在制约"大病人群保障不足"问题有效解决的诸多影响因素中，排名前三位的分别为"医疗费用不断上涨"、"政策报销比与实际报销比依然存在差距"、"药物可及性不足"。在对不同单位人群进行分层统计后，得出"政策报销比与实际报销比存在差距"是医保行政部门、医疗机构以及高校/科研院所共识的阻碍大病负担缓解的最主要因素，选择率分别在 55% 以上。此外，54.70%的医保行政部门认为，主因应为医疗费用上涨难以得到有效控制，而在政府其他部门以及医保经办部门看来，主因则分别为统筹补偿方案测算简单粗放（63.78%）、费用不断上涨（62.25%）。

表 3-21　在治理"大病人群的经济负担"过程中的制约因素

占比＼部门＼选项	医保行政部门	医保经办部门	医疗机构	政府其他部门	科研院所
基本保障与多层次保障功能混淆，边界模糊	43.21%	39.01%	41.22%	44.86%	58.51%
城乡居民医保统筹补偿方案测算过于简单粗放	42.16%	39.54%	56.08%	63.78%	47.87%
政策性报销比例和实际报销比例仍然存在差距	55.75%	55.23%	60.81%	60.54%	61.70%
医疗费用不断上涨	54.70%	62.25%	53.38%	45.95%	59.57%
药物可及性不足（如医保目录中的抗癌药在医院难以买到）	45.99%	45.70%	51.35%	45.41%	44.68%

占比　　　部门　选项	医保行政部门	医保经办部门	医疗机构	政府其他部门	科研院所
压低药价带来的药品质量与供应问题	24.04%	27.09%	37.84%	20.00%	25.53%
筹资渠道单一,统筹层次低	25.44%	25.83%	27.03%	17.30%	29.79%

1) 政策报销比与实际报销比依然存在差距

在我国大病保障中政策报销比与实际报销比依然存在差距,有学者指出,只考虑政策范围内的医疗费用,大病保险较好地体现了保障效果,但如果考虑全部医疗费用,则大病保险制度的效果是有限的。起付线以下,封顶线以上,以及政策范围制度非报销部分等都属于患者自付部分,需要患者自己承担,也就是这些自己承担的部分造成了政策报销比与实际报销比的差距。

2) 医疗费用不断上涨

大病保险是对基本医保补偿后合规费用的"二次补偿",但不"合规"医疗费用的上涨有可能抵消"二次补偿"的效果。现实中,一个不可忽视的事实是,居民一旦罹患大病,治疗手段和用药种类往往会突破政策规定的"合规"范围,且医疗费用越高,不"合规"费用占比越高,特别是自费药品、耗材、器械占比随医疗费用的增长而持续增加。针对这一问题,已经出台诸多旨在降低药械价格的政策,但治疗大病的新兴技术所带来的医疗成本的上升是客观事实,如果不能很好地平衡医疗机构、药械企业多方的利益,医疗费用以其他的形式增长是不可避免的。

3) 城乡居民医保统筹补偿方案过于简单粗放

有研究显示,在统一起付线的情况下,低收入人群发生灾难性卫生支出的概率仍远高于高收入人群。就目前而言,我国并未有效缓解低收入大病人群的"因病致贫"与"因病返贫"现象。目前城乡居民大病保险制度一般依据城镇居民人均可支配收入或农村居民人均纯收入来制定起付线,并未考虑不同家庭或个人的可支配收入差距,这种简单粗放的"一刀切"做法影响了低收入人群在大病保险中的受益,下一步应制定更为精准的大病保障政策,织密不同经济收入人群的大病保障网。

（2）在治理因病致贫这一问题过程中制约因素

我国农村人口在总人口中占有较大比例。较城市而言,农村在医疗卫生资源分配体系中长期处于劣势,无论是医疗设施还是医疗人力资源建设都相对落后,这种基本医疗服务不均等的局面致使农村居民基本医疗卫生服务需求得不到有效满足,继而制约着当前农村地区尤其是贫困山区因病致贫问题的有效解决。

参与问卷调查的专家学者与医保治理实践者普遍认为"贫困地区优质卫生资源不足,医疗服务不尽如人意"是制约因病致贫这一问题治理成效的主要因素,其他因素为"贫困人群识别方式的滞后性"及"扶贫资源整合不力、救助体系零散"。此外,61.70%的高校/科研专家、56.76%的政府其他部门人员则将扶贫资源的整合不利,社会救助体系零散视为制约因病致贫治理成效的关键因素。

为了解决农村地区医疗卫生资源薄弱、因病返贫情况较多的现实困难,我国建立起了一套救助水平高、覆盖范围广,国家财政投入多的城乡社会救助体系,对化解因病致贫等贫困人口的生存危机、帮助渡过生活难关、保障基本生活等起到重要的作用。但是,当前城乡社会救助的反贫困功能发挥还不够全面,制度改革与贫困形势转变并不匹配,城乡社会救助反贫困的功能定位不全面、制度设计存在缺陷以及执行与管理效率不高等问题。纵观我国当前对于贫困人口的识别,主要是通过走访与家计调查方式,根据年度家庭收支情况及医疗费用支出占比确定健康扶贫对象,这种方法显然存在一定的自主性和不准确性,甚至很有可能并未将真正需要帮助的因病致贫的对象及时纳入健康扶贫数据库系统中,大大降低了扶贫政策的效率。

（3）治理"灵活就业人员医保待遇保障衔接"问题的制约因素

对来自不同单位人群的分层统计显示,针对"灵活就业人员医保待遇保障衔接"这一问题的治理,无论是从事学术研究的专家学者还是在医保治理一线奋战的实践者均认为不同基本医疗保险的转移接续和相关流程较复杂,导致灵活就业人员的社保关系转移接续困难,阻碍医保待遇衔接。除此之外,来自高校/科研院所及医保经办机构中分别有58.51%、46.95%的被调查者认为灵活就业人群中包含大量短期农民工,工作地不稳定,加剧了医保关系转移续接的困难程度,医疗机构持相同观点的被调查者占比47.97%。47.97%的医疗机构人员认为户籍条件限制导致众多灵活就业人员无法参加工作地职工医保,也严重制

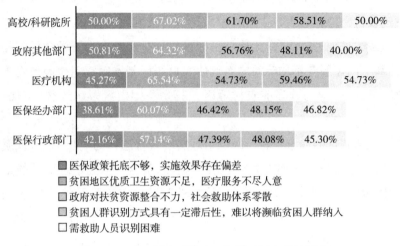

图 3-34 治理因病致贫这一问题过程中制约因素

约了相应问题的治理成效,超过半数的政府其他部门被调查者(51.35%)同样
认为这是阻碍"灵活就业人员医保待遇保障衔接"治理的关键因素,还有
52.13%的高校/科研机构学者认为政府、用工单位和个人应承担的责任没明确
也是制约灵活就业人员医保待遇保障衔接治理成效的主要因素。

　　2009 年起,人社部陆续出台办法解决基本医保关系跨区域接续问题,出台
流动人员基本医保关系转移接续的暂行办法及其业务经办规程的试行文件。国
家医保局及其相关部门为解决流动人口的医保关系转移接续和异地就医结算的
难点、痛点、堵点问题颁发了相关政策文件。但受参保地和就医地经济发展水平
差异化,异地就医独特的待遇保障政策以及自我保护性偏好等因素的影响,我国
此类政策性文件难以落实、落深。为破除这一障碍,2009 年人社部颁布《流动就
业人员基本医疗保障关系转移接续暂行办法》,规定各地不得以户籍等原因设
置城乡各类流动就业人员参保障碍。2015 年又颁布了《关于做好进城落户农民
参加基本医疗保险和关系转移接续工作的办法》,将落户设为城乡基本医保关
系接续的前提条件。尽管如此,基本医疗保险转出地和转入地政府之间、流动劳
动力和政府之间存在利益矛盾制约了转接制度的完善。制度层面的立法滞后、
各地医疗保险制度差距较大、转移接续中存在冲突性规定以及经办管理层面的
缴费年限折算政策不完善、缺少协调管理机构、服务系统信息化程度较低构成了
医保转接发展的关键瓶颈。

表 3-22　制约灵活就业人员医保待遇保障衔接治理成效的因素

占比　　　部门 选项	医保行政部门	医保经办部门	医疗机构	政府其他部门	科研院所
政府、用人单位和个人应承担的责任没有明确	43.90%	40.93%	41.22%	47.57%	52.13%
不同基本医疗保险的转移处理和相关流程较复杂,导致不同的社会保障类型之间几乎很难迁移	59.23%	53.11%	62.16%	60.00%	74.47%
户籍条件不符无法参加工作地职工医保	34.15%	38.28%	47.97%	51.35%	45.74%
医保局缺乏对此类人群参保与筹资的明确规定	31.71%	35.43%	46.62%	41.62%	48.94%
此类人群中包含大量短期农民工,工作地不稳定,医保关系转移接续困难	48.78%	46.95%	47.97%	40.00%	58.51%
城乡、城区之间存在巨大参保与待遇政策差异	39.02%	40.13%	43.24%	32.97%	46.81%
地区间居民收入水平存在差距	30.31%	34.50%	41.22%	27.03%	31.91%
地区间医疗服务及药品价格存在差异	17.77%	22.65%	27.70%	18.38%	22.34%

4. 医保监管环节

不同部门调查者的分层数据结果显示,各部门选择率较高的因素多集中在组织机构维度,"医保监管部门人手不足,医学专业人才稀缺"这一因素的选择率在各部门中均最高,均超过 58%。此外,医保行政部门、医保经办部门受访者还认为"医保监管部门地位不高"也是一大重要因素,选择率均超过 50%;医疗机构、医保行政部门及政府其他部门受访者认为骗保现象的频发还源于相关责任部门的责权利界定不清,选择率分别为 53.38%、48.78%、51.89%。高校/科研院的学者们则认为致使当前我国医保基金使用中骗保现象频发的重要原因是医保基金使用管理规则存在漏洞(52.13%)。

在以上因素中,"医保监管部门人手不足,医学专业人才稀缺"、"医保监管部门地位不高"、"责任追究机制不健全"、"相关责任部门的责权利界定不清"是医保基金使用中骗保现象频发的主要原因。

		医保行政部门	医保经办部门	医疗机构	政府其他部门	高校/科研院所
组织机构因素	医保监管部门人手不足，医学专业人才稀缺	69.69%	70.46%	62.16%	63.78%	58.51%
	医保监管部门地位不高	51.92%	50.13%	42.57%	48.11%	43.62%
	相关责任部门的责权利界定不清	48.78%	43.25%	53.38%	51.89%	50.00%
	缺少对医疗体系行为合谋的监管通道医疗机构忽视骗保的监督规范和教育培训	31.36%	29.40%	29.73%	23.24%	34.04%
制度机制漏洞	责任追究机制不健全	45.64%	46.09%	50.00%	43.24%	43.62%
	医保基金使用管理规则存在漏洞	41.81%	35.30%	50.00%	42.16%	52.13%
	医保基金信息披露制度不完善	28.92%	29.93%	35.81%	30.27%	44.68%
	缺乏对现代化技术手段使用的政策、制度规范	28.57%	26.75%	25.00%	19.46%	27.66%
方式手段缺陷	监管模式匮乏，以事后监管为主	44.60%	37.95%	33.78%	29.73%	42.55%
	监管手段单一，主要依靠行政和经办监管	48.08%	41.79%	35.81%	33.51%	48.94%
	监督检查方式的规范性、针对性、有效性不足	26.13%	26.36%	23.65%	20.54%	28.27%
	对违规行为的查处和惩罚滞后	27.53%	26.03%	29.05%	22.70%	24.47%
信息化建设问题	各统筹地区的医保信息系统标准不统一	22.30%	29.60%	31.08%	17.30%	27.66%
	信息孤岛现象严重，地区、部门间效衔接困难	29.97%	28.28%	31.08%	17.84%	41.49%
	智能监控质量和效率有待提升	24.39%	27.22%	26.35%	16.22%	34.04%
宏观环境问题	反医保欺诈领域立法层次过低	22.30%	26.49%	27.03%	18.92%	36.17%
	执法缺乏基本法律规范依据	28.22%	25.23%	21.62%	17.30%	28.72%
	执法宽严无序，损害公平性	16.38%	17.88%	21.62%	11.35%	17.02%
	医保监管的社会监督氛围不浓厚	19.86%	20.93%	16.22%	14.05%	24.47%

图 3-35　医保基金使用中骗保现象频发的原因

查实医疗服务领域欺诈骗保问题。尤其是医患合谋骗保问题会涉及大量医疗服务专业知识，然而我国医保监管部门不仅人员少，更是缺乏具备医学背景人员。由于我国医保发展时间不长，前期医保事业发展和关注的重点必然放在制度建设和人员覆盖上，继而导致作为下游的基金监管相对弱化，医保监管部门的地位一直不高。近年来欺诈骗保情况严重，与此相对则是长期以来的基金监管制度缺失、监管能力不足和处罚力度偏弱，导致基金监管失之于宽、失之于软。再者，在我国医保监管领域，一些地方在落实中央政策过程中责任不明不实，或是缺乏考核问责标准，缺乏督办约束机制，部门职责界定不清，不是职能交叉重叠，就是责任不明甚至缺失。在医保基金监管方面，长期以来一直没有压实责任主体，尽管对各个部门的职能职责进行了界定，但无刚性的绩效考核与问责机制，导致职能履行不到位，如机构改革前医保"九龙治水"，相关部门职能交叉，政策相互打架，执法相互掣肘，影响决策和执法的公平性、及时性和有效性。致使欺诈骗保现象屡禁不止，多发频发，严重影响了医保治理过程中促使医保可持续发展目标的实现。

综上所述，针对我国医保运行全流程关键环节和重点突出问题的治理，应综合考虑其促进及制约因素,应坚持以问题导向,立行立改,进行重点治理、专项治理、综合治理,切实从体制机制上防范风险、堵塞漏洞,确保治理有成效、治理不反弹、效果可持续,切实把治理成果转化为推动医疗保障高质量发展的强大动能。

第四章　医保基金监管创新
理论与实践探索

第一节　医保基金监管概述

医保基金平稳运行是医保制度得以有效运行的前提和基础,是维护全体参保成员健康安危的生命给养线,是维护社会安定、团结和谐的重要盾牌。医保制度是围绕医保基金的筹集、分配、支付、使用、监督与管理等关键环节所作出的体系化的制度设计与安排。因此,医保基金的安全、收支平衡和可持续自然成为整个医保制度运行目标与工作的重中之重。有效的基金监管可以预防基金运行的各种风险,切实维护医疗保障各方的利益,并保证医疗保障制度的正常运行。然而,医保基金收不抵支、挪用滥用、骗保套现等乱象仍时有发生,暴露出医保基金监管存在的制度漏洞与监管空区。因此,加强医保基金监管既是迫切的现实之需,也是亟待破解的学术命题。

一、医保监管相关概念

1. 监管

监管英文释义为 Regulation,中文常常翻译成规制、管制与监管,英美学者通常将这一词理解为"管制",而日本学者则习惯将其译为"规制"。如 Selznick 认为监管是公共机构对涉及公众利益活动的持续控制。米尼克(Mitnick)指出,监管是针对私人行为的公共政策,以及从公共利益出发而制定的规则与准则。卡恩(Kahn, A. E.)认为"监管"是以维护经济的良好运行以及提升其运行绩效为目的所采取的制度安排,其实质是一种政府命令对竞争的替代,是政府对某产业结构及其经济绩效所提出的直接规定。日本学者金哲良雄从经济的视角表达了对"监管"一词的理解,他认为"监管"是政府在市场经济体制下为修正、完善市场机制内在问题,针对相关经济主体(尤其是企业)所采取的各种行为。通过对上述内容总结可知:监管是指政府机构、社会组织等对国家社会生活诸多领域及其活动施加影响、进行规范和管控等多种行为的总和,是监管者通过一定的手段对监管对象实施监督与管理的过程。根据监管手段的不同,可分为经济性监管与社会性监管两大类别。

2. 医疗保障基金

医疗保障基金通常是指由专门的机构进行收缴管理的资金,并依照一定的分配标准和支付方式来分配资金并补偿给医疗机构、医护和患者,用以补偿医疗机构提供服务以及患者利用服务所消耗的费用。

3. 医保监管

医保监管是政府及其授权的公共组织为纠正医保和医疗市场失灵现象、违规行为等问题而对医保基金及制度的运行活动、关键要素和环节所涉及的各相关主体行为采取的规范与管控,是以实现医保及医疗服务的可及、公平、效率、质量、费用控制及经济风险分摊等为目标的行动体系。医保监管的目的可归纳为两个方面:一是通过医保监管促进医疗服务提供者提供经济、有效、可及的医疗与健康服务,以保护患者的健康及经济利益;二是维护医保制度本身的科学性、合理性与可持续性。因此,医保监管大多聚焦于医保基金的筹集、使用、安全运行以及医疗服务质量等几个方面。

4. 医疗保障基金监管

医疗保障基金监管是指医保基金监管主体对基金筹集、支付、预算管理、投资运营、结余使用等进行计划、协调、控制、监督,并对医保经办机构、定点医药机构、参保人员履行相关医疗保险规章制度的情况进行监管,以达到规避医保基金运行风险的目的。

二、医保基金监管的相关理论

1. 国外研究概况

监管理论的发展脉络嵌于金融、社保等领域监管实践的长期发展与演变之中,它经历了曲折的演化过程,从一开始以政府监管作为弥补市场失灵的重要手段,逐步演变成为市场与政府不断调整与改革的产物,主要形成了以下理论流派。

（1）公共利益监管理论

监管理论最早起源于经济学领域的公共利益监管理论。该理论认为，失灵是市场的固有产物，而监管的目的是增加公众的福利，换句话说，监管就是为了弥补市场缺陷所导致的效率损失而存在的，政府在这一过程中承担的职责在于矫正市场的不完备性。由于金融、保险等投资领域仍具有公共产品性质，需要政府进行干预以纠正市场失灵。该理论有三个基本假设：一是认为监管者为公共利益服务；二是监管者拥有所有信息；三是认为监管者具有极高的公信力。在这种规范经济学框架的假设下，政府被视为一个单一的实体和"黑箱"，具有完备的许诺能力与清晰的目标函数，政府监管可以纠正"市场失灵"。

（2）政府监管有效性理论

其起源于自由主义经济思想的兴起以及对政府监管低效的质疑。国外学者在对公共利益监管理论基本假设进行修正的基础上提出了监管有效性理论，主要包括以下两类：第一类是监管俘获理论，它基于监管者自身目标函数的角度解释监管失效的原因。该理论将监管者和被监管者的关系形象化，当监管者成为了特定利益集团的俘虏，政府监管则会成为被监管者的获利工具。第二类是信息不对称理论，它基于监管者面临的外部约束条件角度解释了监管失效的原因。萨平顿等学者认为，有效的监管取决于监管者所掌握信息的全面性，当监管者与被监管者之间出现信息不对称现象，则会引发盲目监管，进而影响监管的效果。拉丰与梯若尔教授则从监管者与被监管者的信息结构、约束条件以及可行性工具的角度入手，将监管的有效性视为处理与分析最优机制设计相关问题的手段，并且经验证后发现，正是由于信息的不对称，才使得效率与信息租金成为了一对共生的矛盾。这一结果也说明"监管者无所不知"是必须付出效率代价的。

（3）政府监管与市场融合的监管理论

1980年末至2000年，西方发达国家将监管的重心转向了银行资本监管与市场监管约束机制构建方面，并提出以下理论：①监管激励理论：该理论将激励的概念引入监管分析，并把监管问题视为在目标不一致和信息分散化的条件下，监管者针对被监管者所探索和设计的最优约束机制问题。②监管最优相机理论：该理论应用博弈论、信息经济学等工具对政府如何介入监管的问题开展定量分析。③监管的成本收益理论：1990年起，学者们受监管失灵学说的影响，开始尝试将交易费用理论引入金融监管研究领域，进而提出了这一理论。该理论将监管视为社会各方利益集团在获得收益过程中所消耗的成本,消耗成本可以分为监管社会收益和监管社会成本。④基于市场约束的监管理论:该理论指出,当前的监管体系和监管手段对于消除市场失灵表现缺乏效率,究其原因可以从两方面阐述,一方面是探寻市场约束与监管效率之间的关系,另一方面则是探究应用市场约束来完善监管的可行路径。

（4）监管的法律理论

我国学者许成刚同德国法学家皮斯特教授共同提出了法律的不完备性理论,该理论认为,法律具有内在不完备的属性,不完备法律理论并非关注如何提升法律的完备性,而是在接受、承认在这样一种不完备的状态下合理分配权利,并充分发挥监管者的主动执法功能。同时,该理论也充分强调在给予监管者足够权利与激励的同时,也应考虑到监管者被俘获或腐败的问题。该理论强调了法治约束对政府监管活动的重要性,国内学者广泛应用该理论于金融市场尤其是证券市场,开拓了监管在市场经济制度结构中所扮演的重要角色和崭新视角。然而针对社保、医保基金监管领域仍有待进一步丰富。

（5）柔性监管与刚性监管

依据监管方式是否是强制性的,可以将政府监管分为柔性监管与刚性监管。柔性监管是治理理念在政府监管中得以运用和体现的新型监管方式,采取协商、激励等非强制性方式,引导被监管者行为,以达成监管目的。而刚性监管则是指政府严格遵照法律法规授权,对被监管主体采取一套系统的强制性监管,强调上级对下级的命令和压制。柔性监管与刚性监管相互渗透、相辅相成,协同发挥治理功效。

（6）监管空间理论

1989 年,英国学者首次提出了"监管空间"的概念。他们将监管视为一个整体,空间内的全部因素都会是监管的潜在影响因素,包括法律制度、市场运营属性与特性、历史因素等。而富有弹性的"监管空间"可被用于考察监管的不同层面。由于不同情境下,监管空间中各要素所占比例有所不同,而监管空间的大小则与各要素大小及其覆盖边界相关,并且可动态变化。尽管监管空间这一理念存在一定的主观性与局限性,但仍被国外学者广泛应用于政府监管领域的研究。

2.国内研究概况

在我国的金融、证券、保险、社保等领域的基金监管研究中,学者们经常引入和使用的理论分析框架有公共利益理论、委托代理理论、信息不对称理论、博弈理论等。

（1）公共利益理论

学者们将公共利益理论流派下已形成的有关保险监管的公众利益理论以及捕获或追逐理论与监管经济理论作用框架的适用性进行分析研讨，通过这些分析，提出了监管理论对我国保险监管工作的启示。相关研究涉及监管者信誉、公信力与被监管机构行为的关联性等问题。

（2）委托代理和博弈理论

部分学者基于博弈论的分析视角，对基金治理结构进行了理论分析。还有学者综合了委托代理、信息论、博弈论等主要观点，认为委托人与代理人之间形成的是一种契约关系，而在这一关系中，委托人和代理人的根本目的都在追逐理性"利益"。随着人们对于企业"黑箱理论"的局限性研究越发深入，学者们认识到企业内部的信息不对称问题，以及委托人与代理人之间存在着对不同利益诉求的博弈。

在社保基金监管中，学者多应用信息不对称理论、公共经济学理论对政府干预市场失灵开展研究；在医保基金监管研究中，国内学者基于成本-收益理论对社会医疗保险欺诈的问题进行了研究，构建了医疗保险欺诈各参与方的成本-收益决策树模型，并基于分析结果，提出了提高代理人的欺诈成本（提高惩处缴费标准、加强监督、提高法律和道德成本）、降低代理人的欺诈收益，以及降低委托人的监管成本和提高委托人的监管收益等反欺诈措施。

（3）协同论

该理论是德国物理学家哈肯在20世纪70年代初提出的，是用统一的观点去处理复杂系统的概念和方法。重点研究在一个复杂社会系统中，什么样的外来能量和作用才能使系统达到某一临界值，并使子系统之间产生协同作用，进而推动系统产生从无序到有序的质变发展。所谓协同就是推动多元主体围绕某一目标通过互动与协作以实现增值收益的过程。从协同学视角来看，耦合作用及其协调程度决定了系统达到临界区域时的顺序与结构，也就是决定了系统由无序到有序的过程。基于这一理论，国内有诸多学者针对商业健康险与社会医保的关系衔接及其融合问题进行了系列探讨，他们通过分析商业健康保险与社会医疗保险之间的耦合机理，构建了商业险与社会医保系统协同发展评价模型与指标体系，对二者的耦合度与协调度进行了评估，并揭示了其发展规律。

（4）多中心治理理论

多中心治理理论已经被广泛应用于公共管理、宏观经济等领域。多中心治理理论是由埃莉诺·奥斯特罗姆夫妇首次提出的,这一理论认为多中心制度的关键要素是"自发性",多中心要素共同发挥作用,形成一种互动关系,以实现公共事务供给的多元化。多中心治理理论打破了以往仅聚焦于政府或市场两者或两者关系的定式思维,对多中心秩序下的公共行政体制的分权、公共经济的多主体参与竞争,以及立宪秩序下的多决策中心等组织结构模式进行了深入研究。近年来,国内一些学者开始利用多中心治理理论对医保基金监管或治理相关主题开展研究,为我国医保基金监管困境提供了宝贵的政策意见。例如,学者李珍基于多中心治理理论对我国现行医保运行机制的主要问题进行了系统剖析,强调政府、市场与社会之间的协作,为实现国家治理体系和治理能力的现代化提供了极具价值的政策意见。

监管系统内在的复杂性、多变性、进化性等特征决定了医保基金的有效监管绝不仅仅是单一主体所能解决的,而是需要多主体互联互动。这一主体不仅仅是各政府部门,同样也包括了社会、公众、媒体等多中心主体。主体间以信任、机制与法律等作为基础,以多主体间的高效合作方式为手段开展多中心治理,以满足和保障医保服务的多元化需求。因此,针对多中心理论展开深入探讨,对分析、解决我国医保基金监管困境与问题具有重要指导意义。

（5）公共选择理论

公共选择理论确立于 20 世纪 40 年代末,是一门涵盖政治学与经济学的交叉学科理论。它以微观经济学的理性人或称经济人假设、原理和方法作为工具,分析和刻画政治交易市场主体行为与运行机制。通常被作为政府改革的理论基础。公共选择理论指出,政府监管存在一定的局限性,政府不应对市场进行过多的干涉。我国相关学者指出,公共选择理论应该在医保基金监管领域灵活应用,重点关注政府与市场之间的互动机制。政府作为监管的重要主体之一,其内部人员具有"经济人"属性,因此政府有必要对医保经办人员采取有效监督,同时,医保基金如果单纯依靠政府监管会影响收益率,因此可以考虑引入安全且有经验的市场机构来对医保基金进行管理和监督。

（6）其他相关理论

1）行政组织理论。德国社会学家马克斯·韦伯（Max Weber）指出,理想的行政管理组织绝不是传统的世袭管理制度,而是以合理合法的权利为基础的管理制度。这一理论对于行政组织机构的设置与人员管理十分具有参考价值,同样对于医保基金管理内部组织机构的设计也有着重要的指导意义。对于医保基金监管来说,完善的法律法规和严格的内部规章制度是必要的,而完善的医保基金管理组织机构同样十分重要。因为再完善的法律制度,也需要有一个科学、高效、合理的组织机构去执行。

2）政府责任理论。政府责任理论认为政府在履行其社会事务管理职能的过程中应积极主动为人民负责,这是其责任与能力的体现。如若出现滥用职权或其他违法行为,应当承担相应的法律责任,以实现真正的权责统一。政府责任理论同样适用于医保基金监管领域,国内有学者指出,医疗保险基金监管中的政府具有监管责任,政府应建立起多元主体协同参与的监管体系,明确各主体的职责,以确保医保基金运行发展的安全、高效、健康与可持续。

3）政府失灵理论。政府失灵理论指个体对于公共物品的需求无法在现代民主政治中得到满足,而公共部门又存在滥用和浪费资源的情况,进而导致公共支出过大或公共服务效率降低,也就造成了政府活动达不到预想效果。布坎南表示:"市场缺陷并不能由政府去完全解决,政府同样存在着缺陷与不足"。医疗保险作为政府的公共产品,是维护社会稳定、保障公民健康、促进社会和谐健康发展的重要方式。但如若政府出现"失灵"情况,将会极大程度地限制医保制度发展。此外,我国人口基数大,医保基金池体量庞大,均给医保基金监管带来了巨大挑战,也增加了政府失灵问题的可能性。

3. 相关研究述评

综上所述,国内外学者针对医保基金监管理论的分析视角逐渐从单维度、单主体发展为多维度、多主体;在内容上,发展出了政府、市场以及法律的监管框架、协同监管论、刚性与柔性监管及制度空间等综合性的监管理论。然而,目前的研究仍存在以下不足:(1)仍难以全面系统地把握医疗保障基金监管制度设计的全局,并针对问题的网络关系和多元价值主体的利益诉求进行梳理与分析;(2)现有研究缺乏系统的、有效的、符合中国医保监管实践的理论框架指导;(3)缺乏针对问题靶点,系统的研究设计和机制性的研究;(4)缺乏基于多维理论视角、复杂社会网络关系、综合性、实证性的医疗保障基金监管研究;(5)现有监管主体多元、监管对象众多、监管问题复杂、监管手段多样、监管系统碎片化,传统的监管手段难以满足监管系统复杂性带来的挑战。其中,不仅需要传统的刚性治理手段,更需要构建容纳社会、文化、道德、价值和诚信体系建设等柔性治理网络的新型医保基金监管治理制度体系。

总之,本节首先重点介绍了医保监管的相关概念。从监管一词入手逐层递进,引出医保基金监管的概念。同时,本节系统地梳理了国内外监管理论相关的研究进展,总结和梳理医保基金监管相关理论的发展演变和理论流派,阐述国内外学者使用相关理论针对医保基金监管领域开展研究。除此之外,也指出了当前研究中的空白与不足,为深入探索医保基金监管领域相关研究指出了新的方向。在后续的内容中,将重点围绕这些不足与暴露的问题展开深入探讨,以期助力医保基金监管实践探索,为政府决策者提供建议与参考。

第二节　医保基金监管的问题、原因及影响因素探究

国家医疗保障局成立以来,我国医保基金监管制度得到不断完善,监管手段日趋多样化,在打击欺诈骗保方面取得重大成就。但欺诈骗保等现象屡禁不止,说明医保基金监管体系仍存在问题,如管办不分、缺乏系统预警机制以及监管手段单一等。因此,深入了解国内外研究现状与趋势,发现我国医保基金监管存在的问题及其影响因素至关重要。本节将围绕医保基金监管的国内外研究、医保基金监管的相关问题和影响因素等方面展开研究分析。

一、国外医疗保障基金监管的研究

1. 关键词共现和热点分析

在 Web of Science 上以主题"health(medical)insurance regulation or supervision"进行主题文献检索,共检索到 1374 篇文献,主题为"medical insurance regulation",检索结果 549 篇;以"insurance supervision regulation"为主题,检索结果192 篇,主题为"medical insurance funds supervision or regulation",检索结果为 66篇。对上述检索到的文献用 Citespace 软件进行可视化分析结果显示,相关研究主要集中在信息、卫生政策、医保可及性、保健、规制、市场竞争、法律、风险调整、逆向选择、质量、成本、制度、健康结局等领域(如图 4-1a)。对主题词的聚类分析结果(如图 4-1b)显示,目前的监管研究主要聚焦银行、金融市场等领域。针对社保基金监管方面的研究非常有限,特别是医保基金监管研究仍存较大研究空间。

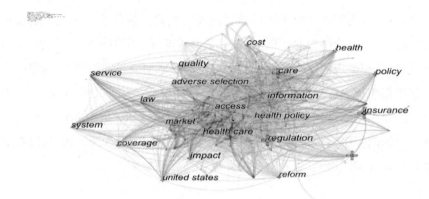

国外医疗保障基金监管关键词聚类分析图（a）

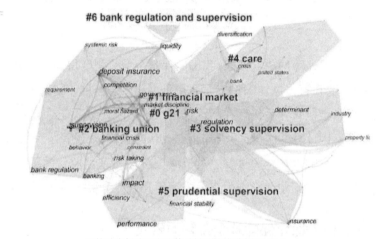

国外医疗保障基金监管关键词聚类分析图（b）

图 4-1　国外医疗保障基金监管 Citespace 可视化分析图

2. 代表性研究简介

Hans Maarse 等人对欧洲四个国家医保基金的监管开展了一项国际比较研究，主要包括比利时、德国、瑞士和荷兰四个国家。研究发现，各国的监管体制结构存在诸多差异，但各国的监管目标大致相同：即保持执行的合法性；确保信任和稳定；保持效率和支持决策。对监管过程的分析主要集中在三个子过程：收集信息、评估医保基金的绩效以及纠正偏差行为的干预措施。研究分析了监管的变化，特别是社会医疗保险市场竞争对监管的影响，市场竞争将在很大程度上改变监督机构在社会医疗保险中的作用。

Hao Jia 认为医疗保险基金的有效筹集、分配和使用是医保基金监管的关键环节。信息技术的应用可以为医保基金的管理者提供医保基金计算、筹资、分配、支付和投资等方面的信息,从而为医保基金的管理者提供信息保障,并分析了信息技术在被保险人管理、定点医疗机构管理、医保代理服务管理、医保基金管理、医保监管等方面的具体应用。

Walter Nonneman. 和 Eddy Van Doorslaer 通过对比利时国民健康保险计划协会的第三方支付机构的作用研究发现尽管政府对监管进行了强化,但全科医生、专科医生和医院服务表现出非价格上的激烈竞争,研究提出了当前最紧迫的需求是筹集足够的资金以支付卫生支出。其次是医疗成本控制问题。建议通过适当的奖励机制来确保效率,并提出了基于规范的竞争理念。

Karen Pollitz 主要研究了美国联邦健康保险改革法案—HIPAA(Health Insurance Portability and Accountability Act)的作用。该法案改变了相关人群的保险内容及医疗保险的监管方式。其一,作为一个国家保障底线,通过某些特定方式改善国民获得医保的机会。其二,通过个人居住地及工作获取保险权利,提高了有疾病史人群的参保机会减少因工作变动导致的参保受限。其三,改善小企业员工参加健康保险计划。HIPAA 由各州与联邦两级政府共同进行监督管理,由卫生保健融资管理局、养老金和福利管理局以及国税局三者共同承担相关责任。但在法案实施的前三年中,研究发现联邦政府在各级和各机构中对 HIPAA 合规性的监管不足,机构缺乏必要的基础数据来监控或评估 HIPAA 的合规性,同时国税局的监督作用也非常有限。

部分国外学者对医疗保险欺诈行为进行了研究。Arrow 从骗保成因的层面出发,认为疾病发生的不确定性和医疗行业的专业化造成医疗服务供需之间存在严重的信息不对称现象,这使得缺少约束的医疗服务供应者实施医疗保险欺诈行为变得容易,导致医疗费用的不合理增长。Dionne 就医疗保险领域道德风险与逆向选择现象,从信息不对称层面开展了研究,对医疗欺诈的成因从新的角度进行了阐释。Krause、Li&Jin 和 Rudman 分别对医保欺诈行为的特征及类别进行了归纳与总结。Boyer 提出设立一个类似保险欺诈调查局的第三方独立机构来防范保险领域的欺诈行为,并进行了详细的定量分析。

二、国内医疗保障基金监管的研究

在中国知网、维普、万方、必应学术、百度学术中以"医保"、"医疗保障"、"医疗保险"、"监管"、"基金监管"、"规制"、"medical insurance"、"supervision"、"regulatory"等为主题词,在 Web of Science 以"TS = (supervision OR regulatory) AND TS = (medical insurance) AND CU = China)"为检索式,检索自 2018 年 3 月 17 日国家医保局成立以来在期刊上发表的所有相关文章,共检索文章 804 篇,依据期刊水平、权威性、相关度等对文献进行筛选,最终得到 87 篇核心文献。本书作者及研究团队对 804 篇文献特征进行文献计量分析,并对 87 篇文献进行分类梳理和归纳,主要从监管主体、监管措施以及监管问题三个方面进行综述。

1. 关键词共现和热点分析

在关键词可视化图谱分析中以中心性作为判定节点重要性的关键指标,其数值超过 0.1 的节点被称为关键节点,中心性越高,表示该关键词越重要。表 4-1 为医保监管研究中 10 个中心性较高的关键词,可以看出医保基金、骗保行为、智能监控、两定机构、医药卫生体制改革和住院费用是该领域的研究热点。

表 4-1　医保监管研究中心性排名前 10 的关键词

关键词	频次	中心性	关键词	频次	中心性
医保基金	71	0.41	医药卫生体制改革	9	0.17
医保监管	43	0.28	公立医院	8	0.18
定点医疗机构	14	0.25	定点零售药店	8	0.11
骗保行为	19	0.21	住院费用	6	0.12
智能监控	9	0.20	医疗保险制度	5	0.10

对医保监管领域关键词进行聚类视图分析,其大致可被分为 10 类:#0 基本医保、#1 市场监管总局、#2 定点零售药店、#3 医药卫生体制、#4 医疗保险基金监管、#5 医疗保险、#6 医保支付、#7 医疗保障制度改革、#8 大数据、#9 欺诈骗保和 #10 住院费用,聚类图中,编号越小表示研究越集中,详情见图 4-2。

2. 研究内容和主要观点

国内学者围绕医保基金监管主要从监管主体、监管措施和监管问题三个方面展开研究。

（1）监管主体

我国医保监管主体主要是政府及其相关行政部门,但在医保治理的大背景下,我国医保监管主体呈现多元化趋势,具体包括医保相关部门、卫生相关部门、公

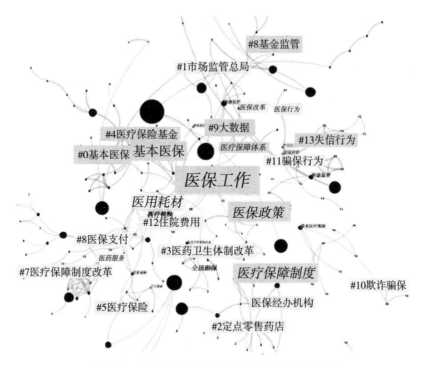

图 4-2 医保监管研究领域关键词共现聚类图谱

安、市场监管、纪委监委、第三方机构、社会监督员等。多元监管强调以部门联席会议制度为核心,加强部门间信息共享和联合执法,形成统一协调、多方合作的综合监管格局。马颖颖从公私合作的角度提出医保监管引入市场力量的必要性;丁峰通过对张家港基本医疗保险引入第三方监管服务的案例进行分析,指出受行政编制约束,医保经办机构短时间内无法满足现实的监管需求,丁峰还指出通过购买服务方式引进第三方监管机构,是符合发展趋势并有很大的探索意义;占伊扬强调医院自身应加强责任意识,进行自我监管,但自我监管成效取决于医院管理人员的专业素质和政策认识水平。在实践方面,上海、天津与徐州最先成立专门的、独立的医疗保障基金监督检查所,以专题培训、以案带训等方式培养专业执法监督队伍。

（2）监管措施

我国医保监管措施的研究和实践主要聚焦于法制建设、多方利益协调联动以及信息化建设三个方面。

1）法制建设。2020 年 12 月 9 日国务院第 117 次常务会议通过《医疗保障基金使用监督管理条例》,这是我国医疗保障领域的第一部行政法规,明确指向医保基金的监管,但《医疗保障基金使用监督管理条例》内容多为原则性规定,失之于宽的现象很容易发生。各地区可以在参照以及不违反上位法的原则下制定具体的地方性法规、部门规章,自上而下进行成体系的制度架构,以法律形式明晰医保部门的职能职责。

2)多方利益联动协调。当前,我国医保监管实践是以行政监管和经办稽核为主,为确保行政监管人员的充足性和专业化,通过建立联席会议制度明确医保、卫健、公安、审计等部门的职责权限,形成定期会商、重大案件会办、案件分类处理等工作机制。其次,加强外部引智,积极发挥市场的力量,如向高校专家、信息技术服务机构、会计师事务所、商业保险机构购买服务,发挥第三方在监管中的作用。此外,建立社会监督举报奖励机制以鼓励社会力量参与监管,实现政府治理和社会监督、舆论监督的良性互动。保障以上措施得以有效实施的关键在于建立权责清单,并厘清医保监管中"违约责任"、"行政责任"和"刑事责任"的界限,加强"行刑衔接",将违法违规处理落实到个人。

3)信息化建设。随着互联网与人工智能等信息技术的高速发展,医保监管与大数据结合是历史的必然。要真正发挥智能化医保监管的作用,需做好以下三点:①统一标准,实现医保三大目录统一编码;②数据集中与共享,首先是数据纵向集中,自下而上传递信息,其次是数据横向集中,包括医保各个业务领域数据,最后是医疗、医保、医药等部门数据共享;③提升层次,通过数据纵向提取、集中,开展国家和省级层面智能监控,促进国家、省、市三级各有侧重又互为补充的立体化智能监控体系的建立。

(3)监管问题

当前国内的医保监管情况存在明显的地区差异,学者们运用比较研究法、访谈法、质性分析等方法对我国医保基金监管问题展开研究,主要问题包括:监管机构设置差异、法律体系不完善、监管主体模糊且能力与合力不足、监管技术手段不强、监管标准不规范、监管力度弱、医疗保险基金监管部门的人力资源短缺等。通过对以上研究问题归纳、梳理与总结后发现,目前我国医保基金监管问题主要集中在以下几个方面。

1)缺乏健全完善的法律制度体系。首先,尽管已出台《医疗保障基金使用监督管理条例》,但较为完善的医疗保障法律体系还未建立,目前医保基金在法律层面的监管依据主要是《社会保险法》,但《社会保险法》中大多只是原则性的表述,对能够真正落地实施的条款较少涉及,这使得地方执法常常处于一种"有法难依"的尴尬境地,也常造成医保制度运行过程中的制度威慑力、执行强制力不足、执行效果不佳。其次,监管制度体系不完善。医保基金运行领域缺乏完善的体系化的制度规定,不同地区医保基金监管制度尚未统一,在费用报销、异地就医、举报奖励等日常工作开展中缺少相应的制度保障。最后,协议管理质量和效力不高。各地较多采取协议管理进行监管,但限于协议难以覆盖全面,有些违规行为在协议内容之外现实中协议缺乏约束力,部分地区甚至将协议视为一纸空文,导致在具体的实施中协议管理难以充分发挥约束和惩罚作用。第四,经办机构职权受限。医保经办机构作为协议管理的一方,不具备监督执法权限,未能行使行政处罚的职责。

2)缺乏完善、健全、专业化的监管组织机构。我国对医保基金的运行管理起步较晚,目前尚未形成完善的、独立的医保基金监管体系。2018年机构改革,国家组建医疗保障局并下设基金监管司,在一定程度上缓解了医保基金监管九龙治水的问题,但目前参与医保基金监管的主体数量仍然众多,包括卫生部门、财政部门、人社部门等,积弊已久的医保基金运行监管职责分工和权限界定不清晰的问题依旧存在。医保基金监管大多以政府为主导,医保基金的运行、监管都是由政府部门负责,缺少第三方监管机构的参与。缺乏完善、健全、专业化的监管组织,单一形式、单一手段的政府监管往往会导致监管低效等问题的发生。这样既不能实现国家和社会对医保基金运行的有效监管,也无法促进医保基金监管的专业化发展。

3)医保基金监管主体间缺乏合作,呈现"碎片化"监管模式。我国医保局成立后,部门间合作较之前有显著提升,合作的紧密度也在加强,但中央和地方监管机构的分割以及政府部门间及政府与社会监管主体的分割造成了医保基金运行监管格局的"碎片化"状态,导致医保基金出现"跑冒滴漏"现象。监管人员不足、监管任务繁重的现状使多元主体参与监管成为必要,各地区也在为引入更多的监管主体进行探索与尝试,但监管主体众多、监督工作容易出现重叠交叉现象,且各主体之间缺乏清晰的分工和职责划分以及协商共治的理念,缺乏健全的协调和平衡机制,导致相关管理主体之间容易出现矛盾。

4)医保基金监管手段单一,影响监管成效。自2019年国家启动"两试点一示范"工作方案以来,各地积极探索、自主创新,监管手段的多元化得到了很大提升。但是从全国范围来看,目前的监管手段以预算控制、总额控制、抽查监督、举报受理等为主,实施效果并不十分理想。首先,部分地区监管方式比较简单粗放,由此引发监管方与被监管方之间的矛盾,如对于过度医疗和过度检查的边界界定存在较多争议,引发医保经办机构与医疗机构之间的矛盾。其次,我国医保信息系统缺乏统一规划,造成各地信息化建设程度存在差异,影响信息化监管成效。此外,就具体的监管手段而言,倾向于传统控制型监管,各地医保经办机构以刚性约束手段为主,审核、检查、处罚构成监管手段三部曲,鼓励、激励等柔性监管手段仍显不足。

5)医保监管信息化建设不足,缺乏系统预警机制。当前医保基金监管主要利用人工方式进行抽检、控制,监管效率十分低下,同时也容易受到监管人员主观因素的影响,尤其面对参保人数逐步增多,海量的医疗信息难以依靠人工审核做到全面监管。目前的医保统筹层次较低,各地区所开发的医保基金监管系统标准不统一,彼此之间没有相应接口,使得异地就医报销存在监管漏洞。此外,国家级、区域级基金系统预警机制的缺乏也给医保基金的监管带来很大挑战。尽管一些地区建立了当地的预警机制,但是在医疗技术更新、异地就医愈发便捷的当下,只能从一定程度上保障本地区基金池的稳定和信息畅通,无法对更大范围乃至全国的医保基金进行统一预警。

通过上述国内外医保基金监管热点及其相关研究脉络可以看出,虽然学者们从多个独立的视角对医保基金监管的主体、措施、问题等方面进行了探讨与研究,但是对于现阶段正处于前所未有的社会转型期的中国医疗保障制度而言,其解释力和指导性还明显不足。因而,从实际出发,结合我国国情,识别我国医保基金监管的关键领域并找出其存在的突出问题,对于探究其背后的深层次影响因素并探讨系统的解决机制和应对策略更显得至关重要。

三、医保基金监管关键领域问题及影响因素

近年来,随着医保基金监管领域问题频发,医保基金监管问题引起了决策者及社会的高度重视。上一节我们系统梳理了医保基金监管领域的国内外研究现状,介绍了医保基金监管存在的一些重要问题。本节将通过问卷调查分析结果,对医保基金监管的关键领域与关键问题及其影响因素展开深入分析与论述。

监管主体、监管对象与监管手段被视为是医保基金监管分析最为重要的

"三驾马车"。就监管主体而言,目前我国医保基金监管模式属于政府主导,各地方医保局及其下属经办单位承担监管职责。需要承认的是,任何一种模式都有其缺陷与不足,政府主导模式的不足可归纳为行政部门权力过大,几乎垄断了所有相关工作、缺乏同其他部门联动以及引入社会力量参与治理这三点。尽管我国一直以来都高度重视部门间联动机制的建立,并且在国家医保局成立之后,强化了部门间合作的紧密性,但当下医保监管中部门间的互动仍存在一些问题,例如,各医保部门间缺乏有效联动,医保部门与社会力量的衔接不够顺畅等。因此,针对多元监管主体的合作问题理应成为我国医保基金监管建设的重要发力点之一。此外,人类对于经济利益的获得及人生价值的实现始终是人性的本能,较低的待遇与激励机制的缺乏势必导致人员工作动力不足。既往研究中也曾指出,监管人员动力不足始终是影响医保基金监管效果的重点问题之一。

引入预防预警机制对于实现医药费用管控,维护基金稳定十分必要。各监管主体自身对基金风险是否具有足够的敏感性?当医保基金危机来临时是否能够有效识别并实现及时预警?这些问题同样值得我们关注。目前我国各地医保部门仅建立了区、县、市一级范围的基金预警系统,尚未建立一个能够覆盖全省乃至全国的互联互通的监测预警系统。因此,针对医保基金监测预警系统所暴露的问题及其原因需要进一步探讨。在医保基金监管问题探索过程中,针对监管手段问题的探讨自然是不能绕开的重要话题。监管手段的丰富多样性与有效性直接影响了监管成效,然而我国医保基金监管手段目前较为单一,以行政手段为主的监管方式制约了基金监管效率。对监管手段相关问题的探讨也将为医保基金监管创新路径的"破局"提供基础和参考。就监管对象而言,对其欺诈骗保行为的监管是最为重要的内容,将在下一部分单独对其进行深入的探讨与分析。

本书作者及研究团队基于问卷调查法,针对医保部门行政人员、医保经办人员、医疗机构与其他政府行政人员、高校专家学者等从事医保领域工作的相关人员开展调查。通过对监管主体的多部门联合机制、激励机制、基金预警机制,以及监管手段问题进行逐一分析和讨论,探究相关问题的原因及其影响因素,为有效解决医保基金监管相关问题提供充足的依据和政策参考意见。

1. 医保基金监管相关问题描述

问卷调查结果显示共有 61.5% 的被调查者认为医保多元主体监管合作机制缺失是医保基金监管领域中较为严重的问题。另外,分别有 60.0%、57.4% 的人认为国家级或区域级的基金系统预警机制缺失、医保基金监管手段单一的问题较为严重,37.4%的人认为医保经办机构监管激励不足也是一个严重问题(如图4-3)。

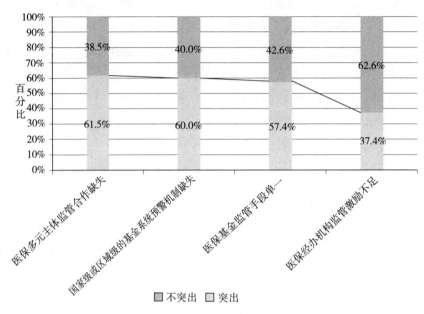

图4-3 医保监管问题严重性的频率分布

此外,针对医保基金监管问题影响因素的调查结果显示,我国医保多元主体监管合作机制缺失问题的影响因素包括协商共治思想、基层人员素质能力、权责分配清晰度、人力资源情况、信息系统建设情况等;国家级或区域级的基金系统预警机制缺失问题的影响因素有医保信息同医疗机构信息对接情况、协商共治的思想、各部门权责清晰程度等;医保基金监管手段单一问题的影响因素有:信息化建设情况、基础人员素质情况、现代化技术使用规范完善情况、医保运行法律规范完善情况等;导致医保经办机构监管激励不足问题的因素包括:多元竞争经办管理格局、协商共治思想、目标考核监督清晰度、监管主体与客体地位、职能定位清晰度、经办管理结构等(如图4-4)。

2. 医保多元主体监管

自2018年以来,我国医保基金监管进入了一个全新的时期,医保行政部门以及经办部门主导医保基金监管工作。但随着医保覆盖范围扩大以及覆盖人群

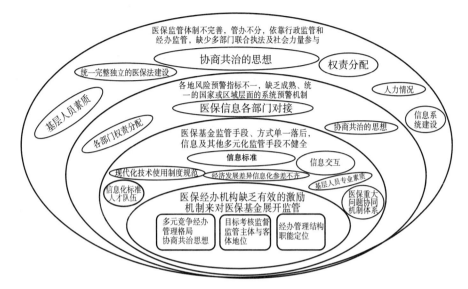

图 4-4　医保基金监管相关问题及影响因素构成

的增长,欺诈骗保行为趋向于复杂化、多样化,医保相关部门显然不堪重负,从一元监管到多元监管模式的转变已成为时代发展的必然。

（1）医保基金监管引入多元主体的必要性及现状

当下我国大部分地区的医保基金监管是以行政与经办监管为主,行政监管主要由负责监管和检查的医疗保障管理人员执行,其主要职责包括例行检查和处罚;经办监管的主体主要是医保经办机构,监管的依据是医保与定点机构签订的协议。以上监管过程主要以人工检查为主要方式,但与之相矛盾的是,我国参保人员与行政人员比例为 16494:1,医疗机构与行政人员的比例为 11:1。因此,面对庞大的患者群和医药机构群,缺少外部力量的有效介入,单纯依靠医保部门自身的力量来完成日益庞大的监管事项、监管内容、监管任务要求十分困难。

国家医保局也意识到并着力解决当下存在的监管矛盾。国家层面上,在《国家医保局、财政部、国家税务总局关于做好 2021 年城乡居民基本医疗保障工作的通知》《国家医疗保障局办公室、国家卫生健康委办公厅关于开展定点医疗机构专项治理"回头看"的通知》等文件中均强调要加强综合监管,充分发挥第三方专业力量,健全协同执法、一案多处工作机制;此外《国家医疗保障局关于做好 2019 年医疗保障基金监管工作的通知》《国家医疗保障局办公室关于开展医保基金监管"两试点一示范"工作的通知》等文件,则明确了要引入信息技术服务机构、会计师事务所、商业保险机构等第三方力量的改革方向。

各地区根据自身的经济社会发展情况积极落实国家政策,作出了医保监管协同治理、引入第三方监管力量等系列探索。其中,河北省针对综合监管尚未形成合力,综合监管协调机制发挥不充分、多元化综合监管体系还未形成等问题,提出了系统的整改措施、责任单位以及完成时限要求;自 2015 年以来,四川省彭州市以深化行政执法体制改革为契机,建立了人社、卫健、市场监管、发改、税务、审计、监察、公安、财政等 11 个部门的联动机制。江苏省张家港市通过公开招标方式,确定两家具有资质的保险公司组成"共保体",以第三方的形式参与到张家港社会基本医疗保险的基金监管工作中,并通过完善卫生与医保部门的协同机制,解决了医保监管执法中权责不清、重复执法、执法真空的问题。此外国家医保局在基本医保政策完善、医保目录调整、医疗服务价格管理、集中带量采购等工作推进过程中,开始注重与卫生健康、市场监管、公安等部门的协调以及多部门联合开展打击欺诈骗保专项治理行动等。尽管各地区多部门合作呈现出一片欣欣向荣的景象,然而调查结果显示,在被调查者对于医保基金监管领域中较为严重的问题选择中,约有 62%的人认为我国医保监管体制不完善,管办不分,医保基金监管主要依靠行政监管和经办监管,缺少多部门联合执法及社会力量参与。我国医保监管多元主体联动不足,合作机制缺失仍是一个不能忽视的重要问题。

(2) 医保多元主体监管合作机制缺失的障碍因素及潜在原因分析

针对我国医保多元主体监管合作机制缺失的影响因素调查结果显示,调查对象认为最重要的影响因素是我国医保监管领域缺乏协商共治思想,占比为70.6%,认为我国医保相关人员素质能力较低的占比 71.6%,55.3%的调查对象认为我国医保监管主体权责分配不清晰,36.0%的调查对象认为我国医保监管信息系统建设不完善,详情见图 4-5。

我国医保多元主体监管合作机制缺失问题的多因素回归分析结果显示(如图 4-6),影响因素包括:协商共治思想、基层人员素质能力、权责分配、人力资源、信息系统建设。其中缺乏充分的协商共治思想是影响多元主体监管合作机制缺失最为重要的因素(OR=2.275),思想理念的共识是共同实践的先导,秉持协商共治的思想是解决我国医保多元主体监管合作机制缺失的关键,需要大力

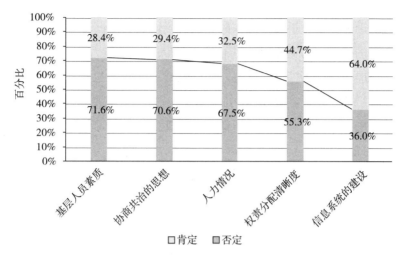

图 4-5　医保多元主体监管合作缺失问题影响因素频率分布

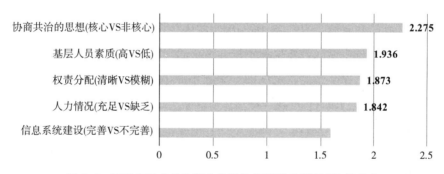

图 4-6　医保多元主体监管合作缺失问题影响因素 OR 值排序

倡导和推进并落实共商共治共享理念,为推进监管治理打造坚实的思想理论基础,为各级管理者提供思想和认识上的驱动力。排名第二位的因素是医保人员素质能力缺失问题(OR=1.936),高素质、专业化的监管治理人才对于促进我国医保多元主体监管合作具有极大的影响,较高的素质和专业能力能够促使医保行政以及经办人员更好地与其他医保相关利益主体进行协商沟通。此外,对我国医保多元主体监管合作机制缺失问题较为重要的影响因素还包括医保各监管主体间权责分配不清(OR=1.873)和医保信息系统建设不完善(OR=1.596)。简言之,在医保监管领域建立以协商共治为核心的思想、制定权责分配清单、提升医保基层人员专业素质能力、完善我国医保监管信息系统建设等一揽子系统解决方案设计,可有效缓解和改善我国医保监管多元主体联动不足这一突出问题。

通过对影响因素分析发现我国医保监管主体从一元到多元转变中主要存在内外两方面的阻碍。内在原因有以下两点:①人员素质能力:由于医药服务监管的复杂性,查实医药服务领域欺诈骗保问题,难免会涉及医疗服务专业知识,此外医疗保险行业专业程度较高,其中间环节较为复杂,需要具备医学、保险等交叉学科背景的人员;②权责分配:医保基金监管各部门之间存在常规的权利职能约束,但也可能由于部门利益等原因产生矛盾,形成内耗,影响政府监管效能,而医保基金监管领域摩擦可能产生于部门间职责界定不清,责任追究机制不健全,这会导致职责交叉重叠,或者权责模糊甚至出现责任真空。政府文件多为原则性规定,无具体权责清单,刚性绩效考核与问责机制更是缺失,导致部门职能履行不到位甚至在参与上流于形式,影响整体监管效能。外在原因方面,信息壁垒是其中最为典型的一个原因。目前我国医保信息系统建设还处于起步阶段,医药机构、政府部门间缺乏沟通协调与信息公开共享机制。部门之间的信息壁垒严重,且医疗机构直属于卫健委,医保部门权限受限,因此数据也就无法进行有效流动和整合,各主体间合作也处于浅尝辄止的状态。

此外,阻碍医保基金监管发展的一个根本原因是协商共治思想的缺失。当下,我国医保监管仍需要"共识",特别在涉及重大决策时,思想以及理念的作用尤为凸显。不可否认的是,医保监管协商共治思想是顺应时代发展的产物,但在我国历史人文背景下,其存在两点现实困境,一是我国医疗保障的公益性,政府将大比例财政资金投入医保基金池,可能会使参保人淡化自身缴费责任、缺乏医保监管参与意识;二是我国官本位思想较为浓厚,官本位思想在中国封建专制文化中存续了两千多年之久,难以彻底根除。以"官"为本的价值取向渗透到医保监管领域,成为了多元主体联动不足,合作缺失的重要原因之一。需要注意的是,在推进我国医保基金监管多元协同的进程中,也应兼顾医保行政内部监管能力的提升。医保经办机构作为监管体系重要的主体之一,鼓励、激励医保经办机构以提升监管能力亟需被人们所重视。

3. 医保经办机构监管激励机制分析

医保素来有"三分政策,七分经办"的说法,医保经办机构稽核监管作为医保监管核心的一个组成部分,其重要性不言而喻。医保局围绕医保基金监管治理重点开展医保经办机构审核结算专项治理工作,全面梳理和排查医保经办领域风险隐患,从源头堵塞风险漏洞。在我国医疗保障事业迅速发展的进程中,提升医保经办机构的监管能力显得尤为必要。而对医保部门本身来说,经办机构作为财政统筹全额拨款的参公事业单位,用人和收入分配自主权受到限制,因此医保经办机构缺乏有效的激励机制来对医保基金展开监管。

（1）医保经办机构监管现状

医保基金监管是医保经办机构的一项重要工作,随着《医疗保障基金使用监督管理条例》的颁布和实施,各级医保经办机构围绕条例中相关具体条款全面贯彻落实其责任,包括落实经办机构协议管理、费用监控、基金拨付、待遇审核及支付、稽查审核责任;制定内控管理规程和稽核管理办法,推进日常管理全覆盖和监督检查制度落实等。此外,各地医保局还开展了医疗保障经办机构审核结算专项治理,强化医保费用智能审核。例如,山东省威海市为切实提高管理效率和服务质量,提升医保经办服务能力和水平,于2020年11月5日发布《威海市商业保险机构承办医疗保险经办服务管理暂行办法》,明确提出了商业保险机构参与医保经办业务的经办条件、经办方式、经办内容、资金管理以及监督考核等内容。虽然各地区颁布的监管使用条例普遍对经办单位的职责任务进行了规定,但是尚未建立针对经办机构监管成果的激励机制。而缺少对经办人员的工作奖励机制,势必会影响医保经办机构基金监管工作的开展。

（2）医保经办机构监管激励不足的障碍因素及潜在原因分析

针对我国医保经办机构监管激励不足的影响因素调查结果显示(如图4-7):调查对象中认为我国医保监管领域缺乏协商共治思想的占比为70.6%,认为我国医保经办机构目标考核监督机制不健全的占比69.6%,69.4%的调查对象认为我国医保监管主体与客体地位不平等,69.0%的调查对象认为我国医保经办机构未形成多元竞争经办的管理格局。

多因素回归分析发现,影响我国医保经办机构监管激励不足问题的因素包括(如图4-8):未形成多元竞争经办管理格局、缺乏协商共治思想、目标考核监督机制不健全、监管主体与客体地位不平等、职能定位不清、经办管理结构单一。其中形成多元竞争经办管理格局(OR=2.674)、建立协商共治思想(OR=1.831)对改善我国医保经办机构监管激励不足问题有极大的作用,是最为重要的两个影响因素,正如管理科学中的"鲶鱼效应",医保经办一家独大,医保经办监管缺少一条甚至几条"鲶鱼"让其活动起来,多元主体竞争经办才能激发其进

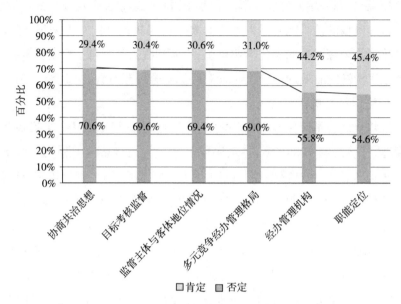

图 4-7 医保经办机构监管激励不足问题影响因素频率分布

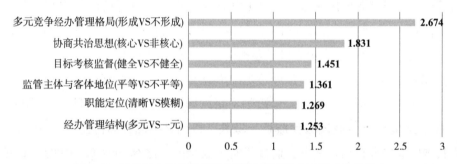

图 4-8 医保经办机构监管激励不足问题影响因素 OR 值排序

取改革的动力。目标考核监督机制完善程度(OR=1.451)是影响我国医保经办机构监管激励的另一个重要因素,健全的目标考核监督体系对于完善我国经办激励机制具有积极作用。激励理论对目标尤为重视,过程学派认为,需要制订一定的目标影响人们的需要,进而激发人的正向行为以实现组织目标,而清晰的目标考核监督更是支撑激励的强力后盾。医保基金监管主体与客体间的地位平等性(OR=1.361)同样是一个重要的影响因素,平等的协商地位有助于推动医保经办机构监管激励不足问题的解决。在我国,医保经办机构主要通过协议对医疗机构进行管理,医保经办机构处于相对主导的支付地位,医疗机构处于绝对的技术和市场垄断地位,这导致医保经办机构地位处境尴尬,没有权力或无动力主动积极执行监管职能。如果能够促进医保经办机构与医疗机构地位平等,二者平等协商,就有可能减少医疗机构抗拒或变相抗拒付费方式改革等现象,减少医疗机构差别对待参保人或者推诿病人的情况,促使医保经办更好地发挥其医保基金监管职能。总而言之,形成多元竞争经办管理格局、以协商共治思想为核心、健全目标考核监督、监管主体与客体平等协商、清晰部门职能定位以及多元的经办管理结构均有助于改善我国医保经办机构监管激励不足问题。

通过对我国医保经办机构监管激励不足背后原因的进一步挖掘,发现其潜在原因如下:一是医保经办机构职能权限受限,具体表现为其在人员招聘和收入分配方面受到很大限制。此外编制管理过于僵化、财政经费保障不足且滞后、行政等级制、工资制度缺乏创新改革,这些都使得医保经办机构难以充分发挥自主权,难以根据业务需要获得相匹配的人力资源并保障运转所需管理经费。二是竞争不足,内生动力缺失。其一,当下我国医保经办机构并非社会化、法人化,政策创新理论认为权力集中会削弱政策创新动力,而权力分散会刺激政策创新。医保经办机构的事业单位属性抑制了其自身的创新激励,且经办机构的创新动力不足与市场的创新活跃形成强烈对比。其二,经办机构普遍重视"医保基金安全",对"基金安全"的过分强调使得各地经办机构"前怕狼后怕虎",缺乏足够的意识和动力创新医保经办监管的第三方购买机制。其三,在我国,医保经办机构属于参公事业单位,医保结余基金属于公共财政,医保经办机构在经济层面上没有动力去控制医疗费用。再者,作为参公事业单位的医保经办机构并无任何行政处罚权力,与医药机构是一种市场关系,只能通过与其签订协议或契约的方式,流程式规范医疗服务行为、分配医保基金。此外,尽管明确医保监管主体职责、激发监管主体监管能力固然重要,但如何能够敏锐地发现医保基金风险并及时发布预警信息,更是关乎监管工作安全与质量的关键。因此,针对我国当下医保基金系统预警机制的探讨尤其值得关注。

4. 国家级或区域级的医保基金系统预警机制分析

预警机制是指预先发布风险警告的制度和一系列机制化的程序安排,通过及时提供警示的机构、制度、网络、举措等构成的预警系统,实现信息的超前反馈,为及时布置、防范风险奠定基础。医保基金系统预警机制的构建,涵盖多元主体为控制医疗费用的不合理支出、保障基金池稳定而采取的对医疗保险收支平衡进行测算,并提前进行风险预测和信息反馈的一系列制度机制安排,以维护医保基金的可持续。具体做法是每季度对该辖区定点医疗机构基金运行情况进行分析,对统筹费用超出总额预付指标或次均费用超出定额标准的定点医疗机构下发预警通知,同时监控基金结余营收情况,对收支不平衡进行提前预警并及时处理。

(1)建立国家级或区域级基金系统预警机制的现状

在国家总局及各地方医保局的不懈努力下,很多地区已经建立起当地的基金系统预警机制,比如监利市、淄博市等地通过建立基金预警机制对超额医疗机构发布关于医疗费用超结算指标预警通知来控制医保基金支出处于合理水平,提前预警费用超出标准的机构,加强事前管控。这一机制也可以事后追溯,为稽核及专项检查提供线索。但值得注意的是,部分地区虽然已经建立当地的基金系统预警机制,但是局限于本辖区的预警还是无法对大范围乃至全国的基金做到统一预警。目前国家正在积极推进医保基金池的整合,以期通过建立区域性乃至全国性的基金系统预警机制来真正保障整合后的基金池平稳运行。

(2)国家级或区域级医保基金系统预警机制缺失的障碍因素及潜在原因分析

系统预警机制是近年信息化、智能化时代所带来的高端技术产物,但各地区经济发展水平不一,预警系统的开发进展情况也大相径庭。由于医保基金统筹管理层次不统一,处于县级、市级、省级并存的现状,我国目前尚未建立起医保基金预警系统实施标准。定量调查结果发现,59.83%的受访者认为缺乏国家级或区域级的基金系统预警机制是突出问题。对我国基金系统预警机制缺失的影响因素分析结果显示:70.6%的调查对象认为我国医保基金监管领域缺乏协商共治思想,55.3%的调查对象认为我国医保基金监管权责分配不清晰,62.3%的调查对象认为医保信息系统与医疗机构对接不流畅,详情见图4-9。

多因素回归分析发现,医保部门与医疗机构间的信息流畅性(OR=1.588)、协商共治的思想(OR=1.543)、各部门权责清晰度(OR=1.455)是医保基金预警机制建立的三个关键影响因素(如图4-10)。

医保基金系统预警机制的核心是对定点医疗机构的医疗费用各项指标进行分析,对于医疗费用超额结算的单位进行提前预警,定点机构医疗信息同医保信息系统的对接尤其重要。通过医疗机构的信息系统与医保对接可以直接在医保

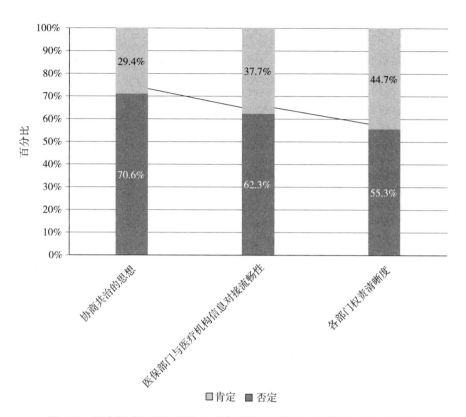

图4-9 国家级或区域级的基金系统预警机制缺失问题影响因素频率分布

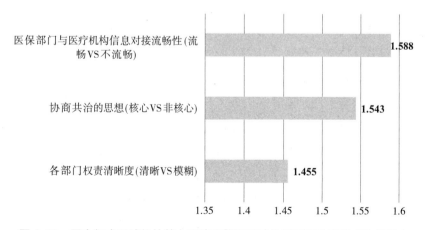

图4-10 国家级或区域级的基金系统预警机制缺失问题影响因素 OR 值排序

部门的系统上对不同定点机构上传的医疗费用进行评估。目前,各辖区已经基本实现两个系统的对接,预警机制建立的基础已部分搭建。虽然我国各地在信息系统对接上取得了重要进展,但各地区的预警系统尚未整合成为一个区域性乃至全国性的预警系统,下一步工作重点就在于整合。然而,不同地区的系统整合并不仅仅是技术层面问题,我国地域辽阔,各地区发展水平不一,即使在一个省份,不同经济发展水平城市的预警系统建设也有很大差别。因此形成区域性的预警系统不仅要解决技术问题,也要解决不同利益主体诉求、地区间沟通交流等难以用技术手段解决的问题。国务院办公厅在《关于推进医疗保障基金监管制度体系改革的指导意见》中指出,以协同高效为原则,将协商共治思想纳入到工作实践中。各地区秉持协商共治的思想是整合不同地区预警系统的关键,唯有不同地区、不同部门做到协商交流、共同治理才能克服区域间因各种差异所带来的整合困难。

此外,建立一个区域性质的大系统离不开医保局、卫健委、各医院及其他相关部门的配合。在多部门配合中,权责清晰是重中之重,制定权责清单,各部门各司其职,促使整个系统自动进入一种高效的工作状态,提升组织的整体效能。若权责不清晰会导致众人互相推诿,无人担责。未来应由国家医保局、卫健委牵头,各级医保局、卫健委配合,秉持协商共治的思想,深入开展协商交流,通过清晰的权责分配,促使各部门各司其职,将不同地区逐步整合,最终形成区域性乃至全国性的系统预警机制。需要强调尽管医保监管系统预警机制作为医保基金监管系统的"排头兵",能够发挥预报与警示的前瞻性作用,但医保基金的监管仅仅依靠区域性乃至全国性的系统预警系统是不够的,亟需探索更加多元化、创新性的医保基金监管手段和工具来适应时代发展。

5. 医保基金监管手段分析

医保基金监管手段是监管部门及人员对基金进行监管的重要抓手,监管手段的好坏直接影响了监管成效。国家医保局将打击欺诈骗保,维护基金安全作为重点工作,积极运用大量的监管手段以维护医保基金的安全,如人工抽查、飞行检查、专项稽查、日常巡查等传统手段,第三方监管、社会力量参与等外部手段,还有专项稽查配合智能辅助审核、在线监控、智能分析、信用管理等信息化现代化手段。只有应用多元化的手段才能保障基金稳定、有效控制医药费用。

(1) 我国医保基金监管手段运用现状

医保基金监管手段单一落后的问题始终伴随着我国医保基金监管的发展,

可以说监管手段的落后几乎成为了我国医保基金监管的阿喀琉斯之踵。目前我国在国家医疗保障局的带领下已经开始探索新的监管手段,逐步由单一、落后向多元化、信息化转变。但是由于中国广阔的地域,各地区经济发展水平的差异,许多地区的监管手段依然处于单一落后的窘境,仍以人工检查、飞行检查为主,缺少多元化的监管手段。

（2）医保基金监管手段单一的障碍因素及潜在原因分析

调查结果显示,认为医保运行法律规范不足的被访者占比 77.2%,缺少现代化技术手段使用规范占比 73.7%,基层人员素质较低占比 71.6%,64.0% 的人认为信息化水平低,详情见图 4-11。

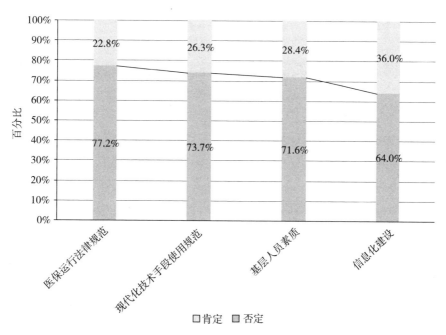

图 4-11 医保基金监管手段单一问题影响因素频率分布

多因素回归分析结果发现,影响我国医保基金监管手段建设问题的主要因素包括:信息化建设、基层人员素质、现代化技术使用规范、医保运行法律规范（如图 4-12）。其中,信息化建设程度（OR = 2.425）是最重要因素,完善信息化建设对于改善我国医保基金监管手段单一的问题具有极大的促进作用。监管工作离不开人,基层人员的素质情况（OR = 2.181）同样是影响监管手段的重要一环,唯有将人的素质与数量提升到一定水平,才能与新技术、新手段实现契合。

同时,现代化技术使用规范完善情况(OR=1.957)也是影响监管手段建设的关键因素,信息化、智能化等现代化手段固然高效,但是也有着暴露隐私、伦理道德等问题,应该在一个完善的框架下合理使用,发挥其最大功效。

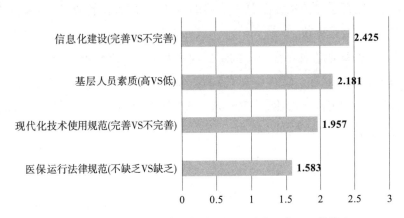

图4-12　医保基金监管手段单一问题影响因素OR值排序

　　我国医保基金监管手段单一有以下几点潜在原因。其一,由于我国各地区之间经济发展水平存在差异,信息化、智能化的应用建设水平也发展不均衡,经济发达地区监管手段往往发展更快更充分;经济水平相对落后地区,现代化手段建设与应用相对不够充分。其二,对于监管手段本身的建设离不开对手段使用主体的规范。目前已初步形成了多元化医保基金监管手段,但是使用手段的主体与规范建设还未能匹配。医保基金监管领域缺乏高素质复合型人才导致目前的监管人员难以有效的使用新的技术手段。同时,建立合理、高效的使用规范对促进现代化手段发挥其应有效能至关重要。总之,在监管手段建设中,信息化建设应处于优先环节,其次应保障人才培养,加强队伍建设并建立与现代化手段相适应的使用规范。

四、医保欺诈与骗保问题现状、成因及治理路径

　　医保基金监管对象包含所有涉及医疗保障基金使用的利益相关方,监管对象的行为特征可以间接反映监管的成效。而在所有医保基金使用行为中,欺诈骗保行为成为近年来的热点关注话题。2021年2月出台的《医疗保障基金使用监督管理条例》更是体现了我国政府对于对骗保行为的"零容忍"。因此,从问题视角入手,针对欺诈骗保行为的现状与原因进行分析与探讨,将有助于探寻出

我国医保基金监管体系所暗藏的关键"漏洞"。

上文针对医保基金监管关键领域问题及影响因素的分析主要是从医保基金监管主体、工具手段的角度来进行探讨的,但是一项政策从启动、实施、到更新、工具的应用,其问题的暴露、效果的评估,不仅取决于监管主体,也体现和反映在医疗机构、药店、参保人等在内的医保基金监管对象身上。我国医保基金监管问题可以由监管对象的行为特征间接体现,即关注基于医保第三方付费的体制,监管对象的行为是否符合法规、规范及协议,能否有效规避道德风险等一系列问题。

问卷调查结果显示,对近年来打击欺诈骗保的工作成效评价,61.78%调查对象评价其成效较好,可见近四年来国家及各地医保局的努力得到了认可。近年来国家及各地医保局一直在狠抓严打欺诈骗保问题。2018 年 9 月起,国家医保局牵头,联合国家卫健委、公安部、国家药监局共同开展打击欺诈骗保的专项治理行动,此外各省市医保局官网均设有打击骗保专题专栏以及打击欺诈骗保举报电话,并在信用中国官网设置欺诈骗保曝光平台,以达到加强法规宣传、净化社会环境、威慑犯罪行为的效果。自 2018 年 11 月国家医疗保障局面向全社会开通举报渠道以来,全国共 29 个省份出台了举报奖励的具体办法。截至 2019 年底,全国接受欺诈骗保举报 13986 起,国家医疗保障局向地方移交举报线索 1586 起,群众的举报对发现骗保线索、锁定骗保证据起到了关键作用。2019 年国家医疗保障局共组织 69 个检查组开展全国性飞行检查,覆盖全国 30 个省份的 149 家医药机构,共计查出涉嫌违法违规金额 22.26 亿元。2020 年国家医保局共组织 61 个飞行检查组赴全国各省份开展现场检查,共现场检查定点医疗机构(含医养结合机构)91 家、医保经办机构 56 家、承办城乡居民医保和大病保险的商业保险公司 40 家,共查出涉嫌违法违规资金 5.4 亿元。而 2018—2020 年全国各地医保局对于打击欺诈骗保也成绩斐然(具体见表 4-2)。问卷调查结果显示,61.78%调查对象认为其所在地区打击欺诈骗保的工作成效较好。

表4-2　2018—2019 年全国打击欺诈骗保成果

	2018 年	2019 年	2020 年
定点医药机构检查数目	27.2 万家	81.5 万家	62.7 万家

续表

	2018 年	**2019 年**	**2020 年**
违约违规违法机构查处数目	6.63 万家	26.4 万家	40.1 万家
存在疑似违规行为参保人数	2.42 万人	3.31 万人	2.61 万人
暂停医保卡结算人数	8283 人	6595 人	3162 人
移交司法机关	487 人	1183 人	2062 人
医保资金追回数目	10.08 亿元	115.56 亿元	223.1 亿元

但成果斐然并不意味着没有问题,调研结果显示仍有 38.2% 的人认为我国打击欺诈骗保成效较差,在众多医保治理体系优先解决的问题选择中,43.2% 的调查对象认为医保治理体系应优先解决欺诈骗保问题(如图 4-13)。实际上,欺诈骗保问题是我国需迫切整治的医保基金监管短板,是我国医保建立初始以来伴随的恶性毒瘤。彻底根除欺诈骗保问题仍需医保各利益相关主体借助现代化手段协同共进。需要对我国医保欺诈与骗保问题进行深入研究,以了解其现状、分析原因并构建治理路径。

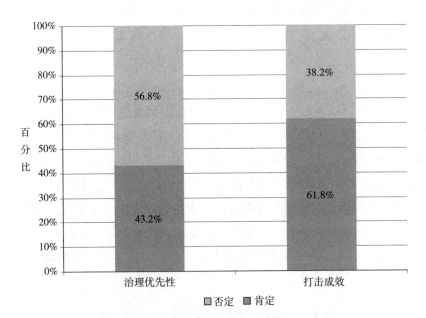

图 4-13 欺诈骗保问题治理优先性及打击成效

1.欺诈骗保案例内容与社会网络分析

欺诈骗保行为是指主体通过非法手段骗取医保基金或造成基金滥用与浪费的行为,其涉及征收、管理和支付三个环节:征收环节表现为漏报参保人数,少报缴费基数等行为;管理环节呈现侵占、挪用医保基金等行为;支付环节则体现为不同主体通过非法手段骗取医保基金等行为。由于医疗保险市场存在信息不对称、需求弹性以及缺乏健全的医疗保险运行机制和有效的控制措施,欺诈骗保行为频发。国家医疗保障局自成立以来,始终将医疗保险基金监督管理作为其主要职责之一,近年来各地积极开展打击医保欺诈行动,在维护基金安全上效果显著。本节以医保欺诈这一社会敏感问题为切入点,对骗保行为典型案例进行分析,以国家医保局成立时间为界探索现阶段对骗保行为治理的路径和变化趋势,探究骗保行为内在原因。

以"欺诈骗保案例"、"骗保案例"、"医保案例"作为关键词,在国家医保局、国家审计局、国家卫生健康委员会、国务院办公厅、国家人力资源和社会保障部网站上,检索 2016 年至 2020 年已治理的欺诈骗保案例共计 494 起。将所检索到的典型案例依据相关标准进行严格筛检,筛检标准包括:①案例不重复;②时间符合检索标准;③涉及欺诈骗保行为;④有明确的行为主体;⑤有明确的处理过程,最终共有 304 起案例符合标准被纳入典型案例研究中。利用内容分析法和社会网络分析法,以国家医保局成立时间为界,从发现途径、骗保行为主体、骗保行为类型、处理处罚方式四个角度展开分析。其中,国家医保局成立前治理的案例数有 139 起。国家医保局成立后,政府对欺诈骗保行为治理的案例数明显增多,共有典型案例 165 起。江西省对骗保行为治理的案例数最多,共 26 起(如图 4-14)。

（1）国家医保局成立前后治理骗保行为的差异分析

对典型案例总结整理后发现,在国家医保局成立之前,政府更多地关注单一主体下的骗保行为案件,同时,超过半数的典型案例是针对定点医疗机构与参保人进行的治理,近 30% 的案例是针对公立医院的骗保案件。在骗保行为方面,对基金征收、管理、支付环节加强监管,体现为对用人单位少报缴费基数和未按相关规定为职工办理医保的行为进行整改;对医保经办机构挪用医保基金行为进行治理;对公立医院存在的超标准收费、超规定加价率销售药品、重复收费、多收费等行为以及参保人重复报销等行为进行惩处。

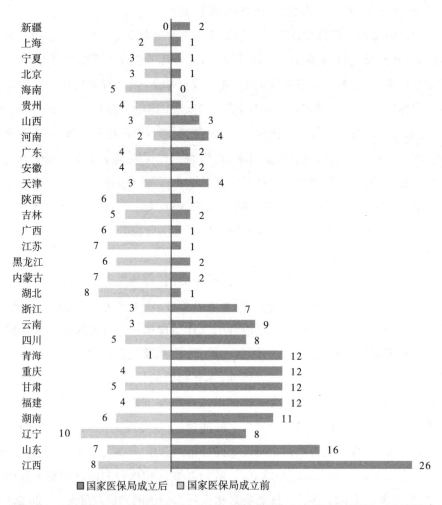

图4-14　国家医保局成立前后各省、区、市及新疆生产建设兵团治理骗保案例情况

国家医保局成立后,政府逐渐开始向复合主体骗保案件的治理上转变,所治理的复合主体案件占比约22%。同时,对定点医疗机构与其他主体合谋行为的关注度逐渐增强,例如对定点医疗机构为其他主体支付回扣、结算报销的行为进行整改等问题。对民营性质的医疗机构治理成为现阶段主要内容,约占总案件的三分之一。在骗保行为方面,现阶段重点对基金支付环节进行治理,体现为对民营医院存在的挂床住院、虚假诱导住院、过度医疗等行为和基层医疗机构存在的串换医保项目收费、挂床住院、伪造虚假病历与医疗文书等行为进行重点整治(表4-3)。

表 4-3 国家医保局成立前后在治理骗保主体与行为上的差异

治理时间	案件类型	骗保主体	公私类型	案件数（起）	占比（%）	主要骗保行为
国家医保局成立前	单一主体	定点医院	公立	37	26.62	高标准、超标准收费;超规定加价销售药品;自立收费项目,重复收费多收费;分解住院、虚增住院次数
			民营	5	3.60	
		定点基层医疗机构	公立	2	1.44	虚假住院;加价销售药品
		定点药店	民营	11	7.91	通过个人账户结算的方式销售保健品和日用品
		参保人	—	42	30.22	不同医保制度间重复参保、重复报销
		医保经办机构	—	12	8.63	医保基金挪作他用;超范围结算医保费用
		用人单位	—	21	17.27	少报缴费基数;未按相关规定为职工办理医保
		财政部门	—	4	2.88	未足额缴纳应当承担的医疗保险费
		学校	—	1	0.72	—
	复合主体	定点药店 & 参保人	民营	1	0.72	超医保支付范围报销医疗费用;为未参保人报销费用
		医保经办机构 & 参保人	—	2	1.44	
		医保经办机构 & 非参保人	—	1	0.72	
国家医保局成立后	单一主体	定点医院	公立	16	9.70	不合理住院、降低住院标准;虚假检查;不合理用药;套高价收费项目;超标准收费等
			民营	56	33.94	挂床住院、虚假诱导住院;过度医疗;免费体检等虚假广告;伪造虚假病历、检查报告、医疗文书;多记、虚记医疗费用等
		定点基层医疗机构	公立	24	14.55	串换医保项目收费;挂床住院、虚假住院;伪造虚假病历、检查报告、医疗文书;多记、虚记医疗费用等
			民营	6	3.64	超范围执业诊疗
		定点药店	民营	11	6.67	串换医保项目收费;伪造、虚增药品销售记录
		参保人	—	11	6.67	冒用、盗刷医保卡
		医务人员	—	3	1.82	过度诊疗、检查
		非定点药店	民营	1	0.61	—

续表

治理时间	案件类型	骗保主体	公私类型	案件数（起）	占比（%）	主要骗保行为
国家医保局成立后	复合主体	定点医院&参保人、非参保人	公立	3	1.82	医院对身份核实不严,冒用盗刷医保卡
			民营	2	1.21	
		定点医院&医务人员	民营	2	1.21	支付回扣、超范围职业
		定点基层医疗机构&参保人	公立	2	1.21	未检验参保人员身份、人证不符
			民营	1	0.61	
		定点基层医疗机构&非定点药店	民营	2	1.21	在非定点药店的费用纳入医保报销
		定点基层医疗机构&非医疗机构、非定点医疗机构	民营	4	2.42	刷卡消费日用品
		定点药店&参保人、非参保人、非定点药店	民营	10	6.06	为参保人、非定点机构结算报销（代刷医保卡）

将国家医保局成立前治理的骗保案例按照发现骗保行为途径、骗保行为类型及其处理处罚方式三个维度提取信息,构建共现矩阵,利用 Gephi 将其可视化形成社会网络关系图(如图 4-15)。在图 4-15 中,"审计部门审计发现"这一节点较大且在网络中占据核心地位,表明审计部门在监管过程中发挥了重要作用。其次,"责令整改"与"已收回骗取和套取的医保基金"在网络中也占据较大分量,说明在处理处罚方式上,这两项措施是对骗保行为治理的主要方式。另外,节点之间箭头的指向反映治理的路径。在参保人重复参保这一具体行为的治理上,由审计部门审计发现,对其处理方式包括责令整改与已收回骗取和套取的医保基金、清理重复参保人员、修改相关管理办法等;对参保人在不同医保间重复报销医疗费用的行为,"已出台、修改相关管理办法"是处理方式之一;"对未参保人员进行参保"是对用人单位未按相关规定为职工办理医保这一行为处理的主要方式;对用人单位少缴纳医疗保险费的治理,主要是通过"补缴医疗保险费"进行整改。

利用 Gephi 软件将国家医保局成立后治理的骗保案例数据进行可视化呈

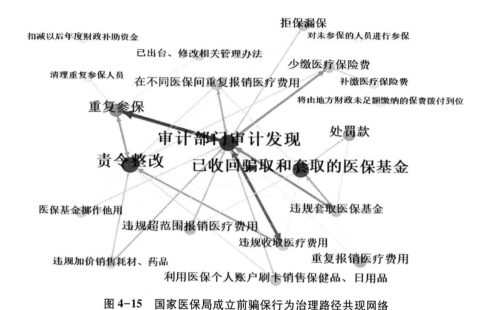

图 4-15 国家医保局成立前骗保行为治理路径共现网络

现,形成社会网络关系图(如图 4-16)。在图 4-16 中节点数量增多且彼此之间的连线较为密集,网络密度较大,已形成较为完整的网络体系,这表明骗保行为治理路径实质上是不同利益主体之间动态博弈的结果。在发现途径上,以地方医保部门检查为主,群众举报骗保行为也是发现途径之一。骗保行为类型以违规收取医疗费用、违规诊疗、伪造病历等相关材料、冒用盗刷他人有关证件为主。网络图外围是处理处罚方式节点,与之前相比,处理方式明显增多,除了收回已被骗取和套取的医保基金,处罚款、责令整改、解除医保定点服务协议、处违约金、取消医保定点资格、移交公安部门、暂停医保服务等方式也是主要的处理方式。此外,多数的处理方式节点与行为类型节点交错相连,这说明对骗保行为的治理已不再是单一的处理方式,多种处理方式综合应用成为现阶段治理的主要特征。由此可见,国家医保局成立后对骗保行为处罚力度不断加大,并且逐渐向医保部门、公安部门、卫生部门等多部门共同治理的方向发展。

(2)欺诈骗保问题原因探讨

定点医疗机构与参保人合谋是现阶段合谋骗保行为的主要形式。首先,医保结算方式改革等一系列医改举措的推进降低了单一骗保的发生概率,但逐利动机与管理制度的缺陷诱使定点医疗机构与其他主体采取利益分成的联合骗保

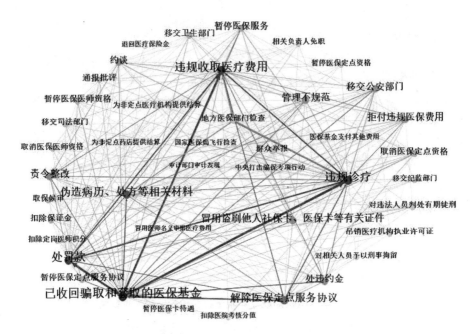

图4-16 国家医保局成立后骗保行为治理路径共现网络

手段,复合骗保成为新的趋势。其次,参保人也是当下治理欺诈骗保行为的主要对象。参保人出于利己动机选择盗刷他人医保卡和重复报销行为,部分参保人认为用个人账户基金购买生活用品并不构成医保欺诈,加之大病患者和弱势群体医疗费用负担较重,可能出现参与合谋骗保的情况。通过结果分析可知,基金支付环节是现阶段监管的重点。究其原因,欺诈骗保行为与医保基金支付环节密切相关,加之基金支付环节欺诈的主体多元,手段复杂,因而支付环节欺诈成为医保基金监管的难点和焦点。

自国家医保局成立后,除了地方医保部门监督检查外,群众举报骗保行为成为打击欺诈骗保行为的新途径。究其原因,近年来对骗保行为治理由国家医保局牵头,各省市医保部门贯彻落实相应政策并开展打击欺诈骗保行为的行动。2018年国家医保局、财政部办公厅印发的《欺诈骗取医疗保障基金行为举报奖励暂行办法》在一定程度上激发了公众参与医保基金监管的积极性。另外,对其处理处罚方式也增多,卫生部门、公安机关、司法机关已逐渐参与到骗保行为的治理工作中。可见,对欺诈骗保行为的治理由原来单一部门监管开始向社会化、多部门治理方向转变。尽管效果明显,但群众举报方式占比较低(约20%),

各部门之间"信息孤岛"严重,系统、全面的监管体系还未完全建立。

　　总之,本节从医保基金监管的国内外研究、医保基金监管的相关问题和影响因素,以及欺诈骗保行为现状及产生原因视角对我国医保基金监管的现状、问题以及问题原因进行了分析讨论。首先,学术研究上对于医保基金监管的国内外研究较为局限,总体来看,目前我国对于医保基金的研究主要集中在医保政策制度、经办以及两定机构等,对于个人以及具体的基金流动缺乏相应研究;在医保监管信息化方面的理论以及实践研究存在不足;对医保基金监管问题的分析发现多元监管主体合作不足、缺少监管系统的预警机制、监管手段单一、缺少监管激励机制是目前我国基金监管存在的主要问题,这些问题是由各部门缺乏协商共治的思想、医保信息缺乏对接、信息标准不统一、基层人员素质较低、权责分配不清、信息化队伍不足、配套的法制规范缺乏等因素共同导致的。若想解决上述问题,仅仅依靠医保部门的力量是远远不够的,还需要多部门的协商共治并以高度的信息化,完善的法治体系,与新技术配套的技术规划、法律法规,高水平的信息化队伍为手段,合作互助,共建共享现代化的医保基金监管体系;而欺诈骗保作为医保基金监管问题中重要的一部分,国家医疗保障局成立以来,各地积极开展打击欺诈骗保行动,在维护基金安全上取得了突出成绩,政府也转变了观念,由关注单一主体骗保转向复合型主体骗保案件并取得一定成绩。对于骗保行为,研究显示,逐利动机与管理制度的缺陷、部分弱势群体的沉重医药负担等问题是导致欺诈骗保现象普发频发的主要原因,未来对欺诈骗保行为的治理应由单一部门向社会化、多部门治理方向转变。

第三节　国外医保基金监管实践探索

　　随着人类社会文明的进步以及公共服务进程的发展,世界各国在社会保障方面也不断历经着改革与变迁,特别是在医疗保险领域,各个国家在提升医疗保障水平、维护医保基金安全稳定可持续发展等方面的实践探索一直步履不停,尤其是德国、英国等医疗保障体制建立较早、建设相对完善的国家在医保基金监管方面的探索经验更具借鉴价值,可为我国医保基金监管工作的开展提供可参考的经验。在国外医保基金监管的实践中,监管主体、监管内容与监管手段是最重要的三项内容,从医保基金监管的整体流程来看,三者间的关系如图4-17所示。目前各国的医保监管主体主要有政府、行业自律组织、独立的第三方监管机构以及社会监督力量等。其中,政府组织多是通过不同层级的医保部门或行政管理机构,根据其行政地位、法律或组织授权,制定医保运行的相关法律、法规及管理制度来指导并参与监管。行业组织及独立监管机构作为非政府组织依照相关法律法规对医保基金的运行进行监管,相对于政府组织而言,他们的监管更具独立性。经过对国际医保基金监管实践进行归纳总结后发现,各国医保基金监管对象无外乎医疗机构及相关工作人员、医保相关组织机构、参保组织及个人等,监管手段也有诸多相似之处。鉴于此,为深入了解国外医保基金监管实践的开展情况,本节从监管主体、监管内容、监管手段三个方面来对当前国际上医保基金监管实践探索现状进行总结。

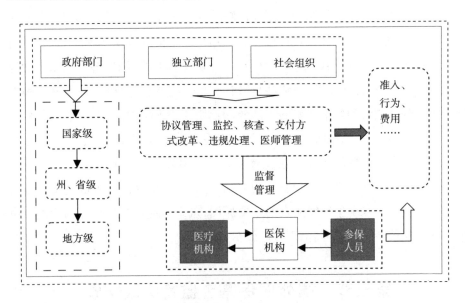

图 4-17　医保基金监管主体、内容及手段

一、医保基金监管模式

在任何医保制度体系下,政府都是医保基金监管的重要主体之一,政府参与医保基金监管的主要模式有直接管理与间接管理。直接管理是指政府会在其内部设定相关部门对医疗保险经费的收集、分配和使用进行监管;间接管理是指政府通过法律法规等强制性手段来规范各方行为。根据政府在医保基金监管工作

中的角色不同,目前国际上现行的医保基金监管模式可划分为集中监管模式、分散监管模式、合作监管模式三种。

1. 集中监管模式

集中监管模式是指政府主导的集中监管,其医保基金监管机构是单一、专门的政府机构,政府为维护基金安全对医保基金的运行、使用等环节进行直接监管。新加坡、韩国等国家是政府主导型监管模式中集中监管的典型代表。

表4-4　政府主导的医保基金集中监管国家一览表

国家	新加坡	韩国	法国	智利	阿根廷
监管机构	中央公积金局	国家健康和福利部	医疗基金控制委员会	医疗基金管理公司监管委员会	劳动与保障部

新加坡的中央公积金局(Central Provident Fund Board,CPFB)对包括退休保障、医疗保障、住房保障和家庭保障等基金在内的公积金实行统一监管,涵盖保险基金的日常支付、管理和投资运营等。CPFB隶属于劳工部,是法定的中央公积金管理部门,依法独立管理公积金,但它并非真正的政府组织,是延伸或转移了政府部分权力的独立法人实体,在公共事务中行使特定职能,可称之为准政府组织。作为主管保健储蓄、终身健保计划和保健基金以及乐龄健保计划的行政部门,CPFB集多项职责于一身,既负责制定与个人账户相关的各项政策,又担任着与个人账户有关业务的执行工作,诸如征收费用、保存记录、支付退休金等,以及基金的保值、增值等业务,此外CPFB还要负责终身健保计划基金在内的所有公积金账户基金的监管,同时控制着公立医院系统,每年通过与医院分享基金的收益,对公立医院进行补贴等方式控制公立医院的利润增长率,继而控制健保双全计划基金的合理支出;中央公积金管理局受劳工部,以及由雇主、雇员、政府代表共同组成的管理委员会的监督管理。

在韩国,由国家健康和福利部(Ministry for Health, Welfare and Family Affairs,MIHWFA)对国家医疗保险体系进行直接监管,MIHWFA直接负责相关政策的制定并监督管理整个体系的运行。国民健康保险项目则主要由国民健康保险公司负责管理,包括参保人的登记、保费收缴以及制定医疗费用清单等。而医疗费用的审核以及医疗服务的评估主要由医疗保险审查机构负责,MIHWFA通过对国民健康保险公司和医疗保险审查机构各项活动的监督来实现对医疗保险系统的监管(图4-19)。

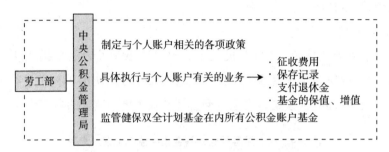

图4-18 新加坡—政府主导的集中监管模式

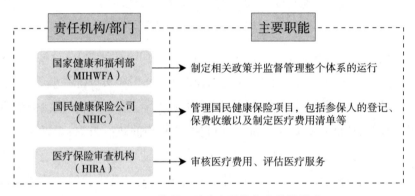

图4-19 韩国—政府主导的集中监管模式

此外,法国的医疗基金控制委员会、阿根廷的劳动与保障部、智利的医疗基金管理公司监管委员会,是以单一、专门的政府机构作为监管主体,政府机构以保障医保基金安全并追求保值增值为目标,通过健全内部运作机制,对医保基金进行整体安排,为社会提供有效的监管服务,实现集中监管。

2.分散监管模式

分散监管模式偏重于发挥各监管主体的专业优势,是指一个国家的政府在建立医保基金监管体系时,将属于国家的那部分监管职能赋予两个以上彼此独立的主体,且这些主体大多由政府现有的经济管理部门组成,借助先进技术来降低监管成本,确保医保基金的稳健运营。其中,泰国和日本是政府主导型监管模式中分散监管的典型代表。

泰国的医疗保险制度包括公务员医疗保险制度,私营部门医疗保险制度以及"30铢"计划三个部分。在医保基金监管方面,这三个保险制度的监管主体各不相同,监管框架也相对独立。公务员医疗保险基金的监管职责隶属于财政部,私营部门医疗保险制度基金归劳动部监管,全民医疗保险计划基金则由国家健康保障办公室进行管理,隶属于卫生部。

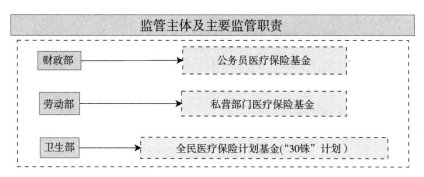

图 4-20　泰国—政府主导的分散监管模式

日本则构建了中央—地方的医保监管体系。中央层面由厚生劳动省的医疗保险局管理,其内部涉及全民健康保险雇员健康保险部、总务部、老人健康服务系统部、长期照顾计划部、卫生经济部、精算研究部。地方层面的医保制度由地区所设的社会保险局、办事处、地区卫生与福利局实行监管。在此基础上,不同的医保制度由不同的部门进行监管,其中组合健康险由相应的健康保险组合代表政府管理。保险组合由雇主和雇员双方代表组建而成的民间医疗保险管理组织,由中央层的健康保险组合联合会及地方的各行业企业独立建立的健康保险组合构成。政府不干涉具体工作,仅是给予一定的补贴,其余的相关制度由对应部门进行监管。

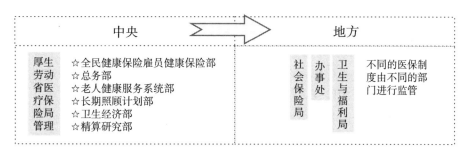

图 4-21　日本—政府主导的分散监管模式

3.合作监管模式

合作监管模式表现为医保基金监管主体并非单一、专门的政府机构，还引入了非政府机构对医保基金进行监管。这种情况下，政府往往较少干预医保基金的日常管理，主要依靠社会中介组织监督基金运营；或是预先配置好各种资产在总资产中的比例，按照既定的比例投入资金，对基金的机构、运作和绩效等具体方面进行限制性的规定。其特点是监督机构独立性强，权利较大。鉴于非政府机构的作用更加凸显，政府部门多负责宏观层面的监管，而不参与政策决策，如英国的独立监管、德国的自我监管、美国的政府机构—非政府机构合作监管以及肯尼亚的独立法人监管等。

英国的国家医疗服务体系(National Health Service,NHS)主要采用的是独立的第三方监管，监管主体包括NHS委托定制委员会(NHSCB)、医疗质量委员会(CQC)及督查者(Monitor)三方。NHS委托定制委员会根据《健康和社会照顾法》而建，具有一定的独立性，这一监管机构更多承担的是政治性监管，从宏观层面对整个卫生系统进行监管；CQC则通过许可准入和独立查处对医疗服务提供者进行监管；Monitor是由早期NHS基金会信托的独立监管者发展而来，其核心功能及职责有许可批准、监管价格、促进医疗服务整合、保护患者选择权和处理反竞争行为、确保服务的连续性。Monitor通过"回应型监管"模式对每一个服务提供者进行必要的监管，在维持和提高医疗质量的同时也保护患者的利益。除上述三个独立的监管者之外，英国医疗保险基金监管体系中还有两个非独立监管者：一个是国家临床卓越研究所，其职能是对药品有效性和治疗成本进行监管；另一个是隶属于CQC的英格兰健康护卫，代表公众和患者的利益，向NHSCB、CQC、Monitor以及国务秘书提出意见。

德国的医保监管体系是在政府引导下形成的，以协会组织自我监管为核心，以专业机构监管为辅助的组织体系。德国对医保基金的监管分为三个层级：最高层级是联邦政府，其承担着宏观监管的职责，主要通过立法对医保基金的运行予以规范，这一层级的监管者包括了联邦议院、联邦参议院、联邦卫生部以及联邦社会保障局，其中联邦卫生部在医保基金监管方面的职责主要有三项：一是向联邦议会和参议院提出立法建议，拟订法律草案；二是制定和完善相关政策；三是实施行业监管。联邦社会保障局则负责对医疗保险、养老金、意外伤害保险以及长期护理保险进行法律监管，包括医保基金的归集与再分配，以及医保基金的

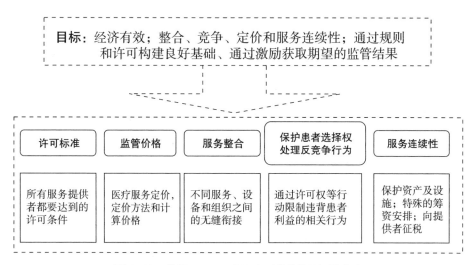

图 4-22 英国 Monitor"回应型监管"目标及内容

风险调节和运行监管。中间层级是州政府的监管,德国在各州设有劳工部,劳工部内设卫生部,负责州政府管辖内的医疗服务机构、地区性疾病基金(地区性疾病基金是指在三个或更少的州运作的疾病基金,在三个以上州运作的疾病基金由联邦社会保障局负责监管)、医疗保险部门、医生协会等的监管。最低层级是法团主义者的自我监管,法团主义者是德国医疗保险体系的实施主体,法团主义组织包括医疗保险提供方的法团组织和医疗保险购买方的法团组织。医保提供方的法团组织主要通过提供有效的医疗服务,同时进行自我监管;而医保购买方的法团组织主要通过与提供方谈判药品、治疗价格、数量等手段进行监管,双方开展"联合的自我监管"。在德国医保基金监管的三个层级中,中间层级和最低层级是德国医保基金监管的主体,最高层级只是顶层设计,制定规则,不参与法团主义者的决策制定。

　　美国的监管机构可分为政府监管机构和非政府监管机构两大类。政府机构包括联邦和州两级,在联邦一级,监管机构主要包括国家医疗保险和救助服务中心(Center for Medicare and Medicaid Service,CMS)、联邦劳工部、人事管理署、业内医疗审查组织等。CMS 对医疗保险计划的监管主要有以下两方面,一是负责监管参与国家医疗保险和救助项目的医疗服务组织;二是在《联邦健康维护组织法案》和《医疗保险责任法案》授权下,对所有的医疗保险计划进行监管;劳工部主要负责自我保险和一些由雇主承担风险的保险计划的监管;人事管理署负

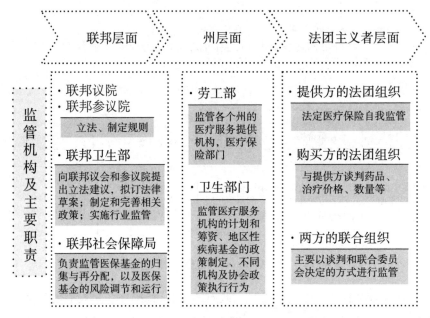

图 4-23　德国医保基金监管主体及职责

责对非常重要的联邦雇工健康福利项目进行监管;业内医疗审查组织则通过与CMS 签订委托监管合同的方式对国家医疗保险网络中的各类医疗机构进行监管,主要职责是保障医院服务质量与调查处理病人申述。在州一级,则由医疗许可和核证机构负责对医院进行监管,诸如管理式医疗服务部等地方部门对各类医疗保险计划开展监管。非政府机构则主要包括国家质量保证委员会与医疗机构认证联合委员会,其主要任务是制定认证手册,设定标准,同时监管健康维护组织、定点医疗服务计划以及优先提供者组织。

二、医保基金监管主要内容

　　医保基金监管涉及的利益相关主体众多、运行链条长,目前国际上医保基金监管主要涵盖医保基金的筹集与支付、医保基金反欺诈保护、医疗服务质量等内容。其中对医疗服务质量的监管范围较为宽泛,既涵盖了对医疗服务提供方的准入、质量、数量、价格与行为等的监管,也涵盖了对医疗保险提供的合理性与有效性的监管,以保障医疗服务的质量、医疗费用的可承受性以及医保制度的有效运行。

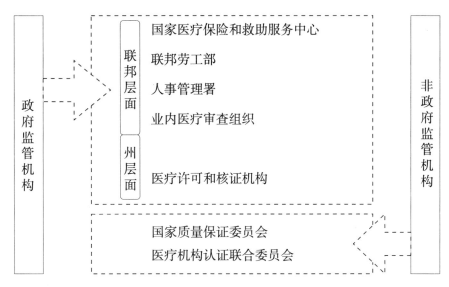

图4-24　美国:政府与非政府组织的合作监管

1.医保基金筹集与支付监管

对医保基金筹集及使用的监管是医疗保障监管的主要内容之一,是实现医保基金合理利用的有效途径。医保的基金池是医疗保险制度得以建立的物质基础,医保基金筹集与支付的监管始终是医疗保险运作中最核心的部分。针对医保基金的筹集与支付,各国的监管侧重点各异。如德国制定了统一的国家健康基金缴费率,注重不同疾病基金间的平衡调剂;荷兰注重医保基金的高效支付,涵盖国家基金、社会基金、个人基金三个层面;法国的医保基金监管主要是通过国家的宏观调控来确保医保基金稳定,并通过设置社会保险基金的封顶额度来保证基金的安全;在韩国,对国民健康保险项目的监管则包括参保人的登记、保费收缴以及制定医疗费用清单等;肯尼亚则十分关注对医保基金使用合理性与有效性的监管。

2.医保基金反欺诈保护监管

医保基金反欺诈保护监管也是医保基金监管的重要内容。在此方面,美国构建了以政府为主的医疗保障制度反欺诈监管框架。自1996年起,美国构建了国家层面的医疗反欺诈和滥用控制计划(HCFAC),并于2009年成立预防医疗欺诈和执行行动小组,在美国的9大地区展开监管。HCFAC的主要职责有:整合联邦、州和地方的反医疗浪费、滥用和欺诈的执法机构;审查、评估医疗服务的支付过程,对不恰当的欺诈行为进行处理;指导医疗行业开展反欺诈工作;构建一个开放的数据库来报告欺诈行为。该组织建立后,仅 2011 一年就归还了 41 亿美元的欺诈款,其中转入 Medicare 信托大约 25 亿元。此外,Medicare 内设 CMS 主要从事对欺诈行为的预防、检查及追款等活动,美国还制定了《可负担的医疗法案》对相关工作进行指导。美国不同的医保反欺诈监管机构主要框架如图所示。

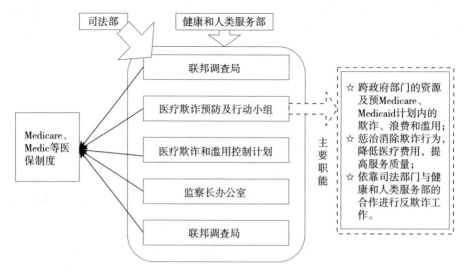

图 4-25   美国反欺诈主要监管机构及主要职责

英国也构建了全民健康服务体系的反欺诈机制,并设立了专门的机构开展反欺诈工作,这一机构最初隶属于卫生部,于 2003 年并入 NHS 反欺诈和安全管理服务部门,2005 年经整合进入 NHS 事务服务局,并在 2011 年后更名为英国 NHS 反欺诈组织。该部门下设操作支持团队、情报单位、地区团队等机构,负责对医保基金使用、医疗质量等内容进行监管。首先,英国 NHS 反欺诈组织建立了一系列囊括政策、目的、目标以及途径、标准的行动依据,以期在控制欺诈行为与基金管理的基础上,将更多的卫生资源有效地分散给需要者。在行动上,英国首先通过公众教育,将现行的欺诈行为对患者就医的影响、欺诈的惩治等内容通过各种渠道传递给公众,构建公众的反欺诈文化。其次,通过与反欺诈专家指导协商,构建清晰可行的政策并在交易前签署问责宣言,抽样检查欺诈行为,对其中有问题的组织进行制裁。英国的医保欺诈制裁依照"平行制裁"来追究涉案人员的刑事、民事、内部纪律以及职业处理的相关责任,同时追回欺诈损失的资金,且在追回的过程中可以冻结涉案人资产。

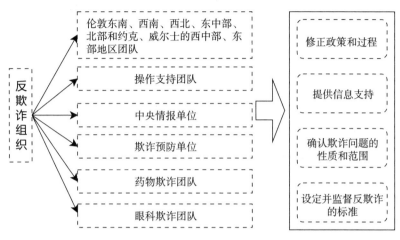

图 4-26　英国 NHS 反欺诈组织结构及工作主要领域

3.对医疗服务的监管

除对医保基金运行的直接监管,各国也注重对医疗服务行业的准入、医疗费用的控制以及医疗服务质量及医疗服务信息披露等内容进行监管,继而达到控制医疗费用不合理增长、发挥医保基金最大效用、保障基金运行安全等目的。

（1）医疗服务行业的准入监管

医疗服务机构的行业准入监管,是形成医疗行为规范化管理、促进医疗服务的公平性、推动医疗技术发展、提高医疗质量的有效手段。医院作为医疗服务最直接和最重要的提供者,与其相关的准入监管即是确保国民获得可靠且有质量保证的医疗服务的第一道屏障。涉及民众生命安全与质量的一切医疗环节都应是规制主体关注和监管的重点,尤其是在医疗机构、医疗服务人员、医疗技术与设备、药品等方面的准入更应给予严格的监督和管控。

世界各国在准入规则和制度的设计上大体相同,即各国政府均希望通过"进入约束"来实现医院规制的目的,如保障医疗从业人员的能力和素质;设立准入、退出的壁垒以维护医疗服务市场的健康有序发展。首先,美国政府通过设定医院准入条件来实施准入监管,具体通过 CMS 来实现。想进入国家医疗保险和救助服务网络的医院必须通过 CMS 的准入认定。其次,美国是最早立法管理医疗器械的国家,对医疗器械的准入监管,主要是由美国商务部、美国食品药品管理局及美国医疗卫生工业制造商协会这三个部门相互配合完成。再次,美国对医生的准入管理更为严苛,要求必须完成4年的普通大学教育才能进入医学院接受3~5年的医科教育,毕业后需通过执业医师资格考试,取得资格认证后还需进入医院接受为期3年的住院医生培训才能获得行医执照。最后,对于美国的医疗技术准入工作,主要以评估为主,鉴于其卫生系统结构相对松散,所以国家卫生研究院、美国医院协会、私立的健康保险公司甚至某些医疗机构都参与医院规制并成立专业委员会,非政府组织是主要的参与者。

（2）医疗服务费用控制

价格控制作为政府实施监管的重要手段之一,主要作用是调节与控制医疗服务价格水平、价格结构以及医疗服务支付费用,从而合理配置医疗资源,为国民提供公平可及的医疗服务并保障医保基金安全可持续发展。各国政府在20世纪70年代起共同面对的一大社会问题就是医疗费用的过快增长。到目前为止,医院费用问题依然是医院规制中的棘手问题,其中价格规制可以理解为一种政府行为,即政府运用宏观调控的手段对影响经济发展的费用因素进行规制管理,以实现费用的合理增长。在一定的医疗卫生体制和医疗保障制度下,政府对医疗服务市场进行规制的核心问题是如何激励医疗服务提供者在不降低医疗质量的前提下,合理地控制医疗费用的增长。医疗服务价格规制就是通过对医疗服务价格进行确定、调整、控制及对支付方式进行改革,以保障医疗服务价格的合理性,给予医疗服务供给者正向激励,促使其在降低医疗成本的同时还能注重医疗服务效率和质量。美国在1983年尝试采用基于疾病诊断相关组的医疗费用支付方式(Diagnosis Related Groups,DRGs),并取得显著成效,于是这种支付方式就逐渐成为多数发达国家补偿医院医疗服务的主要方式。

DRGs实际上是一种作为给付用途的病人分类系统。在DRGs制度中,将每个DRGs视为一个给付对象,Medicare对每个DRG都事先制定固定的价格,比如DRG1的给付价格是3,000美金,DRG2是5,000美金。如果某家医院六月的出院病人中有400位属于DRG1,300位属于DRG2,那这家医院六月可以向CMS申报总共2,700,000美金(400×3,000+300×5,000)。

更精确一点来说,Medicare是依照病人出院时所属的诊断相关群的相对权值(Relative Weight,RW;医疗耗费较高的DRGs的RW较高)乘以该医院的支付单价,去计算此次医疗活动的支付费用,无论医院的实际照护成本是多少,Medicare就只给付此费用,因此医院必须设法在此费用内将病人照护好直至出院,否则就要自己承担超出的成本。如果是因为疾病本身的变异导致该病人的照护费用超过极端的偏异值(Outlier),Medicare会再根据一套公式算出额外的费用来对医院进行补贴,只是这个补贴费用经常不足以弥补实际超过的费用。

(3) 医疗服务质量监管

总体上来讲,发达国家对医疗服务质量的监管相对完善。美国对提供医疗服务的对象实施全方位的监管,涵盖了保险公司、保险计划、医院、诊所、实验室、医生协会、疗养院、家庭医疗服务机构等各类组织;韩国综合应用定期调查、特别调查、紧急调查和执法监督等多种形式对医疗机构进行调查,引入质量评估以确保全民健保医院总额支付制度实施后特约医院医疗的服务质量(目前质量保证涉及急慢性病、癌症、病种支付等12大领域的35个特定项目),同时引入第三方机构对医疗费用进行审核、对医疗服务进行评估;德国主要通过监管医疗机构的计划和筹资、疾病基金的政策制定、医生协会政策的执行行为等,来实现对医疗服务质量的控制;新加坡在制定总体医疗服务监管政策时十分考究,注册审批监管涵盖了所有医疗机构,如医院、疗养院、临床实验室、普通诊所和牙科诊所等,新加坡还组织专业人员对医疗机构的临床表现进行审查、对临床治疗进行审计;泰国则通过合理的监管责任分工,充分发挥政府部门在监管立法以及行业协会在自律建设方面的作用来对医疗服务行为及质量进行规范。

(4) 医疗服务信息披露监管

医疗服务信息披露可以提高医疗机构的行医透明度,保障医疗工作顺利运行,是实现医疗资源优化配置、维护病人的知情权、提高医疗质量与病人安全的重要保证。正因如此,当前各国政府、组织和社会公众都对医疗服务信息披露给予高度的重视与关注。

作为最早开展医疗服务信息披露监管的美国,其制定医疗服务信息披露指标的原则是,以提高医疗质量为目标,对不同医院进行准确评估,以改善医院的服务质量或对病人合理就医选择产生影响;英国的星级医院评审、Dr. Foster医生网站公布医生信息、经济合作与发展组织对医院绩效进行排名等都是有效的信息披露手段;德国由疾病基金会作为监管机构收集所有医院相关信息和数据,每两年在网站上公布质量报告;加拿大则建立医疗信息学会来承担信息披露工作,主要报告国内医院的绩效水平,并开发出全国医疗机构的信息报告指标和报告系统,旨在帮助改进加拿大的卫生系统,提供准确、标准、可比的医疗信息;还有中国的药品价格公示等也是重要的信息披露规制手段。

知识链接:

英国 Dr Foster 网站

英国 Dr Foster 网站是为了收集和发布可以拯救生命的医疗保健信息而成立的,迄今已成立 12 年,它秉承了"高质量信息可以更好地促进健康(Better information,better health)"的理念,坚信高质量的信息可以使 NHS 体系更安全、更高效,促使医疗卫生服务的提供更加透明,并在未来致力于信息提供工作的继续完善。

Dr Foster 网站作为英国医疗信息提供的领导者,多数时间致力于促进英国 NHS 系统的改善,其存在目的主要是为医疗保健机构提供信息并高效利用收集到的信息和资料,从而提高它们的运行质量和效率。值得一提的是,网站的创新产品、服务以及资源可以促使卫生服务提供者评估和监督卫生服务的质量和效率,以帮助临床医生、医疗保健管理者以及领域领先的学术中心进行协同工作,促进开发出一套以临床为基础的性能指标,并且通过科学合理的分析与研究促进其进一步完善。此外,为实现其自身的不断完善同时迈向世界发展前列,网站越来越关注英国和国际范围内的私人医疗保健行业,包括美国、荷兰、比利时、意大利和中东地区的卫生服务,基于网络提供的信息资源进行分析,向卫生保健组织提供帮助以促进他们评估、理解和改善相关的卫生服务质量和成本效益。

资料来源 http://drfosterintelligence.co.uk/.

三、医保基金监管手段

虽然各国的医保监管模式各有不同,但其在医保基金监管方面有诸多相似。各国多措并举,采取各种综合手段,在立法、创新制度与机制、建立健全信用管理体系、强化现代信息技术应用等方面均进行了有益且有效的探索实践。当今世界各国针对医保基金监管的具体监管手段大致可归为 6 类,包括建章立制与立法保障、智能系统与信息化建设、医保信用管理、医保医师监管、核查与惩处以及社会监督。

1. 建章立制与立法保障

完善的法律体系是有效实施医保基金监管保障的前提。纵观全球,成功的社会保障基金监管离不开完善的法律法规作为强制性监管的依据和行为规范。美国、英国、德国、日本、韩国的监管均有其法律依据,为遏制基金违规使用提供了强力保障。其中,美国为杜绝医保欺诈,出台了一系列反欺诈法律,同时构建了以卫生和公共事务部为核心、以联邦政府与地方政府为依托、以各监管机构为组成部分的反欺诈执法体系;德国的社会保障制度拥有十分健全的法律体系和费用控制机制,建立了包括药品参考定价制度、药费分担制度、药费支付限额制度、基金风险调剂制度等在内的一系列制度,通过干预药价、降低药费、对不同疾病基金进行平衡调剂等措施来实现对医保基金的监管。

2. 智能系统与信息化建设

大多国家均重点强化医保基金监管的智能化、信息化建设。如美国建立了标准完善的医疗数据库为识别欺诈骗保行为提供依据,并通过医疗保险欺诈与滥用控制项目开发 SGI MineSet 系统实现对医疗保险数据的挖掘和可视化分析,以精准识别医疗保险领域中的欺诈、滥用等违规现象;在英国的监管体系中,数据共享与信息透明化机制成熟,其行业性监管机构 CQC 的监测受到来自国家及各地方数据中心的支持;泰国全民医疗保险计划则拥有一套涵盖编码、付费和质量控制等内容的保险使用和临床医院监管系统,同时国家健康保障办公室建设并管理了一套赔付数据系统,主要关注住院治疗,通过预算管理来规范医疗机构费用并对医疗服务质量进行监管;韩国开发了对医疗行为与费用进行智能监控的信息系统,探索高效的费用结算电子审核机制。此外,为核实医疗费用支出的使用,韩国开发了"医疗服务使用记录的通知系统"用以通知所有患者从医疗机构接收的医疗服务记录;德国则通过信息技术实现了对病例使用全国统一的编码,提升了医疗服务信息的透明度,并在此基础上实施DRGs支付方式,有效避免了过度医疗导致的医疗费用不合理增长。

 知识链接:

美国 SGI MineSet

MineSet 是由 SGI 公司和美国 Standford 大学联合开发的多任务数据挖掘系统,以先进的可视化显示方法闻名于世。它集成多种数据挖掘算法和可视化工具,帮助用户直观地、实时地发掘、理解大量数据背后的知识。目前该系统已更新至 MineSet 2.6,其特点如下:

(1) 使用了 6 种可视化工具来表现数据和知识。对同一个挖掘结果可以用不同的可视化工具以各种形式表示,用户也可以按照个人的喜好调整最终效果,以便更好地理解。

(2) 提供多种数据挖掘模式。包括分类器、回归模式、关联规则等。

(3) 支持多种关系数据库。可以直接从 Oracle、Informix、Sybase 的表中读取数据,也可以通过 SQL 命令执行查询。

(4) 多种数据转换功能。在进行挖掘前,MineSet 可以去除不必要的数据项,统计、集合、分组数据、转换数据类型、构造表达式由已有数据项生成新的数据项、数据采样等。

(5) 操作简单。

(6) 支持国际字符。

(7) 可以直接发布到 Web。

资料来源:https://www.cnblogs.com/candyhuang/articles/2079986.html.

3. 开展医保信用管理

美国、德国等国家拥有高度发达的社会信用体系,通过将医保失信行为与信用体系挂钩,极大地约束了监管对象的违规行为。美国非常重视对其公民信用的管理,因此建立了十分完备的信用评价体系,个人一旦存在失信记录,其社会生活将会受到诸多负面影响,这种良好的社会信用氛围在一定程度上减少了美国医保基金道德风险发生的概率。德国在社会信用方面的建设也比较完善,其通过政府部门与第三方征信机构合作,为医保基金信用管理提供了强大的专业技术支撑;此外,德国实现了对个人信用的精细化管理,完备的个体信用档案体系有效约束了医药服务提供者的诊疗行为,同时也规范了参保人员的就医行为,从而为医保基金构建了强大的信用安全屏障。

4.强化对医保医师的监管

在对医保基金使用行为的监管方面,美国已形成事前—事中—事后的全流程监管系统,即通过对医保医师诊疗服务过程采取实时监督以实现事前预防监管,杜绝过度医疗、虚报病历等违规现象;事中管控监管则是医保基金监督部门在支付医保基金前对数据账单进行核对分析,确保准确无误;而事后审计监督指医保监督部门定期分析医保医师近几年的医保基金支付记录,以识别违规行为。德国也十分注重对医保医师诊疗行为的监管,为杜绝医师违规行为的发生,德国的医保机构不直接对医生进行费用结算,而是借由德国的保险医生联合会进行医保基金支付,只有被认证为医生联合会成员的医生才有获得医保基金支付的资格,保险医生联合会会对医保医师的诊疗账单进行审核,如果超出平均水平便要求医师进行说明,若医师存在违规行为,保险医生联合会将通过沟通的方式促使医师自主更正行为,若沟通无果,便采取正式发文的方式来责令其整改。

5.核查与惩处

对医保基金的有效监管而言,核查与惩处手段必不可少。诸如德国就通过组织部分医疗服务机构的医师构建了专职于医疗费用审查的医疗审查委员会,该组织通过对医院病例编码质量的随机筛查来开展监管工作,因此德国的医院需对其医疗行为和具体的编码作披露处理。如出现编码意外上调,医院需将其获得的相应收入偿还给疾病基金会;同样,如果出现医院为增加利润收入自作主张上调编码的情况,医院将会被处以与报销费用等额的罚款并偿还所有的报销费用。英国则通过 CQC 和 Monitor 联合对医疗服务提供者的许可准入进行管理,继而实现维护医保基金安全的目标。CQC 有权取消违反法定健康安全规定和质量要求的医疗服务提供者的许可准入,也有权给予相应的处罚例如罚款、暂停营业等。对于医疗服务接受者或第三方的投诉,CQC 有权对相关内容实施检查,并对不符合规定的行为采取强制处罚措施。

6.营造社会监督氛围

营造社会监督氛围也是实现医保基金有效监管的重要手段之一。美国通过立法的形式确保公众参与到欺诈骗保举报活动中,并给予一定奖励,如《虚伪索赔法》授权民众向政府检举欺诈骗保行为,一旦民众举报的欺诈骗保行为属实,政府将会如数追回被欺诈骗取的医保基金,并将追回基金的15%—30%拨款于举报人以示奖励。其次,拓宽公众、医保经办等监督人员有效参与医保基金监管的渠道也是美国营造良好社会监督氛围的重要方式,如设立医疗反欺诈举报热线、分享医疗诉讼机制、开展反欺诈知识培训教育等,以此来提升参保者、监督人员识别欺诈骗保行为的能力,提高其参与基金监管的积极性。

总之,本节主要介绍了国外在医保基金监管模式、内容、手段上的实践探索,经过梳理与分析,得到的思考与启示如下。

各国所建立的监管模式都与其国情相适应,我国也要以建设符合自身国情、具有中国特色的监管模式为原则来汲取国外经验。比如德国的"自我监管"与英国的"独立监管"都体现了第三方参与监管的优势,而在中国监管语境下,公共事务一定要坚持政府主导,因此,可发展在政府主导下,引入市场、社会领域多元监管主体,以聘用、合作的形式共同开展医保基金监管,并相互监督的监管模式。

在监管内容上,国外涵盖的领域更加丰富。随着监管问题的变化,监管内容也在不断演变,从开始的准入监管、费用监管,到围绕不良行为、骗保的监管,扩大到对医疗服务质量的监管。现如今,基金监管的目标已经不仅仅是控制医疗费用支出,还更注重医疗质量的维护,即确保医疗服务是给人们带来健康而非伤害。例如,德国的法团组织将医疗服务质量的要求也纳入对医疗服务购买的合同中。而我国目前对于基本医疗保险监管包括许可准入监管、行为规范监管和费用监管等,还是较为侧重对医保基金的监管,对服务质量与安全的监管还比较缺乏,这一点值得我国借鉴。

在监管手段上,明确的法律法规、健全的信用体系、发达的智能技术与大数据手段是国外监管的主流趋势。我国公众目前个人信用意识较为淡薄,社会信用体系还不完备,智能监管建设也在初级阶段,其他国家在信用档案、多元智能监管手段上的建设经验同样值得我们学习借鉴。

表4-5　各国医保基金监管模式对比与总结

	模式	法律	制度/机制	主　体	手　段
美国	政府—非政府合作监管模式	《反回扣法》《医疗补助反回扣法案》《医疗补助虚假赔偿法》《可负担的医疗法案》		• 对医疗机构监管	基金监管诚信体系 DRG 医疗援助计划医疗管理信息系统 反欺诈软件 保险欺诈数据库医保信息化系统 营造医疗保险反欺诈的文化氛围 对医师： 事前的服务监督系统 事中的欺诈稽查系统 事后的支付审计系统
				政府监管机构：联邦层面，主要是国家医疗保险和救助服务中心内业和业内医疗审查组织；州层面，负责医院监管的机构主要是各州的医疗许可和核证机构 非政府监管机构：美国医疗机构认证联合委员会	
			医疗反欺诈和滥用控制计划	• 对医保计划监管 政府监管机构：联邦一级包括国家医疗保险和救助服务中心（US Department of Labor）和人事管理署，州一级包括管理式医疗服务部等 非政府监管认证和医疗补助反欺诈：国家质量保证委员会 预防医疗欺诈和执行行动小组（HEAT） 美国医疗保险和医疗补助服务中心（CMS） 美国医疗保险反欺诈协会（NHCAA）	

续表

	模式	法律	制度/机制	主体	手段
英国	第三方监管模式	《健康和社会照顾法》《社会保障欺骗法》《社会保障管理法案》	反欺诈机制 数据共享机制	NHS委托定制委员会（NHSCB）医疗质量委员会（CQC）督查者（Monitor）NHS反欺诈组织	许可准入 舆论宣传教育 抽样检查 平行制裁
日本	中央—地方医保监管模式	《健康保险法》《国民健康保险法》《社会保险审议及社会保险审查会法》	—	中央：厚生劳动省的医疗保险局管理 地方：社会保险局、办事处、地区卫生与福利局	第三方审核
德国	自我监管模式	《社会医疗保险现代化法》	药品参考定价制度；药费分担制度；药费支付限额制度；信息公开制度；医疗费用审查制度	联邦监管者包括联邦议会 联邦参议院和联邦卫生部 各州劳工部内设卫生部 法团主义组织 医疗审查委员会	基金风险调剂 信用体系 医疗费用审查体系 DRG支付方式
韩国	政府为主体的监管模式	《国家健康保险法》	—	国家健康和福利部	现场调查 第三方审核 质量评估 人工与智能审核 医疗服务使用记录的通知系统

第四节　国内医保基金监管实践探索

自医疗保障制度建立以来,我国在医保基金监管的方式方法上进行了探索,从最初还未形成统一的监管框架,到各地创新举措"百花齐放",形成基金监管示范点,我国在医保基金监管实践上的探索建立了一条从无到有,责任从模糊到明晰,手段从单一到全面,形式从人工到智能,构架由松散到体系化的监管建设之路。为深入了解我国当前的医保基金监管实践现状,本节将对我国目前的监管实践做法进行梳理与总结。

一、国内医保基金监管的改革历程

医保监管体系的发展伴随着基本医疗保险制度改革的进程,从无到有,逐步发展,可分为以下三个阶段。

第一阶段,三大基本医保制度独立运行期。起初,我国基本医疗保险实行属地化管理,主要由各统筹地区自行监管,在国家层面并未形成统一的监管框架。在全国推动城乡医保制度整合改革前,我国的城镇职工医保与城镇居民医保由人社部负责监管,新农合由卫生部进行监管。

第二阶段,城乡居民医保整合期。随着医改的深入与医疗保障制度的发展,政府监管逐渐转变为中央、省、市、县区各级社保和卫生部门的纵向管理与发改、卫生、人社、财政、审计等多部门横向协同交错的监管模式。其中纵向管理侧重对医保基金使用方的监管,以定点医疗机构及参保人为主要监管对象,由监管部门对医疗机构中的诊疗项目与费用、相关医疗行为、医保费用的核算以及参保人医保使用的合理性与合法性等进行监管。横向监管则侧重于对医保制度方案的调控、审查、监督并促进医疗保障系统与卫生服务系统的协同运作。不同的政府行政部门对医疗保障的监管职责不同,其中,相关人员及机构准入由卫生行政部门、人社部门依照一定的程序进行审核;财政部门负责保障基金账户的核算及经费的划拨;审计部门负责对账户的收支进行审计监督等;社会保障行政部门则主要负责对医保体系进行监督管理,包括医保经办机构的医保政策执行情况、定点医疗机构的医保服务协议履行情况等。

第三阶段,国家医保局统筹管理期。既往二十多年的医保管理实践证明,管理职责分散于多个部门的医保碎片化管理是制约我国医保制度建设与改革的关键体制性因素,导致了我国医保制度运行的低效与资源浪费现象。在此背景下,中央于 2018 年组建国家医保局对全国医疗保障事务进行统筹管理,将原来分别隶属于人力资源社会保障部、国家卫生健康委员会、国家发展和改革委员会以及民政部的城镇职工及居民基本医疗保险、生育保险、药品和医疗服务价格管理、医疗救助管理等管理职责统一整合至国家医疗保障局,有效实现了对全国医保事务的集中监管。国家医保局专门设立了基金监管司作为基金监管的主要机构,其主要职能是:拟订医疗保障基金监督管理办法并组织实施,建立健全医疗保障基金安全防控机制、医保信用评价体系以及医保信息披露制度。

2018 年以来,国家医保局联合多个部门开展打击骗保专项行动并取得阶段性成果。2019 年,国家医疗保障局启动了医保基金监管方式的创新试点、信用体系的建设试点以及智能监控示范点(简称"两试点一示范")建设,希望通过试点的建设工作,在全国范围内形成一系列具有可复制和可推广价值的医保基金监管经验。此后,国务院办公厅又于 2020 年颁布《关于推进医疗保障基金监管制度体系改革的指导意见》,提出了加快推进医保基金监管制度体系改革,构建全领域、全流程基金安全防控机制的改革目标,并且强调完善法治建设,依法对医保基金进行监管。据悉,仅 2020 年间,国家医保局在全国范围内组织开展的打击欺诈骗保专项治理和飞行检查行动中就追回医保基金 223.1 亿元。2021年 1 月国务院颁布我国医保领域首部行政法规《医疗保障基金使用监督管理条例》,标志着我国在医保基金监管领域法治化建设中迈进了一大步。此后,在国家医保局牵头与推动下,各地市也纷纷开展了医保基金监管的实践探索,着力构建法治化、智能化、专业化、规范化、常态化的医保基金监管体系。

二、我国医保基金监管政策的发展

政策是完善医保基金监管制度体系的重要手段,具有重要的导向和推动作用。国家医保局成立后,将维护基金安全作为重点工作,出台了大量政策文件以推进医保基金监管制度体系建设。本部分将从我国医保基金监管的相关政策出发,以新医改为起点,深入探讨国家医保局成立前后国家级基本医保基金监管政策文本的变化、特点和问题,为医保基金监管制度体系的进一步改革提供参考依据。

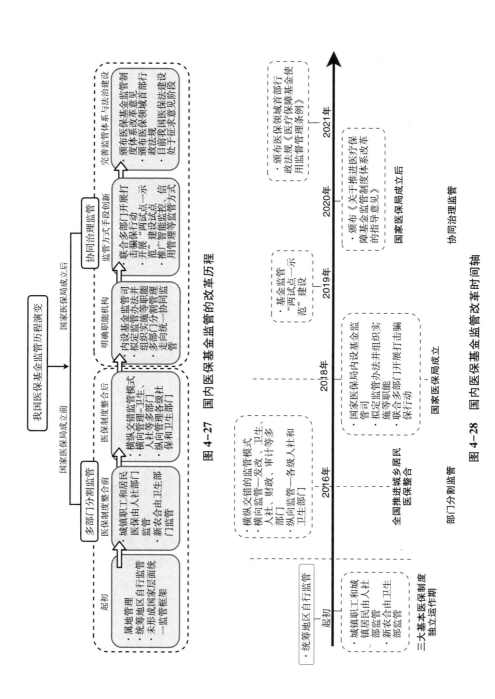

图 4-27　国内医保基金监管的改革历程

图 4-28　国内医保基金监管改革时间轴

以"医疗保险"和"基金监管"为关键词在中央政府及相关部门(医保、卫健、财政、人社)官方网站进行检索,将时间限定为 2009 年 1 月—2021 年 2 月,共获得 58 篇国家级基本医保基金监管文件。从中提取政策文本相关内容,通过内容量化分析、社会网络分析和政策工具编码,构建"制定主体—参与主体—运用工具"政策分析框架对政策文本进行量化分析(如图 4-29)。

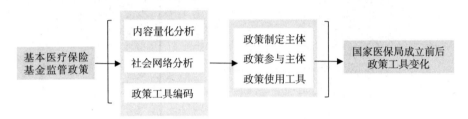

图 4-29　我国国家级基本医保基金监管政策研究框架

1.我国医保基金监管的政策制定现状

以国家医保局成立时间为分界,将基本医保基金监管政策划分为两个阶段。第一阶段(新医改—国家医保局成立前)为政策探索期,国家相继出台了 33 项关于基本医保基金监管的政策文件,每年平均 3.6 份。政策重点关注医保制度的完善,包括医保基金筹集、支付和经办服务等内容,基金监管大多只作为政策文本的次要内容,发展较为缓慢。第二阶段(国家医保局成立 —2021 年)为政策发展期,国家医保局成立后出台 25 项基本医保基金监管政策文件,每年平均8.3 份。政策涉及基金监管的内容增多,对医保基金监管目标、创新方式和保障措施等予以明确。其中 2020 年国务院出台的《关于推进医疗保障基金监管制度体系改革的指导意见》文件,在顶层设计上对我国的医保基金监管改革进行系统化的部署,表明我国医保基金监管在制度体系建设上取得了崭新的突破。下面将从政策制定主体、参与主体和使用工具三个维度对我国医保基金监管政策展开深入分析。

(1) 政策制定主体

第一阶段相关政策由多部门联合发文(42.4%)和国务院(39.4%)发文最多,政策制定主体以国务院、国家卫生健康委员会(卫生部/卫计委)、财政部以及人力资源和社会保障部为主,其间形成了较为紧密的合作网络;第二阶段政策制定主体以多部门(32.0%)、国务院(28.0%)和国家医保局(28.0%)为主,多

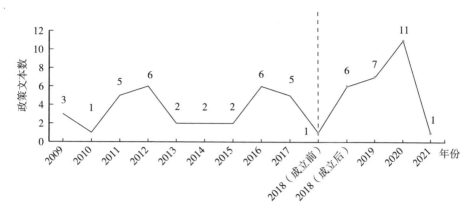

图 4-30　国家级基本医保基金监管政策文本数量变化趋势

部门联合发文数量较之前有所减少,政策主体间已形成以国家医保局、国家卫生健康委员会(卫生部/卫计委)、人力资源和社会保障部、财政部和国家税务总局为主的复合合作网络。

表 4-6　国家医保局成立前后基本医保基金监管政策制定主体情况

独立发文机关	第一阶段(2009 年—医保局成立前)		第二阶段(医保局成立—2021 年)	
	频数(个)	占比(%)	频数(个)	占比(%)
中国共产党中央委员会	0	0	0	0
全国人大常委会	1	3.0	2	8.0
国务院	13	39.4	7	28.0
国务院深化医药卫生体制改革领导小组	0	0	1	4.0
国家卫生健康委员会(卫生部/卫计委)	3	9.1	0	0
人力资源和社会保障部	2	6.1	0	0
国家医疗保障局	0	0	7	28.0
多部门联合发文	14	42.4	8	32.0

(2) 政策参与主体

第一阶段的政策参与主体以卫健、人社、财政部门、医疗机构、医务人员以及经办机构为主,大多为政府部门,其间形成一定合作网络;第二阶段政策参与主

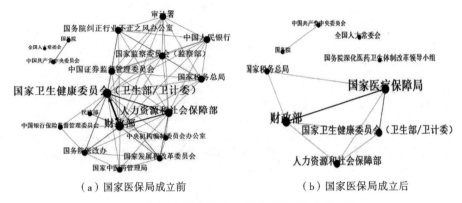

（a）国家医保局成立前　　　　　　　（b）国家医保局成立后

图4-31　国家医保局成立前后政策制定主体情况

体数量增加，以卫健、医保部门、经办机构、医药机构、参保人和社会力量为主，且参与主体间合作网络密度显著提升，已形成较完整的网络合作体系。

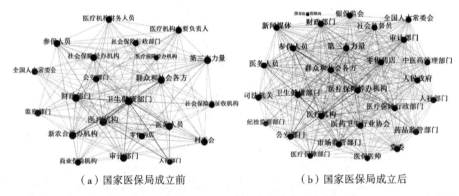

（a）国家医保局成立前　　　　　　　（b）国家医保局成立后

图4-32　国家医保局成立前后政策参与主体情况

（3）政策工具使用

研究基于艾莫尔和麦克唐纳的分类方式并结合政策特点，将政策工具划分为命令型、规范型、激励型、能力建设型、系统变化型和劝说型。命令型指运用法律法规等强制规定，要求利益相关主体必须执行；规范型指运用协议管理等较缓和的手段规范其行为；激励型指运用经济或非经济手段调动其遵循政策目标的行动；能力建设型指政府通过提供资金或倾向性政策以增强监管主体的能力；系统变化型指通过对现有监管组织体系的变革、重组或职能重新界定以达到目标；劝说型指运用舆论宣传等方式引导其对政策的依从（如图4-33）。

①总体情况　政策探索期（新医改—国家医保局成立前）命令型工具使用

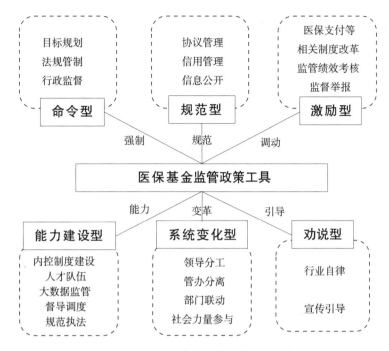

图 4-33　我国医保基金监管政策工具分类框架

最多(30.3%),其次占比由大到小依次为规范型工具(22.3%)、能力建设型工具(18.9%)、系统变化型工具(14.3%)、激励型工具(12.6%)和劝说型工具(1.7%);政策发展期(国家医保局成立—2021年),命令型工具(39.4%)仍是主要工具,能力建设型(17.5%)和规范型工具(17.2%)占比适中,激励型工具(8.0%)占比较低,劝说型工具(3.3%)依然占比最低。

②内部构成情况　医保局成立前后,命令型工具的构成未发生显著变化,法规管制始终占据最大比例,前后占比分别为71.7%、83.8%,其次为行政监督和目标规划。医保局成立后,规范型工具中协议管理占72.6%,信用管理和信息公开分别为15.1%、12.3%。激励型工具中监督举报占73.5%,医保支付等相关制度改革和监管绩效考核分别占14.7%和11.8%。能力建设型工具中规范执法占44.6%,其次占比由大到小依次为大数据监管、督导调度、内控制度建设和人才队伍。系统变化型工具中领导分工占比为43.5%,其次占比由大到小依次为社会力量参与、部门联动和管办分离。劝说型工具中,行业自律和宣传引导分别占57.1%、42.9%(见表4-7)。

表 4-7　各类政策工具在医保局成立前、后的频数及占比情况横间距

类型及分类指标	第一阶段 （2009 年—医保局成立前）			第二阶段 （医保局成立—2021 年）		
	频次 （次）	各类型 占比（%）	内部构 成比（%）	频次 （次）	各类型 占比（%）	内部构 成比（%）
命令型工具	53	30.3	—	167	39.4	—
目标规划	0	—	0	6	—	3.6
法规管制	38	—	71.7	140	—	83.8
行政监督	15	—	28.3	21	—	12.6
规范型工具	39	22.3	—	73	17.2	—
协议管理	15	—	38.5	53	—	72.6
信用管理	4	—	10.3	11	—	15.1
信息公开	20	—	51.3	9	—	12.3
激励型工具	22	12.6	—	34	8.0	—
监督举报	7	—	31.8	25	—	73.5
监管绩效考核	6	—	27.3	4	—	11.8
医保支付等相关制度 改革	9	—	40.9	5	—	14.7
能力建设型工具	33	18.9	—	74	17.5	—
内控制度建设	14	—	42.4	6	—	8.1
规范执法	0	—	0	33	—	44.6
人才队伍	3	—	9.1	6	—	8.1
大数据监管	15	—	45.5	21	—	28.4
督导调度	1	—	3.0	8	—	10.8
系统变化型工具	25	14.3	—	62	14.6	—
领导分工	5	—	20.0	27	—	43.5
管办分离	2	—	8.0	2	—	3.2
部门联动	10	—	40.0	16	—	25.8
社会力量参与	8	—	32.0	17	—	27.4
劝说型工具	3	1.7	—	14	3.3	—
行业自律	0	—	0	8	—	57.1
宣传引导	3	—	100	6	—	42.9

　　我国基本医疗保险基金监管政策经历了从萌芽探索到发展完善的过程。同时,政策的不断充实完善也指导着医保基金监管实践的发展、改革与创新。近年

来,全国范围内逐步开展第三方监管、智能监控、信用管理等监管方式探索创新,在提高医保基金监管效能的同时也推动了监管政策的完善和提高。

三、我国医保基金监管的创新路径

国家医保局成立以来,医保基金监管得到进一步的重视与强化,监管路径也在不断创新与丰富。医保基金监管路径的学习是不同地区之间监管经验交流最直观、最便捷的手段之一。结合各地区实际情况,创新医保基金监管路径,积极探索可推广、可复制的经验也是国家启动"两试点一示范"的要义。因此,有必要针对医保基金监管的路径展开研究。本节通过梳理以医保基金监管为主题的文献,对其提到的监管创新路径进行社会网络分析,找出在监管路径网络中处于核心位置的路径,有助于为医保基金监管的实践提供参考。

以"医保基金监管路径"、"医疗保险基金监管路径"、"医保基金监管"、"医疗保险基金监管"为主题词在中国知网(CNKI)进行检索,截止到2021年5月22日共检索到445篇期刊文献。为保证数据的有效性,剔除重复、政策文件等与主题不相关的文献,最终筛选出357篇有效文献进行分析。

1.我国医保基金监管路径的文献研究

(1)样本文献梳理

本书共从357篇文献中提取出49个医保基金监管路径并进行频次统计,排名前五的依次为推进智能监控、引入社会力量参与、强化部门联动、加强医保基金监管队伍建设和完善相关法律、法规和制度建设。详见表4-8。

表4-8　医保基金监管路径频次统计

序号	问题	频次	序号	问题	频次
A01	建立纵向监督体系	16	A26	加强医保院内管理	29
A02	加强部门联动	140	A27	建立约谈机制	11
A03	建立跨区域协同监管制度	11	A28	完善协议管理	71
A04	引入第三方专业力量	87	A29	建立和完善定点医药机构动态管理机制	40
A05	建立专家库	30	A30	建立谈判协商机制	8
A06	引入社会力量参与	158	A31	建立安全可靠的基金运行预警机制	35

序号	问题	频次	序号	问题	频次
A07	加强医药卫生机构行业规范和自律建设	20	A32	加强医疗保险基金风险管理	8
A08	加强医保基金监管队伍建设	121	A33	加强基金预决算管理	33
A09	加强医保公共服务机构内控机制建设	31	A34	加强医保基金运行分析与管理	50
A10	建立基金监管研究机制	1	A35	建立基金风险共担机制	6
A11	建立医保基金监督检查机构	60	A36	建立完善相关法律法规制度	101
A12	明确相关部门以及各层级监管的职能职责	40	A37	出台地方基金监管办法	50
A13	各定点医疗机构间、与经办机构间交叉互检	2	A38	建立医疗保险监督管理制度	13
A14	建立医保服务站制度	2	A39	厘清医保政策衔接与边界问题	2
A15	推进智能监控	247	A40	加大政策、知识的宣传力度	84
A16	建立反欺诈机制	19	A41	强化违规行为的责任追究	7
A17	建立和完善多种形式检查制度	89	A42	加大对欺诈骗保行为的惩处力度	43
A18	建立医保医师（药师）管理制度	42	A43	深化医保支付方式改革	56
A19	建立完善信用管理制度	87	A44	提高统筹层次	4
A20	加强对医保基金筹资方面的监管	11	A45	推进"三医联动"改革	16
A21	全流程监管、全口径监管	37	A46	改革个人账户制度	3
A22	加强对重点行为和领域的跟踪监管	32	A47	平衡门诊与住院待遇差异	3
A23	建立激励约束与问责机制	15	A48	加强医保目录管理	3
A24	推行驻院代表制度	1	A49	完善基层医疗水平,完善分级诊疗	8
A25	动态调整监督检查内容和方法	1			

（2）构建共现矩阵

通过 Excel 软件构建医保基金监管路径的共现矩阵,对角线上的数值代表该路径在样本文献中出现的频次,其他数值代表横纵两个问题在同一篇文献出现的次数。

（3）可视化分析

利用 Gephi 软件将医保基金监管路径的共现矩阵进行可视化处理（如图4-34）。图中节点大小与该节点中心性成正比,节点越大中心性也就越高。

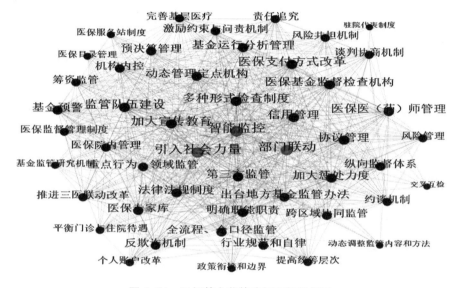

图4-34　医保基金监管路径可视化视图

（4）整体网的规模与密度分析

整体网的规模是指网络中涵盖的全部行动者的个数,整体网的密度表达了各行动者之间联系的紧密程度。整体网的密度越大,说明网络中行动者之间的联系越紧密,该网络对其行动者的影响越大。在该网络中,整体网的规模是49,整体网的密度为5.9481。

（5）个体网的密度分析

个体网的密度是指在网络中某一行动者与其他行动者之间联系的紧密程度。在该网络中,个体网密度的平均值为32,并按测度 Size 进行排序,得出排在前四位的路径有 A15 推进智能监控（47.00）、A6 引入社会力量参与（46.00）、A8加强医保基金监管队伍建设（46.00）和 A17 建立和完善多种形式检查制度（46.00）。

（6）网络中心度分析

1）度数中心度

度数中心度表示网络中与该路径有直接连线关系路径的个数,通常可分为绝对度数中心度和相对度数中心度,相对度数中心度是绝对度数中心度的标准格式。综合来看,相对度数中心度的平均值为 4.998。对医保基金监管路径网络中各路径的相对度数中心度进行分析并排序,排在前三位的为 A15 推进智能监控(23.687)、A6 引入社会力量参与医保基金监管(18.978)和 A2 加强部门联动,建立横向监督机制(17.139)。

2）中间中心度

相对中间中心度是绝对中间中心度的标准格式。在医保基金监管路径网络中,若 A 路径与 B 路径在同一篇文献中出现,B 路径与 C 路径在同一篇文献出现,尽管 A 路径与 C 路径没有在同一篇文献中共现,此时二者间也可能存在关联。在该网络中,相对中间中心度排在前三位的为 A15 推进智能监控(2.745)、A18 建立医保医师(药师)管理制度(2.603)和 A43 深化医保支付方式改革(2.459)。

2. 基于 TOPSIS 法的医保基金监管关键路径筛选

对以上数据进行归一化处理后,采用 TOPSIS 法对网络中的医保基金监管路径从个体网的密度、网络的相对度数中心度和相对中间中心度三个指标进行综合评价,并对其进行排序。如表 4-9 所示,排在前三位的依次是 A15 推进智能监控(Ci=1.000)、A6 引入社会力量参与(Ci=0.868)和 A8 加强医保基金监管队伍建设(Ci=0.733)。

表 4-9　医保基金监管路径排序结果(前十位)

路　　径	正理想解距离 D+	负理想解距离 D-	相对接近度 Ci	排序结果
A15 推进智能监控	0.000	1.732	1.000	1
A6 引入社会力量参与	0.235	1.538	0.868	2
A8 加强医保基金监管队伍建设	0.493	1.352	0.733	3
A2 加强部门联动	0.514	1.309	0.718	4

续表

路　　径	正理想解距离 D+	负理想解距离 D-	相对接近度 Ci	排序结果
A17 建立和完善多种形式检查制度	0.538	1.329	0.712	5
A43 深化医保支付方式改革	0.690	1.346	0.661	6
A18 建立医保医师（药师）管理制度	0.792	1.313	0.624	7
A4 引入第三方专业力量	0.733	1.137	0.608	8
A40 加大政策、知识的宣传力度	0.769	1.133	0.596	9
A19 建立完善信用管理制度	0.808	1.096	0.576	10

综上所述,在医保基金监管的道路探索上,文献分析结果显示应主要从以下三个方面完善基金监管的路径:一是创新医保基金监管制度与工具,如完善医保基金监管法律法规制度、推行多种形式检查制度、建立跨区域协同监管制度等;二是推动医保基金监管的多元治理,如引入社会力量、强化部门联动、引入第三方专业力量等;三是强化联动改革,如深化医保支付方式改革、推进三医联动改革、完善分级诊疗制度等。此外,自2019年国家医保局启动基金监管方式创新试点、基金监管信用体系建设试点和医保智能监控示范点(简称"两试点一示范")建设以来,国家大力鼓励地方进行自主创新,并把不同的创新工具和路径加以整合,探索医保基金监管的新经验、新模式和新做法,以快速形成可借鉴、可复制、可推广的经验、模式和标准。

四、国内基金监管创新的集合——"两试点一示范"实践

1."两试点一示范"工作简介与试点分布概况

为创新医保基金监管方式,提升监管效能,加快建设基金监管长效机制,国家医保局于2019年在全国范围内启动了基金监管方式创新试点、基金监管信用体系建设试点和医保智能监控示范点建设,简称"两试点一示范"。经各省(区、市)医保部门推荐并经国家医保局组织遴选后最终确定了试点(示范点)名单,力争在2年的时间内使监管方式创新、信用体系建设、智能监控工作取得显著进展,形成可借鉴、可复制、可推广的经验、模式和标准。

表4-10 国家医疗保障局基金监管"两试点一示范"地区名单

省份	基金监管方式创新试点	基金监管信用体系建设试点	医保智能监控示范点
北京	—	北京市	—
天津	—	—	天津市
河北	河北省	—	唐山市、衡水市
山西	晋中市	—	太原市
内蒙古	兴安盟	—	乌兰察布市
辽宁	鞍山市	—	辽阳市
吉林	四平市	—	辽源市
黑龙江	省本级、海伦市	—	—
上海	—	—	上海市
江苏	淮安市	连云港市	南通市、徐州市
浙江	湖州市、杭州市	绍兴市、温州市	金华市、衢州市
安徽	亳州市	安庆市	滁州市、蚌埠市
福建	福建省	福州市	厦门市
江西	抚州市、高安市	赣州市	南昌市、吉安市
山东	青岛市	东营市	威海市、潍坊市
河南	安阳市	开封市	信阳市
湖北	襄阳市	孝感市	荆门市
湖南	长沙市	张家界市	湘潭市
广东	湛江市	深圳市	广州市
广西	自治区本级	南宁市	—
海南	—	—	海南省
重庆	—	—	九龙坡区
四川	泸州市	广安市	成都市、德阳市
贵州	—	—	遵义市
云南	昆明市	—	—

省份	基金监管方式 创新试点	基金监管信用体系 建设试点	医保智能监控 示范点
陕西	西安市	汉中市	延安市
甘肃	张掖市	—	—
青海	海南州	海西州	—
宁夏	—	石嘴山市	宁夏回族自治区
新疆	—	—	乌鲁木齐市
新疆生产 建设兵团	兵团本级	—	第八师石河子市

在发布的试点名单中,除西藏自治区外,在全国其他 30 个省份及新疆生产建设兵团均建立了至少一类试点,累计共建立 26 个医保基金监管方式创新试点,17 个基金监管信用体系建设试点和 32 个医保智能监控示范点。试点多集中在东南地区,地理位置越靠西,试点设置的数量与类型越少(如图 4-35)。

2.“两试点一示范”各类试点工作重点与代表性试点工作的总结与分析

(1)基金监管方式创新试点

基金监管方式创新是提高医保基金监管效能的有力抓手。为创新医保基金监管方式,各地区分别从监管要素的不同方面进行了多项有益探索,经梳理形成了监管主体层面、制度层面、机制层面、手段层面的各类做法,下面将分别对以上各层面做法进行分析与总结。

1)监管主体层面建设

监管主体是基金监管行动的主要行使与开展者,人员的数量、结构与专业性对监管成效起着至关重要的作用。在监管主体层面,全国范围内试点的主要做法共有三类 7 种:一是组建管理及专职监管队伍,保障监管工作的责任落实;二是引入第三方力量参与监管或组建专家库,强化监管的专业性;三是建立联席会议制度或是采取明晰权责等相关措施以促进多元主体在基金监管上达到常态化协同。其中各试点中采取最多的做法依次为引入第三方力量(出现 26 次)、建立联席会议制度(17 次)、组建专业监管队伍(14 次)、明晰权责(13 次)。

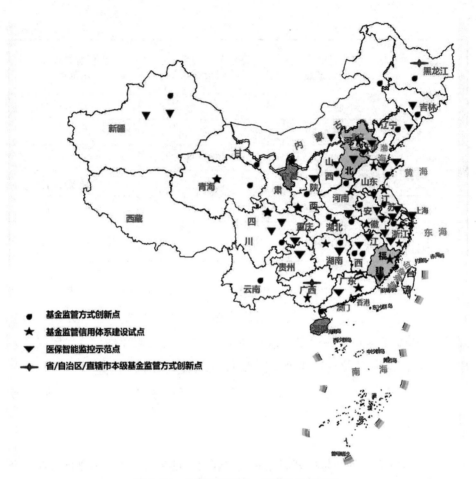

图 4-35 全国"两试点一示范"分布概况

注:河北省、福建省以整个省份作为基金监管方式创新试点;宁夏回族自治区、海南省以整个省份作为医保智能监控示范点。

表 4-11 基于监管主体层面的全国基金监管方式创新试点工作重点总结

序号	主要做法	出现次数
1	第三方力量	26
2	联席会议制度	17
3	专业监管队伍	14
4	明晰权责	13
5	专项工作小组	8
6	工作领导小组	7
7	组建专家库	6

　　通过对全国及东、中、西部试点地区进行社会网络分析,发现全国及中部地区试点的工作侧重点主要为引入第三方监管力量、建立联席会议制度、组建专业监管队伍;而在东、西部地区,除引入第三方监管力量、建立联席会议制度外,试点地区更倾向于强调权责的明晰与落实。从措施种类看,相较东部地区而言,中西部地区试点在主体建设上采取的做法更多;从网络密度看,中部地区(2.7143)>东部地区(2.3333)>西部地区(0.9048),更大的网络密度代表了该地区监管主体建设做法中各项措施间相互联系的密切程度,在多措并举方面,中部、东部地区优于西部地区。从图4-36也可见,西部地区的网络密度较为稀疏,甚至有节点间还未形成联结,说明西部地区试点相较东中部做法还相对单一。网格的线条粗细代表每两个节点共同出现的次数,也就是同时采取这两种做法的试点个数,在这一点上,中部地区在监管主体上多措并举的地区更多。

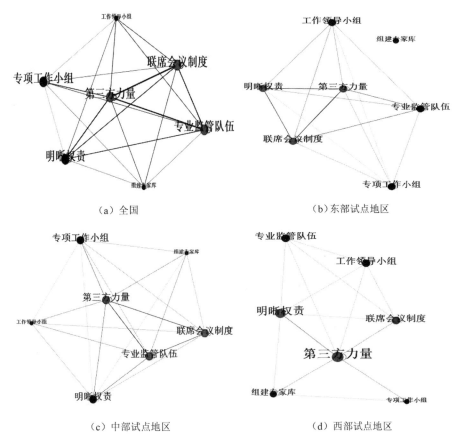

（a）全国　　　　　　　　　　　　　　（b）东部试点地区

（c）中部试点地区　　　　　　　　　　（d）西部试点地区

图4-36　全国各基金监管方式创新试点地区主要监管主体社会网络分析图

在主体建设上,各试点均进行了形式各异的探索,以典型地区为例做简要介绍。

医保基金监管主体建设上的典型做法

- 在引入第三方力量参与监管上,湖州分别引入商业保险公司、会计师事务所以及审计部门负责承办大病保险、完善基金的审核与案件稽核、开展医保基金运行分析等工作;此外,四平市与西安市还引入了律师事务所解决执法中的法律问题;以西安市为代表的一批地区还依托信息服务机构完善智能化监管。

- 建立联席会议制度也是目前较多地区采取的一种做法。河北省、青岛市等地都建立了以当地政府领导为召集人,有关部门参加的联席会议制度,以此来对各部门工作进行统筹协调以达到高效、合力监管的目的。

- 在组建监管队伍方面,各试点纷纷通过不同方式强化监管力量与专业性,张掖市是在原有医保部门基础上,设立专门的行政执法与基金监督机构,在经办部门设内控机构;西安市设立了西安市医疗保险基金管理中心作为专职监管机构,通过外聘医学、法学、财务审计等专业人员强化监管队伍的专业性;湖州成立的反欺诈中心的监管队伍则是由卫生健康、市场监管、公检法等部门向中心派驻的联络员组成。在明晰权责方面,湖州市通过制定责任清单将各部门职责加以明确并推进落实;河北省构建了多层次、职责明确的基金监管责任体系,对责任主体的责任进行了明晰的框定。

- 在多措并举方面,淮安市作出了良好示范,建立了多层次的组织管理体系,不仅建立了工作领导小组,建立联席会议制度对各部门进行统筹安排,明晰各部门权责,还建立了基金监管工作的专项小组开展联合监管;在强化监管队伍专业性上"两条腿走路",不仅通过医疗保障稽核服务中心开展全力打击欺诈骗保等工作,同时还引入第三方力量,借助其专业优势提升监管水平。

2)监管制度层面工作建设

除监管主体外,在监管过程中还需通过建章立制,以制度化规章推进监管主体工作、约束监管对象行为。

在监管制度层面,共梳理出18项制度。主要包括以下几类:一是面向监管对象如医疗机构、医师药师、参保人群的监管制度,如监督检查制度、智能监控制度、守信联合激励和失信联合惩戒对象名单制度、信用管理制度等;二是针对于医保经办、医疗机构等参与基金运行机构的内部控制制度,如健全经办机构内部控制制度、定点医药机构信息报告制度、医疗保障基金要情报送制度;三是完善全社会监管相关制度,如举报奖励制度、信息披露制度;四是促进完善监管主体、提高主体间协同效能的相关制度,如协同监管的综合监管制度、医保基金社会监督员制度。在所有制度中,举报奖励制度(19 次)、医保基金社会监督员制度(19次)、信息披露制度(19 次)在各试点中出现的频次最多。

表 4-12　基于监管制度层面全国基金监管方式创新试点工作重点总结

序号	主要做法	次数	序号	主要做法	次数
1	举报奖励制度	19	10	联合惩戒对象名单制度	5
2	医保基金社会监督员制度	19	11	监督执法制度	4
3	信息披露制度	19	12	医保基金行业管控体系制度	2
4	监督检查制度	14	13	基金运行定期分析研判制度	2
5	信用管理制度	13	14	定点医药机构信息报告制度	1
6	经办机构内控制度	12	15	行政监管建议制度	1
7	医保医师制度	11	16	医保协管员制度	1
8	智能监控制度	8	17	医疗保障基金要情报送制度	1
9	协同监管的综合监管制度	7	18	医保服务站制度	1

通过对医保基金监管相关制度进行社会网络分析,发现全国及西部地区试点的工作侧重点主要为信息披露制度、社会监督员制度、举报奖励制度的建设;另外,监督检查制度也是东部试点地区的一项重要制度;而在中部地区,除信息披露制度、举报奖励制度外,试点地区还着重开展信用管理制度的建设。从措施种类的数量来看,从大到小依次为东部、中部、西部;从网络密度看,各地区包含的制度措施相互联系的密切程度依次为,中部地区(1.4396)>西部地区(1.4222)>东部地区(1.3583)。尽管东部地区制度措施更丰富,但各措施间还较缺乏联系,这可能与东部地区不同试点均存在各异的创新性制度有关。

通过对全国及东、中、西部试点地区的各种制度做法进行共现分析,发现在全国层面,举报奖励制度、医保基金社会监督员制度、信息披露制度、监督检查制度、信用管理制度、经办机构内控制度、医保医师制度共同出现的次数较多,说明

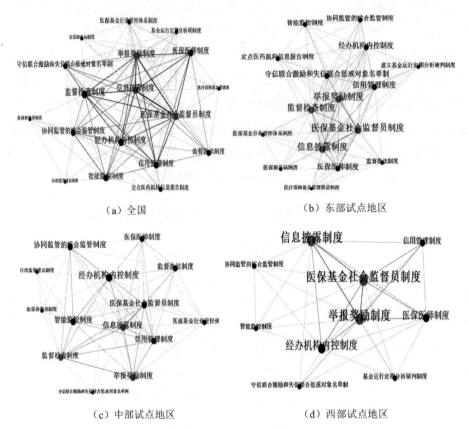

（a）全国　　　　　　　　　　　　（b）东部试点地区

（c）中部试点地区　　　　　　　　（d）西部试点地区

图 4-37　全国各基金监管方式创新试点地区主要
监管制度社会网络分析图

众多试点地区都同时采取了以上措施。

经梳理发现,制度主要集中在针对事前预防的信用管理制度、经办机构内控制度、医保医师制度以及针对事后溯源、巡查与披露的监督检查制度、举报奖励制度、医保基金社会监督员制度与信息披露制度。针对事中控制的智能监控制度、基金分析定期运行研判制度、定点医疗机构信息报送制度与医疗保障基金要情报送制度与上述制度共现次数较少,特别是定点医疗机构信息报送制度与上述制度仅共现 1 次,医疗保障基金要情报送制度仅与上述部分制度共现 1 次,说明在事中控制阶段的制度建设还较为薄弱,还未形成全链条闭环监管的制度体系。

在事前—事中—事后全链条监管建设上,各试点地区均呈现出事中控制阶段制度建设薄弱的情况,事中控制制度与其他制度联系较少且应用地区较为有

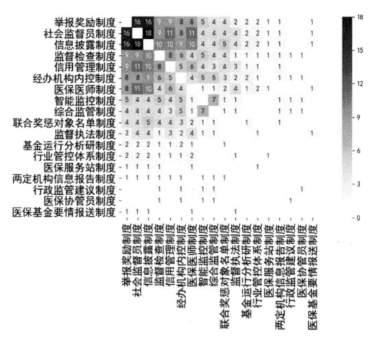

图4-38　全国各基金监管方式创新试点地区主要监管制度共现图

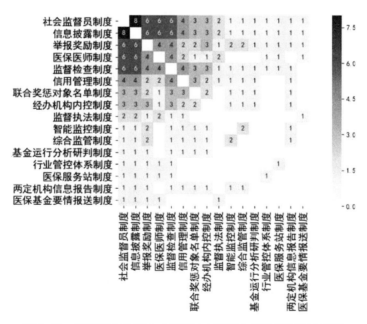

图4-39　东部基金监管方式创新试点地区主要监管制度共现图

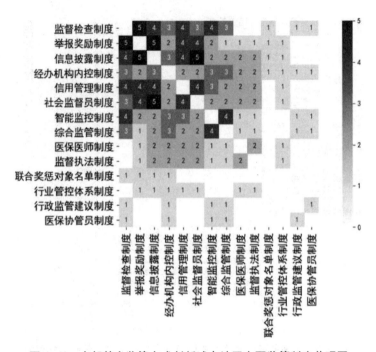

图 4-40　中部基金监管方式创新试点地区主要监管制度共现图

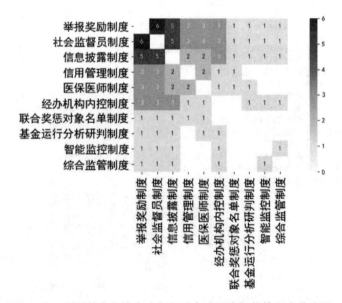

图 4-41　西部基金监管方式创新试点地区主要监管制度共现图

限。进一步比较各地区情况可以发现,东部地区试点建设优于中西部地区,东部地区试点事中控制阶段制度更为丰富,如基金分析定期运行研判制度、智能监控制度的建设,定点医疗机构信息报送制度以及医疗保障基金要情报送制度,中西部地区试点在制度的丰富性与推广性上均需进一步提高。

医保基金监管制度建设上的典型做法

● 在全链条监管上,河北省为全国作出了很好的示范。在事前监管中建立了信用管理制度、经办机构内控制度与守信联合激励对象和失信联合惩戒对象名单制度,事中监管主要采用智能监控制度、定点医疗机构信息报送制度,事后监管是监督检查制度、举报奖励制度、社会监督员制度、信息披露制度以及多部门协同监管等综合监管制度的综合运用,从事前、事中、事后全面构建了严密的医保基金监管制度体系来完善医保基金全链条监管。

● 在加强对医保基金的事中控制方面,湖州市与张掖市建立了基金运行定期分析研判制度来对基金运行情况进行监测分析,使基金运行情况可视可控;此外广西壮族自治区建立了欺诈骗取医疗保障基金要情报送制度,明确要情报送范围和报送时限,拓宽了要情报送的渠道。

3) 监管机制层面工作建设

医保基金监管是一项持久战,建立健全长效机制保障基金安全是十分必要的。在监管机制层面共梳理出 22 种机制,可归类为监督检查类机制、联动类机制、调控类机制、激励与约束类机制、绩效考核与问责类机制、综合监管类机制,其中出现次数排名前三位的机制分别为联动监管机制(24 次)、信息互通共享机制(9 次)、行刑衔接机制(9 次)。

表 4-13　基于监管机制层面全国基金监管方式创新试点工作重点总结

序号	主要做法	次数	序号	主要做法	次数
1	联动监管机制	24	12	定点医药机构奖惩激励机制	3

序号	主要做法	次数	序号	主要做法	次数
2	信息互通共享机制	9	13	医保医师管理激励和约束机制	3
3	行刑衔接机制	9	14	内部权力制约制衡机制	2
4	定点医药机构综合绩效考评机制	7	15	定点医药机构退出机制	2
5	线索移交机制	7	16	紧密型综合监管机制	2
6	智能监管机制	7	17	健全利益调控机制	1
7	"双随机、一公开"监管机制	6	18	市场为主导的医药耗材价格形成机制	1
8	考核追究机制	4	19	医保支付与招标采购价格联动机制	1
9	主要负责人监督约束机制	3	20	行纪衔接机制	1
10	基金监管激励问责机制	3	21	与市场、卫健部门建立案件移送机制	1
11	立体式社会监管机制	3	22	推进机制	1

通过对监管机制进行社会网络分析,发现东、中部地区试点的工作侧重点主要为联动监管机制、行刑衔接机制;此外,东部试点地区还较为重视定点医药机构综合绩效考评机制的建设;中部地区将智能监管机制放至更重要的位置;而在西部地区,除联动监管机制外,信息互通共享机制与线索移交机制也是其工作重点。

在机制建设措施的丰富度上,东部地区>中部地区>西部地区。网络密度分析结果显示,西部地区(1.0182)>中部地区(0.6750)>东部地区(0.5497)。由图4-42可见,东部地区的一些创新性机制如紧密型综合监管机制、立体式社会监管机制与其他措施共现程度不高,与整个大网络呈"断连"状态,而中西部地区大部分试点措施的丰富度更高。

通过对全国及东、中、西部试点地区的各种机制做法进行共现分析,发现在全国层面,联动类机制(联动监管机制、信息互通共享机制、行刑衔接机制、线索

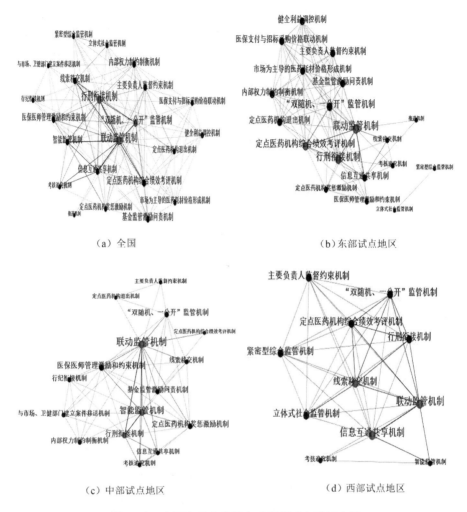

（a）全国　　　　　　　　　　　　（b）东部试点地区

（c）中部试点地区　　　　　　　　（d）西部试点地区

**图4-42　全国各基金监管方式创新试点地区主要
监管机制社会网络分析图**

移交机制)、监督检查类机制(智能监管机制、"双随机、一公开"监管机制)、绩效
考核与问责类机制(定点医疗机构综合绩效考评机制、考核追究机制)共同出现
的次数较多,说明众多试点都同时采取了以上措施。但调控类机制、激励与约束
类机制以及综合监管类机制与以上机制的协同不足,此外,部分机制如内部权力
制约制衡机制、定点医药机构退出机制还未与以上机制形成联结,呈现松散化
结构。

在东部地区,各类监管机制均有涉及,但综合监管类机制、调控类机制、

激励与约束类机制建设较为薄弱,虽有试点开展了相应建设,但试点数量还比较有限;中部地区也涉及各类机制,但每类机制所包含的做法丰富度上不如东部地区,除联动监管机制、智能监管机制、行刑衔接机制联系较为紧密外,其他机制均较为独立、松散,机制间共现地区也较为有限;而西部地区试点在调控类机制、激励与约束类机制方面的建设还较为缺乏,同时智能监管机制较为薄弱(如图4-43至图4-46)。

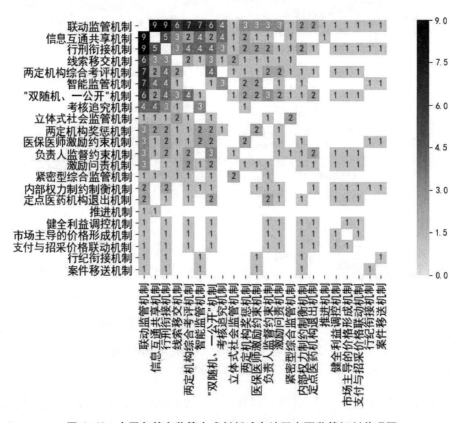

图4-43 全国各基金监管方式创新试点地区主要监管机制共现图

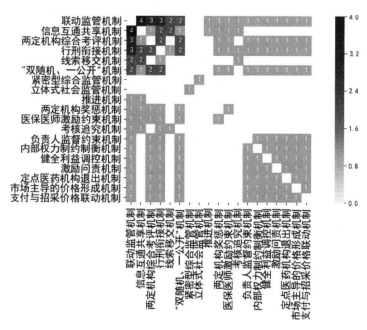

图 4-44　东部基金监管方式创新试点地区主要监管机制共现图

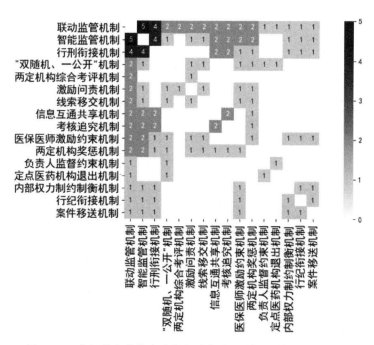

图 4-45　中部基金监管方式创新试点地区主要监管机制共现图

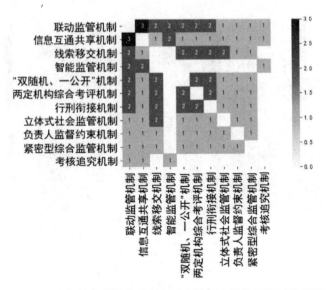

图 4-46　西部基金监管方式创新试点地区主要监管机制共现图

医保基金监管机制建设典型做法

● 在部门联动、衔接机制建设上,亳州市开展了具有特色的实践,不仅建立了医保部门与公安部门的"行刑衔接"机制,还与纪检监察部门建立了"行纪衔接"机制,将行政执法与刑事司法、纪检监察衔接,通过出台政策、明确移送程序,使双方监管责任与衔接节点达成共识,有力增强了执法力度与权威性。

● 在调控类机制建设上,河北省通过健全利益调控机制来统筹处理监管中各利益相关者的关系,同时强化内部权力制约制衡机制,筑牢医保基金监管内控的防线。另外,通过建立以市场为主导的医药耗材价格形成机制、医保支付与招标采购价格联动机制,推动医药价格信息公开透明、调控医药费用,增强基金监管效能。

● 在激励与约束类机制上,杭州、兴安盟等地建立定点医药机构奖惩激励机制、医保医师管理激励和约束机制对定点医药机构及医保医师的行为进行规范。

● 在综合监管机制上,张掖市建立了紧密型综合监管机制,形成统一部署、联合检查、信息互通、线索移交、联合惩戒工作格局,构建全社会监管格局;建立"立体式"社会监管机制,通过引入健康服务机构、会计事务公司等第三方机构,建立医保咨询专家库,组建医保基金社会监督员队伍等做法,全方位织密全社会参与监管的大网,建立长效社会监督机制。

4) 监管手段层面工作建设

在监管工具层面,共梳理出 19 类工具,可归类为监督检查工具、智能技术工具、医药机构约束工具、舆论宣传工具。其中出现次数排名前三位的工具分别为智能审核(16 次)、现场检查(13 次)、视频监控(13 次)。在建设措施的丰富度上,西部地区>中部地区>东部地区。从网络密度看,西部地区(1.0654)>中部地区(0.6750)>东部地区(0.5497),说明中、西部地区在监管工具上种类多元、联系紧密。

表 4-14　基于监管工具层面全国基金监管方式创新试点工作重点总结

序号	主要做法	次数	序号	主要做法	次数
1	智能审核	16	11	监管信息平台	7
2	现场检查	13	12	日常巡查	6
3	视频监控	13	13	智能预警	6
4	专项检查	11	14	网格化管理	5
5	人脸识别	11	15	交叉检查	5
6	飞行检查	9	16	医疗机构自查	3
7	智能监管	8	17	深化医保支付方式改革	3
8	舆论宣传	8	18	数据共享平台	2
9	协议管理	7	19	行业自律	1
10	信用管理体系	7			

对监管工具进行社会网络分析发现(如图4-47),东部地区主要致力于智能技术工具的建设,其工作主要侧重于智能审核、人脸识别、视频监控;而中、西部地区更注重智能工具与传统检查工具的结合。在智能技术工具上,这两种地区都以智能审核为工作重点;而在传统检查工具上,中部地区更侧重于交叉检查,西部地区则更重视日常巡查与专项检查。

在机制建设措施的丰富度上,西部地区>中部地区>东部地区。从网络密度看,中部地区(1.5667)>西部地区(1.0182)>东部地区(0.9487)。

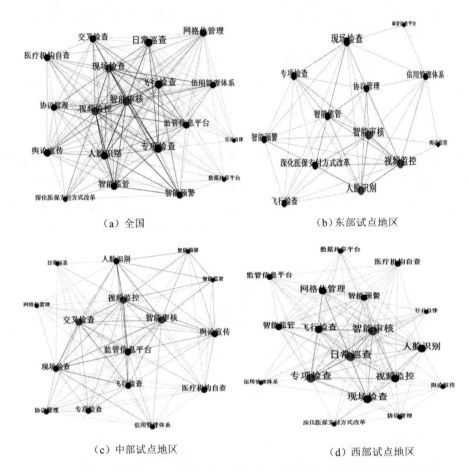

（a）全国　　　　　　　　　　　　　（b）东部试点地区

（c）中部试点地区　　　　　　　　　（d）西部试点地区

图4-47　全国各基金监管方式创新试点地区主要监管手段社会网络分析图

通过对全国及东、中、西部试点地区的各种工具进行共现分析(如图4-48)，发现在全国层面，智能审核、现场检查、视频监控、专项检查、人脸识别等工具共同出现的次数较多，说明这些做法是试点地区普遍采取的措施，揭示了当前在监管工具中智能工具为主、辅之以传统检查做法的趋势；同时，飞行检查、现场检查与监管信息平台共同出现的次数较多，智能审核、视频监控、人脸识别与智能预警共同出现次数较多，智能审核、专项检查与日常巡查共同出现次数较多，说明在一些地区通过智能预警丰富了事前监管的工具，还有一些地区通过细化不同情境中传统检查工具上的安排来进一步加强精细化监管。

不同试点地区对监管工具的安排显示，东部地区主要通过运用智能审核、视

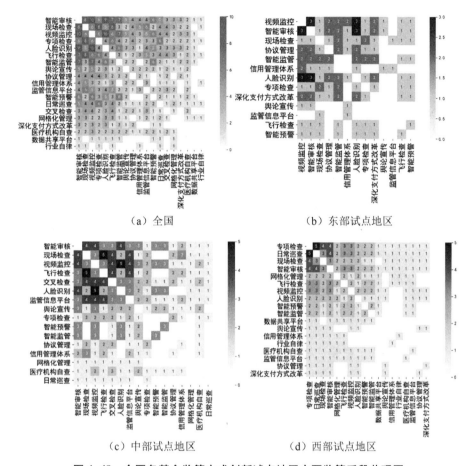

（a）全国 （b）东部试点地区

（c）中部试点地区 （d）西部试点地区

图4-48 全国各基金监管方式创新试点地区主要监管手段共现图

频监控、人脸识别等为代表的智能技术监管组合工具来实现监管目的,传统检查工具运用较少,但也有一些地区智能技术与人工监督检查并重;而在中、西部地区,除智能审核、视频监控、人脸识别等技术工具外,大多数地区还致力于强化传统监督检查工具的建设,如现场检查、飞行检查、交叉检查、日常巡查等。此外值得一提的是,一些中西部地区还致力于建设监管信息平台。还有一些地区倾向于监管的网格化管理,使基金监管纵向到基层,将受监督的定点医药机构合理规划至网格,落实每个网格的监管责任。但就目前的工具运用情况来看,相比于上述重点推进的工作,东中西部试点地区在信息监管平台、数据共享技术以及舆论宣传工具上的推进工作还较为薄弱,需要进一步推进和完善。

医保基金监管手段建设典型做法

● 在开展智能信息技术监管方面,广西壮族自治区运用医疗服务智能监控系统对用药诊疗方面异常数据进行监控,并在费用结算时对有明确特征的违规行为进行控制;同时,通过将医保监控规则与预警相结合、将智能监控植入医院信息系统等做法,对医生处方中不符合医保监控规则的行为进行提醒,起到对医生行为进一步约束的作用。

另外,广西试点还对定点医疗机构的不同场景实施了各具针对性的监控项目,在医疗过程的关键环节以及医药机构的主要出入口和重点区域,实施视频监控、人脸识别等智能化手段对医疗行为进行真实性监管。在护士查房过程中,通过运用人脸识别非接触红外体温计,同时实现对患者的身份认证和在床核验;在医保经办部门同样设置监控平台,对试点医院进行全天候不间断监控,要求医疗机构在规定时间内上传在床患者照片与生物特征库进行比对,实现即时远程查房。

● 在强化监管信息平台方面,杭州市在总结分析以往违规案例的基础上,积极推动大数据预警平台的应用,让投机取巧的违规者无所遁形。预警平台可利用相关数据进行"智能画像",对团伙刷卡、结算频次异常、高价药销售等可疑点构建违规算法模型。淮安市探索建立医保基金运行分析平台,推进医保医疗费用结算从部分审核向全面审核转变,从事后纠正向事前提醒、事中监督转变,构建基金智能化监管工作模块。运用智能监控强化监管效能,实行住院基本医疗保险基金结算等级预警管理,纠正医保基金使用违规问题。

● 在网格化管理方面,湖州市为提升对医保基金的监管能力,针对医保"两定单位"多、医疗行为专业性强,而医保部门监管力量薄弱的突出矛盾,通过五大措施构建医保大监管格局:一是创新医保监管体制,成立全国首家医疗保障反欺诈中心;二是在全省率先建立了多部门联合监管机制;三是积极引入信息技术服务机构、会计师事务所、商业保险公司等第三方专业力量参与监管;四是联合杭州、嘉兴、绍兴成立了"杭嘉湖绍"区域协同治理联盟,大力推动协同治理;五是建立媒体曝光和投诉举报奖励制度,广泛发动社会监督。

5）基于整体做法层面

通过将主体、制度、机制、手段做法进行整合,筛选出频次大于等于5的做法进行社会网络分析,得到全国及东、中、西部试点地区在基金监管方式创新上的工作重点。中心度越高,社会网络图中的节点越大。可视化结果显示(如图4-49),在全国层面社会网络图中,主要为监管工具节点与制度节点,机制与主体节点较少,中心度最高的三个节点依次为引入第三方力量(378.000)、形成联动监管机制(354.000)、建立社会监督员制度(300.000)。

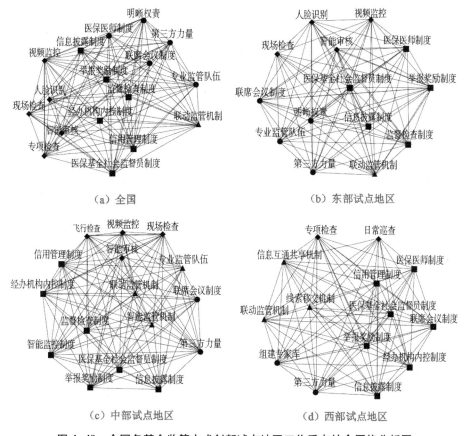

（a）全国　　　　　　　　　　（b）东部试点地区

（c）中部试点地区　　　　　　（d）西部试点地区

图4-49　全国各基金监管方式创新试点地区工作重点社会网络分析图

注:●代表监管主体层面做法,■代表监管制度层面做法,▲代表监管机制层面做法,◆代表监管手段层面做法。

不同地区试点的社会网络分析结果显示,东部地区试点的网络密度(5.1209)>中部地区(2.7033)>西部地区(2.7033),相对于中、西部地区,东部地区各措施间联系程度更密切。在创新方式的具体内容上,东部地区措施网络中主要为工具节点、制度节点与主体节点,机制节点仅有联动监管机制,中心度最高的三个节点依次为引入第三方力量(85.000)、建立社会监督员制度(80.000)、建立信息披露制度(80.000);中部地区的医保基金监管相关制度、机制、主体、工具节点分布较为均衡全面,中心度排名前三的节点依次为引入第三方力量(95.000)、形成联动监管机制(95.000)、建立监督检查制度(73.000)、建立智能审核制度(73.000);西部地区主要为制度节点、机制节点与主体节点,工具节点较少且均为传统人工监督检查手段,中心度最高的三个节点依次为建立举报奖励制度(50.000)、引入第三方力量(50.000)、建立社会监督员制度(50.000)。

不同试点地区的工作侧重有所不同。东部试点地区在监管主体探索方面主要侧重于引入第三方力量以及建立专业监管队伍,建立联席会议制度并明晰权责;而在制度探索方面则重点放在强化信息披露制度以及医保基金监管社会监督员制度的建设,同时兼顾监督检查制度、举报奖励制度、医保医师制度的建设;机制层面则聚焦联动监管机制的建立;手段层面则强化信息化、智能化手段的应用,如智能审核、视频监控、人脸识别手段,并结合现场检查手段以更好助力监管目标的实现。东部地区监管方式的建设可总结为:主体上以组建专业监管队伍与第三方监管力量相结合为主;制度探索上着力于事前—事后监管方面的制度完善;手段上强调联动监管机制、智能监管等手段的应用。

中部地区在主体建设方面同样采取了以组建监管队伍与引入第三方专业力量为主的做法,但据网络图所示,引入第三方专业力量在网络中的重要性更高,说明在这方面的实践探索和举措更丰富和多样;在制度建设方面,除东部地区提到的制度外,中部地区还重点推进了经办机构内控制度、智能监控制度以及信用管理制度的建设;在机制层面,除联动监管机制外,中部试点地区还着重加强了智能监管机制的建设,使其与出台的智能监管制度相呼应,并更好地保障相应制度的落实;在手段上,主要侧重于智能审核,其次为视频监控、现场检查、飞行检查。中部地区监管方式的建设可总结为:监管多元主体探索上以组建专业监管队伍与第三方监管力量相结合为主;制度上注重监督检查制度,强调联动监管机制与智能监管机制;手段上,着力于兼顾智能审核,视频监控、现场检查、飞行检查等多元手段的建设。

西部地区,主体建设以引入第三方与建立专家库为主,侧重于举报奖励制度以及医保基金监管社会监督员制度建设,除联动监管机制外,还着力建设信息互通共享、线索移交机制;手段上以专项检查、日常巡查等传统监督检查手段为主。从监管多样性和监管智能化角度上,西部地区监管方式的建设略微逊色于东中部的建设,主要在于各类创新探索要素之间的关联性不如前两者。西部地区监管方式的建设可总结为:主体建设上以引入第三方与组建专家库相结合为主;制度上强调全民参与的社会监督制度的建设,强调以联动监管机制与信息互通共享、线索移交机制为主的机制创新;手段上,以日常巡查与重点事项专项检查相结合的传统检查手段为主。

（2）基金监管信用体系建设试点

关于医保基金监管信用体系建设试点,共梳理出 10 条主要做法,大致可分为三类:①建立信用管理评价与考核标准,如信用评价指标体系、信用联合奖惩机制及信用等级评定建设;②信用管理信息化与智能建设,如建立信用平台、将智能监控与信用管理对接等措施;③信用宣教,如医保信用活动宣传、信用教育,大部分地区还针对医保信用管理建设出台管理办法或细则。还有一些地区则是完善了事前—事中—事后的全链条信用监管。在所有做法中,建立信用评价指标体系(14 次)、构建信用联合奖惩机制(13 次)、探索应用信用平台(12 次)以及开展信用等级评定在各试点中出现的次数最多。

表 4-15　全国医保基金监管信用体系建设试点工作重点总结

序号	主要做法	次数
1	信用评价指标体系	14
2	信用联合奖惩机制	13
3	信用平台	12
4	信用等级评定	12
5	出台信用管理办法/细则	10
6	智能监控与信用管理对接	8
7	信用监管全链条	5
8	医保信用活动宣传	5
9	信用教育	3
10	试点工作机制	2

通过社会网络分析发现(如图4-50),全国和各试点地区的工作侧重点主要包括建立医保基金信用评价指标体系、开展守信奖励和失信联合惩戒。此外,全国和东部试点地区还着重于医保信用平台的建设以及信用管理办法/细则的出台;中部试点地区强调对信用主体开展信用等级评定;西部试点地区也不断致力于联合奖惩机制的探索。从网络密度看,东部地区(2.1429)>中部地区(1.8889)>西部地区(1.4167),由此可见,东部地区为实现医保基金信用监管采取的各措施之间关联较为密切,也就是说东部地区更倾向于多措并举。从共现数量来看,中部地区>西部地区>东部地区,可以发现,在中部试点地区所采取措施的关联网络中,连线更多,其措施的普遍性也更好。

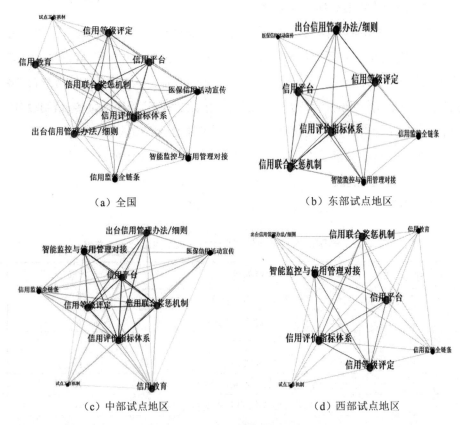

（a）全国　　　　　　　　　　　　（b）东部试点地区

（c）中部试点地区　　　　　　　　（d）西部试点地区

图4-50　全国各基金监管信用体系建设试点地区工作重点社会网络分析图

通过对全国以及东、中、西部医保基金监管信用体系建设试点地区所采取的措施进行共现分析,从整体上来看可以发现,建立信用评价指标体系与信用联合奖惩机制、建立信用平台、开展信用等级评定、出台信用管理办法/细则、智能监控与信用管理对接同时出现的频率较高;但是也应看到,仍有一些措施未与其他措施形成联结,如医保信用活动宣传、开展信用教育等(如图4-51)。

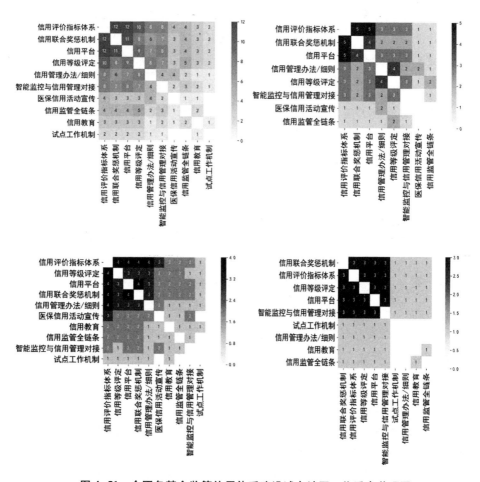

图4-51　全国各基金监管信用体系建设试点地区工作重点共现图

下面以部分地区为例对医保信用体系建设试点中的典型做法做简要介绍。

医保基金监管信用体系建设典型做法

● 在信用考核标准上,大多数地区采用建立信用评价指标体系以及信用评级的做法,如连云港将信用等级划分为 AA、A、B、C 三等四级。

● 在信用管理考核上,连云港市对信用主体实行信用联合奖惩机制。对守信主体在年度总额控制指标、基金拨付、医保年度考核等方面给予倾斜,同时对其开放办事"绿色通道"并开展"容缺受理"、减少日常监管频次等激励措施;对于失信机构在医保基金支付方面采取惩罚性核减,包括减少总额控制指标、限制病种结算范围、提高风险考核金支付比例等。

深圳市根据信用评价结果对监管对象进行分级分类管理,根据信用等级高低采取差异化的监管措施。建立监管对象"黑名单"制度和两定机构退出机制。

绍兴市则是在定点医院、定点零售药店、医保医师等18个行业协会推行行业自律来规范其行为,通过积分量化自律考核结果,并与检查稽核、费用结算挂钩。

● 信用管理信息化建设方面,温州建立了医保信用智慧监管平台,对医保采信、评信、用信、修信等提供"一站式"服务。

● 在多措并举方面,安庆市通过综合多种手段完善信用管理体系建设。具体通过建立信用平台、信用评价指标体系、细化信用等级评定、智能监控与信用管理对接等举措健全全链条信用监管,并根据信用评定结果进行联合奖惩机制,同时通过医保信用活动宣传营造全行业、全社会医保运行的信用氛围。

(3) 医保智能监控示范点

关于医保智能监控示范点,共总结梳理出37种主要创新做法,主要包括以下几类:一是应用大数据和现代信息技术建立并不断完善智能监控系统,如建立医保智能监控系统、加强医疗保险基础数据库管理、完善医保规则库和知识库等;二是利用信息技术创新、丰富监管手段,实现精细化监管,如探索应用人脸、指静脉识别等生物识别技术、探索使用移动执法终端、实行"网警"巡查管理等;三是推动多主体参与,为多元共治提供技术保障,如开展第三方智能审核监控工作、建立数据共享机制、建立审核争议调处机制和沟通互动平台等。在所有做法中,建立医保智能监控系统(27次)、建立完善医保规则库和知识库(19次)、探索应用人脸、指静脉识别等生物识别技术(19次)在各试点中出现的次数最多。

表4-16　全国医保智能监控示范点工作重点总结

序号	主要做法	次数	序号	主要做法	次数
A01	建立医保智能监控系统	27	A20	上线国家医保信息平台	5
A02	建立完善医保规则库和知识库	19	A21	探索应用区块链技术	4
A03	探索应用人脸、指静脉识别等生物技术	19	A22	建立数据共享机制	3
A04	开展第三方智能审核监控工作	14	A23	开展基金监管和智能审核培训	3
A05	建立完善医保智能审核系统	12	A24	建立完善监控指标体系	2
A06	建立完善药品进销存管理系统	12	A25	建立大数据反欺诈模型	2
A07	加强大数据挖掘与分析	12	A26	建立"村通医"监管平台	2
A08	推进"互联网+视频监控系统"的应用	11	A27	建立区域分级监控中心	1
A09	加强医疗保险基础数据库管理	10	A28	建立单位监控体系	1
A10	建立大数据风险预警机制	10	A29	实行"网警"巡查管理	1
A11	实现线上与线下全方位监管	10	A30	开发监管服务平台软件	1
A12	将智能监控系统接入两定机构	10	A31	建立参保人就医轨迹异常行为挖掘模型	1
A13	推行医保电子凭证	10	A32	构建疾病治疗相关因素画像模型	1
A14	建立医保智能监控服务中心	8	A33	建立全省医保数据结算平台	1
A15	探索使用移动执法终端	8	A34	搭建医保两定管理协同平台	1
A16	实行DRGs大数据智能化监管	7	A35	建立审核争议调处机制和沟通互动平台	1
A17	建立医保基金运行大数据风险控制模型	6	A36	建立监控疑点稽核信息化管理机制	1
A18	将信用管理纳入医保智能监控	6	A37	实现省、市、县三级医保监控机构联网	1
A19	将医保服务医师管理纳入监管平台	5			

通过社会网络分析发现,全国和各试点地区主要以建立医保智能监控系统

和建立完善医保规则库和知识库为代表的智能监控技术创新与工具建设为工作侧重点。此外,全国和东部试点地区还着重于探索应用人脸、指静脉识别等生物识别技术;中部试点地区强调建立完善药品进销存管理系统;西部试点地区则致力于实现线上与线下相结合的全方位监管。从网络密度看,东部地区(1.1505)>西部地区(1.0443)>中部地区(0.7835),由此可见,东部地区为实现医保基金的智能监控采取的各措施之间关联较为密切,东部地区更倾向于多措并举。从共现数量来看,西部地区>东部地区>中部地区,可以发现,在西部试点地区所采取措施的关联网络中,连线更多,其措施的普遍性也更好。

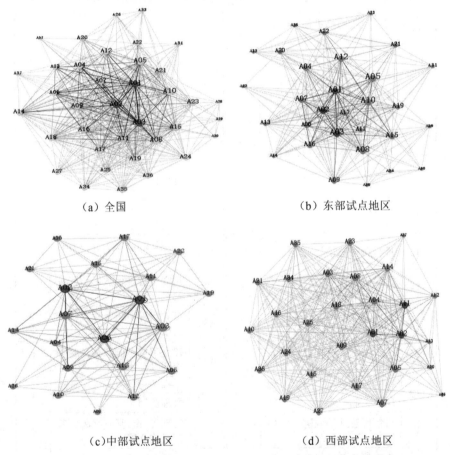

（a）全国   （b）东部试点地区

（c）中部试点地区   （d）西部试点地区

图 4-52　全国各医保智能监控示范点地区工作重点社会网络分析图

对全国以及东、中、西部智能监控试点地区所采取的措施进行共现分析发现,全国建立医保智能监控系统与探索应用生物识别技术、建立完善医保规则库和知识库同时出现的频率较高;但目前针对智能监控相关措施的建设仍集中在智能工具创新方面,其他配套措施,如人、财、物保障及信息平台建设、信息互通与数据共享方面的关注与建设力度相对较小。同时,仍有一些措施未与其他措施形成联结,游离在共现网络之外,如构建疾病治疗相关因素画像模型、建立单位监控体系和实行"网警"巡查管理等。

从共现数量来看,东部地区所采取的各措施之间共现数量最多,共现图结果显示东部地区所采取的措施之间存在较为紧密的联系,有可能在推行智能监控的过程中已形成一套既定的体系,通过多措并举推动医保基金监管的智能化与信息化。

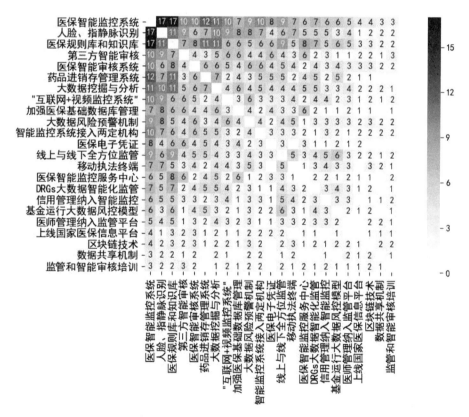

图4-53　全国各医保智能监控示范点地区工作重点共现图

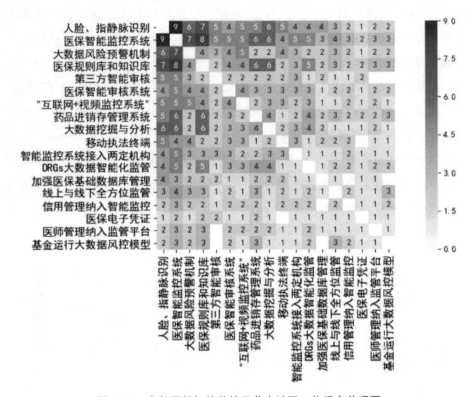

图 4-54　东部医保智能监控示范点地区工作重点共现图

医保基金智能监控建设典型做法

● 在完善智能监控系统方面,衢州市建立了一套包含风险控制指标体系、智能审核知识库和异常筛查规则库在内的核心指标规则库,并将其嵌入医保智能审核系统中;上海市探索开发计算机预警监控系统:针对参保人员、执业医师、定点医疗机构分别设定违规预警指标,建立异常筛选模型,构建违规预警监控体系;延安市在开发医保智能监控系统的基础上,不断完善其功能,建立了智能审核系统、案件稽核管理系统、基金支付方式监控系统、定点医药机构动态管理系统等多个子系统。

● 在创新监管手段方面,厦门市建设人脸识别系统,探索使用"人脸识别"技术,以有效辨别医生身份,规范医生多点执业行为;同时引入区块链技术,运用区块链电子合同服务平台进行医保服务协议信息化管理;天津市监管人员通过移动客户端远程登录实时监控系统,从而帮助执法人员高效监管、精确指证,现场认定违法违规行为。

● 在推动多元共治方面,上海市采取政府购买的方式积极引入市场力量参与医保基金监管,公开招标购买医疗保障智能监管系统及相关服务;成都市建立了第三方专家评审机制,并配套搭建了医保争议处理和沟通互动平台,对于经历初审、复审过后依然有争议的案件可提请第三方专家组评审。

五、小结

目前,针对医保基金监管,国内已出台众多政策条文并开展了十分丰富的实践探索,可以看出我国在基金监管工作推动上的极大力度与决心。但需要明确的是,在当前监管创新性实践探索进展卓然的同时,很多初期的探索还只是创新思想的火苗,尚缺乏系统设计和整体性思考。创新探索是一个系统工程,单一的创新工具或机制的运用而缺乏相应的政策、法律、制度和机制以及多维工具的协同,单凭一两个创新工具运用而缺乏创新系统中各要素的有机联动和配合是难以持久的。这是本章反复运用网络连接密度这一指标来衡量和比较全国、东部、中部、西部各种创新网络和要素之间联系度的重要原因。需强化各地创新实践方案设计者的整体思维、系统思维和网络思维,来进一步夯实和完善创新实践。此外,从总体上来看,我国距离实现法治化、智能化、专业化、规范化、常态化的医保基金监管体系建设的远大目标还有很长的路要走,政策优化与实践改革和经验推广还需进一步完善,通过系统比较和总结全国各地的创新试点经验,并结合本书的现况研究、问题诊断及影响因素研究的综合考量,认为中国医保监管的创新实践可通过以下路径进一步完善和优化。

1. 医保基金监管政策的优化

(1) 增强政策制定主体的协同性,建立各方利益诉求与表达机制

随着我国医保基金监管政策制定主体数量逐步增多,政府部门内部之间、政府部门与非政府部门之间的价值利益冲突愈发复杂多变。因此,应逐步建立多部门联动监管机制,由医保局牵头,联合卫健、药监、公安等部门协作参与,增强政策制定的协同性。此外,还应建立各参与主体的利益诉求表达与平衡机制,依托协商谈判、信息公开和服务购买等方式,促进多元主体共建共治共享的医保基

金监管格局形成。

（2）命令型工具为主，辅之以规范型工具，合理引导各主体的行为

当下我国医保监管命令型工具使用最多，且呈增长趋势；规范型工具使用较多，近年来略有下降。命令型工具有助于确保政府监管效力的权威性。在命令型工具中，法规管制较为详细；行政监督虽呈下降趋势，但总体数量在不断增加。在规范型工具中，协议管理、信用管理使用增多；信息公开呈下降趋势。因此，随着基金监管工作逐步深入，应以命令型工具为主，辅之以规范型工具，出台医保基金监管法律实施细则，明确监管目标与任务安排，以信息化为抓手，推动政务、医药价格信息公开透明，健全信用管理制度，协同行政监督与协议管理，提升监管治理成效。

（3）注重能力建设型、系统变化型工具的内部均衡，增强基金监管的整体效能

在能力建设型工具中，通过对政策工具使用的梳理发现，相较于医保局成立前，医保局成立后，政策工具中规范执法、督导调度这两类工具的占比上升；内控制度建设占比下降；人才队伍、大数据监管虽占比下降，但数量增加。因此，应注重能力建设型、系统变化型工具的内部均衡，重视监管人才队伍建设，通过开展培训、考核等措施提高医保基金监督检查能力，并强调落实经办机构协议管理、费用监控、稽查审核责任，筑牢内控防线。在明确政府部门职责的同时，建立跨部门联动监管机制并引入第三方专业机构和其他社会力量参与，形成各方监管合力。

（4）增加激励型、劝说型工具运用，调动各方参与基金监管的积极性

激励型工具使用较少，略有下降；劝说型工具使用最少，医保局成立之后略有上升。激励型工具中，监督举报占比上升，医保支付等相关制度改革和监管绩效考核的占比都略有下降。劝说型工具在医保局成立前、后的使用均最少。因此，未来可以适当增加激励型、劝说型工具运用，健全监督举报奖励制度，推进"结余留用、合理超支分担"的激励和风险分担机制、医疗行业内部相互监督机制的落实，以全方位智能监管体系引导参保人、医疗机构参与监管。其次，要建立和完善医保基金监管绩效评价体系，明确考核范围，在定期开展考核评估的同时落实奖惩问责机制。此外，也要加强基金监管政策宣传工作，鼓励行业协会开展自律建设，努力营造全社会参与医保基金监管的良好氛围。

2. 我国医保基金监管问题的破解与创新路径探索

我国一直致力于推进和完善医保基金监管工作,特别是在国家医保局成立后,各级医保部门通过飞行检查和高额罚款等严厉手段对违规行为起到了一定的遏制作用。然而,随着我国医疗保障规模的扩大、参保人群的增多,以及需要监管的定点医疗机构、定点药店的不断增多,医保基金监管面临的问题与挑战也日益严峻。研究结果显示,当前我国医保领域多元监管主体合作不足、缺少监管系统的预警机制、监管手段单一、缺少监管激励机制是目前我国医保基金监管存在的主要问题。然而,相较于上述表层问题,各部门缺乏协商共治的思想、多元主体权责分配不清、医保基金监管人力资源匮乏等深层原因更值得注意。面对这些积弊难返、盘根交错的问题,创新医保基金监管路径,以监管路径为切入点,从具体路径入手,以"小球撬动大球",必能成为解决当下医保基金监管困境的精兵利器。

（1）路径一:加强部门联动,建立横向监督机制

针对我国医保基金多元主体监管合作缺失的影响因素调查结果显示,调查对象中认为我国医保监管领域缺乏协商共治思想的占比为70.4%,55.3%的调查对象认为我国医保监管主体权责分配不清晰。单一部门执法难免会遇到资源有限、信息不通和惩罚外部性等问题,而多头执法又可能面临重复执法等问题,推动多方共治是解决以上问题的重要措施,包括建立多部门协同监管机制,由医保部门作为牵头人,联合卫健、公安、审计和药监等部门共同参与监管,明确各部门的职责与分工,避免职能的交叉与缺失,保证信息共享和互联互通;建立医保基金监管联合惩戒机制,严格落实"一案多查、一案多处"的工作要求,加强案件查处和移送工作,促进医保监管与刑事司法的有效衔接;建立联席会议制度,定期召开多部门联席工作会议,就研判医保基金监管形势、研究医保基金监管的重大问题、制定有关措施等内容展开商讨与对策确定。

（2）路径二:引入社会公众力量参与医保基金监管,充实监管队伍

保障医保基金安全有效运行仅靠执法人员是不够的,还应鼓励社会公众的积极参与。目前,绝大多数试点均建立了社会监督员制度、举报奖励制度、信息披露制度等促进投诉举报渠道完善的措施以规范社会力量,促进监督工作的流程和机制更加完善,但同时也要健全相应的配套措施来保障举报人的信息安全,促进举报制度的长远发展。

（3）路径三：推进智能监控，优化传统监管方式

当前大数据背景下，应积极推进智能监控系统建设，努力实现医保基金监管的信息化与智能化。前期的问卷调查结果显示，医保监管信息系统建设不完善是当前我国医保基金监管方面存在的主要问题之一（64.0%）。目前，大多数试点地区已普遍实施了智能监控系统、视频监控和人脸识别相结合的监管方式，更有一些地区将智能监管工具与医疗机构系统、医保机构联网，实现了多平台信息共享。但目前各地区间建设与进度参差不齐，还有少数经济水平不发达地区智能监管进展缓慢，仍主要依赖于传统人工检查。在这些地区，需要进一步加大政府财政投入，并引导其深入学习经济水平相近的其他地区做法，逐步实现医保基金监管的智能化；同时大部分地区数据共享的监管信息平台还未建立或仍处于建设中，我国也尚未形成全国统一的医保基金监管信息平台。鉴于不同地区以及不同部门的信息整合并非只是简单的技术层面问题，还要解决不同利益主体诉求，以及地区间、部门间沟通交流等难以用技术手段解决的问题。国务院办公厅关于《推进医疗保障基金监管制度体系改革的指导意见》中指出以协同高效为原则，将协商共治思想纳入到工作实践中，作为协同高效的前提条件。因此各地区、各部门秉持协商共治的思想就成了整合不同地区医保信息平台的关键，唯有不同地区、不同部门做到协商交流、共同治理才能克服区域间因各种差异所带来的整合困境。

（4）路径四：加强医保基金监管人才队伍建设，提升监管能力

监管人力资源不足是我国医保基金监管面临的最突出问题，部分地区面临着执法人员数量少而执法内容繁多的问题。不只是人力资源绝对数量上的不足，前期问卷调查结果显示，71.6%的被调查者认为我国医保相关人员素质能力较低。当前，随着医保监管制度改革的不断深入，医保基金监管手段也日趋多元，对于手段本身的建设离不开手段执行者与执行规范。目前在医保局的努力下，我国已经初步形成了多元化的医保基金监管手段，但是并未实现手段执行者与执行规范的匹配建设。部分地区面临着现有监管人力资源难以适应监管手段的优化，更难以发挥现代化监管手段"威力"的困境。智能化手段的兴起与高素质人才短缺的矛盾已然成为医保基金监管的短板。提升医保基金监管队伍能力可从以下三方面着手：首先，壮大医保基金监管队伍规模。鉴于欺诈骗保行为的多发性和隐蔽性，执法人员工作量与工作强度不断加大，因此应加大监管人才招

聘、引进力度。除了引进临床医学、医疗保险、财会等专业人才外,还可向计算机管理、数据分析等专业适当倾斜。其次,应开展岗位培训,定期对监管人员进行专业化、系统化的培训,以提升其政治素养和专业能力。第三,应建立监管人员考核奖惩机制,加强对监管执法人员的考核监督,对其行为进行规范,促使其自觉履行职责,提升监管水平。

3. 我国"两试点一示范"基金监管实践中的关键措施总结与优化

面对基金监管领域的问题与挑战,"两试点一示范"的做法为提升基金监管效能提供了有价值的实践路径,其要点总结如下。

(1) 基金监管方式创新试点

1) 关键主体建设

经总结与梳理,得到全国创新方式试点在完善主体构成方面主要有以下做法,即引入第三方力量、组建专业化监管机构和监管队伍、组建监管专家库。

一是引入第三方力量,完善医保基金监管主体构成。政策分析结果显示,一方面,引入第三方力量是当前各试点最为普遍的做法,且中心度也最高,说明引入第三方力量与其他做法联系紧密,是当前各试点监管建设的主要侧重点。第三方参与监管一方面可以借助其专业优势提高监管效能,另一方面,其作为独立的第三方也可以获得更加公正客观的监管结果。因此,其他地区可以根据自身需求借助第三方优势与其开展合作。

二是组建专职监管队伍与专家库,强化监管力量与专业性。第三方监管主体尽管在稽查、审核等方面优势显著,但并不能判别医疗服务本身是否合规。因此,还需要强化医保监管体系中人员的专业性,大部分东、中部试点地区以及少量西部试点地区组建了监管专职机构或队伍,通过明确专职监管机构的责任并强化与医保基金监管相适应的人才结构提高基金监管能力与绩效,而大部分西部地区更倾向于采取建立专家库的做法,通过建立由医学、药学、医保、审计、财务、信息等领域专家组成的专家库,为监管决策提供智力支持。目前,各地第三方监管框架已经初步形成,在未来完善第三方参与监管的工作中,还应着重强化对第三方服务标准化与安全化的建设。

2) 关键制度建设

一是推进信息披露制度、社会监督员制度、举报奖励制度建设,营造全民监督氛围。信息披露制度、社会监督员制度、举报奖励制度为当前制度层面工作的主要侧重点。以上制度的大力推进,不仅建立了由社会各界人士组成的监督队伍,还畅通了全民监管的渠道、提升了全民参与监管的动力。但以上工作的推动需要一个重要前提,就是要提高民众对于医保违规行为政策与相关信息的了解程度,这需要通过强化对民众的宣传教育来实现。同时举报奖励制度还存在奖励标准不明的情况,各地医保局应当进一步将其细则落实,如山东省发布了《山东省打击欺诈骗取医疗保障基金行为举报奖励实施细则(试行)》,将不超过查实欺诈骗保金额的 2%、3%、5% 作为举报人的奖励,不足 200 元的一律按照 200元奖励,对于两定机构人员举报人,以不超过查实欺诈骗保金额的 6% 作为奖励。此外,各地医保局还要做好对举报人信息的保密工作,并联合公安部门做好举报人的安全保护工作。

二是完善事中干预与控制阶段相关制度,完善事前—事中—事后全流程监管。目前,全国各试点主要将建设的着力点置于事前预防的信用管理制度、经办机构内控制度、医保医师制度以及针对事后溯源、巡查与披露的监督检查制度、举报奖励制度、医保基金社会监督员制度与信息披露制度上。但社会网络分析结果显示,智能监控制度、基金分析定期运行研判制度、定点医疗机构信息报送制度与医疗保障基金要情报送制度等对于事中进行控制的制度与上述制度共现次数较少,事中控制阶段的制度建设还较为薄弱,还未形成全链条闭环监管的制度体系。医保基金运行链条长,涉及到的部门、环节较多,任何一环出现疏漏都有可能造成基金损失,因此只有从全流程视角出发,强化事中阶段监管建设并完善全流程的相应措施保障,才能牢筑基金监管安全的"万里长城"。

3)关键机制建设

建立健全部门间联动监管与衔接机制。机制层面举措的统计结果显示,联动监管机制是各试点地区普遍采取的一种做法,同时,建立部门间联动监管机制在全国层面所有举措中,其中心度排名第二,可见其在措施网络中的重要性与必要性。在东、中、西部地区的措施网络联结中,联动监管机制均与部门联会议席制度同时出现,此外东部地区还在此基础上加强了与明晰责任相关措施的联结,提示在建立联动监管机制时要注意与部门联席会议制度、明晰权责的配套使用。

虽然西部措施网络中还出现了信息互通共享机制与线索移交机制等衔接类机制,但其他类监管衔接机制的建设还较为薄弱,目前尽管一些地区建立了医保部门与公安部门的"行刑衔接"机制,与纪检监察部门建立了"行纪衔接"机制,将行政执法与刑事司法、纪检监察衔接,但目前仍不普遍且中心度也较低,未在措施网络中体现,还应进一步加强,重点发力。

4)关键手段建设

大力发展信息化智能监管手段,形成多形式结合的监督检查手段。智能监管手段如智能审核、视频监控、人脸识别等手段是全国层面监管手段上的工作侧重点,东、中部地区的建设力度优于西部地区。因此,对于经济欠发达地区的智能化监管建设,还需要政府财政的大力支持。此外,相比于智能工具,信息化平台的建设还较为薄弱,还未与更多的智能工具形成联结。但在现阶段,仅通过智能监管手段还不足以全面、有效地完成监管工作,需要采取多种形式相结合的检查制度,建立线上智能监管与线下监督检查相结合的监管体系。

(2)基金监管信用体系建设试点

建立信用评价标准并设置与之相应的奖惩机制,促进监管信用体系信息化、智能化。在基金监管信用体系建设方面,各试点主要侧重于建立信用管理评价与考核标准并推进信用管理信息化与智能建设。目前,大多数地区均采用建立信用评价指标体系以及信用评级的做法,并利用信用管理考核对信用主体实行信用联合奖惩,同时大力推进智能与信息化建设,通过建立信用平台、将智能监控与信用管理对接等举措,实现信用管理工作的高效性。此外,一些地区还采取了信用的全链条监管以及信用宣教等举措,但还局限于小范围内,应在下一阶段重点完善信用体系建设相关配套措施,并逐步扩大使用范围。

(3)医保智能监控示范点

着力推进智能与信息化工具创新,完善多平台对接。在医保智能监控示范点建设方面,措施主要聚集于智能工具、技术研发与创新,如建立智能监控系统、探索应用人脸、指静脉识别等生物技术、应用大数据挖掘与分析、推进互联网+应用、建立风险预警模型等。通过创新智能技术工具,可精确捕捉违法违规行为,大力提升监管效能。同时,措施也涉及其他人、财、物保障及其他配套支持措施,如建立医保智能监控服务中心、将医保医师管理服务、两定机构纳入监管平台、完善移动执法终端建设等,但目前建设力度相对较小,应在完善智能技术创新的基础上兼顾配套措施落实。

通过对当前我国医保基金监管的创新实践与重点工作进行全面系统梳理与可视化展示后可以发现,"两试点一示范"工作对我国基金监管实践探索创新与借鉴推广提供了良好契机,各试点地区均在政策鼓励与推动下,在创新主体建设、制度建设、机制建设、手段建设以及建立健全信用体系、智能监控体系建设等方面开展了许多有针对性的举措。但对于目前开展基金监管试点建设能否解决相应问题,还需进一步建立评估框架,诸如从政策试点干预效果评价、监管协同治理成效、经济学成本—效益、社会学满意度等多元视角对各地监管举措进行系统评估与比较,并通过长期的实践与调整来检验其科学性、合理性与适应性。

第五章　医保基金监管治理改革
研究与创新实践探索

医疗保障基金监管的治理改革历程反映了我国医疗保障体系改革的发展演变进程以及医保监管从"管理"到"治理"的理念革新,医疗保障基金监管的治理成效是检验我国医疗保障治理体系和治理能力现代化的首要标准。随着社会经济和科技的快速发展,医疗保障领域的新问题和新需求对医疗保障基金安全和可持续提出新的挑战。如何从治理视角对当前的医保基金监管现状"把脉开方",并打破其对传统监管路径的依赖,通过不同的改革治理路径对我国医保基金监管系统重新整合和革新已成为医保基金监管体系关键治理内容和治理能力现代化的重要体现。

第一节　医保基金监管治理现状、问题与挑战

将治理理念深度融入医保基金监管,立足当前,着眼长远,建立健全严密有力的基金监管新机制,可以有效防范道德风险,严厉打击欺诈骗保行为,这既是贯彻落实医保治理体系和治理能力现代化的具体体现,又是保障医疗保障事业可持续发展的必然要求。

一、推进医保基金监管治理改革的必要性

由于医疗保障价值主体的多元性、价值目标的多样性,以及社会需要的多层次性,医保事业发展日益面临多元目标价值冲突与多元利益冲突的挑战。多元目标价值冲突可归结为常见病、大病治疗门诊、住院服务报销的疾病健康管理冲突;灾难性卫生支出导致的因病致贫、因病返贫冲突;满足人口老龄化需求的长

期疾病照护冲突。此外,多元利益主体冲突主要表现在医保与医院在控费与收入上的冲突、医保与患者在费用与报销比例上的冲突以及医保、财政与参保民众在筹资上的冲突(见图5-1)。传统医保基金监管模式下,政府作为唯一监管主体,主要通过行政手段对保险市场进行干预,这种围绕政府行政监管机构的监管模式逐渐暴露出两个突出的矛盾:一是监管有效性与社会效率的矛盾,即监管秩序与基金活力的矛盾;二是监管成本与监管收益的矛盾,属于监管绩效的内在矛盾。当前,传统的医保基金监管模式已无法满足全领域、全流程、全时域的监管需求。改革传统单纯依赖政府内部权力配置和单一的监管手段,推动医保基金监管模式向更多元、有效的方向发展,越来越成为迫切的现实之需。因此,研究和探索多元主体有效协同的制度机制、多种监管治理工具、多种创新治理方式和实践路径为核心内容的医保监管治理创新模式,也由此成为推进中国医保治理体系和治理能力现代化目标实现的核心策略和关键路径。

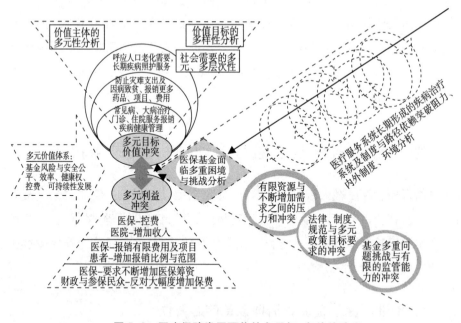

图5-1　医疗保障发展面临的多目标、多价值冲突

"监管治理"这一概念可以理解为基于治理目标、理念、工具和方式的监管,其核心是实现"监管"目标,强调将"治理"作为新时期监管探索的核心特质之一。从治理主体角度看,传统的监管一元论逐渐发展为监管多元论,即从以政府行政机关为主要的监管主体逐渐向涵盖社会监管、自我监管、商业或非商业的第三方监管等的多元监管主体发展。然而,在引入新的医保基金监管治理主体的过程中势必要考虑主体数量、主体性质、主体关系等内容,通过资源整合、权力划分、主体协调、信息互通与共享等手段切实提升多元主体能力并积极营造合作关系。从治理客体来看,医保基金监管涉及客体较多,尽管各客体之间属性不同、目标不同且利益关系复杂,但是医保基金监管中的主体和客体存在良好的合作关系,并拥有互动协商的可能和空间,基于政府、市场、社会间相互影响的多维关系,形成了参与型监管、自我监管、协商监管等多种类型的监管治理模式。从治理工具上看,要行使包括行政手段在内的多种监管机制的综合配置,需要厘清各种影响医保监管效能的制度短板和机制错位,建立监管技术平台、政策平台、制度与机制通道等治理基础设施,持续驱动监管技术迭代升级和监管工具创新应用。

鉴于此,深入剖析我国医保基金监管领域的治理现状与挑战,牢牢把握我国医保监管治理的特点,并参考国内外经验教训,探索出更具针对性、创新性、适合国情的中国特色医保基金监管改革的治理路径显得尤为迫切。

二、我国医保基金监管治理的现状

传统医保基金监管模式中所采用的经验性监管、非独立型监管、一般性监管及基金支出监管等常规方式已无法满足当前的监管需求,医保基金监管亟须向专业化、法治化、现代化、全领域、全流程的监管模式转变,我国亟待探索并建立起一套以多元主体协同治理为核心的医保基金监管治理体系。本节将从组织结构、执行机制、法制建设、支撑工具四个维度来系统梳理、总结、分析目前我国医保基金监管治理的构建情况与运行现状。

1. 医保基金监管治理的组织结构现状

医保基金监管治理需要多部门多角色主体,聚焦重大基金监管问题进行协同治理。通过构建"核心治理主体—主要参与治理力量—辅助参与治理队伍"为一体的多主体协同监管治理组织体系架构,实现多元主体共同参与的高效、有序、协同的监管治理格局,切实提升监管治理能力。

2018 年国务院实施机构改革组建国家医疗保障局后,全国各地陆续通过建立医保基金监管治理的专职机构或专业化队伍,引入第三方力量以及社会力量、通过探索并建立基金监管工作联席会议制度等途径完善我国医保基金监管治理的组织体系,寻求解决长期以来医疗保障基金监管治理碎片化、职责不清、组织力量匮乏等突出问题的有效方法。

一是组建起医保基金监管专职机构或专业队伍。全国各级医保部门积极推动医保基金监管组织和队伍建设。截至 2021 年 7 月 2 日,全国范围内,已经有河北省、北京市、上海市、天津市等 12 个省/直辖市建立了省级层面的专职于医保基金监管工作的机构或队伍。内蒙古自治区的阿拉善盟、江苏省徐州市、山东省济宁市、河北省遵化市(县级),以及安徽省太和县等 43 个地级市和 100 多个县(区、市)陆续在当地成立了医保基金监管的专职机构或行政执法队伍。

二是大力推进政府购买服务制度,不断吸纳信息技术服务机构、商业保险机构、社会服务机构、会计师事务所等第三方专业化力量参与到医保基金监管的治理行动中。为探索建立共建共治共享的医保治理格局,国家医保局积极探索商业保险机构参与基金监管工作的新模式,将购买第三方服务开展基金监管的工作费用列入国家医保局的局本级经费预算。2019—2020 年期间,国家医保局多次通过招标,吸纳中国人寿、阳光人寿等商保机构参与到全国范围内的医保基金飞行检查工作中,仅 2019 年,商保机构就参与了 69 次医保基金飞行检查工作,覆盖全国绝大多数省份。在国家层面的良好示范下,地方也积极探索吸纳专业化的商保机构参与到当地的医保基金监管治理工作中,采取诸如联合办公、驻点稽核等方式,大力提升商保和其他专业机构在医保基金监管治理中的参与率。

三是建立医保基金监管工作联席会议制度,促进多部门协同治理。医保基金监管工作联席会议制度是在中观层面上成立实现跨部门、跨区域、跨行业的医保基金监管工作协同治理组织,其主要职责为:统筹协调医疗保障基金监管工作;研究医疗保障基金监管工作中的重大问题,制定有关政策措施;听取各部门打击欺诈骗保工作开展情况汇报,指导、督促、检查有关政策措施的落实;通报欺诈骗保案件立案、处罚、移送等有关情况;促进部门协作配合、信息共享;研究与医疗保障基金监管工作有关的重要问题,向政府提出建议。

医保基金监管工作联席会议制度的构建与实施,较好地推进了医保基金监管协同治理的发展。对此,本书作者于 2021 年 8 月 18 日—23 日,在国家及地方(包括 4 个直辖市、22 个省、5 个自治区及新疆生产建设兵团)医疗保障局官方网站,围绕基金监管治理相关制度与机制,尤其是多元监管主体的基金监管工作联席会议制度内容进行了系统检索和分析。结果显示:在 31 个省、自治区、直辖市及新疆生产建设兵团中,共有 19 个地区建立了基金监管工作联席会议制度。根据行政区划分布(见图 5-2),有 13 个为省级层面的联席会议制度,6 个为市级层面的联席会议制度。当前,省级层面的部门联席会议制度仍需完善,医保基金监管在跨部门、跨层级方面的治理有待加强。在地区分布上,西部有 8 个地区、东部有 7 个地区、东北部与中部各有 2 个地区建立了基金监管工作联席会议制度(见图 5-2)。有 3 个地区在其医保局官网上未查到基金监管治理工作相关制度与机制,可见目前地区间在医保基金监管跨部门治理方面仍存在差距,未开展地区有必要学习和借鉴各地联席会议制度的探索经验,完善具有统筹、协调等作用的领导和协调机制。

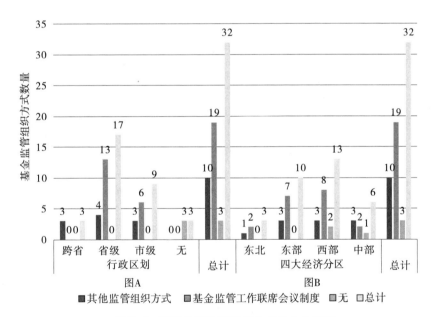

图 5-2　医保监管治理组织方式的分布情况

注:A:医保监管治理组织方式在不同行政区划间的分布;B:医保监管治理组织方式在不同地区间的分布。

　　本书作者对 13 个省级层面的医保基金监管工作联席会议制度开展情况进行比较分析(表 5-1)发现,各地联席会议制度的工作职责存在差异,但是大部分以关注基金综合监管为主,四川省、甘肃省和天津市 3 个地区建立了打击欺诈骗保工作专项联席会议制度,辽宁省则建立了"三医联动"联席会议制度。当前全国各地在医保基金监管治理中,联席会议制度更多是在关注不同系统之间宏观政策和制度的协同,针对医保基金监管全环节、全流程关键问题治理行动的协同。此外,各地区的联席会议制度在协同部门数量上也存在差异,有 8 个地区联席的部门数量少于 10 个。参与联席会议制度的部门数量和其实际参与治理的程度,决定着医保基金监管治理中由各监管治理主体形成的医保基金监管治理组织的完善性。因此,不仅应关注协同部门参与的数量和参与的深度,更应关注部门间的协同合作频率和深度,真正落实联席会议制度的工作职责,发挥联席会议制度在医保基金监管中的治理功能。

表 5-1 医保基金监管治理联席会议制度在省级层面的开展情况

经济分区	省/直辖市	联席会议制度名称	协同的部门与数量
东部	北京市	多部门联席会议制度	医保局、市人力资源社会保障局、市卫生健康委、市中医局、市公安局、市市场监管局、市药监局、市税务局 8 部门
东部	天津市	打击欺诈骗保工作联席会议机制	医保局、公安、市场监管、药监 4 部门
东部	河北省	医疗保障基金监管工作联席会议制度	省医疗保障局、省公安厅、省民政厅、省司法厅、省财政厅、省人力资源和社会保障厅、省卫生健康委、省市场监督管理局、省扶贫办、省残联、国家税务总局河北省税务局等 11 个部门组成
东部	福建省	医保基金监管工作联席会议制度	省医保局、卫健委、公安厅、市场监管局 4 部门
东部	广东省	医疗保障基金综合监管部门间联席会议	省医保局、公安厅、卫生健康委、审计厅、市场监管局、药监局 6 部门
中部	安徽省	医疗保障基金监管联席会议制度	省医保局、卫健委、公安厅、市场监管局等 15 部门
西部	内蒙古自治区	医保基金监督管理工作联席会议制度	医保局、各级发展改革、公安、司法、财政、人力资源社会保障、卫生健康、审计、税务、市场监管、药品监管 10 部门
西部	四川省	打击欺诈骗取医保基金工作联席会议制度	省医疗保障局、省高级人民法院、省人民检察院、省卫生健康委等 12 个部门
西部	青海省	打击欺诈骗取医疗保障基金部门联席会议制度	省医保局、省公安厅、省财政厅、省卫健委、省审计厅、省税务局、省药品监督管理局 7 部门
西部	宁夏回族自治区	医疗保障基金监管工作联席会	医保局、人民政府、自治区发展改革委、公安厅等 12 部门

续表

经济分区	省/直辖市	联席会议制度名称	协同的部门与数量
西部	贵州省	医保基金监管联席会议制度	医保局,卫生健康、公安、财政、市场监管、药品监管6部门
西部	西藏自治区	医疗保障基金监管联席会议制度	自治区发展和改革委员会、公安厅、司法厅、财政厅、卫生健康委员会、市场监督管理局、药品监督管理局、税务局、银保监局等9部门
东北	辽宁省	辽宁省"三医联动"联席会议制度(并非只针对医保基金监管)	省医疗保障局、省卫生健康委、省市场监管局、省药品监管局4部门

　　本书作者对全国各地区医疗保障局官网内容和资料的检索和分析结果显示(见表5-2),在已经建立了医保基金监管工作联席会议制度的19个地区中,有6个省或直辖市建立了市级层面的医保基金监管工作联席会议制度,如东北地区的黑龙江省佳木斯市已建立医疗保障基金监管工作联席会议制度,哈尔滨市医保局也正积极探索通过与公安、卫健、审计、财政等部门建立联席会议制度来实现对欺诈骗保的多角度、全方位打击。

表5-2　医保基金监管工作联席会议制度在市级层面的开展情况

经济分区	省、直辖市	多部门协同制度	协同部门及数量
东部	浙江省宁波市	医疗保障基金监管工作联席会议制度	区医保局、区公安分局、区民政局等14部门
东北	黑龙江省佳木斯市	医疗保障基金监管工作联席会议制度	市医保局、市卫健委、市公安局、市市场监管局等部门
西部	新疆生产建设兵团第十三师	医保基金监管联席会议制度	医保局、卫健委、市场监管、公安、财政等10部门
东部	山东省淄博市	医保基金监管联席会议制度	市医保局为牵头单位,市发展改革委、市工业和信息化局、市公安局、市民政局、市财政局、市卫生健康委、市市场监管局、市税务局、市公共资源交易中心10部门
西部	重庆市北碚区	医疗保障基金监管联席会议制度	区卫生健康委、区市场监管局、区公安分局和区纪委监委驻卫生健康委纪检监察组4部门

经济分区	省、直辖市	多部门协同制度	协同部门及数量
中部	河南省信阳市	打击欺诈骗取医疗保障基金工作联席会议制度	市医保局、市财政局、市卫健委、市公安局、市市场监管局5部门

此外,各地也在探索省际、区域性或其他形式的医保基金监管治理协同机制。如湖南、湖北省医保局建立长江中游城市群医疗保障工作省际协商合作机制(见表5-3),签署《长江中游城市群医疗保障部门省际协商合作备忘录》,强调共同强化医保基金监管,加强打击欺诈骗保的跨区域协作,推动长江中游城市群区域医保协同发展。2018年11月18日,中共中央、国务院发布的《中共中央、国务院关于建立更加有效的区域协调发展新机制的意见》指出,以京津冀城市群、长三角城市群、长江中游城市群、关中平原城市群、粤港澳大湾区、成渝城市群、中原城市群等城市群为中心推动国家重大区域战略融合发展,建立以城市群带动区域发展的新模式,推动区域板块间的融合互动发展。针对医保基金监管所面临的突出问题,基于已有区域协调发展机制来探索省际、区域性或其他形式的医保基金监管治理协同机制,将促进医保跨区域协同治理发展,弥补区域发展不平衡。同时,安徽、江苏、甘肃等各省也积极探索跨市医保基金监管治理协同制度,解决异地就医基金监管问题。

表5-3 医保基金监管治理协同制度开展情况

经济分区	省、直辖市	多部门协同制度	协同组织	实施范围
中部	江西、湖南、湖北三省	长江中游城市群医疗保障工作省际协商合作机制	江西、湖南、湖北三省医保局	跨省
西部	甘肃省	医疗保障基金综合监管工作领导小组	省卫生健康委、省药监局、省公安厅、省财政厅	省内
东部	江苏省	打击欺诈骗取医疗保障基金专项治理百日活动领导小组	成立抽查小组	省内

经济分区	省、直辖市	多部门协同制度	协同组织	实施范围
东部	浙江省	卫生行业综合监管制度	由卫生健康、发改、财政、公安、人社、生态环境、市场监管、医保等部门组成杭州市深化医药卫生体制改革联席会	省内
东部	上海市	打击欺诈骗保专项整治行动领导小组及联合工作专班	市医保局、市公安局、市卫生健康委、市民政局4部门	省内
中部、东部	安徽、江苏	安徽宿州与江苏徐州,异地就医基金监管协同联查合作机制	安徽宿州与江苏徐州市医保局	省外跨市
西部	甘肃省	河西五市跨区域医保基金协作监管协商会议	张掖、武威、金昌、酒泉、嘉峪关市医保局	省内跨市

2. 医保基金监管治理实践探索及现况分析

国家医保局围绕许多沉疴已久的医保基金监管治理突出问题,开展了一系列丰富、多样、具体的治理实践活动,诸如积极开展业务培训工作、建设基金监管治理创新试点与示范点、探索第三方参与基金监管绩效考核制度、并出台政策文件鼓励全社会参与医保基金监管治理活动等,取得了显著的治理成效。具体体现为如下方面。

一是开展治理人才队伍专业能力提升建设工作。国家医保局高度重视监管队伍能力提升,统筹安排系统内基金监管培训工作,2019年共开展2次培训,参训人员超过200人次,基本实现了省级医保基金监管队伍培训全覆盖。同时,国家医保局组织各地监管人员轮流参加国家医保局飞行检查,通过以查代训的方式快速提升全国医保基金监管队伍实操水平。此外,在设置医保基金监管治理的专职机构或专业化队伍的基础上,全国各级医保部门也积极推动医保基金监管能力建设。内蒙古、辽宁、黑龙江、上海、江苏等地陆续组织了包括基金监管法律法规、医疗服务协议文本、违法违规典型案例、查处方式方法等监管业务相关系统培训,为基金监管工作专业人员和技能的储备以及能力提升提供基础。

二是开展监管治理创新试点与示范点工作。基于《国家医疗保障局关于做好2019年医疗保障基金监管工作的通知》中提出的开展监管方式创新试点要求,2019 年 5 月,国家医保局选取湖州市、高安市等 26 个地区开展监管方式创新试点工作;北京市、连云港市等 16 个地市开展基金监管信用体系建设试点工作;天津市、唐山市、上海市等 32 个地区开展医保智能监控示范点工作。国家医保局不仅大力倡导和推进试点工作,而且重视对试点工作的评估和经验总结。截止到 2020 年 7 月,国家医保局已经完成对监管方式创新试点与示范地区的中期评估,结果显示:各试点地区均建立了医保与卫健、市场监管、公安、药监和财政等部门的联动工作机制,近 70% 的地区建立了与当地纪委监委的联动机制;90% 以上的地区在信用评价、智能监控等事务中引入了商保机构、信息技术服务公司及会计师事务所等第三方机构;在 26 个监管方式创新试点中,80% 的地区引入商业保险公司及第三方专业机构参与基金监管。如湖州分别引入商业保险公司、会计师事务所以及审计部门负责承办大病保险、完善基金的审核与案件稽核、开展医保基金运行分析等工作。四平与西安引入了律师事务所解决执法中的法律问题。以西安为代表的多个地区还通过引入信息服务机构来完善智能化监管。

三是探索第三方参与基金监管绩效考核制度。根据《国务院办公厅关于推进医疗保障基金监管制度体系改革的指导意见》中关于政府购买商业保险公司等第三方机构参与基金监管服务中按服务绩效付费的要求,为强化购买服务管理,提升第三方机构服务绩效,国家医保局在 2020 年设置了"购买服务绩效评估及机构研究"课题,并委托首都医科大学对国家医保局 2019 年购买服务的商业保险机构等第三方机构开展绩效评估,评估维度包括但不限于人员管理、制度建设、检查质量、纪律安全等。同时,国家医疗保障局将商业保险公司参与医保基金监管情况作为购买服务招标项目评分项之一,探索建立对第三方机构参与基金监管工作的激励约束和优胜劣汰机制。目前部分省市已经建立了购买服务绩效评价制度,如山东青岛通过先后出台多项政策建立了第三方考核评价机制。

四是鼓励全社会参与医保基金监管治理活动。首先是大力推进社会监督员制度的建立,聘请各级党代表、人大代表、政协委员、先进模范人物、新闻媒体工作者、社区工作者等参与到医保基金监管治理的义务工作中,形成社会公众共同参与医保基金监管治理的良好氛围。其次是大力开展打击欺诈骗保举报奖励工作,2018 年 10 月国家医疗保障局印发《欺诈骗取医疗保障基金行为举报奖励暂行办法》,并号召社会公众和新闻媒体积极参与医保基金监管治理的社会监督和舆论监督行动中。鉴于医保基金监管相关制度在执行主体的职责、角色等方面的规定与要求较为粗疏,难以在短期内实现快速有效落实,全国各地开始积极有序推进在医保基金监管机制层面的探索,尤其是在鼓励社会参与医保基金监管方面,通过出台一系列的打击欺诈骗保举报奖励实施细则或是相关工作办法,形成了一系列明晰可操作的实施标准,确保医保基金监管制度、政策目标与要求得以有效执行。如辽宁和青海积极响应国家政策要求,于 2019 年 2 月率先出台了适应当地的《欺诈骗取医疗保障基金行为举报奖励暂行办法实施细则(试行)》(图 5-3),此后北京、河北等 18 个省/直辖市以及江苏省的苏州、南京、淮安等 6 所城市陆续出台相应的欺诈骗保行为举报奖励实施细则;天津、浙江、安徽、福建等 8 个省/直辖市以及江苏省的泰州、扬州、连云港等地则出台了欺诈骗保行为举报奖励实施办法(表 5-4),为在全国范围内实现医保基金监管治理社会全员参与提供了良好的政策制度保障。

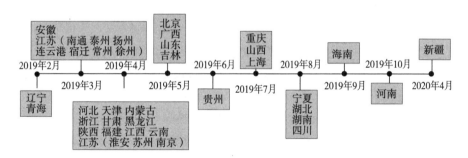

图 5-3　全国各地出台欺诈骗保举报奖励办法/细则时间线

表 5-4　各地欺诈骗保举报奖励办法/细则出台情况

省份	政策文件	发布时间
北京	《北京市欺诈骗取医疗保障基金行为举报奖励实施细则(试行)》	2019.05.16
天津	《天津市欺诈骗取医疗保障基金行为举报奖励办法》	2019.04.03
河北	《河北省欺诈骗取医疗保险基金行为举报奖励工作实施细则(试行)》	2019.04.01
山西	《山西省欺诈骗取医疗保障基金行为举报奖励暂行办法》	2019.07.10
内蒙古	《内蒙古自治区欺诈骗取医疗保障基金行为举报奖励实施细则》	2019.04.04
辽宁	《辽宁省欺诈骗取医疗保障基金行为举报奖励暂行办法实施细则(试行)》	2019.02.12

续表

省份	政策文件	发布时间
吉林	《吉林省欺诈骗取医疗保障基金行为举报奖励实施细则（试行）》	2019.05.09
黑龙江	《黑龙江省欺诈骗取医疗保障基金行为举报奖励实施细则（试行）》	2019.04.29
上海	《上海市欺诈骗取医疗保障基金行为举报奖励实施细则（试行）》	2019.07.30
江苏	《南通市欺诈骗取医疗保障基金行为举报奖励实施细则》	2019.03.12
	《泰州市欺诈骗取医疗保障基金行为举报奖励暂行实施办法》	2019.03.22
	《扬州市欺诈骗取医疗保障基金行为举报奖励实施办法（试行）》	2019.03.26
	《连云港市欺诈骗取医疗保障基金行为举报奖励暂行实施办法》	2019.03.26
	《宿迁市欺诈骗取医疗保障基金行为举报奖励实施细则》	2019.03.26
	《徐州市欺诈骗取医疗保障基金行为举报奖励实施细则》	2019.03.26
	《关于明确常州市欺诈骗取医疗保障基金行为举报奖励有关事项的通知》	2019.03.27
	《淮安市欺诈骗取医疗保障基金行为举报奖励实施细则》	2019.04.03
	《苏州市欺诈骗取医疗保障基金行为举报奖励实施细则》	2019.04.04
	《南京市欺诈骗取医疗保障基金行为举报奖励实施细则》	2019.04.04
浙江	《浙江省欺诈骗取医疗保障资金行为举报奖励实施办法》	2019.04.10
安徽	《安徽省欺诈骗取医保基金行为举报奖励实施办法》	2019.03.25
福建	《福建省欺诈骗取医疗保障基金行为举报奖励暂行实施办法》	2019.04.30
江西	《江西省欺诈骗取医疗保障基金行为举报奖励暂行办法》	2019.04.26
山东	《山东省打击欺诈骗取医疗保障基金行为举报奖励实施细则》	2021.05.07
河南	《河南省欺诈骗取医疗保障基金行为举报奖励暂行办法实施细则（试行）》	2019.11.05
湖北	《湖北省欺诈骗取医疗保障基金行为举报奖励实施细则（试行）》	2019.09.12
湖南	《湖南省欺诈骗取医疗保障基金行为举报奖励实施细则（试行）》	2019.09.12
广东	《广东省欺诈骗取医疗保障基金行为举报奖励实施细则（试行）》征求意见稿	2020.12.22
广西	《广西欺诈骗取医疗保障基金行为举报奖励暂行办法实施细则（试行）》	2019.05.01
海南	《海南省欺诈骗取医疗保障基金行为举报奖励暂行办法实施细则》	2019.10.30
重庆	《重庆市欺诈骗取医疗保障基金行为举报奖励实施细则（试行）》	2019.07.02
四川	《四川省欺诈骗取医疗保障基金行为举报奖励暂行办法》	2019.09.17
贵州	《贵州省欺诈骗取医疗保障基金行为举报奖励实施细则（试行）》	2019.06.06
云南	《云南省欺诈骗取医疗保障基金行为举报奖励实施细则（试行）》	2019.04.26

省份	政策文件	发布时间
陕西	《陕西省欺诈骗取医疗保障基金举报奖励实施细则》	2019.04.22
甘肃	《甘肃省欺诈骗取医疗保障基金行为举报奖励实施办法(暂行)》	2019.04.22
青海	《青海省欺诈骗取医疗保障基金行为举报奖励暂行办法》	2019.02.13
宁夏	《宁夏回族自治区打击欺诈骗取医疗保障基金行为举报奖励实施细则(试行)》	2019.09.03
新疆维吾尔自治区	《新疆维吾尔自治区打击欺诈骗取医疗保障基金行为举报奖励暂行办法》	2020.04.13

3. 医保基金监管治理的法制建设情况

医保基金监管治理工作的开展,需要医保各治理主体借助于法律、法规、部门规章制度与政策,确保医保多维监管目标及治理功能的实现。

为了解医保基金监管治理法制体系现状,本书作者于 2021 年 7 月 27 日以北大法宝网络数据库(V6 官网)为来源,以"医疗保障"或"医疗保险"为关键词,在"中央法规"与"地方性法规"范围内进行精确检索,共检索出 297 部中央法规,12479 部地方性法规。中央法规中,文本选取行政法规、部门规范性文件、部门规章,共计 189 部文件;地方性法规中,文本选取地方性法规、地方性政府规章,纳入 177 部文件,中央与地方性法规总共纳入 366 部文件,剔除失效与已被修改文件 136 部,最终纳入 230 部文件进行分析。通过对法律规范性文件进行主题细分,得到与医保基金监管直接关联的法律规范性文件共 22 部(见图 5-4)。

自 2018 年医保局成立后,医保基金监管法律规范性文件数量不断增加(见图 5-5),体现了医保基金监管工作中借助法律规范性工具的意识与能力明显提高,尤其是自 2021 年 5 月 1 日《医疗保障基金使用监督管理条例》正式实施以来,医保基金监管已基本进入有法可依的全新阶段。

由 22 部医保基金监管法律规范性文件地区级别分布情况可知(见图 5-6),当前医保基金监管治理是以中央政府为核心、自上而下的模式运行,各地政府与医保局均以中央发布的法律规范性文件为蓝本,结合当地实际情况出台医保基金监管法律规范性文件,深入参与医保基金监管治理。

由法律效力级别分布情况可知(见图 5-7),当前我国医保基金监管的法

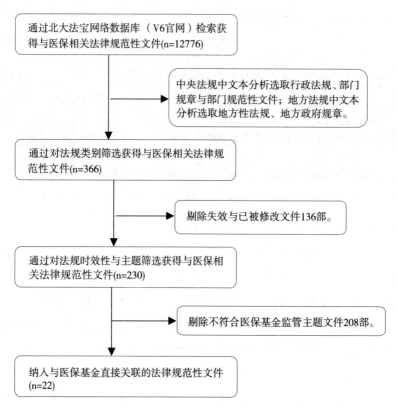

图5-4 医保基金监管法律规范性文件筛选流程图

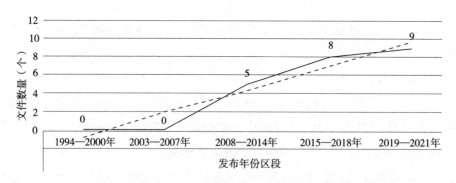

图5-5 医保基金监管法律规范性文件发布年份分布图

律规范性文件以部门规范性文件与地方政府规章为主,其中部门规范性文件9部,地方政府规章10部,行政法规、国务院规范性文件、部门规章各发布1部。结合医保基金监管相关法律规范性文件发布情况(见表5-5),中央发布

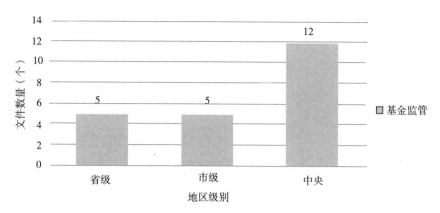

图5-6　医保基金监管法律规范性文件地区级别的分布图

《医疗保障基金使用监督管理条例》行政法规一部、《国务院办公厅关于推进医疗保障基金监管制度体系改革的指导意见》国务院规范性文件一部、《医疗保障行政处罚程序暂行规定》部门规章一部；安徽省、河北省、湖南省、宁夏回族自治区、内蒙古自治区、上海市从省级层面发布了基本医疗保险基金监管办法；徐州市、杭州市、福州市则围绕基本医疗保险违规、违法行为出台了处理办法。

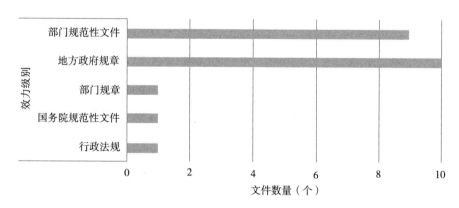

图5-7　医保基金监管法律规范性文件法律效力级别分布图

当前医保基金监管治理已初步实现有法可依，但在具体的监管治理条例上还需要制定更多具体的细则，以期实现依法定制、权责清晰、奖罚得当的治理局面，促进国家与各地医保基金监管在组织层面、执行层面都能有效发挥治理效能。

表 5-5 医保基金监管相关法律规范性文件发布情况

序号	文件	地区	地区级别	效力级别	发布部门	发布日期	实施日期
1	医疗保障基金使用监督管理条例	国家	中央	行政法规	国务院	2021.01.15	2021.05.01
2	国务院办公厅关于推进医疗保障基金监管制度体系改革的指导意见	国家	中央	国务院规范性文件	国务院办公厅	2020.06.30	2020.06.30
3	医疗保障行政处罚程序暂行规定	国家	中央	部门规章	国家医疗保障局	2021.06.11	2021.07.15
4	国家医疗保障局关于印发《医疗保障行政执法事项指导目录》的通知	国家	中央	部门规范性文件	国家医疗保障局	2020.08.27	2020.08.27
5	国家医疗保障局办公室关于印发《医疗保障行政执法文书制作指引与文书样式》的通知	国家	中央	部门规范性文件	国家医疗保障局	2020.07.07	2020.07.07
6	国家医疗保障局办公室关于当前加强医保协议管理确保基金安全有关工作的通知	国家	中央	部门规范性文件	国家医疗保障局	2018.11.28	2018.11.28
7	国家医疗保障局办公室、财政部办公厅关于印发《欺诈骗取医疗保障基金行为举报奖励暂行办法》的通知	国家	中央	部门规范性文件	国家医疗保障局;财政部	2018.11.27	2018.11.27

续表

序号	文件	地区	地区级别	效力级别	发布部门	发布日期	实施日期
8	审计署审计结果公告2017年第1号—医疗保险基金审计结果	国家	中央	部门规范性文件	审计署	2017.01.24	2017.01.24
9	人力资源社会保障部办公厅关于进一步做好医疗保险异地就医监管的通知	国家	中央	部门规范性文件	人力资源和社会保障部	2016.12.19	2016.12.19
10	人力资源和社会保障部社会保险能力建设中心关于举办"医疗保险政策、医疗费用监控整管理培训班"的通知	国家	中央	部门规范性文件	人力资源和社会保障部	2014.10.11	2014.10.11
11	人力资源和社会保障部关于进一步加强基本医疗保险医疗服务监管的意见	国家	中央	部门规范性文件	人力资源和社会保障部	2014.08.18	2014.08.18
12	人力资源和社会保障部、财政部关于进一步加强基本医疗保险基金管理的指导意见	国家	中央	部门规范性文件	人力资源和社会保障部；财政部	2009.07.24	2009.07.24
13	安徽省基本医疗保险监督管理暂行办法	安徽省	省级	地方政府规章	安徽省人民政府	2018.04.19	2018.06.01
14	宁夏回族自治区基本医疗保险服务监督管理办法（2019修正）	宁夏回族自治区	省级	地方政府规章	宁夏回族自治区人民政府	2019.12.04	2019.12.04

续表

序号	文件	地区	地区级别	效力级别	发布部门	发布日期	实施日期
15	徐州市基本医疗保险违规行为处理和举报奖励办法	徐州市	市级	地方政府规章	徐州市人民政府	2010. 06. 01	2010. 07. 01
16	杭州市基本医疗保险违规行为处理办法（2019 修改）	杭州市	市级	地方政府规章	杭州市人民政府	2019. 12. 31	2019. 12. 31
17	福州市基本医疗保险违规行为查处办法	福州市	市级	地方政府规章	福州市人民政府	2013. 06. 10	2013. 08. 01
18	上海市基本医疗保险监督管理办法（2020）	上海市	市级	地方政府规章	上海市人民政府	2020. 04. 13	2020. 06. 01
19	河北省基本医疗保险服务监督管理办法	河北省	省级	地方政府规章	河北省人民政府	2015. 12. 21	2016. 02. 01
20	杭州市人民政府关于修改《杭州市基本医疗保障违规行为处理办法》部分条款的决定（2016）	杭州市	市级	地方政府规章	杭州市人民政府	2016. 10. 09	2016. 10. 09
21	湖南省基本医疗保险监督管理办法	湖南省	省级	地方政府规章	湖南省人民政府	2017. 12. 28	2018. 05. 01
22	内蒙古自治区医疗保障基金使用监督管理办法	内蒙古自治区	省级	地方政府规章	内蒙古自治区人民政府	2021. 06. 07	2021. 08. 01

4. 医保基金监管治理的信息化支撑工具现状

医疗保障信息化建设与信息共享有助于有效配置医保监管的各项资源、有机联动政策、人才、工具手段等各个要素,并为医保基金监管治理提供保障的坚实技术基础。坚持以人民健康为中心,深化医疗保障制度改革,提升医保监管治理现代化水平,需要更好地发挥信息化的支撑和引领作用。

（1）医保信息化建设情况

2018 年国家医疗保障局提出了"一二三四"的目标,即建设全国统一的医保信息系统,搭建国家和省两级医保信息平台,提高全国医保的标准化、智能化、信息化水平,推进公共服务、经办管理、智能监控、宏观决策四大类子系统建设,为此,医疗保障信息化建设发展脉络图如图 5-8 所示。

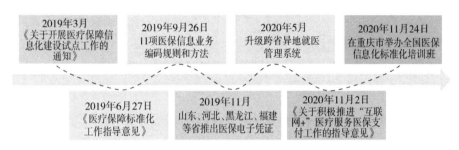

图 5-8　医疗保障信息化建设时间发展脉络图

截至 2020 年 11 月末,天津、吉林、河北等试点地区已基本完成省级平台与国家平台的对接和标准化工作。为进一步推进和完善医保标准化建设工作,2019 年 9 月国家医保局开通"医保信息业务编码标准数据库动态维护"窗口。医保标准化建设遵照"统一规划、统一分类、统一编码、统一发布、统一管理"原则,有效支撑医保异地就医、待遇保障、医药服务管理、医药价格和招标采购、基金监管和公共服务等多项工作的有效衔接及高质量、高标准的信息化建设和业务工作的同步发展。比如,信息标准化可以将耗材按照用途类别进行招标,充分实现药品招标采购价格的公开透明;此外,突发事件发生时,信息标准化有助于明确各类耗材药品的存量、用量,可有效配置医疗资源以应对公共卫生突发事件;高效、统一、标准的信息化建设不仅有助于医疗产品价格公开透明,减少医疗行业的信息不对称,而且可以方便患者进行产品比对,监督医疗机构价格,维护自身权益。具体的医保信息业务编码类别见图 5-9。

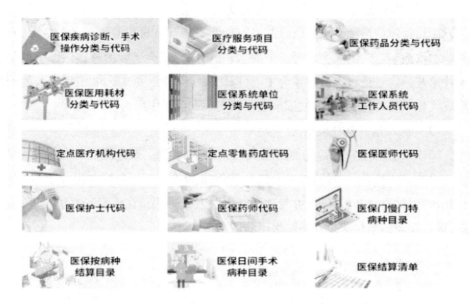

图 5-9　医疗保障标准化建设的 15 项信息业务编码

资料来源:国家医疗保障局官网

综上,国家医疗保障局自成立以来,通过科学规划并建设统一、高效、规范的医保信息系统及信息平台,开展相关顶层设计并以强有力的政策、资源与制度作为建设保障,有效地克服了信息化推进过程中存在的信息碎片化、信息孤岛及建设过程中的反复投入和巨大浪费,为我国的信息化建设探索了一个新的模式。我国的医保信息化建设主要围绕四个方面开展:一是建立全国统一的医保信息平台,打破医保信息壁垒;二是顶层设计规划和以一体化、规范化、标准化为引领的信息系统建设;三是以提高医保服务质量和便民服务为宗旨,充分实现参保信息查询、医保经办、异地就医等功能;四是进一步实现医保智能化,提高医保基金监管效率,确保医保基金安全可持续。

(2)医保信息化建设案例汇总

随着科技进步与互联网的发展,部分地区根据国家的编码和标准已建立并完善了自己的编码标准与信息系统,并逐步向电子化迈进。然而,从全国总体来看,当前信息化建设还未形成规模化,各地区间信息编码不统一、信息系统碎片化等问题尚未得到有效解决。且由于各地区信息化程度不同,全国的医保数据仍面临着整合困难、无法实现实时互通共享的问题,为此国家医保局提出要建设全国统一的医保信息系统,搭建国家和省两级医保信息平台。在此背景下,各地区纷纷积极响应国家医保局号召并开展了一系列医保信息化建设的实践探索(见表5-6)。

表5-6 各地区医疗保障信息化建设典型案例

地区	主要措施	特点
天津	统一医保结算接口规范 统一医保电子凭证实名认证标准 统一移动支付平台及"金医宝"App的医保信息化建设要求	便捷可及"大服务" 规范高效"大经办" 融合共享"大协作" 在线支付"大数据" 安全可靠"大支撑"
吉林	全国范围内率先在全省全面推广医保电子凭证 首批"国家异地就医备案小程序"的试点地区 在全国率先科学编制完成了《吉林省医疗工伤生育保险经办管理服务信息系统建设规划纲要》 医疗保险电子病历系统实现省级汇聚,接诊医生经授权可查看既往病历及治疗情况,优化治疗方案	"四统一" "四减少" "四探索"
江苏	统一全省公共服务清单 统一全省公共服务标准和规范 统一建设全省医保公共服务云平台 统一实施综合柜员制服务 统一全省统一的医保服务公众热线 统一建立全省公共服务绩效评估体系 "智慧医保"新平台建设 医保智能监控"一张网" 建成全省医保数据资源中心 居民健康档案"随身带"行动	规范化 标准化 信息化 一体化
浙江	编制发布实施医保经办管理服务体系省级标准 推进医保全流程数字化服务 建立个人"医保云档案"	推进医保全流程数字化服务 建立个人"医保云档案"
安徽	"智慧"医保平台建设 开展医保信息化系统建设招标采购工作 建立统一、高效的医疗保障信息系统 持续推进医保电子凭证应用,实现医保服务"一码通办"	"六个医保"建设: 公平医保 安全医保 惠民医保 精细医保 智慧医保 清廉医保

地区	主要措施	特点
江西	推进医保"网上办",简化优化医保服务事项一体化办事流程 充实医保线上(移动)支付应用场景,完善线上线下统一支付平台 推进医保信息跨区域互通共享,提升跨区域异地就医服务质量	提升医保便民服务质量 创新信息化管理模式 推进智慧医保建设 提升信息化服务水平
广东	居民电子健康码,一码通用 两级健康信息平台,一网联通 优化服务流程,一键诊疗 远程医疗体系,一站会诊 互联网医疗服务,线上线下一体服务 业务导向、应用导向的医疗保障信息平台	"五个一"便民服务
海南	电子健康档案 电子病历 电子健康档案与电子病历的无缝衔接 医疗机构、医生的获取与共享(授权) 医疗行为留痕全记录 同一信息化系统监管	"三医联动一张网"
贵州	省委省政府高位推动 远程医疗服务管理办法完善政策机制 强化基层能力提升 建立远程医疗协作关系,优化协作机制 全省统一医疗保障信息化建设业务培训会 第一阶段"搭平台、聚数据、强服务、做试点" 第二阶段"用数据、重治理、富生态、树品牌"	远程医疗体系突出 "平台+应用+标准"建成全省统一医保信息系统 "一个中心、两大平台、三项配套、四类应用、五个支撑"信息化支撑体系
甘肃	标准统一、数据汇聚、规范协同 省级医疗保障信息化体系由"内部管理、业务管理、生产经办、数据分析"四类系统组成	规范高效"大经办" 便捷可及"大服务" 智能精准"大治理" 融合共享"大协作" 在线可用"大数据" 安全可靠"大支撑"
宁夏回族自治区	药品集中采购平台信息化建设 逐步联通与医疗机构HIS系统(医药信息系统)和经营(配送)企业ERP系统(企业库存管理系统)	"一体化"医疗服务新模式 "一码通"数据治理新机制 "一站式"结算服务新内容 "一盘棋"抗疫服务新能量
山东	"互联网+医保+医疗+医药"综合保障服务体系 开发建成山东省医保处方流转监管平台 实现基于医保电子凭证的互联网诊疗医保线上结算服务 "互联网+医疗健康"人才培训示范基地	医疗保障经办政务服务"好差评"制度体系 一号通用、一码通行、一生服务、一网共享

知识链接：

黑龙江省医疗保障局在全国医保系统首创视频远程服务平台,开通5G视频客服便民服务热线,将"网上办"延伸为可语言交流、体现人文关怀的"视频办",从"最多跑一次"变为"一次都不跑"。此外,"视频办"在为海南"候鸟"老人"无条件"办理备案服务时,开通了"两城一家",无须办理任何手续,在参保地可以持卡就医购药。"视频办"还同步推出医保服务全流程好差评制度,省直参保用户在通话结束后可做出"非常满意"、"满意"、"基本满意"、"不满意"、"非常不满意"五个等级的自主评价,不断进行服务升级。

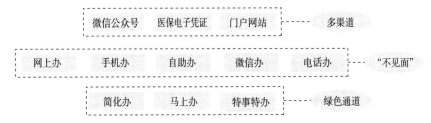

此外,黑龙江省医保局还积极开展网上服务宣传,通过多渠道公布网上服务网址,并设置专人对网上服务使用进行指导(优化"网上办"),完善自助备案、自助查询等手机App和医保微信公众号医保服务(完善"手机办"),广泛公布医保咨询服务电话,办事群众若有咨询查询需求或不能在网上和手机上办理的业务,则可通过电话、微信等方式,获取一对一指导、答复等服务(支持"电话办")。黑龙江省医保局要求医保经办事项简化办、马上办、特事特办,为医疗机构和办事群众开辟绿色通道。广泛实行"容缺办"、"承诺办"。比如,参保群众在进行个人信息和银行信息修改时不必再自行查找开户行信息及银行代码等复杂信息,只需要出示身份证、银行卡,其他都由工作人员代为操作完成。

三、推进医保基金监管治理改革的挑战分析

随着医保基金监管治理内容的不断丰富,监管治理力度的不断加强,医保基金监管体制机制也在不断健全和深化,种种改革和创新做法已经在打击欺诈骗保专项治理阶段中取得成效。全国各地通过分类管理、分级监督、智能监控、社会监督、随机检查等方式切实提高了医保基金的风险鉴别力、风险抵抗力、监管原动力、精准打击力和监管震慑力,取得了较好的监管治理效果。本书作者在对2224名医保行政部门、医保经办部门、医疗机构、高校科研院所以及政府其他部门人员的调查中发现,70%以上受访者对医保基金精准监管能力的评分可以达到6分及以上,医保基金精准监管能力整体评价较好。与此同时,我们也应该意识到医保基金监管治理仍有一定需要完善与进步的空间(见图5-10)。

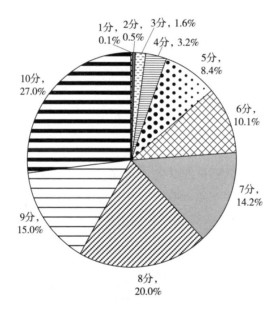

图5-10 医保基金精准监管能力评价

调查研究结果显示,医保基金监管治理的问题主要表现在监管主体、政策执行力以及监管手段模式三个维度。在监管主体方面主要体现在人才的储备和培养上有所欠缺;医保基金监管治理的政策执行力较为不足,包括相关部门的责权分配问题、责任追究机制不完善、医保基金使用管理规范不足、基金信息披露机

制不完善等问题;最后,监管手段与监管模式仍较为单一、固化,具体表现在信息化、智能化建设以及监管检查方式、监管质量和监管效率等方面(见图5-11)。尽管医保基金监管治理在实际工作的开展过程中已取得较大突破和较好的效果,但仍然面临一系列挑战。

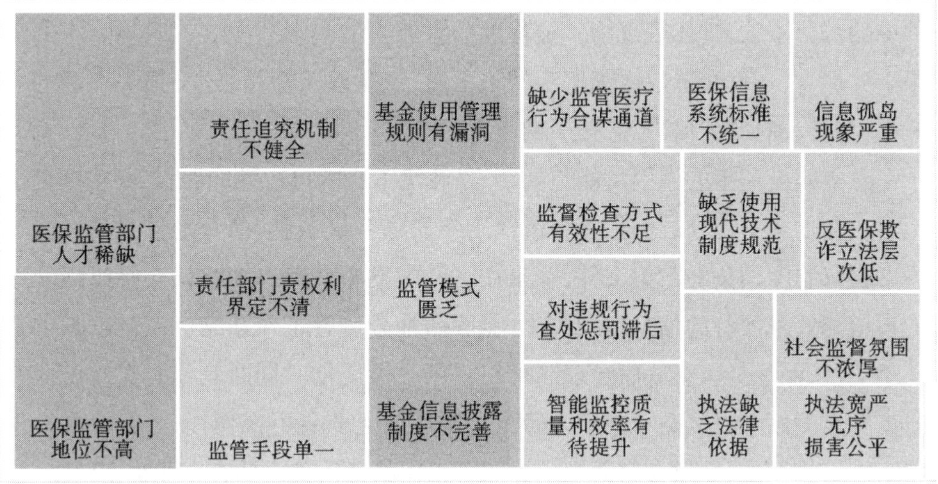

图5-11　基于因子分析法的医保基金监管治理主要问题的维度分布

1. 医保基金监管治理理念向治理策略转化面临的挑战

医保治理的理念是医保各方相关利益主体地位平等、对等谈判,自主达成合同并执行合同的理念。这种理念是基于医保部门对定点机构协议履行的监管,这不同于卫生行政部门对公立医院的上级对下级的内部监管。简言之,医保基金监管治理理念既包含卫生行政部门对医疗机构的内部监管又包括医保部门与定点机构的协商共治。策略一般指根据形势发展而制定的行动方针,是可实现目标的方案集合。医保基金监管治理策略以共建共治共享为核心,要求医保各利益相关主体共同建立、参与医保基金监管治理,享受医保基金监管治理的成果。然而,在医保基金监管领域中,各利益主体中存在地位不平等、利益不一致的天然属性,阻碍了医保基金监管治理的理念与策略,理论与行动的一致性表达。例如,医保经办机构关注医保基金的可持续性,医药机构通过收取医疗费用实现自身利益,参保人则是追求优质价廉的医疗服务,在医疗系统内,三者存在一定程度的利益冲突,因此,如何通过治理改革来实现各方利益均衡和协调、能否找到高效协同的治理策略和办法成为检验医保基金监管治理改革成效的试金石。

2. 医保基金监管治理存在政策悬空效应

悬空效应是指政策缺乏落地生效的保障机制,政策出台后,只在政府上下层级之间、部门之间空转而未能落地。空转可能是整个政策文件,也可能是政策文件中的部分条款,具体表现为一定程度的官僚主义和形式主义。政策悬空的后果十分严重,不仅会造成政策落实的不平衡,产生政策短板,还会损失上级的权威性,损害政府的公信力,恶化后期政策的实施效果。

悬空效应产生的原因可能包括:一是政策本身的可行性问题;二是主体责任不清。在上文中提及的医保基金监管工作联席会议制度,部分地区只见发表了联席会议制度相关的政策文件,并未在官网中发布任何有关会议实际组织开展的报道与效果评价的信息,表明有可能医保基金监管工作联席会议制度并未真正落实,医保基金监管联席会议制度出现了政策悬空。同时其他医保基金监管打击欺诈骗保举报奖励实施细则等重要制度缺乏兼具可操作性、可行性的工作指南或实施标准,导致参与医保基金监管工作的各治理主体存在职责不清晰、互相之间工作衔接与配合不紧密等问题。

医保基金监管治理为何存在政策悬空现象,本书作者基于问卷调查法,针对医保部门行政人员、医保经办人员、医疗机构与其他政府行政人员、高校专家学者等从事医保领域工作的相关人员开展调查发现,67.75%的调查对象认为政策执行主体自争利益、推诿责任,导致医保基金监管治理问题拖而不决;66.18%的调查对象认为医保基金在治理的过程中存在权责不明、协调成本较高、协同行动效率较低的问题。部分医保基金监管政策悬空现象的根源,在于医保基金监管多部门之间的利益、"步调"难以协调,从而导致政策失灵、政策悬空。虽然各部门恪尽职守、尽职尽责,然而由于缺乏可落地的政策法规文件,致使各基金监管治理主体之间各不相谋、各主体行动力量"东拉西扯",耗费诸多资源也最终劳而无功、收效甚微,难以实现"最优解"。

3. 医保基金监管治理政策协同不足

本书作者通过对近年来国家层面出台的医疗保障相关政策进行查询、梳理和统计,发现国家医保局自成立以来,围绕医保信息化与智能化建设、支付方式改革、疫情期间待遇保障、基金监管等重大问题出台了系列政策文件,其中医保局单独发布的政策文件量最多,占比为 56.10%,与其他部委联合发文量仅占 34.15%。医疗保障基金监管治理涉及多部门、多主体的共同参与,尽管目前我国已围绕医保领域的部分重大问题出台了系列政策文件,但相关责任主体在政策制定方面的参与度相对不足,且聚焦监管治理靶向的系列政策相对匮乏。

此外,我国医保监管治理尚未充分实现政府、市场、社会三者间有效协同,市场与社会参与仍然有限。尽管被调查者对医保行政部门、经办部门、政府其他部门参与程度的评价较高,但参与程度评价较高的比例仍未达到 50%;医疗机构在参与重大改革决策和执行中的参与程度较低,占比接近六成。医保治理未能发挥跨部门协作应有的作用,且存在协同不畅等问题。有限的协同主要聚焦于药品集中采购和医保支付方式改革这两大主题,在医保监管治理的政策上存在协商不足的问题。

4. 缺乏专业化的医保监管治理人才

随着医保机构改革不断深入,医保基金监管行政执法整体趋于法治化,医保监管机构编制和人员总量不足、能力有限等问题也愈发突出,从事医保监管治理工作的人员专业化程度不高,治理能力受到工具、资源等条件限制。尽管国务院在机构改革中组建了全新的医保行政部门—医疗保障局,并下设基金监管处,部分地区也成立了专门的医保基金监管机构,诸如北京市医保局成立北京市医疗保障执法总队,天津市成立医疗保障基金监督检查所。但是,这些机构并非由专业的医保基金监管人才组成,调研结果发现当前我国医保局的内部组织成员专业结构复杂,所学专业各异,医保行政、经办部门以及医疗机构中从事医保工作的人员中有专业医保、社保教育背景的仅占 14.80%、16.70% 和 8.10%;在对医保部门工作人员医疗保障领域熟悉程度的调查发现,医保行政部门中选择比较熟悉和非常熟悉的仅为 64.10%,这对专业性要求极高的医保监管工作来说还远远不够。此外,针对医保基金的社会协同监管合力尚未形成,医保基金监管治理的实现离不开国家与社会的协同,在政府部门与社会组织形成医保基金监管治理合力的过程中,专业化发展是核心问题,特别是社会组织是否具备专业的治理人才。当前我国医保基金监管治理在协同方面的瓶颈尚未有效解除,一方面表现在第三方医保基金监管机制不成熟导致的治理能力未能得到有效施展,另一方面则是群众虽能够通过举报奖励制度参与到医保基金监管治理的过程中,但部分人群对医保基金的合法、合规、合理使用仍存在知识盲区,导致很难实现社会全员均具备在医保基金使用过程中相互监督的良好意识。

5. 医保监管治理存在信息孤岛与信息隔离

我国医保信息平台的建设尚处于起步阶段,参与医保基金监管治理的各个部门在工作中尚未实现信息资源的充分共享。目前多地已组织开展医保信息化、标准化建设工作,但医保信息化建设是一项专业性强、涉及部门多、时效性强、涉及面广、覆盖面大的工程,智能信息系统仍受困于数据交换共享障碍。调研结果显示,有52.90%的被调查者认为"医疗保障治理信息化建设水平参差不齐";62.63%的被调查者认为"医保系统同各部门间信息系统对接标准不一致,信息共享困难"。信息交换接口不统一的问题,即现有统筹地区系统开发的信息交换接口不符合国家有关标准,数据共享和信息交互不通畅。同时医保基金运行的预警系统及指标体系尚不完善,现有的医保信息质量也有待进一步提高。这造成医保基金监管过程中不能有效提取数据进行实时分析核查,大部分地区仍停留在以人工为主要核查方式的阶段,监管效率相对较低。

当前开展的医保基金监管"两试点一示范"工作是以医疗保障数据体系建设为基础的,这一体系融合了医疗保障政策法规、标准数据、经办业务数据、医药机构服务信息数据、参保单位参保人的参保登记变更数据、缴费数据和就医享受待遇数据,以及第三方医疗保障相关机构数据,既有历史积累形成的数据,也有实时动态发生的数据,既有数值型数据,也有图像音频数据。但从现实看,数据的质量和来源的一致性仍然是"两试点一示范"推进中的最大隐患。当前,散布在各行业的与医保相关的数据仍处于相互垄断和隔离的状态,不能在医保信用和智能监控中被很好地聚合利用。医保、公安、卫健、人社、税务、市场监管等政府部门之间的信息仍不能在医保基金监管治理中共享,医药机构、商业保险等机构的信息不够透明,医保信用体系和智能监控均存在相关数据获取困难的情况。如一些定点医药机构的数据是通过筛查转换后才传至医保部门,因此医保部门难以收集到第一手的医生工作站、病例、医嘱及执行等信息。一些地区所建立的智能监控知识库、规则库,是把政策法规文件、药品说明书中的应用禁忌等作为智能逻辑判断的依据,将医学临床教科书中的诊断过程及临床路径作为合规与否的依据,导致"好看不中用",引发信用评价或智能监控结果受到质疑。

6. 医保监管治理仍需加强法治化建设与依法治理能力

《医疗保障基金使用监督管理条例》的出台与正式实施,推动医保监管工作进入了有法可依的全新阶段,但结合上文中医保基金监管治理法制体系建设现状,当前各地以《医疗保障基金使用监督管理条例》为上位法出台的省级医保基金监管相关法律规章仍然欠缺,尤其是在多部门协作治理医保基金监管方面缺少具体的实施细则或办法,使得各部门参与医保基金监管的治理权责不清、奖罚不到位,无法全面有效调动各部门积极参与到医保基金监管的工作中,国家与各地医保基金监管在组织层面、执行层面的治理效能受限,各部门职能优势也得不到充分发挥。

本书作者调研发现,在医疗保障治理现代化建设的重点治理领域与问题中,"构建医保治理法制体系"的重要性与迫切性均居于第一位。法制体系除了需要形成完备的法律规范性文件外,还亟须围绕多主体参与医保工作的责权利划分作出更加清晰、明确的规定,并对多部门参与医保管理和监督等联合行动过程的具体流程做出进一步规范,从而确保粗线条的法律条文转化成具体可操作的行动规范。推进依法治理的执行能力,还要求医保部门运用法治工具,联合各部门在开展医保基金监管联合检查、要情通报、案件线索移交、联合惩戒、行刑衔接等方面工作中,不断通过治理实战的锻炼积累经验并提升协同工作的默契程度。此外,各部门间的沟通协作、联合执法和联合惩戒机制仍须合力共建。依法治理能力需通过多种形式的人才能力建设项目及治理实践的锤炼才能不断提升。

7. 医保基金监管治理主体激励不足,缺少监管原动力

既往研究表明,激励可以有效挖掘个人的潜力,有效提升人力资源的质量。在医保基金监管治理的过程中,对从事基金监管的相关机构以及工作人员予以充分的激励,是调动其尽责尽职尽能开展监管活动、并实现医保基金监管人力资源开发和管理的重要途径和手段。在医保基金监管治理的过程中引入激励机制不仅是医保基金监管治理现代化的表现,更是迎接未来诸多挑战的一剂良方。然而调研结果显示,37.40%的人认为医保经办机构监管激励不足是当前我国医保基金监管治理过程中面临的诸多挑战之一。医保经办机构承担着医保服务协议管理、医疗费用监控、医保基金拨付、医保待遇审核及支付等职责,全程掌控着医保基金的日常管理工作,《医疗保障基金使用监督管理条例》的颁布和落地实施明确了各级医保经办机构的责任,确保医保基金监管工作得以有效开展。但目前我国尚未建立起对经办机构监管成果的激励机制,这势必会影响医保经办机构及其人员开展医保基金监管工作的积极性,也给医保基金监管治理的常态

化发展带来了挑战。

"冰冻三尺非一日之寒"，医保基金监管治理主体激励机制缺位的背后亦存在系列潜在阻碍因素。正如第四章针对我国医保基金监管治理相关激励不足的影响因素调查结果显示：医保基金监管领域缺乏协商共治思想（70.6%），医保经办机构目标考核监督机制不健全（69.6%），医保基金监管治理主体与客体地位不平等（69.4%）以及医保经办机构未形成多元竞争经办的管理格局（69.0%）是导致我国医保基金监管治理相关激励不足问题的重要因素。

四、小结

我国医保基金监管治理，在组织结构、执行机制、法制建设、支撑工具的构建与运行上已初见成效，但仍需弥合各地区间的差距，继续转变传统的医保监管模式，按综合监管、综合治理的要求，向全领域、全周期的综合医保治理模式过渡，建立健全部门间相互配合、协同监管的综合监管治理机制：其一，进一步明确落实医保基金监管治理组织机构及其职能，通过法制化、规范化文件明确各监管主体权责，避免职能交叉缺失，同时，建立和完善绩效考核和责任追究机制保障相关部门履职尽责，防止产生政策悬空效应，促使治理执行体系发挥实效；其二，建立医保基金监管治理工作部门协商机制，及时沟通情况、解决分歧，并且建立健全医保基金监管激励机制，调动各监管主体的积极性，发挥其治理优势，强化治理工作的协调与配合；其三，加强部门间信息共享和互联互通，打通各部门涉及医保基金监管相关信息渠道，建立联合监管、协同执法工作机制，共同组织重大专项行动。

第二节　多维视角下医保基金监管的
治理成效评价

面对医保基金监管治理中层出不穷的挑战，我国在维护基金安全、打击违法违规及不合理使用医保基金行为的探索和实践中一直步履不停，取得了一定进展，但仍不可避免存在系列问题，这就需要借助医保基金监管效果评价来检验工作成效、发现并补齐短板。对于医保基金监管效果的解读不应仅从单一的视角进行评价，而应从多维度、多视角进行全方位、系统性的考量，才能真正挖掘出医保基金监管工作中积弊已久的问题。因此,本节将从多维视角综合分析目前我国医保基金监管工作的成效,从而有针对性地探索医保基金监管改革的创新治理路径。

一、医保基金监管效果评价的必要性

截至 2020 年,我国基本医疗保险已经覆盖 13.61 亿人口,参保覆盖面稳定在 95% 以上。医疗保障也被赋予了越来越多的目标与职能,已经由最初的保险功能逐步延伸到构建社会安全网、巩固社会团结、维护社会安全与稳定、实现健康公平及健康权利。据国家医疗保障局披露,2020 全年因违法违规或是违约而被查处的医药机构有 40.1 万家、参保人员达 2.61 万人,违法违规使用医保基金仍是我国医保事业发展中的沉疴痼疾。欺诈骗保现象多发和频发并不能单纯的归因于监管不力,医保基金监管难背后折射出的是对医疗、医保管理体制及运行机制治理的迫切性。相对而言,我国的医保基金监管仍属于医保治理中的短板,存在"失之于宽、失之于软"的问题,监管能力呈现整体水平较低与地区差异较大共存的局面。我国医疗保障制度建设正逐步向高质量协调方向发展迈进,在这一新的历史进程中,补齐医保基金监管这一短板成为当务之急。

二、医保基金监管总体效能

1. 医保基金监管总体效能评价

欺诈骗保问题屡禁不绝一直以来都是基金监管工作的重点与难点,因此本书作者选择采用打击欺诈骗保成效这一指标来反映医保基金监管的总体效能。

我们对来自医保行政管理机构、医保经办机构、卫生行政机构、医院医保相关部门的专业人员及专家学者进行了调查,通过其工作实践与主观判断对医保基金监管治理实践的效能进行综合评价(分值范围为 1—5 分,分值越大效果越好),结果显示,63.0% 的参评者认为当前我国医保基金监管成效良好,30.7% 的参评者认为成效一般,认为成效不好的参评者仅占 6.3%。评价效果整体平均分为 3.699±0.837,由此可见近年来医保局在医保基金监管上的一系列作为对打击欺诈骗保等违规行为起到了一定的遏制作用。

2. 医保基金监管成效影响因素分析

为进一步探究影响基金监管成效的关键要素,我们开展了基金监管影响因素探究。单因素调查结果显示,具有统计学意义的影响因素包括:医保监管人员配置情况、医保局地位、骗保信息公开制度情况、惩罚查处时机、信息系统标准化情况、立法层次、社会力量与第三方参与情况、监管手段多元化、医保局是否同其他医保监管相关部门协商、医保信息化智能化建设情况、医保治理体系建设情况等。

根据上述分析的结果对有统计学意义的变量进行多因素分析,最终模型显示医保信息披露制度的完善程度、对违规行为查处与惩罚的及时性、各地区医保信息系统标准的一致性、医保局是否同其他医保监管相关部门协商、医保系统的信息化智能化建设完善情况、医保治理体系建设情况、医保支付改革成效是打击欺诈骗保成效的关键影响因素。其中医保系统的信息化智能化建设完善情况(OR=5.570)、医保支付改革成效(OR=3.620)、医保治理体系建设情况(OR=2.888)是医保基金监管成效最为重要的三个影响因素。

综上所述,在医保基金监管逐渐从扩面提标的外延式发展转向内部机制完善、系统集成的精细化管理情况下,仅仅关注基金运行结果层面只是窥豹一斑,若只在监管行动一处发力也并不能达到抽薪止沸的效果。若要真正找出制约医保基金监管成效的阻碍因素,还需在基金监管中融入治理理念,拓宽分析视角。下面将基于治理能力、整体性治理理论、协同治理和医保信息监管工具的多维视角下,深入探寻影响医保基金监管成效的因素,以期为我国医保基金监管实现提质增效目标贡献可行的对策建议。

三、治理能力视角下的医保基金监管成效影响因素分析

在医保基金监管过程中,治理能力的建设对我国医保基金监管效能实现提质增效具有深刻影响,缺乏能力建设的治理就像是"无源之水、无本之木"。因此,从治理能力视角探寻医保基金监管成效的影响因素将对完善医保基金监管环节治理能力建设进而促进基金监管成效提升大有助益。

1. 医保治理能力现状

本书在第一章第四节中对医保治理能力进行了四个功能维度的划分,即统筹功能、规制功能、协同功能和监管功能等,它们分别对应了众多密切相关的治理能力要素。对上述各治理功能维度的医保治理能力要素进行现况调查,结果显示77.10%的被调查者认为医保体系解决百姓期盼重大问题的总体能力很

好,认为能力差占比 22.90%。现阶段我国医保治理能力水平较为优秀,均分为 7.92 分(满分 10 分),但仍存在一定的上升空间。其中,统筹功能中的组织协调能力(7.97 分);规制功能中依法治理能力(8.00 分)、学习能力(7.96 分)、风险治理能力(7.99 分);协同功能中的协同治理能力(7.94 分)实现程度较高,精准监管能力相对来说还有待进一步提升(7.91 分);大多数医保治理能力水平相近且超过 7.9 分,表明现阶段我国医保治理能力现代化程度总体评价较好;但仍有社群治理能力、协商谈判能力和信息化技术应用能力现阶段表现不佳,低于医保治理能力的平均水平,具体医保治理能力评价(见图 5-12)。医保治理能力的现代化实现程度的调研结果显示,49.45%的被调查者认为目前我国医保治理现代化实现程度很好,持不好态度的被调查者占比 50.55%。

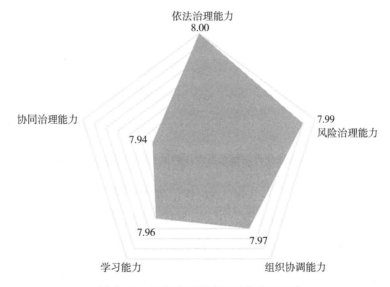

图 5-12 医保治理能力现阶段实现程度

注:分数 1—10 分,分数越高代表医保相应治理能力评价越好

2. 治理能力视角下医保基金监管成效的影响因素分析

为探究治理能力视角下影响医保基金监管成效的关键因素,我们将医保基金监管成效作为因变量,以关键医保治理能力实现程度、医保治理能力现代化程度以及制约医保治理能力提升的组织机构、系统、社会环境因素等能力相关的 28 个条目作为自变量,进行单因素分析,得到 22 个具有统计学意义的变量($P<0.05$)。

将 22 个有意义的变量进行多因素逻辑回归分析,得出(见图 5-13)在能力层面,影响医保基金监管成效的 5 个主要因素。其中,医保治理能力现代化实现程度(OR=3.961)是最重要的因素。其次是医保信息系统建设规划情况(OR=1.739)和学习能力现阶段实现程度(OR=1.708)。医保信息化离不开信息系统的支撑,学习能力是当下各部门都需要长期具备的能力,以适应医保系统中面对的不同挑战;不同层级经办业务同质化程度(OR=1.298)和组织机构的规范性(OR=1.285)也在一定程度上影响着医保基金监管成效。机构设置不规范与职能分工不科学是导致不同层级经办业务呈现同质化的原因之一。为此,对组织机构进行科学合理的分工,匹配相应的人才队伍是提升医保治理能力的有效途径之一。

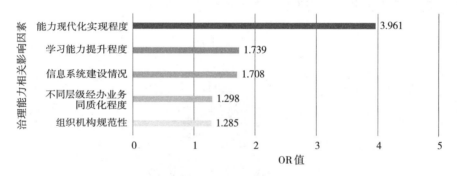

图 5-13　治理能力对医保监管成效的影响因素 OR 值排序

　　综上所述,当前我国并未完全实现医保治理能力现代化,医保基金监管成效也有待提升。所谓现代化包含法治化、专业化、信息化、多元化、系统化等标准,但鉴于相关政策不配套,制度规范性欠缺以及资金、人才匮乏等原因,各地尚未形成医保基金监管的长效机制,医保治理现代化的实现程度仍需提升。医保治理现代化程度与医保基金监管成效密切相关。其中各治理主体的相关治理功能会受到影响,并直接反应在基金监管的治理成效中。

四、整体性治理理论视角下的医保基金监管成效影响因素分析

　　近年来我国连续出台并实施了一系列医保基金监管政策和措施,上述政策和措施在执行过程中,各医保基金监管主体是否有效配合并形成整体合力是我们值得探究的问题。医保基金监管总体上是否实现了必要的衔接与协同? 医保基金监管现状如何? 为此,下文将从整体性治理理论视角,对医保基金监管成效

的影响因素进行探索。

1. 整体性治理理论视角下医保基金监管成效评价

整体性治理理论认为整体性治理是解决政府治理碎片化问题的有效方式。而在医保基金监管过程中,尚且存在碎片化治理的情况,为此,本书作者借鉴该框架,将其应用在对治理成效的评价中。基于整体性治理理论将各主体缺乏相互协同导致效率低下的原因通过治理理念、治理手段和治理策略三大维度来反映。为了从该视角探寻影响医保基金监管成效的因素,本书选取以下维度指标:①治理理念维度:主要包括对医疗保障领域的熟悉程度和对医保治理相关概念和知识的了解程度;②治理手段维度:信息技术的应用;③治理策略维度:各利益主体受邀参与协商的程度、各利益主体协商效果、政府部门管理者运用治理理论指导重大医保问题治理实践行动的能力,以及医保、卫生、药监、财政、审计监察等部门参与医保重大改革磋商机制的完善程度。

通过对上述三个维度进行现况调查,结果显示,在治理理念维度上,来自于医保经办部门的调查对象对治理理念中医保治理相关概念和知识比较了解的仅占比 37.1%,多数人仍然处于不太了解和一般了解的状态。治理手段维度上,超过 50% 调查对象认为治理手段中各因素表现较好。治理策略中高效的监管体制与机制尚未完全形成,距离形成多部门多力量参与的治理模式还有一定距离,具体结果见图 5-14。从整体来看,治理理念和治理手段两个维度总体表现较好,治理策略中邀请各利益主体协商的参与度仍不足。

2. 整体性治理视角下医保基金监管成效影响因素分析

在治理理念、治理手段和治理策略三个维度的现状分析基础上,分别对各维度因素与医保基金监管效果的关系进行了单因素统计学分析。筛选出统计差异显著的($P<0.05$)6 个自变量进行监管工作成效影响因素分析。多因素逻辑回归分析结果显示,治理理念中对医保治理相关概念和知识的了解度(OR = 0.283)是影响医保基金监管成效的关键因素,对医保治理相关概念和知识越了解,越可能抑制被调查者对医保基金监管效果作出积极评价。对医保治理相关概念和知识越了解,越能发现当前医保基金监管中存在的问题。为此,加强医保基金监管各治理主体对医保治理相关概念与知识的学习,促使各治理主体的监管理念由"管"变"治"是促进医保基金监管从"碎片化"到"整体性"治理转变的关键靶点;其次,治理手段中医保信息化建设程度越完备越有益于提升医保基金

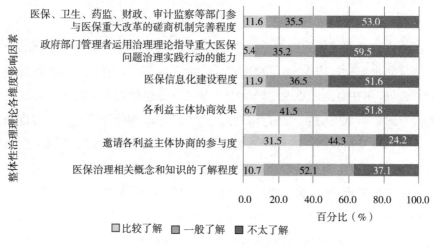

图 5-14　整体性治理理论各因素频次分布

监管的效果。加强医保信息化建设是医保基金监管整体性治理的手段支撑;最后,基于整体性治理理论各维度的治理策略均有助于提升医保基金监管效果。提升医保基金监管效果需要多方利益主体共同参与、增强医保基金监管各利益主体的协调能力,以提高医保基金监管效果、强化政府部门管理者学习运用治理理论指导医保基金监管实践行动的能力、进一步完善各部门参与医保重大改革的磋商机制,最终实现对治理策略几大关键环节的完善。

　　综合来看,我国医保基金监管在整体性治理的各方面尚存在不足,在迈向整体性治理格局的进程中仍需做进一步的规划与调整。医保信息化正逐步向5G、大数据和物联网时代迈进,作为医保基金监管的重要治理手段,还需要从法律法规、政策文件、医保信息化人才建设和卫生信息系统建设几大方面共同丰富与完善。同时还应注重各利益主体在医保基金监管上的协商共治,因此本小节在接下来的部分中,将从协同治理的视角对医保基金监管工作成效及其影响因素开展进一步分析。

五、协同治理视角下的医保基金监管工作成效评价及影响因素分析

　　医保基金监管的政策理念已从单一部门的传统管理过渡到倡导各方主体运用多种技术手段共同参与医保治理。在医保治理背景下,医保基金监管工作成

效如何? 各主体参与监管的协同程度如何? 还存在哪些治理困境亟须跟进解决? 要回答这些问题需要从协同治理视角对其进行探究。

1. 协同治理主体功能和治理规则对监管成效的影响

本书以协同治理为分析视角,从医保经办人员的人口社会特征、监管治理功能和监管治理规则手段三个维度纳入 27 个自变量与医保基金监管成效进行单因素分析,筛出统计学差异显著的($P<0.05$)14 个自变量。利用有序逻辑回归对监管工作成效开展影响因素分析。多重共线性检验显示 Tolerance 均远大于0.1 且 VIF 值均小于 10,自变量不存在多重共线性,模型似然比检验 $P<0.001$,拟合优度检验 $P>0.05$,平行线检验 $P>0.05$,Ordinal 回归模型有意义。

图 5-15 结果显示,在综合考量医保经办人员的人口社会特征、监管治理功能和监管治理规则手段三方面因素分析发现,医保基金监管功能有效落实对监管工作成效具有十分显著的促进作用(OR = 1.447)。医保基金监管既需要功能性政策的制定,更需要将所制定的监管政策平稳、有序、高效地落实。其次,医保基金监管管理规则完整性(OR = 1.305)和基金披露制度完善性(OR = 1.287)同样是影响医保基金监管工作成效的关键因素。完整的监管规则将为监管执法提供强有力的支撑,提升我国医保基金监管的有效性。同时,也将对医保基金监管行为起到规范作用。而完善的医保基金信息披露制度保障了公民的知情权和监督权,使得公众更好地参与到医保基金监管的过程中,提升医保基金监管效率。

值得关注的是,医保基金监管信息化智能化会对医保基金工作成效评价产生影响。经专家咨询和知情人访谈,这可能是由于目前医保基金监管信息化智能化处于起步阶段,多个信息系统数据和端口的衔接工作难度大,导致医保监管人员对监管信息平台的操作熟悉程度不足,而不同组织群体及工作人员的文化程度导致其对信息共享认知存在差异,信息协同认知和信息共享文化尚未达成,这也是目前在医保基金监管中缺少的重要治理因素之一。

2. 医保基金监管的多元主体协同治理评价

治理的核心要素和关键是多元主体能否在各项活动中真正实现"协同",这是衡量是否抵达治理效果的关键。本书作者在医保基金监管成效影响因素研究的基础上,对医保基金监管中多元主体的监管协同要素及关键协同要素和手段的协同程度展开进一步分析。对涉及医保管理、经办、卫生行政等部门和医疗机构、第三方组织以及公众等利益相关主体及其监管手段以 A、B、C、D、E、F 进行

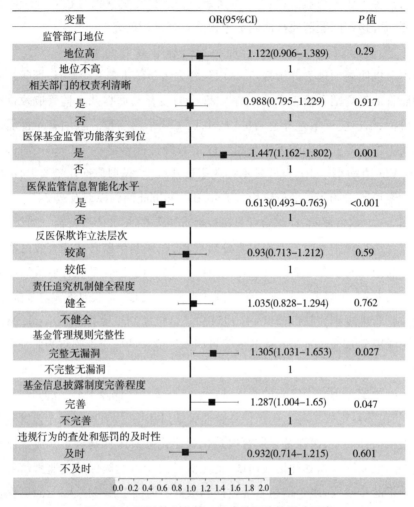

变量	OR(95%CI)	P值
监管部门地位		
地位高	1.122(0.906–1.389)	0.29
地位不高	1	
相关部门的权责利清晰		
是	0.988(0.795–1.229)	0.917
否	1	
医保基金监管功能落实到位		
是	1.447(1.162–1.802)	0.001
否	1	
医保监管信息智能化水平		
是	0.613(0.493–0.763)	<0.001
否	1	
反医保欺诈立法层次		
较高	0.93(0.713–1.212)	0.59
较低	1	
责任追究机制健全程度		
健全	1.035(0.828–1.294)	0.762
不健全	1	
基金管理规则完整性		
完整无漏洞	1.305(1.031–1.653)	0.027
不完整无漏洞	1	
基金信息披露制度完善程度		
完善	1.287(1.004–1.65)	0.047
不完善	1	
违规行为的查处和惩罚的及时性		
及时	0.932(0.714–1.215)	0.601
不及时	1	

0.0 0.2 0.4 0.6 0.8 1.0 1.2 1.4 1.6 1.8 2.0

图5-15 医保基金监管工作成效评价的影响因素

表征(见表5-7),运用 Rstudio 绘制协同要素韦恩图,Gephi 生成监管协同治理网络的基本参量,根据数学模型计算各主体的手段要素协同参数(见图5-16)。

表5-7 医保基金监管协同要素含义

要素	要素解释
A1	医保部门打造医保公共服务平台,发挥公共服务功能
A2	医保部门利用绩效考核问责机制,发挥责任追究功能
A3	医保部门利用利益分配约束激励机制,发挥多部门协同治理功能

要素	要素解释
B1	经办机构借助大数据信息技术,发挥精细化管理功能
B2	经办机构借助智能监控技术,发挥基金智能监管功能
C	卫生部门通过政策工具,发挥对医疗机构基金使用的行为规范功能
D1	医疗机构以 DRGs 支付方式作为杠杆,发挥医疗服务管理功能
D2	医疗机构以总额预付制为手段,发挥医保成本控制功能
D3	医疗医药机构提供医保服务基础数据,发挥多元决策功能
E	第三方组织通过医保服务数据进行效果评价,发挥多元决策功能
F	公众利用举报奖励制度揭发骗保行为,发挥社会监督功能

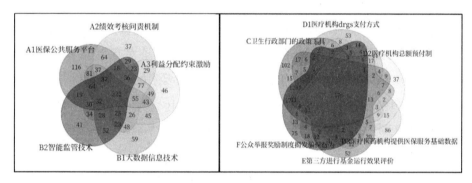

图 5-16 医保基金监管协同要素韦恩图

表 5-8 医保基金监管协同治理网络中各要素的协同程度

要素	W_d	贡献率	协同度	协同熵	协同效率 R_x
A1	4624	11.50%	0.688	0.112	58.55%
A2	4525	11.20%	0.673	0.116	57.85%
A3	4360	10.80%	0.649	0.122	56.70%
A	—	—	0.670	0.116	57.69%
B1	4294	10.70%	0.639	0.124	56.24%
B2	4209	10.40%	0.626	0.127	55.66%
B	—	—	1.265	0.126	55.95%
C	3288	8.20%	0.489	0.152	49.53%
D1	3140	7.80%	0.467	0.154	48.55%
D2	3044	7.60%	0.453	0.156	47.91%

要素	W_d	贡献率	协同度	协同熵	协同效率 R_x
D3	3018	7.50%	0.449	0.156	47.74%
D	—	—	0.456	0.155	48.07%
E	2906	7.20%	0.432	0.157	47.00%
F	2906	7.20%	0.432	0.157	47.00%

根据协同函数,R_x无限趋向于1,协同效率越高,协同效应越大。当$0 \leq R_x \leq 0.3$时,处于低水平协同;当$0.3 < R_x \leq 0.5$时,处于协同发展期;当$0.5 < R_x \leq 0.8$时,处于良性协同;当$0.8 < R_x < 1$,处于高水平协同。研究结果显示(见表5-8),医保管理部门在监管协同网络中占据重要位置($R_x = 57.69\%$),医保公共服务平台、绩效考核问责和利益分配约束激励机制等手段要素的协同效率均到达56%以上;各要素的网络贡献率在10.80%以上;其次是医保经办机构($R_x = 55.95\%$),大数据信息技术和智能监控技术等手段要素的协同效率介于55%—56%,网络平均贡献率为10.55%,韦恩图(见图5-16)显示这两个主体的五种手段要素协同频次高达322次,说明医保管理部门和经办机构在基金监管方面处于良性协同状态。接下来依次为卫生部门、医疗机构、社会第三方组织和公众的监管手段,协同效率介于47.00%—49.53%,韦恩图显示各手段要素的协同频次仅为176次,网络平均贡献率均<10%,说明这些主体在基金监管中仍处于协同发展阶段。

尽管目前我国医保基金监管工作取得一定成效,但仍存在较大的上升空间。工作单位、文化程度和信息共享认知差异对监管成效评价有显著性影响,不同组织群体对基金监管的认可程度和参与感不一致,说明多元主体的协同意愿、认知和共享文化没有形成。调查对象的文化程度在大专及以下占35.77%,46.41%的职称是未定级状态,表明医保基金监管人才队伍水平层次还有待提升。我国医保基金监管面临多元化保障需求和数字化发展的双重碰撞,监管过程中存在医保管理部门、经办机构、相关行政部门、医疗机构、社会组织和群众等多个利益相关方,监管场域的系统性和利益关系的复杂性将会产生监管治理危机,仅靠管理部门主体单一化、功能碎片化、监管队伍低层次化的监管模式必将难以为继,目前医保基金监管仍存在很大的治理提升空间。

六、医保信息化监管工具视角下的医保基金监管成效评价及其影响因素分析

医保信息化建设是现代医疗保障改革的基础、环境、条件,是串联医保基金各运行环节和提高医疗保障基金监管能力的重要工具和坚实的技术基础。医保信息化监管工具的建设程度能够很大程度反映基金监管工作在信息化建设上的工作成果,从而侧面体现其在基金监管成效中发挥的作用。因此,下文将从医保信息监管工具建设程度视角对医保基金监管效果展开进一步研究,并探究影响医保信息化监管工具建设程度的关键要素。

1. 我国医保信息化监管工具的问题瓶颈与建设程度现状评价

对我国医保信息监管工具的问题瓶颈调查结果显示,被调查对象认为信息监管工具的标准化不一致是导致信息孤岛的关键因素,标准不一致涉及医保各部门间(63.6%)、医药机构间(34.7%)、各统筹地区间(30.3%)。医保信息化监管手段不健全(57.0%)和医保信息化人才队伍欠缺(41.1%)是信息监管工具面临的主要问题(见图5-17)。同时,研究邀请被调查者从非常不完备、不太完备、一般、较完备和非常完备5个水平对医保信息监管工具建设程度进行评价,结果显示,51.6%的被调查者认为建设较完备(包括选择较完备和非常完备两部分人群)占比,48.4%的被调查者认为建设程度不太完备。

信息监管工具的问题瓶颈	频率
各部门间系统对接标准不一致,信息共享困难	63.6%
医保信息化监管手段不健全	57.0%
医保信息化人才队伍欠缺	41.1%
医药机构间存在信息孤岛	34.7%
各统筹地区医保信息系统标准不统一	30.3%
医保基金信息披露制度不完善	30.1%
缺乏对现代化技术手段使用的政策、制度规范	27.0%
基层部门信息化程度低	26.7%
医保电子凭证的建立工作量大、难度大	25.9%

图5-17　信息监管工具关键问题分布

2. 医保监管信息化建设成效及影响因素分析

在这一部分,本书将对医保监管信息化建设成效进行评价,并进一步对影响医保信息监管工具建设程度的因素进行分析,以期了解医保信息监管工具建设

中的不足与短板,为今后的信息监管工具改革重点的选择提供政策依据。

经单因素分析得出,医保便民服务建设重要性、医保信用体系建设、医保信息高效实时传输、医保经办服务精细化、信息化监管能力、信息开放透明等12个因素与医保监管信息化建设成效显著相关。对上述影响我国医保信息监管工具建设程度的因素进行多因素回归分析,共得出以下四类重要因素(按OR值排序):医保信用体系建设重视程度、医保信息化监管手段完善程度、医保标准化建设及信息共享程度以及医保信息化人才专业队伍配备的完善程度。首先,医保信用体系建设重视程度(OR=3.946)是影响医保信息监管工具建设程度评价最为重要的因素。法安天下,德润人心,良好的信用体系建设是医保基金监管的核心要义,全国广泛开展的医保基金监管信用体系建设试点行动,展示出信用体系建设的重要性。其次,医保信息化监管手段完善程度(OR=1.609)是影响医保基金监管的重要因素。信息化监管手段的完善与否首先受制于信息手段的现代化和智能化程度,特别在物联网、人工智能、5G高速发展的时代,这一点变得尤为重要。另外,对于破解各种信息流在信息高速路网顺利传递的障碍因素,医保信息化过程中能否确保业务标准化、数据标准化和技术标准化,建立全国一体化、是关键影响因素。医保标准化建设及信息共享程度(OR=1.499)和医保信息化人才专业队伍配备的完善程度(OR=1.326)同样是影响医保基金信息监管工具能否发挥应有效率的关键。特别是信息化人才的质量、数量和专业化程度是决定医保信息系统不断完善和升级的关键,应高度重视医保信息化人才的招录、使用、培养、人力资源开发和能力建设等方面的投入,以期为推进医保治理的信息化、智能化和现代化行动提供重要保障(见图5-18)。

综合来看,国家医疗保障信息平台主体建设基本完成,全国统一的医保信息平台已经进入地方落地实施阶段。如黑龙江省在推进"互联网+医保服务"时,拓展了全国首创的龙江医保人脸识别"视频办"服务,通过统计分析、实时监控等措施,为全省群众提供问、办、查于一体的咨询服务办事渠道,有效提升了经办服务管理能力。纵向上有益于医保基金监管政策与措施的上传下达,横向上打通医疗保障机构、卫生行政部门、财政部门、第三方监管部门等监管主体间信息传递与共享通道,并依据法律法规对社会公众开放,减少信息不对称的影响,促进各利益主体之间进行更好的沟通、协作,以提高医保信息监管工具协作和整合的速度和深度。

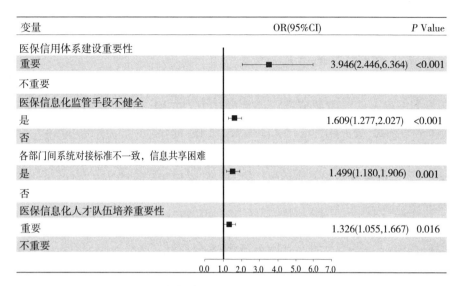

变量	OR(95%CI)		P Value
医保信用体系建设重要性			
重要		3.946(2.446,6.364)	<0.001
不重要			
医保信息化监管手段不健全			
是		1.609(1.277,2.027)	<0.001
否			
各部门间系统对接标准不一致，信息共享困难			
是		1.499(1.180,1.906)	0.001
否			
医保信息化人才队伍培养重要性			
重要		1.326(1.055,1.667)	0.016
不重要			

图 5-18 医保信息监管工具建设程度的影响因素 OR 值排序

七、小结

通过从医保信息监管工具、治理能力、整体性治理理论和协同治理四个视角对医保基金监管成效进行系统的评价研究结果可以看出，不同维度下医保基金监管成效具有其个性问题的同时也存在共性问题。在医保基金组织运行全流程与关键环节问题的治理上，应该以治理主体、机制构建以及治理能力提升等方面为立足点，进行多维视角下的医保基金监管的治理创新路径探索。

第三节　多维视角下医保基金监管的治理创新路径

现代化的医保基金监管必然是以回应当前我国医保基金运行中拖而未决的热点问题为重要靶点，紧跟我国医保治理体系和治理能力现代化的改革步伐，形成涵盖了治理理念与现代化的监管制度、机制和工具手段，并有着复杂关系、治理多维且协同有序的多条监管创新路径。本节将从医保基金监管治理的理论基础、概念内涵、分析框架和治理创新路径等几个方面展开介绍和分析。

一、医保基金监管治理的研究回顾

1. 医保基金监管的研究趋势

近年来,随着欺诈骗保、违规使用医保基金问题的凸显,学术界也逐渐把目光投向对医保基金监管的研究。项目组在中国知网(CNKI)以"医保监管"或"医保基金监管"为主题词进行文献检索,利用 CiteSpace 将检索得到的 607 篇文献进行关键词聚类分析,根据结果可知:国家医保局成立后,医保基金监管的力度加大,全过程监管成为发展趋势,医疗保险、医保支付方式改革、监管方式等成为研究热点内容。

对医保基金监管相关文献进行分析,依照关键词频次排序,并观察中心度指标(结果见图 5-19)。分析后总结发现:当前医保基金监管研究主要集中于六个方面:①医保基金监管问题。医保基金监管形势不容乐观,监管对象众多复杂并存在违规风险,欺诈骗保行为频发,现阶段监管能力水平难以有效应对挑战。②监管主体。目前医保基金监管主体主要是医保及相关行政部门,但应对未来监管治理新挑战,亟待探索多元化的医保监管主体以及多元协同治理的新路径。③监管制度。目前医保监管相关法律、法规和制度不健全,异地就医和预算管理缺乏相应的监管制度,特别是惩处的法律制度与具体的监管制度衔接不畅,使得在执行过程中制度威慑力与执行效果不佳。④监管机制。监督主体众多,造成监督工作重叠或交叉,且各主体之间缺乏明确的职责划分,导致宏观的协调和利益平衡机制不健全。⑤监管模式。现阶段逐渐探索基金监管创新模式,尝试推进飞行检查、智能监管,但具体监管过程仍倾向于传统的控制监管,且呈现"碎片化"的监管特点,新型监管模式有待推广。⑥监管手段。监管手段主要集中在支付方式改革和费用控制,但部分地区监管手段单一,监管效果不佳。

从治理视角看,治理所对应的治理主体、内容、制度、机制、手段和模式等要素在以往医保监管研究中均有不同程度的探讨,但较多是从某一要素的单一维度视角对医保监管领域内容进行研究,很少有研究将医保监管场域视为一个结构完整的运行体系,对监管的治理要素所形成的治理体系进行系统、全面的深入探索。

2. 监管理论的发展脉络

监管经历了持续的制度演变过程,由最初将政府监管作为弥补市场失灵的

频次	中心度	主题词	研究类型	研究类型	频次	中心度	主题词
45	0.14	参保人员	1	1	12	0.03	定点医院
49	0.13	定点医疗机构	1	3	6	0.03	医保支付方式改革
8	0.11	基本医保	3	3	6	0.03	城镇居民医保
29	0.09	医保局	1	3	6	0.03	全民医保
2	0.07	个人账户	2	5	12	0.03	智能审核
14	0.07	基本医疗保险	3	1	7	0.02	定点药店
16	0.07	异地就医	6	1	5	0.02	公立医院
17	0.06	医保经办机构	1	1	4	0.02	人社部
27	0.06	医保管理	3	1	2	0.02	零售药店
2	0.04	支付标准	2	2	8	0.02	医保费用
2	0.04	政府定价	2	2	6	0.02	医疗服务行为
13	0.04	医保制度	3	6	3	0.02	医保违规行为
11	0.04	医保	3	2	2	0.02	价格监管
4	0.04	住院费用	3	3	18	0.02	监管体系
12	0.04	监管机制	4	3	13	0.02	医疗保障制度改革
9	0.04	智能监管	5	5	10	0.02	大数据
17	0.03	国家医保局	1	4	4	0.02	医保待遇
12	0.03	定点零售药店	1	6	13	0.02	医疗费用

图5-19 医保基金监管中心度热力图

注：按照中心度排序；研究类型：监管主体=1；监管手段=2；监管制度=3；监管机制=4；监管模式=5；监管问题=6。

重要手段,逐渐发展成监管是市场与政府监管不断进行改革和调整的产物。伴随金融、社保等领域的监管实践,监管理论经历以下几个重要发展阶段。

①早期的监管理论主要起源于传统微观经济学的公共利益监管理论。该理论认为市场存在失灵,政府为了增加公众的福利,需要加强监管;②随着监管研究的不断深入,部分学者对政府监管的有效性质疑,提出了以监管俘获理论、监管的信息不对称理论为代表的政府监管有效性理论,其观点认为政府监管会增加私人利益,存在失效环节;③鉴于政府监管的失灵,以衡量和提高监管效果为导向的成本—收益理论和激励型监管理论应运而生,它致力于推动政府监管变革,以增进公共利益;④伴随市场经济发展,学者们认识到政府部门、非政府组织和个人也应作为监管主体的一部分,逐渐形成以"监管空间理论"、"回应性监管理论"、"协同性监管理论"、"包容审慎监管"为代表的新兴监管理论,它们强调监管主体和监管手段的多元,注重主体间的互动和行动协调,倡导建立整体性的合作监管模式。

总体而言,以上监管理论经历了由政府监管到多主体监管的演变,体现了监管逐步走向多元化,治理理论中的治理要素逐步被嵌套于监管运行中,实现了监管治理的机制融合。观瞻监管理论的发展脉络,现阶段监管理论的发展开始趋向与治理、协同的融合,从对监管理论观点发展进行梳理的过程中可以看到监管的实务应用性与工具理性价值、人本价值的多重呈现,监管必须动用多种治理机制手段和现代化技术工具,这与治理理念不谋而合。因此,监管理论的发展和应用迫切需要与治理理论进行深度融合。

3. 治理理论的发展脉络

治理理论的研究关注了政府、市场、社会等多元主体参与公共事务过程中,如何通过治理组织、制度、机制、工具等系统性安排,让拥有不同利益甚至利益相互冲突的众多主体通过协商、合作等方式调整利益和行为并采取协调一致的行动,从而实现公共利益的最大化,成为决策者、管理者和学者共同关注的话题。随着时代发展,治理理论已渗透到政治学、公共行政学等诸多学科之中,形成了复杂的理论体系,其主要经历以下三个发展阶段。

①早期的治理理论以"国家中心论"和"社会中心论"两种研究路径为代表,前者强调政府权力对其他主体的主导与规制作用,政府仍承担"元治理"角色,后者倡导政府部门应与其他主体平等参与治理,其路径对于解决国际问题具有

重要意义；②伴随工业化发展，政府管理的碎片化、协作困难等问题凸显，以"协同治理""整体性治理"和"参与性治理"为代表的治理理论逐步得到发展，他们主要强调整合主义的治理理念，倡导治理体制机制创新，并开始重视信息技术在治理过程中的作用；③随着信息技术的发展，以"网络化治理""网络治理"和"数字时代治理"为代表的新兴治理理论出现，它们倡导大数据、云计算等先进数字技术在治理中的价值，以回应互联网时代的突出问题，以上治理理论演变体现了治理主体由一元走向多元的趋势，并突出数字技术参与治理的优越性。④而过去十余年来，合作治理在公共管理领域愈发得到重视。合作是"新治理"的重要特征，合作治理作为一种新的治理范式，是通向包容性公共管理的新路径，它包括了公共服务契约、合作网络治理、公共价值合作治理等要素，其理念与包容审慎监管有异曲同工之处。

对医保监管研究的文献综述显示，诸多学者对医保基金监管问题、主体、制度、模式及手段等进行了研究探讨，但多从单一视角开展研究。医保基金监管作为一个系统性的社会问题治理系统，其监管成效往往受多种复杂社会制度、体制、机制和组织关系等因素的影响，以往单一视角下的研究虽可以对某一具体内容进行深入剖析，但缺乏全面、系统、深入的全景式解析，亟须探讨监管治理视角下如何构建容纳多目标、全流程、多视角的医保基金监管治理分析框架。

二、医保基金监管治理创新模式的综合分析框架构建

我国医保基金监管经历了从无到有、从点到面、从管理走向治理的不断发展历程，但目前仍有诸多问题亟须解决。面对现有监管主体多元、监管对象众多、监管问题复杂、监管手段多样、监管制度碎片化等问题，传统监管模式遭遇多重掣肘，因此亟待构建新的系统性、综合性理论分析框架来系统指导医保基金监管治理理论和实践的研究。

1."嵌套复杂监管网络空间"理论研究范式

本书作者结合监管空间理论和协同治理理论提出"嵌套复杂监管网络空间"新的理论研究范式，认为医保基金监管存在于一个由利益关系网络、组织关系网络、主体互动网络、角色功能网络、制度机制网络所形成的一个相互关联和作用的复杂、多层次、多链接点、富有弹性的"嵌套监管网络环境空间"（见图5-20）。

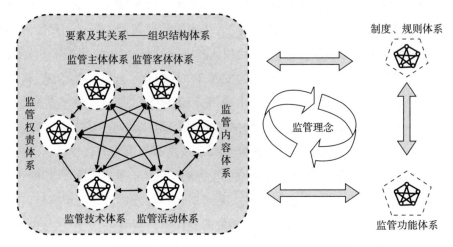

图 5-20　医疗保障基金嵌套监管复杂网络空间

在"嵌套复杂监管网络空间"理论研究范式下,监管是一个多层次、多要素相互嵌套、相互影响、相互作用、不断交互的网络整体,它包含了监管主体体系、监管客体体系、监管内容体系、监管活动体系、监管技术体系、监管权责体系等子体系要素,并形成了组织结构体系与制度规则体系、监管功能体系交互作用的复杂多层次、多链接点的具有弹性的"嵌套的复杂监管网络空间",网络空间内的所有要素及其关系都会影响监管。

首先,组织结构体系、制度规则体系、监管功能体系,以及不同体系间的相互关系构成医保基金复杂监管网络空间体系的主体结构,是复杂监管网络空间体系的第一层,它们随着监管理念的不同而发生变化;其次,组织结构体系、制度规则体系和监管功能体系分别由不同的子系统构成,这些子系统构成的复杂网络关系是医保基金复杂监管网络空间体系的第二层。例如,组织结构体系由监管主体体系、监管客体体系、监管内容体系、监管活动体系、监管技术体系、监管权责体系等子系统构成,这些子系统之间存在着各种千丝万缕的复杂网络关系;第三,每个子系统又是由更小的子系统构成,如监管主体体系由医疗保障机构、卫生行政部门、财政部门、市场管理部门、第三方监管部门、社会公众等主体构成,不仅这些主体之间存在着各种交互关系,而且这些主体还与其他子系统要素(如监管客体、监管内容、监管活动等子系统)存在着复杂交互关系。

通过对上述监管要素及其关系进行分析可知,嵌套监管复杂网络空间是一个多维、纵横、层级性的网络空间嵌套框架。监管空间由不同层级间的监管体系及其子体系构成,监管要素在多维度、多视角下形成不同的相互嵌套关系。监管空间的内涵结构不是简单的垂直管理关系,而是通过监管制度、主体利益、关系角色等节点所形成的不同系统之间的交叉关系,最终形成了多维复杂的网络关系。复杂监管网络空间中由几个关键的监管节点发展网络关系组成,例如监管主体的角色节点,它们承载着监管网络空间中的监管能动性,是监管的使能者,监管主体在监管空间中借助于监管制度、治理机制以及监管组织、关系利益边界等重要节点形成网络之间的内部关联,并指向了监管空间中的监管问题节点,这样的复杂关系勾连打破了传统管理中的垂直行政关系,促使不同节点在复杂监管空间中实现跨层级、跨边界的关联,以发挥监管治理的作用。监管复杂网络的结构和运行会随着新监管问题的出现以及监管治理要素的增加而引起监管空间的动态发展和系统内部自适应运动,并在嵌套式的监管体系下拓展出新的监管节点、监管关系、监管子体系,以弥合嵌套监管复杂网络空间中不同要素冲击带来的监管空间变动和裂隙。

基于此,本研究将从多维视角勾勒医保基金监管治理创新分析框架,为有效治理当前医保基金监管中的复杂网络问题提供系统性、综合性的分析框架,为医保监管研究者、政策制定者、执行者的创新治理研究和实践探索提供依据,为未来更好地应对复杂医保监管治理改革问题与挑战提供指导。基于该理论观点,本书对医保基金监管治理创新进行框架构建,为后续深化研究层次、深入剖析要素之间关系、阐明作用机制提供扎实基础。

2. 医保基金监管治理创新模式的概念界定

通过对医保基金监管、治理等相关理论的文献回顾与复杂监管网络空间理论框架分析结果,我们认为有必要对我国医保基金监管治理创新模式展开研究,并对其概念和内涵进行探索。本书作者认为:医保基金监管治理创新模式是将监管元治理主体、多元参与主体、监管对象、监管内容、监管治理机制、工具和手段等关键要素整合,构建形成的具有独特结构和鲜明特征的治理范式,是以治理创新理念为指引,以监管治理策略、工具、手段及核心要素的特征性、机制化组合为框架、体现关键创新要素集成特色的系统性探索模式。

具体来讲,在中国,医保基金监管治理创新模式是以党政联席机构及医保局为监管的元治理主体,以医保经办机构、医疗/医药服务提供者、社会组织和公众等为多元网络协同主体,借助于对政策、法律、法规、制度保障以及创新性治理机制、治理工具和手段等的综合运用,确保医保多维监管目标及治理功能实现,它涵盖医保基金监管制度顶层设计以及中观和微观层面的制度落实,通过对基金监管全过程的薄弱环节和关键问题的靶向治理,实现多元主体协同联动的治理路径、策略融合和创新过程。在国家医保局政策的大力推动下,全国各地都开展了丰富多样的治理创新探索工作,不同地区的创新模式各有不同,每类探索关注的核心要素内容及构成也各有特色,但到目前为止,大多数治理探索主要聚焦在具体组织、制度、工具和策略等不同要素的探索上,而较为系统、综合的治理模式探索尚不成熟,需要经过从理论到实践再到理论的不断反复探索和总结完善。

3. 多视角勾勒医保基金监管治理创新模式分析框架

本书作者尝试从"宏观—中观—微观"纵向维度以及横向的医保基金监管"关键问题—关键节点—薄弱环节"过程维度、"治理主体—监管功能"维度及"制度—机制—手段技术"工具维度入手,将医保基金监管创新模式要素融入分析框架,构建多维、多层次、全方位的医保基金监管创新治理的综合分析框架(见图5-21)。从分析框架可以看出监管治理创新紧紧围绕着监管中的复杂治理客体、关键环节等问题,从制度、体制完善和治理秩序重构来探索问题解决的根本之道。分析框架还将监管治理创新研究嵌入到由多元主体网络、利益网络、制度网络、组织网络和治理运行机制网络所构筑的多层次复杂社会网络系统中,运用治理创新思维指导监管革新。而监管行动网络中的治理要素、治理环节能否实现协同运作且协同效能的高低在很大程度上能影响和决定我国医保基金监管改革的成败和监管治理空间的大小。

医保基金监管治理创新模式框架研究还为不同视角下多条监管治理路径探索提供了分析思路,如监管治理环境架构,宏观的监管顶层制度设计与中微观的治理机制、治理行动层层相扣,能够为医保监管政策制度和执行提供规范化思路;监管问题导向的全流程关键环节视角,能够靶向聚焦当前就医、报销等环节出现的过度医疗、乱收费和骗保等违法违规行为,梳理各环节、节点之间问题的关联性和监管突破点,在治理创新中更好地对复杂监管问题网络剪枝断蔓。从主体功能发挥之维,多个监管主体协同参与不是一蹴而就的,多目标、多利益相关者复杂治理网络视角为监管治理提供另一种治理路径,其逻辑在于治理要修复主体关系、实现利益趋同性和目标共识,需要在治理中处理好多个监管参与者的利益和角色定位冲突,监管行动和监管协同才能真正发挥各主体的治理功能。最后,监管的治理创新路径一定是要落实到制度设计、治理机制运行和符合时宜的现代化监管治理手段工具技术上,突破以往制度裂隙碎片、机制手段僵硬、上传下不达的制度悬空等管理问题,要形成一套规范运行的监管治理规则体系,以法治、问责、激励、共享、透明、科技等作为核心的治理要素,推动医保监管制度、机制和手段的重新设计。

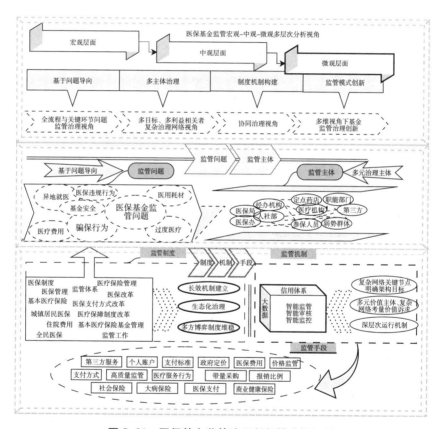

图 5-21 医保基金监管治理创新模式框架图

三、多维视角下医保基金监管治理创新模式的治理路径

1. 医保基金监管宏观—中观—微观多层次治理路径

目前医保基金监管的研究层次多侧重于政策发布、制度设计等宏观层面,但基金安全的制度落实和监管行动主要在地方医保部门、两定机构及参保人身上,

因此,医保基金监管制度框架搭建还需聚焦于中、微观层面。也因此,医保基金监管治理创新模式首先要有层次架构的治理路径。

(1)宏观层面:基于协同治理视角优化医保基金监管顶层设计

顶层设计的完善性、指导性对于整个基金监管方向的把控至关重要,基于协同治理视角,医保基金监管框架要求搭建中央层面的协同治理平台,明确治理共识,营造积极政策环境,推动医保基金监管立法,加强相关部门之间的伙伴关系,强调领导作用、明晰权责等。

(2)建立跨层级、跨区域、跨部门、跨行业的基金监管协同机制

基金监管协同机制的建立,能够促使相关部门、相关制度的制定及执行得以协同发展,具体执行主体包括地方医保行政部门、经办部门、两定机构及各职能部门,在筹资政策、支付、经办流程、监管手段等方面明确职责认定与权力归属,医保与医疗医药管理部门共商共治,扭转医疗资源倒配,在基金分配方面"强基层",通过支付方式改革促进医保基金分配总量与结构相适应,强调对各级医疗机构进行监管。

(3)微观层面:参保者与基金安全为"利益共同体"意识共识和行动达成

强调参保者既是医保基金的使用者,也应该承担基金安全维护者的身份,需明确一旦基金安全受到损害,其自身权益也受到损失。另外,应该重视对医保基金"第一支笔"的使用者——医保医师的监管,从源头规避损害基金安全行为的发生。

2.医保基金组织运行全流程与关键环节问题的治理分析路径

根据前期调查研究结果及相关文献分析,我国医保基金在组织运行各环节中面临诸多风险与挑战,一是应对内外环境压力、满足多元保障需求等原因给医保基金带来的常态运行风险与监管问题;二是医保基金的组织监管系统设计不合理、职能不健全,监管资源与工具等监管系统自身缺陷和不足带来的监管问题;三是基金组织运行过程中各种违规违法行为所造成的非正常风险与监管问题。医保基金运行涉及基金筹集、分配、管理、使用、结算、审计等诸多环节,而过往研究对医保基金组织运行监管治理问题的关注存在维度单一和环节碎片化等问题,因此,需聚焦医保基金运行全流程、环节关键问题的诊断与关键靶点识别,并着重对基金运行过程中发生的资金挪用、贪腐、资金盗取以及违规套用、欺骗与欺诈等恶意犯规甚至犯罪行为的监管治理现况、问题与挑战进行深入研究。

3. 多目标、多利益相关者的复杂治理组织网络构建路径

医保基金监管治理涉及的利益主体众多,既包括医保行政部门、卫生行政部门、发改、财政、工商、审计、药监等相关政府部门,以及第三方监督机构、专业协会组织与社会公众在内的众多监管主体,还涉及各级医疗机构、药品零售机构以及参保人、患者等被监管者。监管的主客体是医保基金监管治理体系的核心,它们处于复杂的社会关系、制度体制与组织结构之中。医保基金监管治理不仅需要满足基金收支平衡、风险防范与安全运行等目标,适应不断增加的医保制度改革目标、经济社会发展以及疾病谱和人口老龄化等外部环境带来的压力与挑战,还需满足各监管主体间的不同利益诉求,形成多目标、多利益相关的治理主体网络格局。

（1）医保基金监管多目标、多利益相关者的复杂治理主体网络构建

对医保基金监管治理目标与远景共享的探索离不开对众多利益主体目标、角色、利益冲突与博弈的分析,因此,对医保基金监管治理的研究需构建一个融合利益主体互动关系网络—组织结构关系网络—角色关系网络—利益关系网络等多维视角的复杂监管主体分析框架。围绕监管目标、监管职责、监管内容与问题及监管系统中众多主体客体的各自任务、角色、利益诉求,结合医保基金监管利益相关者复杂网络的关键靶点与医保基金多目标价值冲突,探讨导致医保基金监管治理不作为、违规行为屡禁不止甚至监管失效等关键监管问题的组织结构原因。通过医保基金监管复杂利益主体的社会网络关联分析,推动多元主体协同治理和行动整合,破解医保监管治理困境。

复杂监管治理主体网络构建,首先要确保医保监管制度有高效执行的组织体系设计和监管能力建设,为监管制度落实提供组织保障。根据当前"两试点一示范"的工作总结,可以在党政联席会议制度下,组建政府部门主导的医保监管组织部门和多方参与的专家智库。首先,需要形成一个元治理的主导核心,在医保监管治理组织体系中党领导下的人民政府是组合各种资源的关键轴心力量,而医保行政管理部门是元治理主体中的实干家和执行者,具体落实党政领导下对医保基金监管治理方面"总揽全局、协调各方"的作用。其次,要推动多主体参与,形成元治理主体带动下的监管治理组织网络。多主体参与主要体现在两个层面,一是元治理主体要推动政府多部门跨地区对医保基金监管的参与协助,通过跨部门跨地区的协商合作制度、协同机制和多元决策机制等形成针对监

管重大问题的专项联席会议制度,发展医保部门与其他部门间的深度合作,推动落实联席会议制度监管治理功能和多部门监管的工作职责。二是医保基金监管要积极引入医保市场和专业团体,如律师所、会计所、高校科研机构、专家智库等主体参与,拓展监管治理的组织网络,形成基金监管辅助力量。

(2) 医保基金监管复合型高质量组织人力资源的建设路径

基于"嵌套监管复杂网络空间"理论的观点,治理主体网络系统的内部各组织要素也是由其内部子系统要素构成。在复杂监管治理主体网络构建的过程中,多元主体参与医保基金监管,应该回到各主体组织内部的能力建设上。从组织结构角度,维持各监管主体的组织内部运行的关键要素是人财物,而人力是组织运行的能动体现和核心资源。人力资源的配置和能力发展一定要呼应监管需求,才能真正发挥多元主体的医保基金监管功能。

①引进培育医保监管复合型高质量人才。医保部门依然存在高素质人才稀缺的情况。学历层次低、专业性不强是医保部门工作人员的主要问题,大量非相关专业所组成的监管队伍面临应用新技术新知识的能力不足等问题,亟须在医保行业中引入更多的复合型人才以保障医保制度的正常运行。医疗保险行业本身需要大量医学、社会保障学、管理学、计算机等多学科的综合素质人才投入和后期监管复合型人才的培育。要做好医保基金监管复合型人才的培养建设定位和岗位招聘专才配套,才能将人员配置与监管组织需求相呼应,高素质的复合型人才既是解决当前医保部门人手不足、地位低下、高素质人才稀缺情况的必要措施,也是医保基金监管队伍长久发挥作用的配套保障。

②提升医保监管组织和管理者的学习能力。医保监管应改革而生,随着国家对医保监管重大问题的关注和医保改革的不断深化,医保监管的决策者和管理者需要快速顺应改革趋势和适应变革环境,这会对医保基金监管部门和管理者的决策能力与改革决心有所要求。管理者在监管变革过程中既要保稳态,又要适应国家治理体系的发展趋势,因此在应对复杂社会变革和治理革新挑战中,管理者设计改革与驾驭变革的能力素质尤为重要,需要通过不断的组织学习来保证管理者对监管治理的长远把握。

此外,医保基金监管专业性极强,对监管队伍的能力、素质有很高的要求。提升医保基金监管效能,需强化对医保行政组织和具体管理人员的政治素养及专业能力培训,不断增强对基金监管的敏感性和洞察力,而保障监管队伍专业素质和技能持续发挥效用的前提是:监管人员具备较强的学习能力。组织学习能力是组织成员为维持自身生存与可持续发展,作为一个整体不断获取新的知识以改善和优化组织管理和运行的能力。当今人类社会疾病谱的改变、人口老龄化的加速以及科技发展的日新月异均给医保基金监管工作带来了新的挑战,唯有聚焦组织及管理人员的学习能力建设,扎实开展新形势下的医保基金监管工作,才能真正实现医保基金监管提质增效。

③提高医保工作人员信息化的应用能力。研究发现,九成以上受访者认为信息化技术应用能力是重要的医保治理能力,但是41.1%的受访者认为目前缺乏医保信息化的人才队伍。人力资源是最重要的资源保障能力,是具有组织、协调、配置各种资源的动力性能力,然而多位学者提出医疗信息化技术人才匮乏,如苏州市各级医保部门信息处均加挂于其他业务科室下,没有单独的信息中心,专职信息人员数量极少。有效的人力资源配置是保证医保工作改革和创新的前提。首先,科学评估医保工作人员信息化应用能力的关键瓶颈,补短板、强弱项,制定有针对性的医保队伍信息化应用能力的建设规划方案和关键能力清单,开展系统化的医保治理能力建设活动。其次,建立信息化智能化的学习型组织,形成持续性的学习机制。在国家层面、社会层面以及组织层面培养多元主体的长效学习能力,通过案例学习、现场示范教学等多样化途径创新学习方式,推进面向新技术新知识的学习型组织、学习型社会的培育以及人才培养激励与能力考核机制,切实提高医保队伍信息化应用能力。

4. 医保基金监管制度、机制建构的治理路径

（1）医保基金监管制度架构——基金监管宏观把控

本研究通过梳理全国医保基金监管创新试点工作中践行的主要制度,从监管治理视角将监管制度划分为四大类型,一是面向组织内部良性运行的优化型制度,二是面向不同监管对象的约束型监管制度,三是针对多元主体协同参与的激励型制度,四是促进多元主体监管协作的合作型制度。以上监管制度在试点工作中发挥了对全流程全链条监管的协同运作效用。在医保基金监管制度体系构建方面,尽管各试点都出台了很多创新措施,部分地区还呈现出了地域性的监管亮点,然而在制度设计、政策应对方面还存在诸多不足,如缺乏主动监督机制、监管法律不健全、监管手段较为单一和医保监管信息系统不发达等,监管制度运行尚没有形成良性闭环。

鉴于以往试点经验和监管治理趋势,本书作者认为医保监管治理的制度架构可以从以下三个方面搭建:①医保基金监管顶层设计制度建设。从医保基金监管制度顶层设计上完善监管的法律体系建设,医保监管部门和各主体需要通过完善的监管法律和规章制度来确立监管治理多维目标和治理功能的实现。确保医保监管制度高效执行的监管组织体系设计、监管能力建设和医保诚信体系建设,为监管制度落实提供组织保障。②医保基金监管长效制度建立。以追求制度长效性为目标形成监管制度关联体系,完善医保基金监管管理制度、补偿制度、监管制度和信息披露制度、协商合作制度等重要治理制度的建设,兼顾对"人—事"的监管、对组织内部运行的监管、对关系利益的协调,保障基金监管做到高效性、长效性。③形成基金监管制度生态化治理。以治理视角架构医保基金监管全环节中的制度体系运行,将创新行动监管制度整合成"优化型—约束型—激励型—合作型"制度运行环节,发挥医保基金监管生态化治理,多元主体和机制的有效合作,厘清基金监管主体责任边界,多元主体有效融入至监管、诚信机制建设当中,横纵联动,全链条、全周期、多维度监管以适应医疗保险社会风险规模化、服务需求普遍化的挑战。

（2）医保基金监管机制构建——基金安全动力保障

医保基金运作模式特点的稳定性和有效性要求制度设计实现一定时期内各主体的公平与效率、权利与义务相统一,追求帕累托最优,而机制是制度在操作层面的直接体现,医保基金监管机制是基金安全运行的动力保障。从运行方式和机制内涵诠释视角,本研究通过对我国医保基金监管试点创新的监管机制进行梳理总结,将当前基金监管各试点中应用到的 22 种监管机制划分为监督检查类、联动类、调控类、激励约束类、问责类和综合监管类等六大类监管机制。从多元监管治理的多维视角,探索创新监管机制的构建路径:①基于复杂网络关键节点和问题分析,明确监管目标和工具。从复杂系统分析视角,寻找我国医保基金监管制度失灵的关键干预靶点,探索创新性的监管工具及创新机制,运用监督检查类和综合监管类的治理机制实现精准监管、高效监管和智慧监管的目标。②基于多元价值主体和复杂网络关系的利益价值分析。研究基于多元利益、价值冲突和复杂网络制度空间挑战,兼顾多元价值和利益诉求制度设计治理机制,通过调控类和激励约束类、问责类等治理机制破解监管利益冲突困局。③深化医保基金监管运行机制研究。在现有治理机制运行的基础上,进一步探索研究基金监管的主体动力机制、参保人和服务提供者的深层行为机制、治理耦合协同机制,拓展治理运行机制的监管空间和研究视野(见图5-22)。

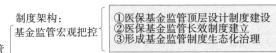

医保基金监管制度、机制建构的治理路径

制度架构:
基金监管宏观把控
①医保基金监管顶层设计制度建设
②医保基金监管长效制度建立
③形成基金监管制度生态化治理

机制构建:
基金安全动力保障
①基于复杂网络关键节点和问题分析,明确监管目标和工具
②基于多元价值主体和复杂网络关系的利益价值分析
③深化医保基金监管运行机制研究

图5-22　医保基金监管制度、机制构建图

5. 医保基金监管治理创新的多主体协同治理路径

从整体的医保监管协同状态来看,医保内部系统与外部系统存在主体联动不佳和手段协同低效的问题,这与主体协同能动性、信息共享和监管规则等因素有关;对此,本研究提出以"主体联动—机制触发—手段协同"多路径治理逻辑来探索监管协同创新,医保行政和经办部门会同医疗医药、公安等政府部门形成"双驱元+多部门"监管治理联动轴,针对当前参与主体监管手段协同不良的现象,则通过治理机制触发主体的参与能动性,使用先进技术更替、优化传统管理中的落后僵化手段,实现监管协同创新模式的可持续发展。

(1) 构建多元主体协同参与的联动路径,有机整合监管治理功能

研究结果表明,监管功能健全与否($OR = 1.447, P = 0.001$)对于发挥医保基金监管成效有重要作用,但监管功能的效用达成不是自发的,多元主体的联动合作是保障多主体效能充分发挥的首要环节。因此,从主体功能嵌入适宜性视角,使各方主体的职责功能各展所长,医保内部系统是协同监管创新的驱动元,与卫生、药监、公安、市场管理、审计和社会组织等多主体形成监管联动轴,"因事制宜"地将多元治理的监管功能有机整合,协同监管才能发挥最大化功效。如在监管统筹环节,以医保部门牵头联合相关政府机构,设置常态化的医保基金监管协同防控机制小组,为多主体民主协商"牵线搭台",共同发挥协同治理和公共服务统筹功能;在监管环节,依法确立的多部门联合监管执法制度,经办机构会同审计、卫生、药监和社会公众,以年度审计、季度内审自查和日常监督的常态监管时间链发挥综合监管和社会监督功能;在评价环节,可充分利用医疗机构作为医保基金流动场域和第三方专业评价(如律师所、高校智库等)的优势,协同发

挥多元评价功能。

（2）以激励相容的治理机制为触发路径，提升多元主体参与监管能动性

研究发现，目前监管协同网络中医保行政和经办部门已进入良性协同状态（$R_x>50\%$），其他主体仍处于协同探索发展阶段（$R_x<50\%$），因此需要通过治理机制触发主体的参与能动性。首先，以医保管理和经办作为治理驱动，制定激励相容的监管政策，明晰其他主体的权责利，在监管过程中进行纵横相间的问责考核奖惩，以落实和评价不同监管角色所赋予的职责；其次，以利益分配为导向的激励约束机制和整合共享信息资源等治理要素为链接，监管成效与各部门绩效和表彰挂钩，实现医保、卫生和公安等多部门对骗保行为的执法联动合作。再次，对不良行为的防控治理要达到趋利避害目的，如将"超支承担、结余自留"的绩效考核机制与 DRGs、DIP 支付方式联用，引导医疗机构主动防控基金风险并约束诊疗行为。

践行守信奖励失信惩戒的社会诚信机制，鼓励人人可举报、随时可监管，激发社会协同监管的动力。本书作者发现，信用体系建设程度是衡量医保信息监管工具建设程度的最优指标。试点地区的医保基金信用体系评价重点针对定点医药机构、医药执业人员、参保人员等主体，个别涉及参保单位、医药企业和医保经办机构，运用积分制、等级制、黑名单制等方法对信用结果进行评价并予以奖惩。根据全国各地区的试点经验，提出构建诚信监管执行机构、征信管理机构、智能监控系统、诚信等级评定机制、奖惩机制、多部门联动机制、投诉与问责机制、诚信法治建设共同组成的一套医保诚信体系；在医保诚信体系的运作方面，根据试点经验，可以从国家层面建设医保信用平台和出台医保信用管理办法/实施细则，通过信用的外联内引机制与其他民生诚信工程关联，需要推动医疗机构第三方认证、形成医保信用评价指标与信用等级评定，并通过事后监管的信用联合奖惩机制推动医保信用教育和普及宣传，达到医保基金监管方式中的信用管理治理创新。此外，医保信用体系的建设、发展与完善需要借助医保、公安、卫生健康委、人力资源社会保障、审计、市场监管等部门主体共同努力，基本涵盖医保基金监管对象，贯穿医保基金运行流程，形成全覆盖、全流程和全领域监管（见图 5-23）。

（3）形成现代化治理工具的协同路径，实现监管信息化、智能化突破

监管规则厘定和工具手段确立是协同治理的保障，现代化技术是医保监管

创新的必经之路。本研究表明,监管治理规则完善程度($OR=1.305,P=0.027$)和信息披露制度的建设($OR=1.287,P=0.047$)对监管成效有正向影响,但目前部分监管手段尚未达到良性协同($R_x<50\%$)。协同监管的创新路径在于以治理带动管理,需要用治理规则和现代化技术将多主体的监管手段串联起来,实现医保基金监管的"防控—执法—奖惩—教育"一体化。首先,将现有的日常巡查、飞行检查、群众举报、智能系统、披露示警等监管手段制度化、流程化;其次,推动监管信息化和智能化建设,发展神经网络、支持向量机和随机森林等学习机器对违规行为的智能识别和决策智库集成;最后,汇通医保、医疗、药监和公安等多部门的监管信息链形成监管云数据,构建高效便捷、数据互通和信息互认的医保公共服务平台,设置"社会监督员—信用积分—黑白名单—示警宣传"多个监管治理模块,将举报奖励与健康咨询、体检免费和个人征信等挂钩,依法依规进行医保诚信宣传教育。

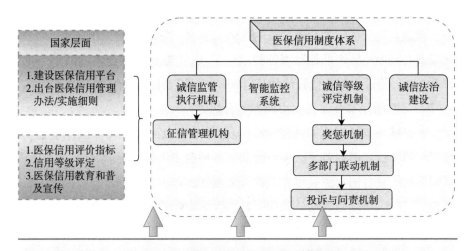

图 5-23　医保信用制度体系探索图

在医保监管信息化智能化实践探索中,黄山市医保局构建了住院诊疗过程的精细化监控平台,通过对药品费用结构、诊疗费用结构、检查检验费用结构等分析,实时监测住院费用,防止增长过快。聚焦医保关键靶点问题,运用人脸识别等新技术精准识别,定向检查定点机构诊疗信息;北京、上海等地通过互联网

5G、数据云端、智能 App 等推动监管信息化和智能化建设,强化多主体对线上线下交叉监管、视频监控和数据异常预警等现代化监管手段,增强事中事前监管,逐步实施全过程监控,推动建立全方位、一体化、联动式的医保监管新格局。

6. 医保监管治理能力现代化的提升路径

(1) 引入"整体性"治理思维,宣传普及医保治理相关概念和知识

本书作者研究发现,医保经办部门工作人员对医保治理相关概念和知识了解程度一般(49.2%),大多数人仍然处于不太了解和一般了解的状态,反映出目前医保行政部门和经办机构对医保治理理念的宣传与普及程度仍有不足。与传统管理不同的是,医保治理理念是指医保各方相关利益主体地位平等、对等谈判,自主达成合同并执行合同的理念。随着对医保治理理念的深入了解,医保经办人员会逐步对当前医保监管治理需求和挑战产生新的认知,目前我国对于多利益主体平等参与医保基金监管的各类探索尚处于起步阶段。为此,加强医保基金监管各治理主体对医保治理相关概念与知识的学习,让所有参与者不但在思想和理念上真正认识到治理改革的价值和意义,掌握系统的治理理论,而且在治理探索实践中能够娴熟地运用各种治理工具,才能真正推进治理改革实现由"管"到"治",使医保基金监管治理从"碎片化"到"整体性"治理的转变。

(2) 提升医保基金监管的协调和整合能力

在医保基金监管工作中,梳理各治理主体的靶点问题是确保医保基金安全平稳运行的关键。增强各级医保基金监管各利益主体的协调能力,在法律层面,国家医保局应联合国家法院建立医保基金监管协作衔接机制。各级医保局联合卫健委、公安厅、市场监管局、审计部门完善协同监管的综合监管制度和协同执法工作机制。在信息层面,各级医疗保障局协同卫健委、中医药管理局完善医保信息化与标准化建设;协同卫生健康委、宣传部共同建立信息披露制度,鼓励社会各界参与医保基金监管工作中。在信用体系建设层面,各级医保局与卫健委、市场监管局、中医药管理局共同参与医疗保障信用体系建设,建立守信联合激励,失信联合惩戒的新局面。

(3) 科学规划医保信息系统建设,持续推动医保治理能力现代化发展

医保治理能力现代化实现程度是破解医保基金监管难题及实现监管提质增效的巨大推动力。所谓现代化包含法治化、专业化、信息化、多元化、系统化等标准,当前我国已颁布并实施医保领域的首部行政法规,诸多地区先行建立专职的

医保基金监管队伍或机构,并积极纳入第三方专业机构以及社会力量参与监管,各地医保部门也在不断探索将大数据、信息化等技术深度融合,以建设系统化、全方位的医保智能监控系统。但是鉴于相关政策配套性不足、制度规范性欠缺以及资金、人才匮乏等原因,各地尚未形成医保基金监管的长效机制。因此,提升医保基金监管效能,还需持续推动包括依法治理能力、协同治理能力、组织协调能力、精准监管能力、综合分析能力等在内的医保治理能力的现代化发展。

此外,信息化是引领医保监管现代化发展的重要工具。然而信息化工具在推进经办服务、待遇保障、异地就医,特别是基金监管改革等方面仍面临许多问题,其中标准化是实现医保基金监管信息化的最大瓶颈。因此,加大力度推进医保信息监管工具在医保部门内部、医药机构间、不同省市自治区间的"车同轨、书同文、行同伦"的信息标准、规范对接速度是实现医保信息化的充分必要条件。在标准化基础上,不断强化信息监管工具的诚信监管与智能监管的靶向功能,不断提升多主体协同监管能力、组织协调能力、精准监管能力以及信息化技术应用能力。

由于医保信息化建设涉及部门众多且技术复杂,许多地区在建设时缺乏整体规划并缺少必要技术支持,导致数据分析能力不足、数据安全存在隐患。加之智能监控审核规则的制定不够科学规范,致使当前全国各地的医保信息化发展极不平衡,甚至出现信息壁垒、鸿沟、孤岛现象,严重制约了医保基金监管效能的发挥。未来,应着重加强基金预算监管建设能力,建立法律、制度、标准、疾病诊断、治疗费用、支付、机构等信息集成的综合信息监控系统,用医保基金收支大数据监测医疗机构基金使用情况,建立涵盖基金结余水平和支付能力等综合风险因素的预警模型,多措并举不断推进和完善事前、事中、事后监管三位一体的医保基金创新监管模式。

四、小结

本章节在"嵌套复杂监管网络空间"理论研究范式下,构建出医保基金监管治理创新分析框架,综合治理和监管的不同理论视角,将医保基金监管治理创新模式概念化,并以此为依据从多维视角勾勒了医保基金监管治理创新的多条治理路径。医保基金监管创新路径包括了医保基金监管宏观—中观—微观多层次治理路径;医保基金组织运行全流程与关键环节问题的治理分析路径;多目标、多利益主体参与的复杂治理组织网络构建路径;医保基金监管制度—机制的规范化和标准化治理建设路径;医保基金监管治理创新的多主体协同治理路径和医保监管治理能力现代化的提升路径。本章对全国各地开展的医保基金监管治理改革实践的总结,可为有效治理当前医保基金监管中的复杂问题网络提供系统、综合性、全景式策略参考。本章的研究也可为医保监管政策制定者、执行者及研究者开展治理研究和创新实践探索提供方向性和理论性指导,并有助其更全面地思考医保基金监管改革未来可能面临的系统性挑战,为各种可能的应对策略和路径选择提供可备选的改革工具箱。

第六章　中国医疗保障治理体系与治理能力现代化改革策略

　　改革是对固有思想观念与行为方式的突破,是既得权力与利益关系的再分配。"头痛灸头,脚痛灸脚"的改革必然不能矫国革俗,成功的改革必然是顺应社会主义发展浪潮,符合党中央、国务院既定的方针、路线,精心构想、精心策划、精心组织的整体性、综合性、系统性改革工程,这样方能调动利益相关者的改革积极性,保障人民群众的根本利益。医疗保障治理体系的建设必然是洗削更革、统筹兼顾的改革,其策略必然是紧抓核心同时亦注重细节的系统性改革规划,本章旨在总括中国特色医疗保障体系建设的总体方向,明确国家医保治理体系建设的总目标,以国家医保治理体系关键内涵、核心要素、改革框架、改革策略的梳理为脉络,提纲挈领地展现中国医保治理体系建设的愿景与蓝图,亦为推进国家治理体系与治理能力现代化建设架桥铺路。

第一节　中国特色医疗保障治理体系建设总体方向

　　确立中国特色医保治理体系建设总体方向是当前中国医疗保障体系建设的时代脉搏,这就要求我们以国家治理理念为指导,响应时代要求,尊重医保实践的发展规律,探索、建立并优化符合中国国情的、能够破局当下医保发展困境的具有中国特色的医疗保障治理体系。本节旨在明确中国特色医疗保障治理体系建设总体方向,理顺医疗保障体系与医疗保障治理体系的关系,以期能够在国家治理的框架下,构建医疗保障治理体系未来发展的系统性框架,最终实现医疗保障体系内关键问题与失效节点的解决。

一、明确中国特色医疗保障治理体系建设总体方向

改革开放以来,中国蓬勃发展的经济增长态势与稳定的社会格局,彰显了在中国共产党坚强领导下的社会主义制度的优越性。因此,在探索和构建中国医保治理体系过程中,强化党和政府在医疗保障(以下简称医保)治理体系建设中的战略引导与核心领导作用是实现治理创新的基石。通过法治化、智能化、专业化等多种途径,不断改进和提升党和政府在医保改革发展中的"元治理"承担者的角色和主体作用。所谓"元治理"(Metagovernance),即"治理的治理",当治理各主体在谈判和协作过程中,由于各自不同的地位、立场以及不同的利益考量,导致共同的治理目标无法达成时,就需要一个"治理"的轴心,去协同不同力量或组织的立场与利益,并消除政府、市场、社会三种治理模式之间存在的失调、对立与冲突,最终达成治理目标的一致性与治理步调的统一性。作为实行社会主义制度的国家,我国"元治理"的承担者,必须是党和政府。"元治理"通过依托于党和政府的良好制度安排和政策指导,来引领政府、市场、社会等不同主体在具有中国特色的治理理念和治理框架下,实现对既有社会管控体系的协同改造,并通过宏观设计,构建出更为有效的社会治理机制并形成科学化、系统化、规范化的治理制度体系。

强调中国特色的医保治理体系建设,就是要运用"元治理"理论,强化各级党委、政府在推进医保创新治理体系构建中的核心主导地位,充分发挥中央及各级政府"跨部门协调委员会"和"综合办"等机构的统筹协调功能,明确国务院及其领导下的国家医保部门在推进整个国家治理体系及医保治理体系建设中所应承担的"元治理"作用,如目标愿景设计、战略规划、制度设计、策略制定等。同时也应明确各级地方政府及医保部门在规划和推进各地区医保治理体系的制度创新探索中的职责作用。

此外,在重视和发挥政府主导作用的基础上,积极鼓励多元主体参与医保治理过程,不是否认政府作为治理主体的核心作用,而是要改变政府无所不在、无处不管以及政府职能泛化带来的对社会事务的过度包揽和干预,以及由此产生的政府低效和失灵的现状。通过多元主体参与社会治理机制的建设,扭转社会治理力量既"弱"又"小",难以有效参与社会事务的治理局面。

所谓中国特色的医保治理体系,就是在更高效、更充分发挥医保及政府部门

现有管理优势和作用的基础上,融合市场竞争机制及社会治理机制的优势和作用,通过创造机会、平台和条件,允许市场、社会组织及公民等治理主体参与到医保重大问题的治理过程中,并通过平等协商、合作关系和伙伴关系的建立,促进各治理主体间平等、高效互动,在科学化、系统化、规范化的治理制度体系运作下,最终实现共同的医保治理目标。

二、明确和理顺两大重要关系

1.明确和理顺国家治理体系与医保治理体系的关系

医保是重大的民生事业,因此,医保治理体系应作为整个国家治理体系的重要组成部分来建设、改革和发展。医保治理体系建设总体方向和目标必须基于国家治理体系建设、改革和发展的总体方向和目标来设定。

首先,所有治理体系的核心目标应始终围绕和践行"以人民为中心"的目标宗旨,这要求在医保治理体系建设和改革目标设计上,要以人民不断增长的医疗服务和健康服务需求得到满足为治理目标,并通过"不断强化提高人民健康水平的多层次医疗保障制度改革",强化"三医联动"等举措来实现。

其次,医保治理体系的建设需要紧紧围绕国家治理体系的总体要求,制定医保治理建设的指导思想、基本原则、发展目标。但是医保治理体系又具有相对独立性及特殊性,医保治理体系建设的内涵和要素、具体建设目标、手段,以及医保治理体系建设策略、步骤和实现路径具有独特性,因而需要根据医保的特性单独谋划。此外,医保治理体系在设计和构建时,需要瞄准医保自身改革发展的突出问题,围绕医保体系未来改革和发展方向来规划医保治理体系自身建设需要突破的瓶颈和解决的关键问题、目标和实现路径。

最后,从国家治理体系五大核心治理架构来看,医保治理属于社会治理范畴,其治理体系和治理能力现代化目标的实现,也是推进和落实国家治理体系战略目标的重要手段和实施路径。

2.明确和理顺医疗保障体系与医保治理体系的关系

创新和发展医保治理体系并非要推翻既有医保管理制度和运行体系,并用一个全新的治理体系来进行替换,而是要在既有的医保制度中充分发挥治理体系在理念、价值、制度、机制、工具等方面的创新优势、制度优势和协作优势,克服既有体系在回应百姓重大关切、解决重大利益冲突、消除医保重大问题等方面的管理和运行失效的问题。

在既有医保制度及与医保制度体系密切相关医疗、医药、社保等制度构成的网络空间内,通过系统战略引领和体制创新改革,培育治理创新空间,推进医保共建、共治、共享理念在现实社会的土壤中生根发芽、成长壮大。医保治理体系不会凭空从原有体系中自动生长出来,需要为其培养创新生长的土壤、空间和条件。因此,需要强化中央政府及国家医保部门在推进医保治理体系改革中的顶层设计与政策供给,包括发挥对医保改革与治理体系发展的宏观愿景设计、发展规划等方面的战略引领作用,聚焦创新制度、体制、机制和手段,为政府、市场、社会参与治理提供新的法律、制度和规制体系,为协同治理提供参与平台、空间和角色。

三、小结

中国特色的医保治理体系,就是在更高效、更充分发挥医保及政府部门现有管理优势和作用的基础上,融合市场竞争机制及社会治理机制的优势和作用,以多元手段促进平等协商、合作关系和伙伴关系的建立,最终实现医保治理目标。本节在明确了中国特色医保治理体系的总体方向的基础上,明确了国家治理体系与医保治理体系、医保体系与医保治理体系的关系,即医保治理体系是推进和落实国家治理体系战略目标的重要手段和实施路径,医保治理体系亦是优化和完善医疗保障体系的工具与手段,以期为第二节明晰医保治理体系建设总目标打下基础。

第二节　明确和推进国家医保治理体系建设的总体目标、愿景、蓝图描绘、战略规划安排

既往国家医疗保障体系发展的实践经验告诫我们医保体系的发展并不是一蹴而就、一劳永逸的,只有脚踏实地,植根于国家实践土壤与人民需要,循序渐进落实阶段性目标,才能所向可捷,落实总体建设发展目标,最终实现全民健康。本节旨在掌握医保治理体系建设总体方向的前提下,明晰医保治理体系建设的总体目标与分阶段目标,以为医疗保障体系发展瓶颈问题的破解执掌明灯、指引

方向。

一、医保治理体系总体目标

医保制度是减轻群众就医负担、增进民生福祉、维护社会和谐稳定的重大制度安排。习近平新时代中国特色社会主义思想强调坚持以人民为中心的发展思想,强调走共同富裕道路,把人民对美好生活的向往作为奋斗目标,将增进人民福祉作为国家发展的根本目的,这就为医保治理体系建设指明了正确的方向。

医保治理体系总体目标是:坚持以人民健康福祉为中心的发展理念,以医保改革发展重大问题与核心目标为治理靶标,以持续完善更具反应性、覆盖全民、多层次、一体化的医疗保障制度体系为核心治理策略,通过持续治理改革和创新,将医保制度优势转化为全方位的治理效能,实现医保治理体系和治理能力现代化建设目标,推动医保制度共建共治共享的社会治理格局的全面形成。

明确国务院及医保局在统筹整个国家医保治理体系蓝图设计、愿景规划、战略选择中的主导作用。我国的社会主义本质属性决定了现代化建设必然要以人民为中心,这不仅是历史唯物主义基本原理的要求,更是中国共产党在长期实践探索中得出的结论。因此,在医保治理现代化进程中维护人民利益、让群众满意是其最基本、最核心的目标。

二、医保治理体系及能力建设的分阶段目标设定

1. 短期目标

（1）医保治理体系建设目标

完成医保治理体系建设规划及改革战略方案设计,围绕着为什么治理?谁治理?治理什么?如何治理?治理结果?完成对我国医保治理体系构架和体系要素的设计。从组织体系、制度体系、执行体系、支撑体系等系统构成要素设计着手,初步完成对我国医保治理体系的制度顶层设计和规划工作。通过相应的政策行动方案,逐步推进医保治理理念到医保治理具体实践的转化。

（2）医保制度的治理改革目标

聚焦医保制度运行各环节中的突出问题,探索将治理融入医保管理的创新方式。围绕医保基金筹集、补偿、支付、监管等医保运行过程中的突出问题,鼓励进行多样化的治理创新探索,通过对各种问题的综合治理、专业治理、协同治理,

解决突出问题、满足需求、增加百姓对医保的获得感,并通过治理创新的经验总结和推广,推进自下而上的治理创新推广以及通过治理实践不断完善和丰富治理理论。

（3）多层次医疗保障制度体系的发展目标

实现多元主体参与医保治理,优化医保制度体系内部结构,解决医保制度不完善、碎片化、统筹层次低等问题;推进多层次医保制度从制度内部完善、到制度之间衔接、到制度有机协同、再到制度整合及一体化融合发展的阶段性目标及长远目标的有机衔接。

（4）医保治理组织体系建设目标

系统梳理当前医保治理主体,并面向治理目标对组织体系架构进行重构、功能权责进行优化,初步构建医保治理体系中主体参与名单与权责清单。

（5）医保治理执行体系建设目标

为医保治理执行体系的建立打下坚实的思想基础,并培养参与医保治理的社会力量;统筹医保治理执行体系,推动多层次制度间的啮合;初步建立链条式医保治理协同过程。

（6）医保治理法制体系建设目标

推动医疗保障关键核心领域法律、法规及规章的建设,推进《医疗保障法》的制定、出台与实施;建立健全以法制为基础的医保核心治理制度框架。

（7）医保治理支撑体系建设目标

建设一套动态可调整的治理政策系统,政策先行,有效挖掘、动员并配置政府、市场和社会中的人、财、物、信息、技术等资源,夯实医保治理支撑保障体系的基础条件。

2. 中期目标

（1）医保治理体系建设目标

推进医保治理体系框架基本形成,初步完成依法协同能力、专业治理决策能力、社会共治能力和现代化技术应用等核心能力模块建设,围绕医保治理改革有效推进和落实"一轴—四梁—八柱"的改革核心策略,使医保治理体系和治理能力得到长足发展。

（2）医保制度的治理改革目标

通过医保治理创新和实践行动,基本破解制约医保公平性、可持续发展、效率、法制化和社会化建设目标的重大障碍,通过医保管理与治理改革策略的协同推进,高效落实"1+4+2"政策目标。

(3)多层次医疗保障制度体系的发展目标

在不断完善医疗保障制度的同时,实现跨部门协作、各制度之间的有机衔接和协同,为推进医保制度一体化奠定基础。

(4)医保治理组织体系建设目标

实现各主体目标协同、战略协同以及任务和职能的合理划分与行动协同,初步形成医保领域多主体协同治理格局。

(5)医保治理执行体系建设目标

健全链条式医保治理协同执行体系,促进医保治理目标落实联合行动过程的制度化、机制化、标准化和规范化。

(6)医保治理法制体系建设目标

建立健全以《医疗保障法》为统领性法律,若干配套行政法规和部门规章为支撑的独立完备的医疗保障法律、制度体系。

(7)医保治理支撑体系建设目标

以治理政策为驱动,组织医保关键环节和重大问题在政策制定、执行及监督与反馈全过程的变革。

3.长期目标

(1)医保治理体系目标

通过医保多维治理能力的提升,以及一轴、四梁、八柱为核心治理改革策略的落实,我国医保治理体系和治理能力现代化目标基本实现。

(2)医保制度的治理改革目标

应对重大挑战,以满足国家未来长远战略确立新的制度供给得以有效弥补现有制度空缺;医保治理基本达到法治化、专业化、规范化、系统化、智能化治理改革目标。

(3)多层次医疗保障制度体系的发展目标

多层次、功能完善、互为补充、有机融合的医保制度体系得以建立并实现一体化治理目标;推进"全民医保"向"全民健保"转变,助力健康中国目标基本实现。

(4)医保治理组织体系建设目标

医保行政部门与医保经办和实施主体构成的垂直治理组织系统高效运行,

与多部门及社会主体参与的治理网络组织系统实现有序衔接。横向与纵向治理组织系统良性互动,实现高效的网络化治理。

（5）医保治理执行体系建设目标

目标一致、愿景共享、责权利清晰、各司其职、配合高效、行动一致的治理执行系统建成并高效运行。

（6）医保治理法制体系建设目标

医疗保障治理的法律与制度体系成熟定型,医疗保障治理主体权责清晰并恪守法制规范,实现医疗保障良法善治。

（7）医保治理支撑体系建设目标

具有统筹、黏合、互动、控制和支撑作用的医保支撑体系结构清晰、功能明确,各子体系要素互为支撑、良性互动,并为整个医保治理体系及治理改革策略的落实提供运行基础、环境、资源和保障。

三、小结

本节基于我国医保以人民健康福祉为中心的发展理念与我国医保治理关键靶点问题,规划出符合我国医疗保障体系实际发展情况的医保治理体系总体目标。本节亦从我国医保发展的现实情况出发,统筹设计出医保治理体系及能力建设阶段性目标,力图通过持续性的、高效能的、全方位的医疗保障治理策略将医保制度优势全面转化为治理效能,最终实现医保治理体系总体目标的落实。

第三节　医保治理体系建设价值、目标及重点领域

价值和目标是指导事物发展的方向,亦是评估事物优劣的原则,医疗治理体系建设价值是医保治理体系发展的源头,其内含中国社会发展的伦理原则,亦包括面临问题时选择取舍的指导原则,是医保治理体系建设的明灯。本节旨在梳理医保治理体系建设价值,在前文梳理医保治理体系总目标与分阶段目标明晰的基础上,进一步厘清医疗保障治理体系和治理能力现代化改革的核心目标体系,进而明确中国医保治理体系建设的重点战略领域,提要钩玄地梳理出医保治理体系未来建设核心内容,以期能够助力国家治理能力现代化的进程。

一、医保治理体系建设价值体系

中国医保治理体系构建应遵循多层次的价值目标:首先,依托于国家现代化治理终极目标的顶层价值目标,始终以人民的基本利益为核心价值指向;其次,医保治理过程的功能模块价值目标,关注医保治理过程中关键问题与薄弱环节,这一治理过程本身是医保治理改革追求的核心主导改革目标之一;最后是执行价值目标,是以医保现代化治理需求为导向的实操工具与手段,具体见图6-1。

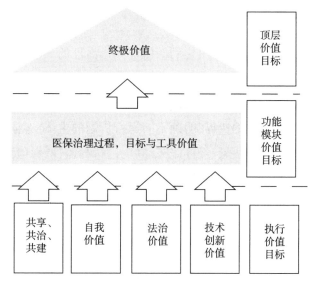

图6-1　医保治理体系多层次价值目标体系

1.医保治理体系建设所追求的终极价值

保障人民健康,不断满足人民群众日益增长的多层次、多样化的医疗与健康保障需求。现代化治理的关键立足点是坚持以人为本,而医保现代化治理核心价值与其相契合,强调以不断完善的医保制度为手段,确保以健康为载体的人人享受美好生活目标的实现。

2.目标与工具价值

通过建立和完善医保治理体系,不断完善多层次医保制度体系及制度要素设计,通过对医保筹资、待遇、补偿、支付、监管等机制的不断改进,实现医疗保障制度的可及性、公平性、服务效率等目标,满足人民群众的切身需求。这既是医保治理目标的本身又是确保目标实现的核心工具和手段,兼具目标功能和工具价值功能。

3.医保治理的共建、共治、共享价值

共建、共治、共享不仅是实现医保现代化治理应遵循的基本原则,也是医保现代化治理核心属性和本质特征的体现。医保政策制定者、执行者以及代表不同群体利益的参保人、医疗机构、保险机构、各类企业,能否基于上述价值和原则充分参与到医保政策制定、执行和监督管理的关键环节,是检验医保治理成效的重要标志。

4.法治价值

树立法治理念,让法治精神内化到医保现代化治理的全过程与全维度。通过不同层级的法制化,厘清目前我国医疗保障体系内外的组织构架、功能职责的关系。以法治治理为引领,从法制层面厘清各方利益主体的权利、责任和义务,明晰各医疗保障制度功能的边界,明确不同运行机制的主体、客体、作用和目的等,着力从依法行政、科学决策、经办服务、制度运行与监控、风险防范等方面全面提升医保现代化治理能力和服务水平。

5.技术与管理融合创新价值

医保现代化治理的着力点在于现代化的治理手段和工具的运用。基于工具手段视角,医保治理的现代化体现为将原有医保管理优势与现代科学技术的综合应用,以技术为驱动,实现治理制度的管理手段创新。新时代的互联网、物联网、智能设备及开放共享的大数据等现代化技术日益成为社会经济创新发展的先进力量,亦成为医保现代化治理的重要武器,有效地助力了医药价格谈判、临床管理、费用支付、医疗研发和公众健康维护等诸多环节,实现医保治理决策的科学化、管理精细化和服务人性化发展。

二、医疗保障治理体系和治理能力现代化改革的核心目标体系

本书在文献综述基础上,系统梳理医保治理体系和治理能力现代化目标体系的框架,综合运用专家定性访谈与定量问卷调查相结合的方法,对治理能力现代化的目标体系进行系统筛选、归类、解析,得到医保治理体系和治理能力现代化的目标体系(详见图6-2)。

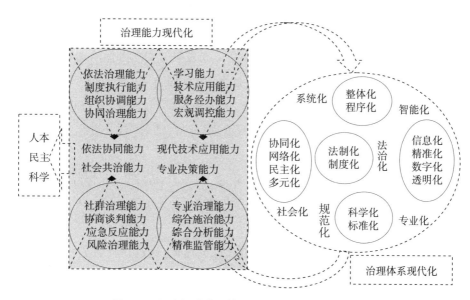

图6-2　医疗保障治理体系和治理能力现代化目标

1. 医保治理体系现代化的目标

本书基于样本调查数据,计算不同医保治理体系现代化目标的频率并降序排序,得到治理体系现代化目标频数的分布;同时,绘制医保治理体系现代化目标词云图。在上述分析基础上,结合专家访谈意见,对现代化目标的相关概念、内涵、关系进行深入解读,得出医疗保障治理体系现代化的六大目标体系:法治化、社会化、规范化、智能化、专业化以及系统化。

(1) 法治化

法治,是治理现代化的特征与必然要求,立法完备、执法严苛、司法公正、普法全面是其追求的目标。推进医保治理体系的法治化,首先要建立一套为医保治理改革保驾护航的完整法制体系,确保治理改革在法律框架内实施,实现依法治理;其次,要推进以法定治,在法律框架基础上,建立完善的治理制度体系,确保法律的原则性要求通过更细化的制度安排得以落实。

法治化不仅需要建立完善的医保治理的法律、制度体系,更需要以法律统筹和指导一系列制度和规范的建设行动,实现以法定制、以法定规,发挥法制对所有治理活动的统领和规范作用;此外,更重要的是要确保各项法律制度在治理具体活动中得以高效地执行。还要采取普法行动,不断宣传传播依法治理的思想,形成人人尊法、人人守法、敬重执法的社会治理环境和氛围。

（2）社会化

所谓社会化就是多措并举推进社会各方高效参与实现医保治理效能。首先通过治理主体的"多元化"，形成政府、社会、市场多方参与医保治理的组织架构；其次要通过治理组织的"网络化"，推进横向跨部门、跨区域，纵向跨组织层级的横向和纵向交错的网络关键节点的治理；此外，通过"民主化"参与原则和规程制定，确保各参与主体通过平等协商、民主参与制定各项治理规则、协议及合作契约；最后通过"协同化"机制确保政府、参保人、医疗机构、保险机构、各类企业、社会专业团体及民众等积极有序参与治理，形成共建、共治、共享的格局。

（3）规范化

治理的核心要义是把沉睡的社会资源充分挖掘，通过对社会力量的高效动员和积极献策献力，实现对重大医保问题的突破性治理。然而"没有规矩不成方圆"，众多参与主体目标不同、地位、资源和影响不同、利益也各不相同，如果没有规矩地混乱参与，不仅不能实现高效治理目标，而且极易造成各执其事的混乱局面。因此，医保治理的规范化就是要以法律为准绳、以制度为依据，通过对各项医保管理和治理行动和过程的科学化、规范化、流程化、标准化建设，从而确保规范治理、有序治理、高效协同治理目标的实现。为此，应积极服务医保治理改革和发展需要，统一规划、统一分类、统一发布、统一管理，制定各项医保（基础工作、管理工作、公共服务、评价监督等）规范和标准，推动规范和标准的实施，形成科学、统一、规范、标准的医疗保障规范和标准化体系，为新时代医疗保障高质量发展提供支撑。

（4）智能化

智能化是指医保治理在5G、大数据、物联网和人工智能等先进技术支撑下，通过加速的信息化进程，医保核心管理与业务的数字化建设，大数据推动的精准化、便捷化服务与管理，面向公众的医保信息公开化、透明化及信用化制度建设，全面助力医保更方便、更快捷、更高效地满足民众多样化、多层次需求，提高医保整体服务效果和效率的目标。

（5）专业化

专业化建设不仅指医保治理需要培养医保系统专业化的复合型、创新型医保管理人才队伍，推进医保人才队伍的专业素质和专业水平，而且指医保治理改革和创新实践过程中的,医保治理决策过程的科学化、专业化水平;政策落实执行过程的依法、依规、协同治理与专业化治理的能力和水平;运用现代技术和工具手段推进医保管理信息化、智能化科学管理与高效治理的专业能力水平;以及推进学习型政府、学习型医保组织、学习型社会的有效倡导和促进机制,驱动医保各参与方根据变化的需求和挑战,不断提升协商共治思想、恪守契约精神与协商治理价值、践行依法、依规参与治理行动的综合素质与能力水平。

（6）系统化

实现医保治理改革的系统化,首先要在医保治理体系构建和能力现代化的建设过程中,确保医保治理目标、治理主体、治理客体、治理制度机制、治理工具与手段等治理子系统核心要素的有机互动、有序衔接,整合成为结构清晰、要素完备的有机治理系统;其次,要确保医保治理系统通过统筹功能、责权利分配功能、协商协作功能、激励考核功能、问责监管等诸多功能模块之间的有机整合,形成完整的功能体系,实现医保治理目标和功能的实现。此外,在推进治理能力现代化的过程中,应确保涵盖四大能力维度、16项子能力的能力建设行动的一体化安排和系统化建设,推进专业决策能力、依法协同治理能力、现代技术应用能力、社会共治能力等重要能力维度建设行动的相互依托互为促进。助力医保治理体系及能力现代化目标的实现。

总之,医保治理的系统化,不仅要加强医保治理内部各项改革和能力建设目标的系统化集成,形成短期、中期、长期建设目标相互推进,宏观战略目标在中观与微观目标上的具体落实。此外,还应特别重视和强调增强医保、医疗、医药三医联动改革的整体性、系统性、协同性,加强政策和管理协同,专业与技术协同,制度、机制、工具协同,规范、标准及行动程序及步调协同的治理改革局面,推进医保治理体系和能力现代化的建设过程的整体化设计和整体化落实。

2.医保治理能力现代化的目标

本书基于问卷调查结果,对治理能力现代化目标的重要性得分进行整理,计算目标频数的均值,并依据均值对治理能力现代化目标进行排序。采用主成分分析方法对关系密切选项进行整合,4个主成分的方差累计贡献率达到85%,判定4个主成分可以反映原有指标的信息,以因子载荷0.5为标准纳入主成分组成变量,最终提出医疗保障治理能力现代化的目标体系包括:依法协同能力、现代技术应用能力、社会共治能力以及专业决策能力,具体见图6-3。

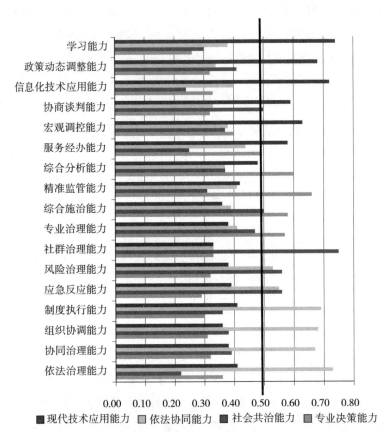

图6-3　治理能力现代化方差解释度折线图

（1）依法协同能力

法规制度是医保治理现代化的前提和基础。调查显示,医保治理中亟需加强治理相关法规、制度建设,提升依法治理能力和制度执行能力;此外需通过明确不同主体的治理职能、责任、权利,强化组织协调及协同治理能力;并通过强化风险预警及事前、事中、事后治理工具手段及考核问责的实施,提升风险治理能力、应急反应等核心能力。

（2）现代技术应用能力

信息化及大数据时代,亟待医保决策者、管理者及执行者,具备自我学习、主动学习、终身学习的意识和能力,不断学习和掌握现代计算机、网络和信息新知识、新技术和新手段,提升基于大数据的循证决策及宏观政策调控及动态调整能力,基于信息技术应用的智能化管理能力,基于信息新技术和手段的更具便捷性和反应性的服务经办能力以及基于数据及循证支撑的协商谈判能力。

（3）社会共治能力

社会共治是治理现代化的重要表现方面,激发各类社会主体共同发挥积极性和创造力,提高不同主体协商谈判与社群治理能力,均衡各方利益,让市场、社会、民众等多元力量都参与治理实践。提升社会共治及综合治理能力需从以下两方面入手:①需要搭建社会共治的平台和渠道,畅通治理参与渠道,形成社会全体力量共治的格局;②提升不同社会主体自治、共治的能力和水平,这将决定社会治理的效果。

（4）专业决策能力

医保制度的筹资、支付、待遇保障、监管工作需要具有专业知识背景的人来实施管理并推动落实。因此,一方面要提升医保行政部门及经办机构的人员入职门槛,招聘更多的专业人员,改善现有医保人员队伍知识和能力结构。另一方面,应通过持续、系统的能力建设提升两方面的能力:①系统内部的学习型组织和专业化建设能力,应加强医保管理与治理、保险精算、会计、信息等多学科知识和能力的提升,打造一支视野宽阔、知识交叉、能力复合的一专多能的医保人才队伍;②借助系统外部资源,提升专业化能力建设,即医保部门应与医保专业组织、高校、智库等机构开展多种形式合作,鼓励医保部门与高等院校联合建立医保研究院、研究所、研究中心、合作基地,利用高等院校专业学科基础力量强、专业化程度高等优势,根据医保人才队伍关键知识和能力短板,靶向设计多样化的能力提升项目,系统提升医保人才队伍的专业知识和能力。并通过对医保政府资源、高校研究机构高端智库资源、研究资源等系统开发,推进政、产、学、研、用有机结合,推动政策研究的快速转化。

3.“十四五”期间优先关注目标

本书基于我国《中共中央关于制定国民经济和社会发展第十四个五年规划和二〇三五年远景目标的建议》,结合来自医疗保障实践案例和专业领域专家的深入访谈资料,总结医保治理现代化“十四五”期间优先关注的目标为:聚焦医保治理效能新提升、社会治理加强和创新及健全多层次医疗保障体系。

（1）医保治理效能新提升

通过依法治理、民主协商、共建共治共享理念指导下的医保治理改革与创新，实现以人民健康需求与保障为宗旨的根本目标，推进医保行政与经办体系的管理效率，通过医保治理体系与现代化建设，全面提升医保治理效能并助力医保重大问题的有效治理和医保优先改革目标的实现。

（2）社会治理加强和创新

以医保治理体系建设战略规划为引领，改革既往行政包揽一切的治理方式，探索并不断丰富党领导下的行政治理、市场治理与社会治理以及自治、法治、德治相结合的多元治理方式。在治理体系一轴—四梁—八柱医保治理改革总体框架和原则的指导下，进一步明晰医疗机构、医药企业、医疗卫生专业团体、参保人与社会公众等多元主体参与治理的具体制度、规范、流程、责、权、利分配与角色与任务要求。推动社会参与治理从理念到具体行动落实的改革方案设计及政策试点实施。为社会治理目标的实现打造政策、制度、网络组织及开放共享的多样化资源平台与信息化支撑平台。

（3）健全多层次医疗保障体系

推进多种医保制度从碎片化、分散化，到协同化、层次化，再到整合一体化改革设计的完善和实施。不断消除群体间、城乡间、地区间的制度差异，实现医保制度的统筹、均衡、协调、有序发展。不断完善以基本医疗保险为主体，医疗救助为托底，以补充医疗保险、大病医疗保险、商业健康保险、慈善捐赠，以及各类医疗互助相互衔接、互为补充、相互支撑的制度体系。不断推进各项制度改革的协同性、整体性和系统性。

三、明确中国医保治理体系建设的重点战略领域

依据中国医保治理体系的理念、目标与现状问题等调查分析结果，结合专家访谈与问卷调研，本书归纳总结出我国医保治理体系重点战略领域建设应包括：2个视角（关键问题视角、治理能力视角）、7个关键领域（筹资环节、支付环节、待遇补偿环节、监管环节、环境支持、机制支持、理念与能力培养）、18个具体条目（详见表6-1）。

表6-1　我国医保治理体系的重点战略领域

主要视角	关键领域	具体条目
聚焦医保关键问题的协同治理	筹资环节	完善多渠道筹资机制
	支付环节	推动脆弱人群全面参保
	待遇补偿环节	加强医保支付精准化程度
		明确不同支付方式控费功能定位
		提升不同医保制度间待遇补偿公平性
	监管环节	明确多层次医保体系功能定位
		加强制度间转移接续能力
		加强法律法规建设
		建立政府主导,社会共治的监督机制
全面提升多元主体治理能力	环境支持	政府依法善治,营造医保多元"善治"环境
	机制支持	医保治理共建共治共享的多主体参与制度
		医保治理体系与能力建设问责考评机制
		信息化智能化驱动的医保管理机制
	理念与能力培养	建立以"健康中国"为核心,公平正义为价值的治理理念
		形成共建、共治、共享的医疗保障治理理念
		提高法治化理念与依法治理能力
		提高信息化与智能化治理理念与能力
		建设多元主体协商谈判治理理念与能力

四、小结

价值是实践的追求,目标是实践的灯塔,本节通过对我国医保治理领域多价值多目标体系进行勾勒,系统且详细地阐述了我国医保治理追求的价值以及核心目标,通过对医保治理追求的价值自上而下层层解析,针对性地将我国医保治理体系目标、医保治理能力目标与"十四五"优先关注目标相互连接并分而述之,最后梳理出我国医保治理体系建设的重点战略领域。

第四节　明晰我国医保治理体系
关键内涵和核心要素

我国医保管理面临的问题众多、医保改革面临的压力和挑战巨大。虽然国家医保局成立后开展了一系列卓有成效的工作,但单凭医保一个部门沿用传统的管理方式和手段,难以有效解决当前医保制度所面临的各种棘手问题。此外,医保管办不分、医保经办效率低下、基金监管能力不足、医保信息化发展滞后、医药服务供给侧改革联动不足、医保法律体系不健全等一系列问题,在现实运行和管理过程中,已经成为掣肘医保制度全方位实现全民覆盖的瓶颈要素,亟须多部门联合支撑与协同治理。

被赋予众望的国家医疗保障局在国家治理体系改革发展的时代背景下,如何融通治理理念与现有管理体制,构建医保的创新治理体系及与其相匹配的创新管理体制、多部门协调机制,以及政府与市场和社会的协商机制,在充分组织协调社会力量的同时,利用现代化科技手段,提高医保治理现代化的管理、监督职能,实现医保制度优势最大化转化为治理效能,在这关键历史时刻,显得尤为重要。

一、医保治理体系关键内涵

基于对"国家治理"、"政府治理"、"医保治理"相关文献的质性研究结果,不难发现,有效的国家治理体系涉及三个基本问题:谁治理、如何治理(规则、机制、手段)、治理效果。按照国家治理体系的基本框架,医保治理体系应包含治理主体、治理机制和治理效果三大要素。本书通过对国内外文献的系统梳理,制定专家访谈提纲和调查问卷,从不同维度视角提炼出关于医保治理体系的概念。

1. 基于医保治理的基本要素框架视角

医保治理体系是政府主导、多主体参与,通过法律、法规以及各类正式和非正式规制来确定和维护医疗保障体系良性运行的一系列治理制度、方法的总称。包括组织体系、功能体系、制度体系、机制体系等多种要素构成体系。这一概念在强调多主体协同参与治理的同时,按照国家治理体系的基本要素框架,将医保治理体系的框架清晰界定为:组织体系、功能体系、制度体系及机制体系。

2. 基于医保治理实施的过程视角来界定

医保治理是政府主导,多主体参与,围绕目标、决策、行动、利益进行协商的一整套法律、规则、协定和契约安排,是推动医保关键环节各利益方融合行为、联合行动的互动机制、过程规范和操作流程安排,是系统、综合、多维、多元、多向的持续协商和互动过程。这一概念的界定强调医保治理体系中的操作系统,对如何促进政策有效实施的规则体系、操作体系和组织体系涉及的机制与规范进行清晰界定。

3.基于医保治理的问题与矛盾冲突的解决视角

医保治理体系是政府领导下的多元利益主体共同参与医保建设的新路径，是链接和弥补既有制度裂隙，解决制度重叠、冲突、掣肘而探索的新的规则体系，是解决医保发展中的政府治理、市场治理、社群治理边界不清、定位不明、协调不畅的新的组织和管理机制。这一概念的界定，是基于既往医保管理存在的重大问题与薄弱环节，以医保治理弥合并解决固有制度矛盾为界定视角，针对性地提出医保治理体系的机制特性。

综上，医保治理体系是政府主导、多主体协同参与，依托于多种治理制度、机制及工具手段进行统筹、协商，以满足需求、解决关键问题与冲突，弥补制度空缺、以共建共治共享为目标而建立起的多层次组织体系、制度体系、执行体系、支撑体系的总称。

二、医保治理体系核心要素

医保治理体系是围绕医保领域治理问题而产生彼此关联的一系列要素组合，是治理主体促使治理活动得以有效开展的架构体系和运作机制。其包括不同主体与客体以及主客体之间的治理关系、治理制度和治理技术三层基本结构。可作为一个整体作用于外界环境并以问题为导向产生针对性功能，具体包含了三个基本要素：一是治理主体(行为者)间相互关系的组合，即治理组织体系；二是医保治理基本要素的组合逻辑，主客体间的结构性关系的连接规则，即治理规则体系；三是有机系统中结构主体(组织)作用外在对象产生功能的"结构—功能"体系。

从社会分工理论视角，医保治理体系是为适应医保现代化发展需要，促进治理空间中多元主体有序参与、有效社会分工的一套制度、机制安排和手段。基于医保治理体系的运行基本条件和内在逻辑，体系结构必然地包括了组织体系、功能体系、规制体系和治理工具体系等内容。此外，医保治理要素体系如何架构，无疑要遵循治理理念和价值的引导。其结构设计涉及四个层面的含义。

一是理念层面。这是医保治理体系宏观架构的设计依据，是以医保治理体系长远发展需要确立的价值立场、指导思想和战略意图,治理理念决定着医保治理体系的目标,并深刻影响着为达到这些目标所采取的方式。

二是制度层面。医保治理制度是医保治理体系架构的外在固化形式,制度的进步是推动医保治理现代化的重要力量,它具有根本性、全局性和长期性;医保治理的制度框架也在整个体系中起到承上启下的作用,向上是医保治理理念层面的正式表达和贯通通道,向下是医保治理机制运行的实践依据,通过政策制度的权力权威,按照一定的规章程序,把医保治理空间中的组织关系以及治理的方式、手段等用法律规章加以明确。

三是机制层面。包括能够使医保治理体系良性运行、制度和主体行为有效实施、治理组织协同联动具体工具、条件、程序标准和行动机制等。任何理论、价值与制度作用的发挥都需落实到行动上来,而行动的落实则体现在具体的运行机制上。

四是功能层面。基于社会体系"功能式分化"的理论视角,医保治理体系应该遵循社会体系功能分工的基本理念,对既往政府、市场、社会职责分工不清,多元主体角色越位、缺位、错位而造成的决策失误及系统功能发挥不畅等问题,进行根源性的规范。将管理转向治理,明晰医保治理体系内不同主体承担的任务、角色、分工,明确不同子系统要素交叉组合链接所应完成和实现多维功能模块。最终确保目标理念指导下的组织架构、制度架构、机制架构能体现在具体治理行动中,推动治理体系在治理实践探索中充分展示治理功能和实效。

三、小结

本节通过文献研究、专家访谈和问卷调查等方法,从不同维度出发探索性地提出了医保治理体系概念,并最终将其明确为医保治理体系是政府主导、多主体协同参与,依托于多种治理制度、机制及工具手段进行统筹、协商,以满足需求、解决关键问题与冲突、弥补制度空缺、以共建共治共享为目标而建立起的多层次组织体系、制度体系、执行体系、支撑体系的总称。同时,基于社会分工理论视角出发,明晰出我国医保治理体系三大基本要素:组织体系、规制体系和"结构—功能"体系,并衍生出其结构设计涉及的四大含义。

第五节　明确中国医保治理体系
核心结构与功能体系

上一节我们从多维度视角明确了医保治理体系的概念,并对这一复杂体系的相关要素进行了详细、系统的梳理。那么这些内部要素通过排列、组合与重构,所形成的中国医保治理体系的结构框架又是怎样的? 此外,为满足时代所需,这一复杂体系又应具有哪些独特功能? 为此,本节将进一步围绕我国医保治理体系内部核心结构,及医保治理体系的多功能模块集合展开深入探索。

一、医保治理体系核心结构

医保治理体系的结构形式是医保治理组织、实施过程中涉及的各类关键要素、通过固定关联组合而成的基本构成形式,不同要素组合可以构成不同的结构。本书作者及研究团队通过对一线医保机构从业人员进行医保治理结构形式问卷调查,进而提炼得出三种主要结构形式:

1. 理念目标—主体—内容—工具—功能—绩效目标构成的治理结构

这种结构形式是对医保治理过程中涉及的所有要素进行链条式的集合,将医保治理的关键环节作为结构安排的主线。这样设置界定有利于厘清医保治理的脉络,但由于涉及的要素多维且不容易归类也会使结构略显碎片化。

2. 组织体系—制度体系—执行体系—功能体系所构成的治理结构

这种结构形式从整合的视角、秉承国家治理体系的核心模块,将医保治理体系分为4个子系统。打破上一种结构形式单纯以治理要素为结构界定的碎片化,将治理结构按照几个主要子系统关联整合到一起。通过组织体系的依照制度规制体系来实施治理,进而达到治理功能目标的实现。

3. 治理网络—治理模式—治理机制—治理策略结构

这种结构形式关注了医保治理过程中涉及的核心静态化结构要素,缺少对治理主体、治理组织和治理功能等重要模块的界定(详见图6-4)。

因此,通过对上述不同治理结构视角的统筹考量,本书作者设计了医保治理多维视角的综合结构框架,认为医保治理体系结构框架的构建,应瞄准医保治理

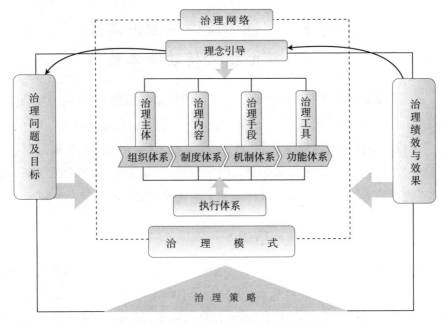

图 6-4　医保治理体系多维结构框架图

的理念和目标,在国家治理体系现代化和医保治理理念及价值的指导下,通过融合微观治理主体、内容、手段与工具要素而成的中观组织体系、制度体系、行动执行体系及功能体系等子体系构成治理结构网络,通过治理机制将宏观、中观、微观治理机制进行有效串联,通过不同治理实践模式和治理策略探讨,最终达成治理绩效目标、实现治理效能。

二、医保治理体系功能体系

医保治理体系的功能设计至关重要,关乎医保内外部复杂问题的有效解决、治理功效的达成和目标的实现。医保治理的功能体系不仅要围绕医保治理的关键问题与薄弱环节,还应考虑到治理多主体参与协同特性下,以及国家现代化治理与健康中国时代背景下的新需求。医保治理应具有现代化功能模块集合。

1. 功能模块一:元治理主体的统筹、规划功能

医保治理需要搭建不同层级的元治理主体。在国家层面需要中央、国务院、国家医保局作为“治理者的治理”,推动国家层面对医保重大治理改革所涉及多元主体的统筹、规划、资源调配与协调。省市等层面也可依据实际需

要,建立自上而下的跨部门统筹治理平台。在推进医保治理体系建设和改革发展的过程中,元治理主体的角色以引导者的身份,对医保制度进行顶层设计和战略规划,为体制变革提供政策与法律护航,推动共同价值目标及多主体统一行动。

2. 功能模块二:全方位协同功能

以"共建、共治、共享"为核心治理理念,实现多元主体的横向与纵向协同、关键问题的跨部门协同、多元治理手段与机制的融合。多元主体的横向协同是政府部门与相关职能部门、医院、药企、社会组织及第三方机构等多主体的有效协同,而纵向协同则体现在不同部门主体在国家与地方级别的协同,以居民需求为本,实现不同部门上下互通的需求传导路径、反馈路径与参与路径。关键问题的跨部门协同则是基于现阶段医保治理面临的紧迫现实问题,如流动人口异地就医等,明晰部门间的治理责权清单与联动机制。多元治理手段与机制的协同与融合,在发挥传统医保管理优势手段与机制的同时,充分利用新时代背景下的大数据信息技术治理手段,提高医保治理的运行效率。

3. 功能模块三:规制功能

医保治理通过法治、制度等手段发挥规制功能,对医保治理过程中的系列行为规范、行动规范进行规制治理。推进医保法制化建设,对医保治理过程中涉及的关键主体、薄弱环节及关键问题进行分阶段、多层次的法律、法规细则建立,明确医保治理多元主体的权责清单,实现对治理目标、治理手段及机制的协同法律化。与此同时,充分发挥医保治理的制度功能,以制度形式明晰、完善医保治理的系列顶层设计,将医保治理理念、运行机制、组织关系、治理方式与手段进行制度化设计。

4. 功能模块四:问责考评功能

在医保治理过程中实现对多主体、多环节的问责考评功能。对多主体的问责与绩效考评,以元治理主体为主导,对医保治理过程中的各利益相关方进行责权的法制界定,建立集标准化、信息化为一体的绩效考评体系,对医保治理的关键环节实施集治理主体自评、互评、社会参与监督、市场参与监督评价等多种问责为一体的考评机制(详见图6-5)。

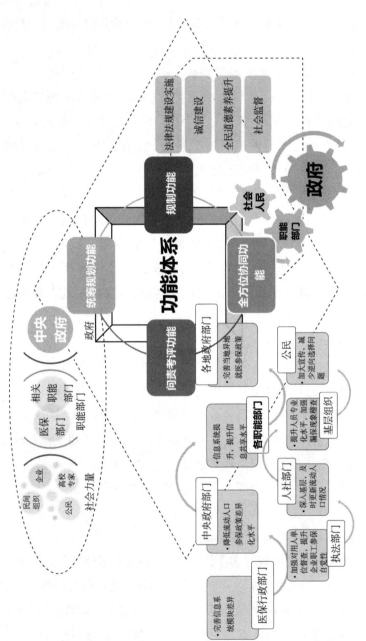

图 6-5　医保治理功能体系图

三、小结

本节内容探索性地提出了具有中国特色的、多维视角下的医保治理体系综合框架结构。并强调医保治理体系结构框架的构建应以医保治理理念与目标为靶点,在相关价值理念的指导下,通过体系中各微观、中观与宏观要素的有机融合与串联,进而高效地实现治理目标。同时,本节在充分考虑我国医保治理的特点、需求、关键核心要素及薄弱环节的基础上,提出我国医保治理现代化功能模块的基本核心内容,为促进我国医保体系发展过程中复杂问题的高效解决,加快我国医保治理功效的达成和治理目标的实现奠定了坚实基础。

第六节　夯实和推进以"一轴—四梁—八柱"为核心的医保治理体系改革的核心框架和战略

中国医保治理体系的建立和发展需要通过持续的制度探索和治理创新才能实现,这无疑是一项重大的社会系统工程,需要全面的、多维度的思考与研究。据调查发现,民众对医保治理体系寄予厚望,期待通过一系列制度、体制、机制创新来解决系列突出问题。为更好地回应民众的重大关切,在聚焦解决重大治理问题的同时,瞄准国家治理体系建设目标及医保改革目标,积极推进医保治理体系的建设与发展。中国医保治理体系改革主要方案设计应关注以下几个方面:①以满足参保人需求为导向;②聚焦医保治理面临的突出问题;③瞄准国家医保改革目标与发展目标,系统筛选和设计推进我国医保治理体系改革的基本路径和核心体系。

本书通过文献研究、理论研究与实证研究,设计了推进医保治理体系改革应遵循的基本逻辑框架(见图6-6)。

通过系统、全方位的改革目标与改革策略方案设计,从治理主体—治理客体—治理规制—治理行动—治理支撑与保障角度推进中国医保治理体系及能力现代化进程,首先要回答和完成体系构建的5个核心命题:

1. 未来医保治理体系要由谁来完成治理?

2. 应围绕哪些核心目标和内容进行治理?

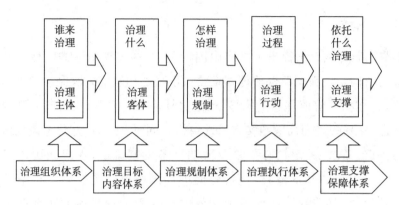

图6-6 医保治理体系改革方案设计的逻辑框架

3.用什么样的规制体系确保协同行动?

4.治理目标、制度如何在具体治理实践过程中得以落实?

5.完成上述使命需要哪些支持和保障条件?

上述5个问题的回答构成了医保治理体系改革框架的"主轴与四梁"。现代医保治理体系改革方案中,组织体系是医保的治理主体,多层次医疗保险制度体系是医保治理的目标和内容,规制体系是医保治理的依据,执行体系是医保治理的目标实现的工具与载体,支持体系是医保治理的保障,四大主梁相互支持,决定着多层次医保制度治理体系改革目标能否实现,也是实现医保治理体系以人民为中心的根本保障。多层次医保制度体系是支撑医保治理体系大厦的主轴,它与四梁之间相对独立,又互为依存,架构起中国医保治理体系的核心架构(详见图6-7)。

结构清晰、功能明确、有机关联的多层次医保制度体系为治理改革核心主轴;完善的医保治理组织体系、医保治理制度规制体系、医保治理执行体系、医保治理支撑体系是托起医保治理改革工程的四梁;二者共同构成医保治理改革的主体工程框架。此外,可持续性的基金筹集运行机制、公平适度的待遇保障机制、高效便捷的医保支付机制、严格透明的医保监管机制与诚信机制、信息化智能化治理工具的整合机制、治理人才培养和能力建设机制、共建共治网络组织治理机制以及问责和考核机制八大核心机制构成了对医保治理体系核心框架的重要支撑。

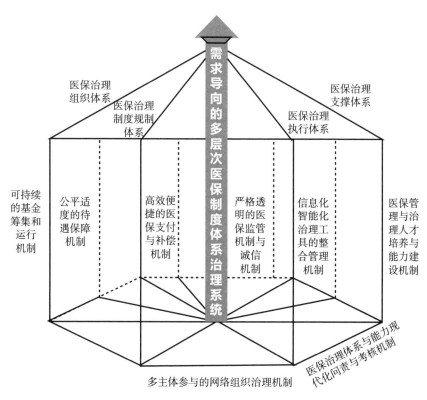

图6-7　医保治理体系改革的主体框架：一轴—四梁—八柱

一、不断完善多层次医保制度作为医保治理体系建设的核心主轴

　　完善的医保制度体系是确保医保治理体系满足民众医疗和健康需求的核心价值所在及根本制度保障。治理体系的重要目标首先要通过不断改进医保制度设计和实施来实现。《中共中央、国务院关于深化医疗保障制度改革的意见》中明确提出了"1+4+2"的改革框架。因此，不断完善医保制度体系设计和实施既是医保治理改革的目标，也是确保其达成核心目标的最基础性、根本性手段。如何完善和强化这一根本制度支撑的系统研究和思考，应成为医保治理体系建设的核心主轴，否则医保治理体系将成为无本之木、无根之树。因此，推进医保治理体系建设和完善的核心就在于解决这一主轴自身和发展过程中存在的突出问题。

1. 关注多层次医保制度间碎片化割裂管理的问题

多层次医保制度体系的建立在实现对不同医保受益者经济保护功能的同时,暴露出制度间管理分散化、保障措施对接关联性不强等一系列问题。面对制度损耗严重的现实,优化各层次医保制度间的有效功能衔接成为当下多层次医保制度改革最为迫切的目标。实现医保治理体系的高效职能输出与协同精准治理,需要逐步完成以下步骤:首先,基于顶层设计,强化多元治理主体协作输出、协同管理的改革理念与意识;其次,基于协作治理方式,明确多元治理主体在政策制定、制度设计、过程实施和效果监管等多环节、多节点的具体职能,将制度间分割、碎片化的问题与相应的治理主体职能部门精准对标,建立有效责—权链接路径。

2. 以重大医保问题为改革靶点,推进不同医保制度协同行动

基于项目组对医保筹资、医保支付、待遇保障、基金监管等诸多环节的治理成效的调查结果,基金监管、医保扶贫、大病人群疾病经济保护不足成为当前医保治理失效的改革靶点问题。大病人群作为集生理脆弱性、社会脆弱性和经济脆弱性于一体的特殊人群,其疾病经济负担需要各层次医保制度有效协同,强化在制度设计、筹资、补偿支付等环节的无缝衔接,构建基本医保、商业保险、医疗救助制度以及社会慈善救助等多制度间的有效协同路径,建立贫困人口重大疾病可持续性社会协作制度,共同抵御灾难性卫生支出、因病致贫对患病家庭造成的负担加重。

此外,医保要通过更为有效的问责机制来解决"三医联动"效果不佳问题。同时,统筹基金收不抵支涉及筹资与支付两个环节,也是困扰我国医保基金可持续发展的重要问题。对此,政府、医保部门应致力于提高基金统筹层次,整合城乡居民医保制度及城镇职工医疗保险与生育保险,严格落实参保缴费工作、加大监管力度打击骗保行为、强力推进支付改革等多措并举,确保资金收支平衡及可持续发展。医保行政部门、医保经办部门以及政府其他部门对该问题的治理成效评价较好的占比均为半数以上,但医疗机构、高校/科研院所认为治理成效一般的占比分别为 73.4%、63.3%。由此可见,着力解决医疗机构的资金统筹问题,有效提升治理效能应当成为未来的工作重点。

3. 缩小不同医保制度待遇在地区间、制度间、制度内的差距,解决制度待遇和保障的不公平问题

医保治理体系还需要聚焦现有医保制度之间以及每个医保制度内部及不同区域间不断加大的制度不公平与区域差距等问题,并通过不同医保制度的管理者、不同地区的政府部门、不同医保相关部门以及民众协同,探讨逐步消除制度不公平以及由此导致的公民在医保待遇、医疗服务利用间的不公平性等一系列问题的具体操作机制与改革策略。

4. 完善制度设计、推进补充医疗保险制度改革与发展

现行医保制度在满足基本医疗服务需求并解决制度覆盖不足后,需要通过国家、地方、不同医保制度管理者及不同政府管理部门的协同行动,探索针对老年人口、贫困人口、重大疾病患者由于自身多重脆弱性所导致的卫生服务利用可及性差和医保获得感不足问题。医保制度需要建立动态调整机制,以呼应民众差异化的、多样化的需求,通过医保管理者、政府相关部门、参保者、服务提供者等多主体常规性协商机制建立,探讨满足民众住院服务、门诊服务、社区上门服务、老年人口养老护理服务、预防性服务等拓展需求的可行策略。

应对席卷全球的新冠疫情过程中,彰显了中国医保在维护人民健康中的关键性作用。但疫情过后我们仍需要反思在确保满足常态医疗需要前提下,围绕重大疫情和突发事件危急情境下新增的医疗服务需求,探索和构建更加高效的医保应急治理反应机制。

此外,面对中国激增的老年人口医疗服务需要、不断攀升的医疗费用压力,以及地区间医保基金风险和压力差异,需要建立跨区域、跨部门的医疗保险基金筹资和风险统筹制度。在不断推进医保制度从县统筹、市统筹、省统筹到区域统筹迈进的过程中,围绕国家未来医保发展战略及统筹规划设计,探讨在国家层面完善财政资金转移支付、国家风险调剂基金及风险共济机制构建的新策略。

总之,需要通过多部门、多主体的政策协同、制度设计衔接以及高效的制度和规则体系建立,来确保分属不同部门、不同机构的多层次医保制度之间能够高效协同和持续改进,不断满足百姓日益增长的健康需求,这也是实现以人民为中心的医保治理体系目标的最根本路径和手段。不断完善多层次医疗保险制度体系,不仅是医保治理体系的出发点和落脚点,更是实现医保国家治理的重要保障。因此,推进以基本医疗保险为主体,医疗救助为托底,补充医疗保险、商业健康保险、慈善捐赠、医疗互助的协同和一体化发展,无疑应成为医保治理关注的核心内容和治理主轴。

二、医保治理体系改革的四梁之一:完善医保治理的组织体系、提升治理能力

构建新的治理目标、使命、任务、要求相匹配的医保治理组织体系需要在新的治理理念指导下,明确医保治理组织体系的目标、使命、任务,以及与完成新治理使命相匹配的职能、权力、责任及健全的管理与组织体系和治理能力。

1. 明确医保治理体系新的组织体系构成及组织架构

医保治理组织是由医保的"元治理"组织,医保治理的行政管理组织、医保服务经办管理组织、医保多元治理网络组织几大部分组成。

医保治理体系的新理念、新任务和新特征,需要充实和完善与医保全新治理任务相匹配的组织体系,因此,应整合现有党政机构力量,建立统筹医保治理的核心组织,发挥元治理功能。

国家建立独立医保行政部门的初衷就是把原来分散的医保管理机构进行整合,解决医保制度管理归属多部门的管理碎片化及制度碎片化问题。国家医保局成立以后围绕新的职能和使命,大刀阔斧地开展了一系列创新性的工作,针对沉疴已久的医保突出问题出重拳、下猛药,产生了明显的成效。然而,作为垂直行政管理系统的医保部门,仍难以独立解决医保治理创新改革中面临的艰巨任务和挑战。

医保治理共建、共治、共享目标的实现,需要医保部门突破原有制度体系框架,建立推进多部门、多主体协同行动的新的治理体系,而上述重大治理体系的构建和突破无疑需要国家医保部门协同国务院深改办等跨政府部门协调机构,发挥元治理的职能。本书对医改办成立后发布的政策文件进行分析后发现,由国务院牵头发布的政策文件仅占 7.2%,上级政府作为"元治理"主体协调跨部门的统筹部署频率仍需提升。而具有重大创新意义的医保治理体系的建立和发展,是对现行医保管理与制度体系的重大突破,需要更多依赖国务院及深改办等跨部门协调部门发挥元治理作用,统筹国家医保治理体系的顶层设计,推动医保治理重大目标、战略、规划及改革方案的跨部门协商。

治理组织机构的健全离不开相应治理能力的建设。基于文献计量研究及专

家访谈提出的治理能力清单显示,应着力提升医保"元治理"及核心治理主体的前瞻能力、多元共治能力、专业治理能力、统筹能力、协商谈判能力、动态创新能力、依法治理能力、科学决策能力、信息化技术手段应用能力、智能监督能力和精准管理能力等关键能力,确保相关组织的职能通过高效治理能力的提升得以实现。

因此,无论是国家层面的医保治理,还是地方层面以及基层医保治理的实施,都需要在国家、地方、基层党委和政府中建立和完善具有元治理功能的综合协调委员会或协调改革领导小组等职能部门,以此来更高效地统筹和协调治理体系设计及实施过程中的矛盾,确保各关键职能部门及关键利益主体总体框架目标协同、战略协同以及任务和职能的合理划分和行动协同。

2. 明确不同治理组织在推进医保治理体系中的角色、职能、任务

医保治理体系首先要明确应由哪些机构和组织来统筹各层级、各类医保治理体系? 谁来完成医保统筹、规划、设计等系列元治理功能? 其次,应明确各级医保行政部门在推进治理理念的创新、治理政策和制度安排及创建内外支持环境和条件中主体地位及协调作用,特别是要明确医保部门与政府其他部门、政府与市场和社会多主体互动过程中的角色、地位与职责。本书作者通过梳理国家医保局的政策发文来看,鼓励政府部门与社会主体更多参与对重大医保决策治理方面,仍有较大的政策提升空间,其中协调其他部门联合发文的比例占34.15%,主要聚焦在药品集中采购、支付方式改革、医保基金监管、医保扶贫、疫情期间保障等领域,跨部门政策参与范围与深度待进一步提升。

为获得当前医保治理中相关工作的成效与问题,我们对省份医保行政部门、医保经办部门、医疗机构医保部门、政府其他部门以及高校科研院所的工作人员进行了问卷调查,调查数据显示,在对于医保部门与各利益主体协商效果的评价上,不同主体给出"好"与"不好"评价的比例均在50%左右。但作为医保治理重要的参与主体——医疗机构医保管理者及工作者给出的负向评价比例偏高,而高校科研机构的学者负面评价最多。说明国家医保局在充分发挥医保治理作用的同时,需要不断强化和提升众多利益主体参与医保治理的平等合作与协商意识,进一步提升利益主体协商效果(详见图6-8)。

在推进医保治理体系及治理能力现代化的过程中,首先,明确国家医保局及地方医保行政部门在医保协同治理中的主导角色定位,同时,在"国家—地方—

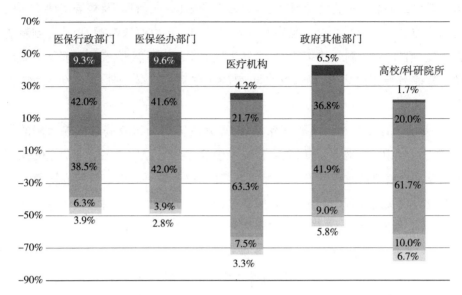

图 6-8　不同主体对医保部门与各利益主体协商成效的评价（n＝2224）

基层"的纵向联动与在"政府—市场—社会"的横向联动交织的复杂治理网络中,明晰国家医保局和地方医保行政部门的责任、权利与功能定位。基于战略领导、规划设计、政府供给等系列规制手段的应用,实现自上而下的顶层设计。其次,明确医保经办机构在医保制度执行落地过程中的角色定位,丰富医保经办机构维护参保人受益的职能内涵,实现自下而上的底层医保治理创新。最后,关注社会多元主体共同参与治理的环境培育,集法治规制与契约精神一体,搭建医保治理的综合协同网络。

（1）医保行政部门在创建新的医保治理体系过程中,首先要解决与外部环境的关系,不断适应变化的环境和形势挑战,瞄准国家治理体系现代化目标要求,加速推动医保行政组织自身结构与职能的改革以适应治理变革的需要。

（2）医保治理体系和能力建设的过程中,应强化医保行政部门对国家—省市—区县医保部门以及医保与其他政府部门的行政协调,同时强化医保与市场和社会主体的协同。完善国家医保局、地方医保及各行政职能部门的职能设置,提升其对政府系统内部横、纵组织系统以及政府外部横、纵网络系统的组织、协调能力以及整合能力。

（3）在医保治理组织体系的构建过程中,医保行政部门需不断提升其应对新的治理任务和挑战的能力。善于通过制度设计、职能调整、特别是行政权、财权、人事权、决策权匹配机制、合作协商机制设计,提升国家医保行政部门对复杂组织网络的管理与协调能力,在实践探索过程中,不断明确医保行政管理系统在未来医保治理体系中的作用、地位、角色和职能(详见图6-9)。

医保治理管理经办组织及多主体参与成网络治理组织

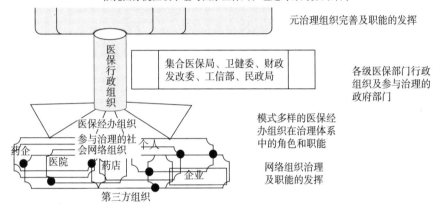

图6-9 医保治理管理经办组织及多主体参与成网络治理组织

（4）明确医保经办组织在医保治理体系中的职能、角色、定位

医保经办组织作为基本医疗保障制度的执行机构,负责基金的筹集、管理、支付及监督等工作。随着医保制度改革的不断深化,医保经办机构的职能角色也在发生变化,从承担基本医保管理服务功能向代表参保人维护权益等更多职能转变,通过多种改革举措切实保障参保人利益。因此,需要进一步明确医保经办组织的法律地位,并通过深化管理体制机制改革,明确其在新的医保治理体系中的职能、角色、定位。

（5）明确医保行政部门与医保经办组织的职能关系

医保行政部门的主要职能由其内设机构的机构职责和权限来体现,具体表现为待遇保障司负责拟定医保筹资和待遇政策,统筹城乡医保待遇标准;基金监管司负责医疗保障基金监管管理办法的组织实施,从其职能特点分析,医保行政部门主要承担决策、管理、监督等职能。而医保经办机构是医保行政部门的所属机构,负责执行医保行政部门的决策命令。然而,目前国内医保经办部门的机构属性和职能规定有较大差距,需要在不断推进的医保治理改革过程中,进一步明确医保行政部门与医保经办组织的单位属性、级别差距、职能关系的同时,明确医保经办部门与其他新的治理参与主体的职能划分和角色关系,以便更好地推进医保治理体系建设发展。

(6) 明确多主体参与医保治理的网络组织

建立由医保部门与社会多元主体协同参与的高效能更具效能的医保垂直组织体系,并促进其与社会参与的治理网络组织系统的有序衔接。在保持强政府基本体制特征下,引入现代治理的理念和价值,突破束缚医保改革和发展的不合理的制度制约,摒弃僵化、落后的管理方式,通过引入现代政府治理价值和理念,建设一个以服务和满足民众医疗和健康保障需要的服务型政府、法治型政府、有限政府、效能型政府和诚信型政府。探索运用新的法律、法规、规则、标准和社会契约等更多样化的规制手段,来管理多元社会主体构成的网络化组织体系中各主体的互动和角色关系,实现从人治到法治、再到按各种社会规则和契约体系的治理。

三、医保治理体系改革的四梁之二:完善医保治理规制体系,推进多元主体有效协同的制度保障

1. 医保治理规制体系解决靠什么手段和工具来实现治理的问题

打通、链接、弥合、搭建一整套医保治理规制体系有助于推进多元主体在既往体制及新的治理制度框架下,实现有效协同治理。规制体系的落实,需要建立和完善一系列新的治理规则,以解决长期存在的规制裂隙、规制空白和规制冲突等重大问题。

2. 法律、法规、制度、规范、标准构成了相互衔接的规制体系

复杂医保问题的治理需要组织层面的复杂网络治理组织,围绕共建、共治、共享理念,借助于一整套制度规制体系的支撑和保障,聚焦关键网络治理节点及突出问题,推进共同行动、达成问题的根本性治理。以法律到标准的规制体系的层次细化作为推进从目标到行动的刚性保障。

3. 聚焦网络治理挑战,体系化的制度需要机制化的行动支撑

网络治理的制度设计是一个复杂的系统过程,具有系统复杂性、主体多元性、活动多维性和要素多样性等众多特征。这对医保部门驾驭并实现网络治理

能力提出新的要求与挑战。

截至 2021 年 2 月,本书作者通过对国家医保局动态栏发布的国家与地方层面的 951 条医保政策数据动态进行收集、整理、分析,共梳理出 44 个制度。通过对其进行梳理研究发现,关于门诊用药长期处方制度的问题出现频次最多。频次第二高的是举报奖励制度,表明这一制度在医保基金监管环节中起到了促进公众治理主体参与的作用。重特大疾病医疗保险和救助制度与药品耗材集中招采制度出现频次也较高,表明我国医疗保障制度已经针对待遇保障问题开展了相关治理并取得一定成效,特别是药品耗材集中采购制度取得了显著成效,如冠状动脉支架价格的大幅下降使得公众"看病贵"问题得到了有效缓解。

然而,通过政策梳理和研究发现,国家与各省、市出台的制度主要集中在待遇保障和基金监管这两方面。各省市在具体制度建设过程中围绕筹资、支付等关键领域的问题,如何细化具体的操作制度,并推进重大领域的制度安排与具体操作制度的有机关联等方面,仍存在很大的改进空间。

与以往垂直线条或横向线条的医保管理有所不同的是,治理制度体系的设计需要紧紧围绕关键问题和节点,设计出目标共享、任务分工、责权划分、利益协商、激励与问责、评价与考核,全链条过程的多维、多领域、多视角的立体网络化制度体系。此外,在横纵交错的制度构建基础上,需要通过更为具体的运行机制、操作流程及标准体系在制度网络中进行填充,推进不同层级、不同部门、不同行业、不同组织系统、不同主体之间在治理过程中的行动步调一致。

对于医保部门来说,制度体系的建设,不仅要适应国家治理体系的新特点、新要求,而且要聚焦我国医保治理体系建设的新目标和任务要求,在补充完善医保法律法规制度空白基础上,着力解决法律法规的碎片化、制度矛盾和冲突以及缺乏体系性等问题。从整体上、系统上、多维全方位视角来完善医保治理的制度和规制体系,并通过机制化的行动体系建设推进制度落地。

四、医保治理体系改革的四梁之三:不断探索和完善医保治理的执行体系

1. 重视对医保治理执行体系的规划、管理、组织和领导

医保治理体系建设不仅需要制度化的设计,同样需要组织化的管理和执行,需要在复杂、多变、难控的开放社会系统中,加强治理体系如何高效运行的研究。

因此,开放系统的复杂问题治理,需要打造高效的治理执行系统,通过创新治理手段和治理行动,来推进问题的解决及治理目标的实现。

2. 锁定医保治理的关键执行环节与靶点问题

经过系列医保制度改革探索,我国多层次医保体系的制度成效已经初现。多层次制度体系以保障人民健康为中心,对医保筹资、待遇补偿、医保支付和基金监管等核心环节制定了促进居民卫生服务可及性的执行规则。从理论上讲,借助于制度体系的强制力和约束力可以促使不同利益主体的合作行为,以保障治理体系核心目标的实现。然而,以纠正制度主义失灵为核心目标的行动主义理论反复提示我们:制度本身并不会自然而然转化为高效的执行过程。

首先,需要对一个高效的治理执行系统所应开展的关键活动流程和治理环节进行梳理,在医保治理目标确定后,对目标共享、责权划分、利益分配、激励与问责、监督与评价、绩效考评、多主体协同等重要行动在推进高效执行系统中的作用和功能展开分析,通过对医保治理创新和实践的系统总结,明确医保治理执行体系关键活动流程及核心治理环节构成(详见图6-10)。

其次,需要在操作层面将处于网络不同节点的众多主体,在上述关键行动环节,特别是在共享目标愿景、明确权责划分、提供资源保障、运用制度工具、实施激励与问责、协调行动步调、落实监督评价等活动中所应承担的任务、角色职责进行分解和落实。总之,需要将医保治理的执行系统看做是在开放系统中的一个复杂执行系统来规划设计,明确执行体系包含什么?然后明确执行体系做什么?明确不同主体在联合行动中的所有关键环节,如何一起高效地、步调一致地做成一件事?此外,还应运用管理和治疗理念,对这一执行系统进行高效的管理。

3. 完善执行关键模块划分及行动守则制定

建立和完善一个运行良好的医保治理执行体系。一方面要明确执行组织体系的目标、结构、功能,并将多主体参与的政策执行过程分成几个核心过程模块;另一方面,在此基础上,将协同行动的每个模块甚至每一个关键行动过程细化成规范的操作流程和标准,使其成为不同主体协同行动的共同行动守则。

4. 建立一整套能够有效串联协同治理行动全过程关键链条的标准化、规范化操作系统,破解执行困境

在多主体协同治理的执行过程中,如何确保没有行政和权力隶属关系的众

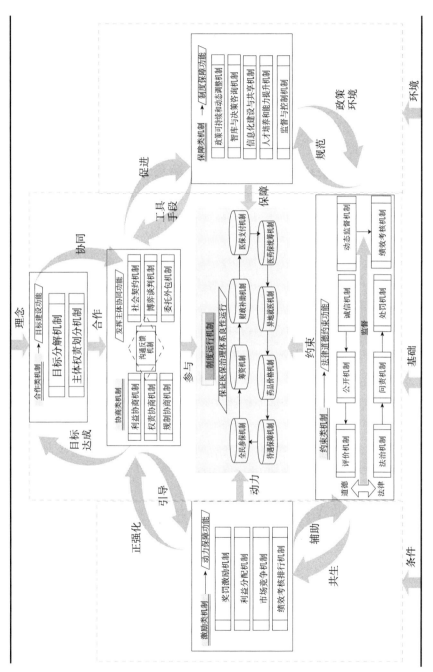

图6-10　医保治理执行系统概念图

多主体,在集体行动中能够实现步调一致、协同行动是治理环节的重中之重。需围绕医保治理的主要目标,将目标和任务分解到不同的治理主体。此外,聚焦关键实施路径及关键任务节点,了解任务所需各种资源,明确参与主体目标、责任、义务、权利及资源投入,完善衔接目标、主体、责权、任务等关键要素的运行机制。制定关键管理流程和操作规范流程,推进医保实现从治理制度到具体治理过程的机制化、标准化、规范化、流程化。总之,通过多层次规则体系的层层细化。进而推进治理制度到治理行动的贯通。

五、医保治理体系改革的四梁之四:探索和完善医保治理支撑保障体系

医保治理支撑保障体系是确保医保治理体系得以有效运行的基础、环境和条件。它对医保治理改革及体系的高效运行,起着统筹、黏合、互动、控制和支撑的作用。当前,支撑保障体系应重点围绕完善的医保治理政策体系及动态调整机制、决策咨询及政策全流程参与机制、能力建设机制、信息化建设及共享机制、治理工具手段与监督与控制机制等内容开展建设。

1. 建立配套完整的医保治理政策体系及政策动态调整机制

中共中央新的医保制度改革方案,为医保制度未来改革提出了体系化的改革目标及改革策略。医保治理体系的建立,需以医保关键问题治理为靶向,以实现医保改革及治理改革为目标驱动,出台一系列创新治理政策,并通过跨部门的协同,制定并出台一整套相互衔接的医保治理政策体系与配套政策体系。此外,在创新治理理念和目标的指引下,围绕民众变化的需要,探索医保政策动态改革和调整的机制。

2. 建立完善医保治理的决策咨询与政策全流程参与机制

医保治理改革需要前瞻性、创新性的政策设计和引领。前面谈到的医保治理的"一轴—四梁—八柱"治理改革方案的落地,更需要一系列创新治理政策的推动和保驾护航。中共中央的改革方案为系列医保治理改革提供了总体方案,而如何将原则性方案转化为具体的行动,首先需要创新性治理政策的引领,需要建立容纳多主体持续性参与的决策机制及政策协商机制,推动不同主体平等参与、公平民主参与、高效有序参与的政策协商过程。其次,还应探索多元主体全流程参与政策制度、实施、监督反馈的过程的有效机制。并探索将相对粗线条的

政策通过与系列法律、法规与制度相衔接,推进政策向制度落实的快速转化。

3. 完善医保治理体系有效运行的资源保障体系

医保治理体系的高效运行不仅需要高效的治理组织管理体系、制度、机制体系,还需要支撑组织治理行动的人、财、物、信息、技术等重要的资源保障体系,需要通过政府系统、市场系统、社会系统对所有资源进行充分挖掘、动员及高效整合,以确保医保治理执行系统各关键环节有足够的资源保障其有效运行。

4. 推动治理主体的全方位综合能力建设

在所有资源中,最重要的无疑是各类治理组织主体机构中的人力资源,它是对所有资源进行有效整合的核心资源系统。尤其是医保部门作为主导医保治理体系未来改革和发展的关键主体,在治理理念、治理知识和专业能力方面存在诸多不足,尤其在治理政策、制度制定、完善制度、机制设计和运用治理工具等在内的多方面能力存在薄弱环节。因此,推进国家医保治理体系和治理能力现代化的建设步伐,应优先强化治理体系管理主体的多维治理能力,需要培养和选拔具有医保现代化治理意识和治理能力、熟悉医保管理专业、具备现代化治理能力的领导者、管理者和能够运用现代科技、信息手段和创新性治理工具的医保经办管理队伍。

自国家成立医保局以来,我国医保管理与经办队伍不断壮大。但也应清楚地认识到,我国医保局的内部组织成员专业结构复杂,部门人员由其他部门抽调而来,所学专业各异。我们的调查显示,医保行政部门、医保经办部门以及医疗机构中的医保部门人员中有专业医保、社保工作背景的仅占 32.1%。经办部门是对医保工作的熟悉程度比例最高主体,占比为 75.1%。由此可见,加大对医保队伍医保管理特别是医保治理专业化能力建设,以及提升其管理和治理的综合能力成为已当务之急。

强化医保治理能力建设,首先要研制治理体系能力建设的关键能力清单,设计国家、地区医保管理与经办队伍治理能力建设项目,强化理论学习、实践学习,并创新学习的多样化途径。强化对社群治理能力、综合分析能力、信息化技术应用能力、协商谈判能力、精准监管能力、专业治理能力、协调治理能力、宏观调控能力、风险治理能力、依法治理能力及组织学习能力等核心能力的建设活动,具体医保队伍各治理能力分数见图6-11。

其次,应提升治理主体运用制度、体制、机制与工具手段推进治理的能力。

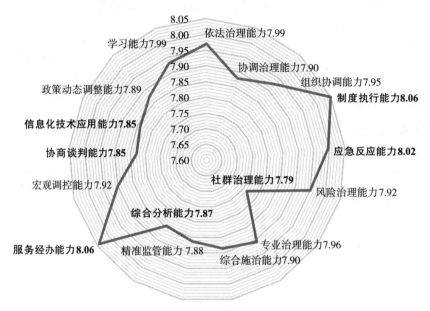

图 6-11　医保队伍治理能力现状

需要通过医保管理体制与机制变革,明确不同治理组织、机构、岗位的治理职能及治理任务和职责要求,瞄准治理体系和能力现代化建设的关键目标及治理能力现代化评估过程中发现的治理知识和能力关键瓶颈,补短板、强弱项,制定有针对性的医保治理队伍关键能力培训和建设方案,开展系统化的医保治理能力建设活动。

此外,还需要瞄准影响治理能力提升的外部社会环境因素、系统因素及组织机构制约因素,建立更有针对性的综合能力提升方案。更重要的是,应通过培养国家层面、系统层面以及组织层面的多元主体的长效学习能力,通过学习型组织、学习型社会的培育以及人才培养激励与能力考核机制,推进医保治理管理与技术人员队伍及其他治理主体参与医保治理,提升现代化治理的能力(详见图6-12)。

5. 提升医保治理主体运用现代化治理工具的能力

医保治理体系能力建设另一个需要关注的重要命题是:医保治理者应运用何种治理手段与工具,以及如何更加高效地使用质量手段和工具? 进而推进多元化治理目标的实现。调查结果显示:高效的工具是实现治理目标、提升治理效能的重要支撑。应强化和提升各级医保组织运用科技化、信息化、智能化多种技

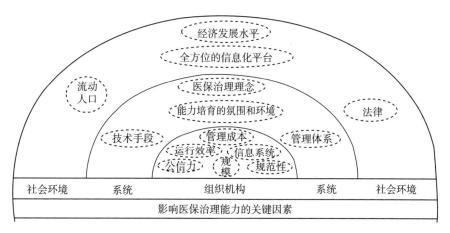

图 6-12　影响医保治理能力的关键因素

术工具手段的能力,以及提升组织中的管理者推进医保治理模式及治理工具创新能力。医保治理工具不仅仅包括信息化、智能化工具、还包括法治工具、政策工具、协商治理工具来推进治理的多维度工具系统。研究显示,为应对因信息不对称造成的系列医保问题及巨大的工作量问题,各级管理及经办机构人员,应优先关注大数据驱动的智能化管理能力的提升,高效推进医保基金风险预测、基金管理、全预算管理、支付管理以及智能监管。

6.完善医保治理运行的监督控制体系及能力

以解决多主体参与的网络治理问题为核心目标,聚焦重点建设领域和核心治理目标,建立围绕目标、能力建设的目标考核和监督机制。探索完善医保治理的事前、事中、事后监管机制及协同治理机制、激励惩处机制、反馈问责机制及绩效考评机制,推动医保治理体系的高效运行。

六、完善以医保治理改革"八柱"支撑为核心的医保治理改革方案设计与实践探索

中国医疗保障体系的"八柱"包括:①可持续的基金筹集与运行机制;②公平适度的待遇保障机制;③高效便捷的医保支付与补偿机制;④严格透明的医保监管与诚信机制;⑤医保专业管理与治理人才培养与能力建设机制;⑥信息化、智能化驱动的治理工具整合运行机制;⑦医保治理网络组织创新管理机制;⑧医保治理体系与能力体系建设目标问责与考核机制。

医保治理体系主轴与四梁明确了医保治理体系改革相互关联的核心改革策略和改革重点实施领域。然而,每一个治理重点改革领域的推进,均需要一系列围绕医保制度关键功能模块的高效治理机制体系的支撑。

其中,可持续性的基金筹集运行机制,瞄准医保基金从筹集到使用再到基金安全和可持续发展等关键问题;而公平适度的待遇保障机制、高效便捷的医保支付机制则解决医保制度如何通过福利包设计及补偿支付的执行,确保对医疗服务提供主体的行为规范、实现费用控制、减少灾难性支出,满足民众多样化、差异化的健康保障需要;严格透明的医保监管机制与诚信机制,信息化、智能化治理工具的整合机制,则致力于控制违规行为、完善监管机制、提升医保运行过程中的管理与监督效率;治理人才培养和能力建设机制及医保网络组织创新管理机制则聚焦创新治理带来的新的治理能力和使命挑战,探索提升组织管理能力和队伍能力的建设途径;医保治理体系和治理能力现代化的问责和考核机制则关注如何让医保治理体系和能力建设目标从规划到具体落地的责任机制建设。八大核心机制构成了对医保治理体系核心框架的重要支撑。

七、医保治理体系与"一轴—四梁—八柱"治理改革策略的链接路径

医保治理体系的静态框架设计与"一轴—四梁—八柱"治理改革动态策略的设计一脉相承,是理论设计与策略执行贯通的自然推演路径。基于新时代治理特征与医保制度深度发展的新诉求,在现有医保制度管理体系基础上,进一步以居民需求为导向、以国家医保改革目标为基准、以医保治理的薄弱突出问题为靶向,重构医保治理体系的结构功能与要素,是实现医保治理现代化的基础理论范本。通过厘清医保治理组织体系的多元主体属性、明晰医保治理功能体系的协同治理功能清单、刻画医保治理制度体系的支撑制度形态、筛选医保治理机制体系的执行工具,完成对医保治理体系的系统化设计。科学的医保治理体系静态结构设计,为后续改革策略的制定、执行提供理论参照范本。"一轴—四梁—八柱"治理改革策略的设计,是医保治理体系静态架构设计的自然动态执行延展。

"一轴—四梁—八柱"治理改革策略的设计本质上是依据医保重大问题治理和改革目标的需要,对医保治理体系各结构要素的再重组和再结构化过程,使

各要素能够按照新的改革任务重组。作为一种新型的融合制度供给,医保治理改革策略为体现新的治理改革功能、落实治理改革目标和任务,而构设的具有动态属性的策略与行动体系,是寻求现有医保治理体制与机制能量深度释放的有益探索。基于现实任务导向和问题靶向,遵循"谁来治理—治理什么—如何治理—治理路径—依托什么治理"的治理新逻辑,"一轴—四梁—八柱"治理改革策略设计参照对标医保治理体系的静态框架,以完善多层次医保制度作为治理改革的核心主轴,既满足了弥补医保制度功能缺失与裂隙的重大现实需求,又是医保治理制度体系中最为重要的一维。构建"四梁"将医保治理组织体系、功能体系、制度体系的理论设计进行具象化的改革措施落实,突出强调在医保治理实操中的组织角色、执行功能与支撑制度。最后,筛选"八柱",从医保治理机制体系中凝练筛选出满足新时期治理改革需求的八大机制,作为实现医保治理现代化的先进工具。

八、小结

本节内容从医保治理体系改革的基本逻辑框架搭建入手,提出五大核心问题,进而创新性地探索构建出以"一轴—四梁—八柱"为核心的我国医保治理体系改革的主体框架。即以完善多层次医保制度作为医保治理体系建设的核心主轴,将医保治理的组织体系、制度规制体系、执行体系和支撑体系作为医保治理体系改革的"四梁"。并指出包括基金筹集与运行机制、待遇保障机制和支付与补偿机制等作为中国医疗保障体系的八大核心支柱。此外,本节通过将"一轴—四梁—八柱"下每个核心模块下的问题、改革靶点及行动支撑等与我国医保治理体系改革策略相联系,进而试图探索出对医保治理体系的建设与发展有所助益的可行路径。

第七节 医疗保障治理体系和治理能力
现代化建设理念及改革策略

上一节我们构建得出了我国医疗保障治理体系"一轴—四梁—八柱"的改革核心框架,同时基于这一框架,进一步围绕各层级维度中我国医保治理体系所暴露出的突出问题,明确了我国医疗保障治理体系的改革靶向目标。在此基础上,本节内容,我们将进一步明晰医疗保障治理体系和能力现代化建设进程中所应秉承的改革理念,并提出切实可行的改革策略,为我国医保治理体系与治理能力现代化建设提供有力的学术支撑,为实现医保治理体系与治理能力现代化建设的终极目标提供创新思路。

一、医疗保障治理体系和能力现代化改革理念

基于当前我国面临的主要矛盾和医保体系关键问题,面向医保治理体系和治理能力重大改革的方向和目标,本书提出医保治理体系和治理能力现代化的分层次理念框架(见图6-13)。

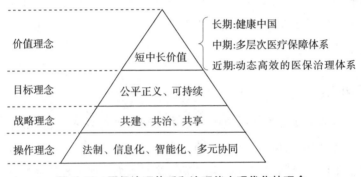

图6-13　医保治理体系和治理能力现代化的理念

1. 以"健康中国"为核心推动医疗保障治理现代化改革

中共中央、国务院于2016年10月印发的《"健康中国2030"规划纲要》中明确指出:将推进健康中国建设作为全面提升中华民族健康素质、实现人民健康与经济社会协调发展的国家战略。将健康中国建设提升到国家战略的高度,医疗保障是健康中国战略不可或缺的重要组成部分,也是有效实现健康中国战略的责任担当,医疗保障制度安排和运行效率直接体现国家治理能力。

2. 公平正义、可持续发展的治理理念

公平正义是医疗卫生领域以及整个健康治理体系的价值追求,对健康公平的关注是健康促进的核心价值取向,在健康促进中倡导公平是全球共识。医疗保障治理体系和治理能力现代化建设需要国家政府的顶层设计,而保证公平正义是第一要义。在公平性之外,要想稳定地保障病有所医,则需要依托于医疗保障基金的可持续发展。因此,应在树立医疗保障公平正义、可持续发展的高价值

治理理念的基础上,明确医疗保障从基本保障到适度保障、从局部统筹到全面统筹、从形式公平到实质公平、从制度扩展到效率提升的制度目标。

3. 共建、共治、共享的医疗保障治理现代化理念

"共建共享、全民健康"是建设健康中国的战略主题,也是医疗保障治理现代化发展的必然规律。其中,共建是基于医疗保障各利益主体形成的共同建设的医疗保障治理制度。而共治是政府主导的,多元利益相关主体共同参与的医疗保障的治理过程,主要强调国家和社会在法律法规制度下共同参与医疗保障治理体系和治理能力的建设,是治理现代化中的核心要素。共享则是指参与医疗保障治理的利益主体均可享受医疗保障治理成果,确定医疗保障治理效能的公平、可及。

4. 法治理念

在全面推进依法治国和健康中国战略的双重背景下,医疗保障治理体系和治理能力现代化改革要运用法治思维和法治方式进行推进。问卷调查结果显示,66.1%的调查对象认为制度化是实现医保治理体系现代化的重要目标,48.6%的受访者认为医疗保障治理现代化要实现法制建设。多位访谈专家也曾提到,医疗保障治理现代化不是人治,而是法治,法治是保证医疗保障治理体系和治理能力现代化的有效方式。

5. 强化信息化、智能化应用的治理理念

目前,国家医疗保障局已经完成了国家统一医保信息标准及信息平台的建设,标志着我国医疗保险制度在信息化建设方面已经迈出了关键一步。各地区也不断推动医疗保障信息化建设,助推医疗保障治理体系和治理能力现代化改革。信息化、智能化建设是助力医疗保障治理体系和治理能力现代化的物质基础,全国统一的标准化体系、医保信息平台是解决不同层次医保差距、流动人口管理等问题的有效手段,因此,医疗保障治理体系和治理能力现代化建设需秉持强化信息化、智能化等能力应用的治理理念。

6. 多元协同的治理理念

医疗保障治理主体众多,调查显示,政府公共部门、社会组织、市场组织、医疗服务机构、公众是最重要的几类主体。但长期以来,各主体协同效率较低,在特定领域如药品集中采购、医保支付方式改革中协同较好。多元主体协同不仅体现在国家—省—市—区县级的纵向协同,还表现为政府—市场—社会—公众

的横向协同。

二、医疗保障治理体系和治理能力现代化改革策略

医疗保障治理体系和治理能力现代化改革策略,首先要明确医疗保障治理体系的概念、内涵、要素、结构以及功能,这是现代化改革的第一个策略模块;其次,要建立以现代化为目标的医疗保障治理能力,推动形成以依法协同能力、社会共治能力、专业决策能力和现代技术应用能力为核心的能力群,这是现代化改革的第二个策略模块;再次,建设"一轴—四梁—八柱"的医疗保障治理体系改革方案是现代化改革的第三个策略模块;最后,基于问题导向,瞄准并聚焦于具体领域,提出优先策略和重点策略,这是现代化改革的第四个模块,具体见图6-14。

1. 策略一:明确和构建医保治理体系概念、内涵、基本框架

实施医保治理体系和治理能力现代化改革首先要明确:什么是医保治理体系?医保治理体系具备哪些什么特征特点?包含哪些要素?要以什么结构框架构建治理体系?治理体系应该具备哪些功能?对医保治理体系概念的清晰界定,是医保治理战略落地、方案执行、过程监管与功能实现的基础参照范本。综合文献研究、专家访谈和问卷调查结果得出,医保治理体系是政府主导、多主体协同参与,围绕医保治理过程中的关键问题与薄弱环节,依托于规制手段、信息技术手段进行统筹、协商进而弥补既有制度空白的契约安排,以需求为导向、以共治共建共享为核心理念建立的组织体系、规制体系、执行体系、支撑体系的系统治理体系。通过治理主体、治理规则机制和治理功能三大结构模块的互动,落实医保的统筹功能、全方位协同功能、法制化建设与实施功能以及问责考评功能。

2. 策略二:以现代化目标为导向的医保治理能力建设

我国医疗保障治理体系现代化改革应依托于法治化、社会化、标准化、智能化、专业化和系统化的能力建设目标,将上述现代化能力建设目标特质内化到医保治理的执行过程中,推进医保依法治理能力、专业决策能力、社会共治能力、现代技术应用能力四大能力模块,促进16项关键能力的有效落实。通过制定清晰的医保现代化能力目标,明晰关键能力群,靶向能力的建立项目,逐步实现医保治理现代化。

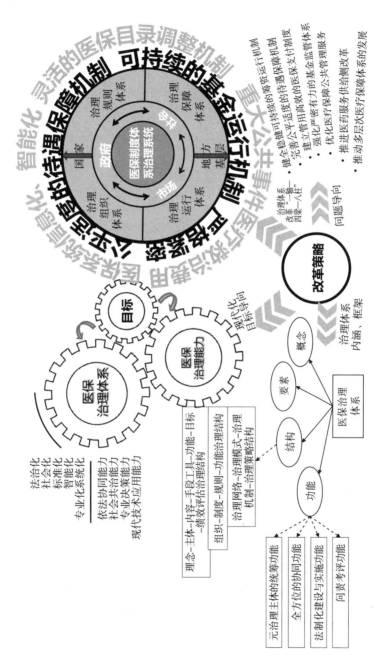

图6-14　医疗保障治理体系和治理能力现代化改革策略模块

3. 策略三：以"一轴—四梁—八柱"改革探索推进治理能力提升

策略一和策略二对医保治理体系是什么以及医保治理体系建设需要具备的治理能力是什么作出了回答，策略三是要说明如何通过系统的治理改革实现治理体系和能力现代化目标。提出建设"一轴—四梁—八柱"的治理体系建设架构。其中，"一轴"是指以需求为导向的多层次医保制度体系治理系统；"四梁"是指完善的医保治理组织体系、医保治理制度规制体系、医保治理执行体系、医保治理支撑体系，四大主梁相互支持为医保治理体系现代化改革提供支撑保障；"八柱"是指可持续性的基金筹集运行机制、公平适度的待遇保障机制、高效便捷的医保支付机制、严格透明的医保监管机制与诚信机制、信息化、智能化治理工具的整合机制、治理人才培养和能力建设机制、共建共治网络组织创新管理治理机制、医保治理体系和治理能力现代化的问责和考核机制。

4. 策略四：以重大问题为导向的现代化治理体系及能力建设策略

策略四是基于重大领域的关键问题提出的优先策略和重点策略。本书通过文献研究、问卷调查发现："法律保障"、"待遇保障与制度设计"、"筹资与基金风险"、"医保支付"、"基金监管"、"医药服务供给侧改革"与"医保公共管理服务"是七个主要的医保制度问题维度，它涵盖 27 条关键问题。以这些问题为靶向瞄准治理的关键领域，最终确定筹资运行机制、待遇保障机制、医保支付制度、基金监管体系、公共管理服务、医药服务供给侧改革和多层次医疗保障体系发展等七大治理的路径安排（见图 6-15）。

（1）政府主导下的多元主体参与治理策略

医疗保障体系是一个关系复杂的系统，结合文献研究、专家访谈以及问卷调查结果，已经在前几章中提炼出医保的多元参与主体，由于主体目标不同、社会价值不同、职能不同、利益不同，如何充分调动多元主体参与是医疗保障治理重要的主体策略。

首先，党的领导是医疗保障治理体系和治理能力现代化建设的根本保障。《中共中央关于坚持和完善中国特色社会主义制度、推进国家治理体系和治理能力现代化若干重大问题的决定》中提到：若要想抓住国家治理的关键和根本，需准确把握我国国家制度和国家治理体系的演进方向和规律，突出坚持和完善党的领导制度。党的领导保障了我国国家制度和国家治理体系一直具备显著优势，这也是我国医疗保障事业现代化发展的显著优势。从各地实践情况看，坚持

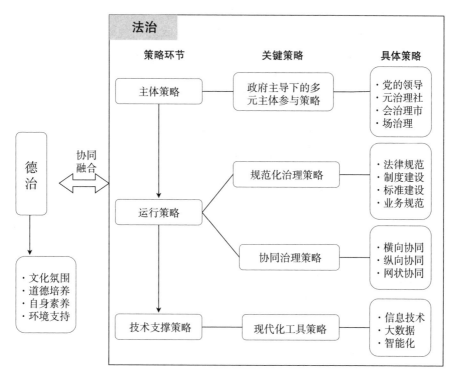

图 6-15　以重大问题为导向的策略环节与关键策略

党的领导,就是要持续不断地贯彻并深入落实符合本地实情的医疗保障改革相关工作要求和部署。

其次,明确医疗保障治理体系和治理能力现代化建设的元治理。医保治理应强调元治理下的多元治理,没有"元",多主体是无法集合一起的。医疗保障治理体系和治理能力现代化改革的"元治理"是一种能够将政府治理、市场治理和社会治理黏合起来的治理模式,使得不同主体在治理中协同发挥作用,实现对医疗保障治理最佳的效果。"元治理"的承担者在整个治理过程中发挥统领作用,为整个治理行为及其过程明确方向、确定框架、制定规则并确保治理绩效。

最后,政府治理、社会治理和市场治理多种治理模式相结合。政府治理是一个过程概念,是指政府与诸多利益相关者通过沟通、协商与互动共同解决公共问题的过程,涵盖信息交换,信息获取和信息提供等内容。此外,政府治理包含两方面的治理,一种是内部治理,即政府对政府自身系统的跨部门间和跨层级间的治理。另一种是外部治理,政府让渡部分权利鼓励社会主体参与而构成的协同治理,是公众表达利益和参与社会管理的重要途径与方法。

狭义上的社会治理是指公民或者其他自愿组成的社会组织等主体,为达到公共利益的最大化直接或间接对公共事务开展的有效管理,这种管理通常指自治层面上的。但也有学者认为社会治理不仅应包括社会组织的"自治",也应包括政府引导社会组织的"他治"。政府医保部门应在完善政府内部跨部门和跨层级治理效率的基础上,鼓励和支持社会组织参与医疗保障治理,尤其应增加政策供给、加大财政支持和培育力度、加快医保信息平台建设等方面。首先,政府需要通过以法律形式规定的正式制度,弥补社会自发性秩序不足的问题,优化医疗机构、专业团体及参保者等参与医保社会治理的机制与环境。其次,政府治理需要培育公民维护自身医保与健康权益的积极性和自主性,通过价值倡导和激励机制建设等方式,鼓励居民积极参与医保监管等关键治理活动中来。最后,政府主要通过各种政策法规来实现对社会组织各项活动的规范与监督,以实现政府的监管职责并推动社会组织实行自律。

而市场治理主要是政府、市场主体及非政府机构作为治理参与者,利用协商、契约、法律、市场机制和规制等方式对市场及市场众多参与者的行为进行约束,以实现市场秩序、公平交易、资源配置及竞争效率等目标的协同行动过程。实现市场治理应该确保市场具备如下特征:①主体权利地位原则上平等;②市场治理具有自愿性;③市场治理具有协商性;④经济行为主体自愿参与博弈;⑤市场治理具有网络性。值得注意的是,在市场治理中,政府主要作为守夜人,制定竞争和交易的法律和规则,确保市场有序运作。然而,对于有众多医疗机构、药品生产及耗材和器械企业参与的市场来说,基于药品专利以及垄断市场往往会导致高昂的价格,进而导致患者无法承担和购买。此外,医疗服务的市场失灵现象也需要政府通过多种方式介入市场的管理。故不同的医保治理问题,需要多元治理主体通过多样化的治理模式相结合,才能更好地推进医疗保障治理体系和治理能力现代化建设。因此,需要厘清政府治理、社会治理和市场治理在医保治理现代化建设中应该承担的作用。

(2)规范化治理策略

问卷调查结果显示超过50%的被调查者认为医疗保障治理体系和治理能力现代化改革需要科学化、规范化和制度化的改革过程。规范化治理是医疗保障治理现代化改革的重要运行策略。

1）法律规范

法律是确保医疗保障治理现代化建设权威性和规范性的基本要素。我国医保亟须对需、供、保三方的责任、权利和行为进行标准化、规范化管理,这就需要建立和落实医疗保障相关法律以保证医疗保障制度的有序推进。针对医保定点医院、定点零售药店等医疗服务提供方,需严格限定其准入资格,可通过医保经办机构与其签订具备法律效力的合同来实现规范化管理。针对需方,则可以通过相应的法律法规来规范和约束个人的就医行为,也可以通过诸如分类给付等方式来提升其费用意识。在医保基金筹集层面,既要保证基金能够按时足额缴纳,还要不断畅通融资渠道、规范和优化有关基金的各项行为操作,以保障医保基金的来源长久稳定,医疗保险管理机构能够良性运转。这就需要发挥相关法律法规准绳作用,确保医保基金的运行和使用按照相关规则和规范严格操作,落实相关组织和机构的各项职权,及时完成医保体系运转的各项任务。

2）制度建设

医保治理的制度建设可以从医保治理制度、医保运行制度、监管制度和保障制度等四个方面来开展。医保治理制度要优化医保的决策环境和组织结构,明确医保治理制度的要素和机构;医保运行制度要对医保的筹资方式、医保支付方式、医保待遇保障、医药服务价格以及医保药品准入等作出明确规定;医保监管制度需要对医保基金运行进行综合治理,优化医保经办服务,防控医保欺诈;医保治理保障制度主要是通过信息化、智能化的平台建设,激励约束机制、协同机制、谈判机制、信用管理机制等机制的有机结合保障医保治理顺利进行。

3）标准建设

标准建设是衡量医保治理成效的重要手段和工具。标准建设可以从以下几个角度探索:①健全全国统一的药品信息目录。确保待遇补偿范围的一致性;②制定定点医疗机构考评标准。科学制定定点医疗机构的考评标准,并定期评价定点医疗机构提供医疗服务的质量以及费用控制情况,提高管理的规范化水平,激励和约束定点医疗机构的行为;③国家统一的医保信息标准及信息平台。2021年9月国家已顺利建成国家医保信息平台主体,并在全国24个省和新疆生产建设兵团上线应用。为推动医保事业高质量发展,应进一步推进标准化建设进度,提高建设质量。

4) 业务规范

基于当前医保经办机构存在的问题应该进行如下改革:①统一医保经办机构设置。各地医疗保险经办机构在名称、隶属关系、具体职能等诸多方面的设置缺乏统一规范,因此需要统一经办机构名称,明确界定医保机构的性质,分级管理不同级别的医保经办机构。②提高医保经办能力。医保经办能力的高低取决于是否具备足够的人力资源、运行经费,以及标准化的信息系统与配备齐全的基础设施等,因此针对当前医保经办能力不足的情况,需增加医保经办人员的数量,加快信息系统建设,通过学习和培训等手段提高经办人员的业务能力,聘用专业性人才。

(3)协同治理策略

医疗保障治理体系和治理能力现代化改革离不开协同治理,医保的协同治理涉及的利益相关者十分复杂,为保障全面协同应该在纵向、横向建立协同机制,形成网状协同结构。

1) 纵向协同

医保治理的纵向协同是指以国家—地方—基层为核心的协同机制,不同层级应该承担不同的治理功能。国家级治理主体主要负责中央、地方以及基层间具体权责的划分,通过对各方的权责范围进行明确来提升中央在制定医疗保障政策时的协调性;地方治理主体(各省、区、市)则主要负责对跨部门、跨市县以及跨行业的协同治理问题进行处理,确保省域内医疗保障政策制定和执行的协调性;基层治理主体主要是治理行动的实施者,要确保医疗保障政策执行的协调性。确保国家—地方—基层纵向治理的有效协同,需要法律法规的权威支持,也需要建立全国统一的医疗保障治理信息平台。

2) 横向协同

医保治理的横向协同指各主体机构的内部协同,以及以政府—市场—社会为核心的外部横向联动。前者主要是指政府各部门的内部协同,政府各部门的职责不同、目标不同,医保治理并非所有部门的核心任务,鉴于此,可以由各级医疗保障部门作为牵头单位,协同有关部门组建医疗保障协同治理平台,各相关部门作为成员单位共同参与医保重大决策,并共同承担相应决策可能带来的后果与风险。后者以政府—市场—社会为代表的外部协同是具象的医保运行的协同治理。例如,药品带量采购需要政府、医院、药企、医保经办机构等多主体平等协商,协议需要明确各方的权利职责,职责履行的评价,以及违约的处罚等。

最后,纵向治理与横向治理相结合,形成治理范围全覆盖的医疗保障治理现代化改革的网状协同结构。

(4) 善用现代化工具的策略

信息化、大数据、智能化的治理工具的开发与应用可以从以下几个方面进行探索:①"互联网+"的模式开展智慧门诊服务,简化门诊诊疗流程,提高门诊服务水平;②建立互联网医院。通过互联网共享诊疗方案、检查结果、检验结果、影像资料、居民健康档案等资源与信息,实现相关资料的实时调阅以及远程会诊;③跨省异地就医的医联网结算服务,实行"一卡通"服务,利用信息化功能审核网上提交的备案申请,节省参保患者的时间;④建立医保信息平台。提供参保者个人参保情况、账户余额、医保台账等信息的查询功能,以及医保常见问题的解决渠道,并帮助参保者及时了解医保报销比例、医保目录等医保最新政策;⑤建立无缝对接的医疗信息系统。建立包括医师、医疗服务项目、医疗设备、药品、疾病诊断等基础数据在内的、能够衔接医疗服务、适应医疗保险并协调与医保基金监管相关工作的定点医疗机构业务数据库;⑥建立"智慧医保"信息管理系统,提高监管效率。通过对基金管理、费用结算与控制、医疗行为管理与监督等复合功能的强化,以及风险预警、指标体系分析、数据查询分析等功能的补充与完善,不断增强"智慧医保"的事前事中事后实时监管功能;⑦建立个人和机构的诚信档案,运用诚信监督机制,对包括政府机构在内的医保各参与主体的行为进行有效监督和管理,对失信行为进行跨部门监管,形成联动;⑧信息化建设推动分级诊疗。建立可以实现预约挂号、预约大型设备检查及化验等功能的医院和社区信息共享平台。对转诊的病种范围、适应症予以明确,并通过信息化手段对转诊病人的就诊程序进行简化,真正实现"病房到病房"无缝对接。

(5) 法治与德治融合策略

医疗保障治理现代化不能单纯依靠法治,还需要与德治相融合。德治是一种非正式制度的约束,它通过道德规范来实现对人们行为的约束,并在此基础上形成一定的社会秩序治理观念与方式。因此,德治也是一个长期的治理方式,它是以中国的文化氛围为背景,在国家和社会提供环境支持的条件下,培养公众合理使用医保基金的自我素质,并基于道德素养来约束其行为。法治是德治的保障,德治是法治的补充,因此,需要将法治与德治有机结合来提高治理效能。

德治是建立在普遍道德共识的基础上,德治治理的主要对象应该是违背基本价值和群体利益的人或事。通过建立诚信机制治理医保机构和个人欺诈骗保等严重失信问题,通过出台相应法律、管理办法和惩戒机制来监管和惩治失信机构、单位和个人。对屡教屡犯者可通过联合惩戒机制建立以甚至法律手段处以重罚,而对于自觉自首、态度良好的违规个人的处罚可以适当减免。除此之外,更需要通过广泛的宣传和倡导行动,诚信文化的建设、及公民社会规范和道德素养的培育行动,促使民众主动规范自身参保和就医行为。形成法律硬约束与舆论道德软约束共同发挥作用的良好格局,保障医保诚信体系的建设顺利开展。

三、小结

基于上述国家医疗保障治理体系的建设方向、总体目标愿景、重点建设领域、核心结构功能以及改革的核心框架等内容,本节提出以价值理念、目标理念、战略理念以及操作理念等为核心的医疗保障治理体系和治理能力现代化改革理念,并构建以医保治理体系的内涵要素结构功能与改革框架为核心的,以目标和问题为导向的医保治理体系和治理能力现代化的改革策略,以期最终为构建医保治理体系和治理能力现代化的改革路径服务。

第七章 中国医疗保障治理体系和治理能力现代化建设行动方案及路径探索

中国医疗保障治理体系和治理能力现代化建设将以多层次医疗保障制度体系、组织体系、法制体系、执行体系和支撑体系为治理体系改革的主体框架,以可持续性的基金筹集运行机制、公平适度的待遇保障机制、高效便捷的医保支付机制、严格透明的医保监管机制与诚信机制、信息化、智能化治理工具的整合机制、治理人才培养和能力建设机制、共建共治网络组织治理机制、医保治理体系和治理能力现代化的问责和考核机制等八大机制为核心支柱,整理推动治理改革目标实现。然而,医疗保障治理体系和治理能力现代化建设不能一蹴而就,本章将基于"一轴—四梁—八柱"为核心的医保治理体系改革核心框架和治理改革战略,围绕医保治理体系和治理能力现代化建设的关键环节和核心领域,系统分析面临的问题、需求及挑战,积极探索并提出建设的阶段性目标及行动方案与实行路径。

第一节 多层次医疗保障制度体系化建设治理策略探讨

我国自 1998 年建立城镇职工基本医疗保险制度以来,经过二十多年的建设与发展,已经建立起世界上规模最大、覆盖全民的基本医疗保障网。面对新时代、新形势下人民健康的新问题、新需求、新挑战,急需推进多层次基本医疗保险制度之间有机链接、系统化发展的创新治理方略研究。

多层次医疗保障制度的有机整合和一体化发展是我国医保治理改革的核心

目标和内容,是医保治理体系的出发点和落脚点,更是医保治理体系改革核心框架的主轴,承担着四大体系与八大支柱的核心价值与目标。本节旨在探索建立以基本医疗保险为主体,医疗救助为托底,补充医疗保险、商业健康保险、慈善捐赠、医疗互助共同发展的多层次一体化医疗保障制度体系的行动方案与改革路径。

一、多层次一体化医保制度体系治理改革背景及框架设计

1. 多层次一体化医疗保障体系治理改革理念提出与发展

我国多层次医疗保障制度建设理念的提出,是伴随着我国卫生体系改革以及国家治理体系建设理念提出和不断深化过程而逐渐发展的。

2013 年 11 月,党的十八届三中全会提出进一步全面深化改革。将完善和发展中国特色社会主义制度,推进国家治理体系和治理能力现代化作为未来改革发展的总目标。首次将国家治理体系和治理能力现代化作为核心改革举措之一,表明治理理念和治理改革将成为指导和引领未来国家政治、经济、民生、法律、文化等诸领域改革的重要指导思想和核心举措。医疗保障体系作为增进人民健康福祉、维护社会和谐稳定、促进社会经济发展的重要制度安排,无疑是国家治理体系建设和改革的重要组成部分。

2016 年 10 月《健康中国 2030》提出了"全民共建共享'大健康'"的治理理念,并明确提出到 2030 年健康领域治理体系和治理能力基本实现现代化,即要以"健康中国"为战略目标,努力形成"共建共享、多元参与、以创新组织和制度为保障、以先进治理技术、手段为支撑"的健康治理新格局,强调为推进健康中国目标的实现,健全以基本医疗保障制度为核心主轴、其他多种形式补充保险和商业健康保险为补充的多层次医疗保障体系,是推进和落实党和国家健康治理的核心支撑。

2017 年党的十九大报告指出"人民健康是民族昌盛和国家富强的重要标志","健康中国建设"作为国家战略已提高到优先发展的地位,实现健康中国建设的关键对策之一就是要实现医疗保障治理现代化。报告指出,全面建成覆盖全民、城乡统筹、权责清晰、保障适度、可持续的多层次社会保障体系。

2018 年 3 月,国家根据《中共中央关于深化党和国家机构改革的决定》组建

国家医疗保障局,为建成多层次医疗保障体系的民生目标、推进我国医疗保障治理体系和治理能力现代化提供了重要的组织保障。

2020年初国务院印发《深化医疗保障制度改革的意见》,提出了"1+4+2"的医疗保障制度总体改革框架,并强调了医保治理的创新性,要求政府与市场应发挥各自作用,以提升医保治理的社会化、法治化、标准化与智能化水平。从医疗保障筹资、运行、待遇、监管等方面对医疗保障治理现代化提出新要求,为加快建立多层次医疗保障体系提供了行动指南。

从上述一系列国家重大改革政策的相继出台可以看出,继续深化中国的政策体制创新、深度挖掘中国社会一切资源,通过将治理融入一切改革,探索进一步释放中国制度体制的活力的新路径,已经成为中国决策者及社会的重要共识。因此,无论是国家总体改革主张还是健康中国战略、卫生体制以及医保体制改革,治理理念和治理探索都成为最亮眼的主题词。因此,对于医保部门来说,未来,如何在国家治理改革新的战略引领下,紧扣"共建、共治、共享"的治理理念,通过医保治理体系和能力建设,推进以人民为中心的医保目标的全方位实现无疑成为下一阶段改革的核心内容之一。不断探索和完善多层次一体化医疗保障制度体系,既是实现医保治理体系和治理能力现代化的核心目标,也为确保这一目标实现提供了基本制度和工具保障,是支撑我国医保治理体系改革工程的主轴和栋梁。然而,我国医保治理理念和思想并不是凭空就产生的,而是伴随我国国家总体改革与治理理念的发展演变而逐步发展起来的。医保治理改革理念提出与演变发展时间脉络图见图7-1。

2. 多层次一体化医疗保障体系治理改革框架设计

医保治理体系改革的一项重要目标就是要通过系统的治理改革,在充分明晰每个制度主体的权责、任务、作用、功能、地位和彼此关系的基础上,通过医保治理体系的构建,在原本分散、各自独立、碎片化的各项制度内部和制度之间建立起有机的联系,形成相互支持、有机关联、协同配合的系统化、一体化制度体系,进而成为满足多层次、差异化、多样化需求的有机医保制度整体,即建立多层次一体化的医疗保障制度体系。这一制度体系的建立将以医保部门主导的基本医疗保障制度与其他政府部门(社保、民政等)及市场和社会主体参与主导的多元医疗保险制度的有序衔接及不断拓充、发展和完善为目标,以不断满足人民群众多样化、多层次需求的整合一体化的医保制度体系为治理改革的出发点和落

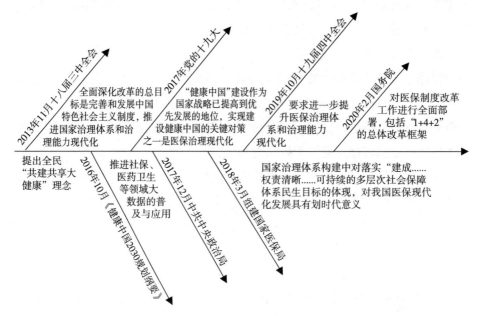

图7-1 我国医疗保障体系治理改革理念提出与演变发展时间脉络图

脚点,以医保治理体系的建立和能力现代化为核心策略和实现路径。

其中,以政府为主导的基本医疗保险制度,其角色定位是提供主体层保障,是应对疾病负担风险的第一重保障屏障。大病保险,是主体层基本医疗保险制度的延伸,具有普惠性质,其功能定位是为重大疾病、大额费用疾病等参保人群提供第二重保障。医疗救助制度是托底层,通过政府财政转移向困难人群提供第三重保障,以政府责任实现兜底功能。

以市场和社会为主体的多元医疗保险形式构成了补充层模块,其中商业健康保险在多层次医疗保障体系中与主体层形成紧密关联,扮演着"补充+参与"的角色。医疗互助是对大病保险的非制度性补充,让更多人群以小额成本自愿参与大病医疗互助计划,化解参保人大病医疗费用造成的经济负担,减轻政府财政救助的资金压力。慈善捐赠则是对医疗救助的补充,以社会力量提供慈善捐赠、爱心捐赠和公益服务等形式,充分发挥医疗慈善事业在化解重大疾病风险中的辅助作用,防止未纳入医疗救助制度的困难群体因病致贫。医疗互助和慈善捐赠以非制度形式,与制度化的医疗救助、应急医疗救助共同构成了我国的医疗救助托底体系。

未来医保制度体系的拓展功能模块:为了应对未来老龄化社会的挑战和当下全球公共卫生环境变化,我国还应不断拓展应对新需求的保障制度供给,逐渐形成以老年人护理为目标的长期护理保险制度;覆盖应急医疗救助和基本公共卫生服务项目的医防融合制度保障,确保在重大突发传染病疫情防控、救治、检测和疫苗支出等各方面发挥重要的保障作用,逐渐形成多层次医疗保障体系的拓展层雏形。未来,面向健康中国建设行动,还需要逐步探索实现疾病预防、早期诊断、生育待遇、疾病治疗和康复护理一体化的健康保障。

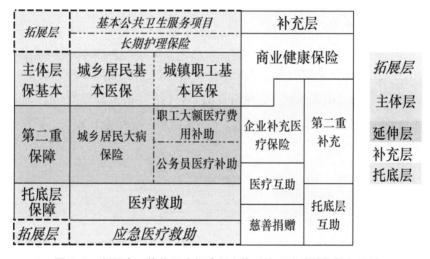

图7-2　多层次一体化医疗保障制度体系治理改革结构框架设计

二、推进多层次一体化医保制度体系治理改革面临的问题及挑战

当前,我国多层次一体化医保制度体系建设存在众多问题,主要表现在:①不同医保制度在筹资、待遇、福利包设计等方面存在巨大差异,制度碎片化仍然突出,如何消除制度差异,逐步推进主体层基本医疗保障制度有机衔接和整合是医保治理改革需要聚焦解决的核心问题之一。②同一医保制度内部的差异性及地区间、部门间、群体间的待遇水平存在参差不齐问题,以及如何通过跨部门协同提升统筹层次以解决由于基金池规模小而分散所导致的统筹层次低、保障能力差、抗风险能力弱等问题。③医保制度主体层、补充层、拓展层的制度间缺乏有机关联和互动是比较突出的问题。④补充层、拓展层的制度应如何设计、完

善,并有机融合到现有的多层次医疗保障体系中是未来医保治理改革的一项重要内容。⑤亟待对补充层中新兴的互联网医疗互助及慈善捐助市场的合法化及如何进行有效监管等问题进行研究。

1. 医保制度尚不完善、功能定位不清晰,制度间难以有效衔接

"十三五"以来,我国医疗保障体系建设已取得初步进展,但随着我国人口结构的改变、居民卫生服务需求的变化以及经济发展的新态势,对我国医疗保障制度又提出新的功能诉求,制度顶层设计仍需动态调整和完善。首先,由于各地区经济发展不平衡、医疗消费水平差异大等原因,目前,基金统筹层次偏低,很多地区的医保市级统筹改革还未做实,省级统筹还未全面推进。其次,城乡之间基金结余差距较大(见图7-3),职工医保个人账户基金大量闲置,医保基金逐渐呈现向人口流入地集中的趋势。据《2020年医疗保障事业发展统计快报公布》统计,2020年末基本医疗保险(含生育保险)累计结存31373.38亿元,东部六省的职工医保统筹基金结余占累计结余56.6%,虽然滚存结余比较大,但其中1/3结余来自个人账户。

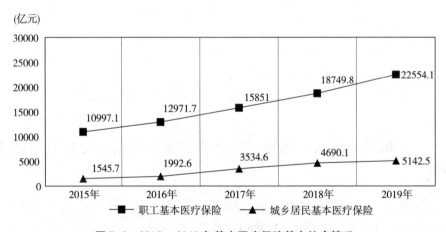

(亿元)

图 7-3 2015—2019 年基本医疗保险基金结余情况

此外,我国的商业健康险、慈善医疗仍处于探索阶段,发展目标较为模糊,发展空间有待拓展。较为突出的问题包括:需求较大的大额医疗费用保险、护理保险等产品市场占比极低,健康预防服务产品种类稀缺;大病保险交由商业保险公司经办,其对应的制度安排和管理还不成熟;慈善医疗的定位和作用尚未引起关注,缺乏充分的政策支持。同时,不同医保制度呈"碎片化",地区间的差异较

大,难以实现有效衔接。

2.医疗保障制度覆盖深度不够,部分群体保障需求供应不足

首先,随着经济发展和生活水平提高,人们的健康期望与保障需求也在不断提升,基本的医疗保障供给难以满足人民对健康保障的更高期待及多样化、个性化需求。而目前商业健康保险也存在市场空间拓展和产品研发不足的现状。其次,因病致贫、因病返贫现象依然存在,医疗救助兜底保障功能还需进一步拓宽延伸。另外,长期失能患者、失能老人因缺乏护理费用保障而陷入困境,如何满足大量老年人口的医疗护理需求尚缺乏系统的制度安排。

3.医疗保障在应对人口结构变化、新需求、新挑战等方面的制度供给不充分

通过比较2012—2019年各省基金累计结余发展趋势和2019年的老年人口抚养比,发现各省医保基金比例与老年人口抚养比形成剪刀差,东北地区、西南地区、西北地区面临着年度医保基金结余低、基金亏空风险、劳动力人口流失、老龄化导致的高抚养比等多重压力(见图7-4)。伴随着城镇化进程,我国流动人口规模愈发庞大。如何有效化解流入地与流出地之间基金结余不平衡以及打破户籍地参保限制,对医保制度建构与发展提出了新的挑战。

重大传染病疫情的频发,促使我们进一步思考医保制度在公共卫生领域中的角色定位和功能作用,以及公共卫生与医保制度如何长效融合。此外,医保制度建设的最终目标是实现健康中国,这需要跨部门、多主体的协调,而目前我国政府多部门间沟通联动机制不健全、市场参与医保管理积极性不足以及社会力量发展不够充分等问题都导致多层次医疗保障制度无法有效发挥其效能,护航健康中国之路的健康保障制度探索仍步履艰难。

三、多层次一体化医保制度体系治理改革总体思路和目标设计

1.总体思路

以习近平新时代中国特色社会主义思想为指导,坚持以人民健康为中心的理念,建成并完善覆盖全民、城乡统筹(区域统筹)、权责清晰、关联强劲、支撑有力、系统性、协同性良好的多层次一体化医保制度体系。通过治理推进各种制度有机整合,统一标准,完善政策,提升统筹,落实机制,推动多层次医疗保障制度协同发展和有效衔接,不断增强医疗保障制度的公平性、均衡性,综合发挥面向

各省医保基金结余和老年人口抚养比情况（亿元，%）

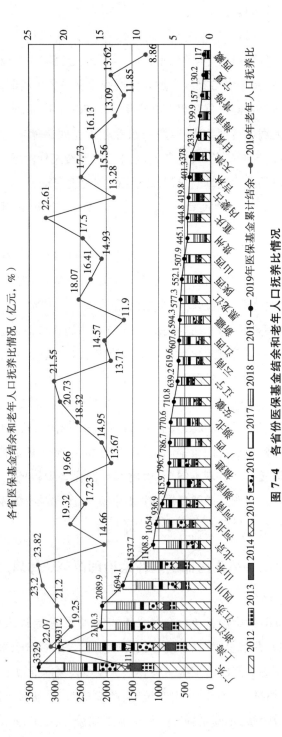

图7-4　各省份医保基金结余和老年人口抚养比情况

不同群体的多样化医疗保障制度的健康保障作用,推进医疗保障事业和医药健康服务产业高质量高效率发展,满足人民群众多样化、个性化的医疗和健康保障需求。

2.目标设计

目标设计应遵循问题与需求靶向、目标与结果导向相结合的原则,推进医疗健康保障全覆盖,不同医保制度协同化、一体化、可持续发展原则。

(1)总目标设计

以构建结构清晰、功能明确、有机关联、多层次一体化医保制度体系为治理改革的主轴和目标,实现医疗保障制度主体层一体化、托底层精准化、补充层专业化,拓展层制度化,消除各项制度的碎片化和彼此分割现象,推进各层制度之间有机衔接、协作、融合和整合统一,未来将建成全面成熟的多层次一体化医疗保障制度体系,实现高水平全民健康覆盖总目标。

(2)分目标设计

多层次一体化医保制度体系治理改革目标的实现可分为三步走:

第一步,优先解决医疗保障制度不完善、碎片化、彼此割裂、统筹层次低等一系列问题,优化医保制度主体层制度设计,初步探索不同医保制度之间的衔接、协同和联动的可行途径。到2025年,瞄准多种制度碎片化问题,夯实基本医疗保险、大病保险和医疗救助等医保制度市级统筹,推进省级统筹。试点创新改革个人账户实现两大基本医疗保险制度的有序衔接与融合,广泛开展试点,探索长期护理保险制度的服务模式和角色定位,探索基本医保与公共卫生服务医防融合,实现多层次医疗保险制度之间的有效衔接,医疗保障得到高质量发展。

第二步,在完善医疗保障制度的基础上,深化跨部门协作,推进制度之间的有机衔接和进一步融合。到2035年,全民医疗保障制度体系成熟定型,全面建成涵盖长期护理保险在内的多层次医疗保障制度体系。以推进基本制度整合为目标,通过职工医保家庭共济账户等多种路径探索,加快两种基本医保制度的融合,实现不同群体的医保政策、制度和标准统一、筹资和服务利用公平均等目标;初步探索降低医保区域风险或提高基金统筹的可行方式,实现医保基金的中长期精算平衡和稳健持续运行,医保治理现代化水平显著提升,更好保障健康中国规划目标的实现。

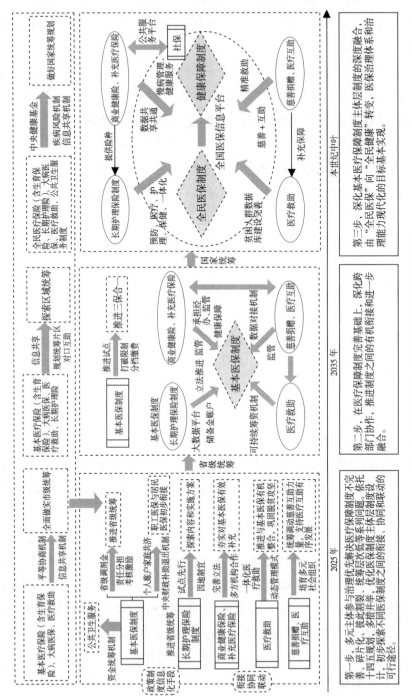

图7-5 多层次医疗保障体系治理的时间轴设计

第三步,到 2050 年,推进"全民医保"向"全民医保健保融合"转变,医保治理体系和治理能力现代化的目标基本实现。面向未来的全民医保制度实现"质"的提升,多层次医疗保障制度体系的结构和功能进一步优化,制度间真正融合和顺畅衔接,多层次医疗健康保障制度实现对民众需求的全方位、全周期、全人群的广度覆盖和深度覆盖;完成区域统筹迈向国家统筹的可行路径探索,实现国家医保基金风险统筹,探索医保基金在多种制度和地区之间依据风险概率进行灵活调整和统一配置的有效机制,实现医保制度对预防、治疗、康复、护理、保障的有效覆盖,为我国卫生事业跻身世界前列提供经济保障,实现多层次的医疗保障制度从"保疾病"走向"保健康"的大目标。

四、多层次一体化医保制度体系治理改革主要内容和举措

1. 多元主体参与治理,优先解决医保制度不完善、碎片化、统筹层次低等一系列问题

到 2025 年,通过中央与地方政府及政府、市场、社会组织多元主体参与及高效协商、合作,以下列八大治理举措作为协同实施路径(见图 7-6),在"十四五"规划期间内,初步解决医疗保障制度不完善、碎片化、彼此割裂、统筹层次低等一系列问题。

(1)按照制度政策统一、基金统收统支、管理服务一体的标准,各省市全面做实做细基本医疗保险(含生育保险)、大病医保和医疗救助的市级统筹工作

1)夯实医保政策制度市级统一。制定统一的市级基本医疗保险、大病保险、医疗救助等制度的参保范围、筹资标准和待遇水平;制定统一的医保目录、医疗服务价格、招标采购和支付方式。(建议由医保局牵头,卫健委、民政、财政部门按职责分工负责)

2)建立健全门诊共济保障机制,逐步将门诊费用纳入统筹基金报销,出台市级统一的待遇保障清单。依托、改造现有市内异地就医信息平台,完善信息共享机制,打破县(区)、城乡区域限制,逐步实现地市范围内参保人员一卡自由流动就医。(建议由医保局牵头,财政部、卫健委、各地医保经办机构等按职责分工负责、各省市医保局进行部门协作)

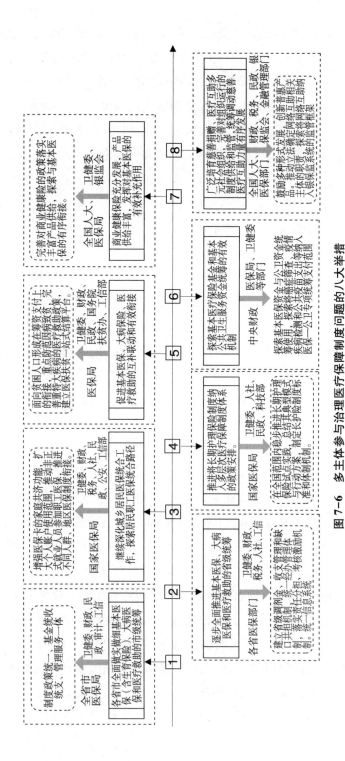

图7-6 多主体参与治理医疗保障制度问题的八大举措

3）全面推动医保基金市级统收统支,统一基金的预决算管理和收支计划。实行基本医保(含生育保险)、大病医保和医疗救助当期基金的市级统收统支,对管辖范围内县(区)历年形成的累计结余在经专项审计后,抽调一定比例资金进入到市级医保统筹调剂基金池,以调剂地区间结构性收支矛盾。配套地方政府责任分担机制和考核奖惩措施,按照"基金统一收支、市级分账核算、责任分级负责、缺口合理分担"原则,建立事权与财权相匹配、激励与约束相结合的下一级政府责任分担机制,落实县(区)政府对本地医疗保险的主体责任。(建议由各市县级政府部门协商,各省市级医保局会同审计、财政等部门按职责分工负责)

4）实行管理服务一体化,统一经办服务和定点服务管理。统一全国医保信息系统,高标准建设统一数据口径和端口的全国一体化医疗保障信息平台,实现数据向上集中、服务向下延伸;统一经办服务,统一三个层次医保制度的业务经办流程和服务规范。规范健全市、县、街道经办管理服务网络,推进医疗保障统一联网,实现跨县(区)一站式服务、一窗口办理、一单制直接结算;统一定点服务管理,各省制定并执行市级统筹区内统一的定点医药机构协议管理办法,实行分级分类精细化管理,定点医疗机构和定点药店在各县区互认,实行医疗机构门诊(慢病、特病)市级统筹、住院疾病市级统筹。(建议由各省市级医保局牵头,会同卫健委、工信部等部门与医保经办机构,按职责分工负责)

（2）"十四五"期间,探索、总结现有省级统筹试点经验,逐步全面推进基本医疗保险、大病医保和医疗救助的省级统筹

1）探索单个医保制度不断提升统筹层次,共同推进省级统筹。职工基本医保在夯实市级统筹的基础上,鼓励条件成熟的地区先行,渐进式依次推进省级统筹(建议由国家及省医保局牵头、财政部、税务总局等按职责分工负责)。如以海南省为例,2020年1月1日起,海南省率先在全国实现医保基金省级统筹,实行全省统一的城乡居民基金、城镇职工医保基金统收统支管理(见图7-7)。

2）建立省级调剂金,逐步向统收统支的筹资方式过渡。各地市在省级统筹之前的历年累计结余,可由各市级医保局代为管理;实行省级统筹后,省级按各地市统筹基金的一定比例收取调剂金,设立对年度省级调剂金上缴比例和拨付调控指标,并设置上缴和拨付封顶线,市级基金的当期收支缺口,由历年各地市基金结余和省级调剂金按比例合理弥补。在以省级调剂金推动各地市医保基

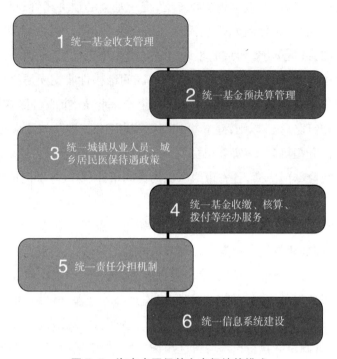

图 7-7　海南省医保基金省级统筹模式

金收支平衡的态势下,逐步推进医保基金统收统支工作。(建议由省级医保部门牵头,会同各市级医保部门、各级财政部门协同推进)

3) 建立风险共担的收支管理和缺口分担机制,强化省级统筹基金预算管理。在基金征收方面,采取"超收自留,差额弥补"的办法。各地市每年需要完成省财政厅、医保局和税务局等有关部门联合下发的任务要求,对于当年度医保基金实际征收超出征收任务规定的地市,其超收部分可由该地市留存以备弥补可能存在的基金缺口;而对于未能完成征收任务的地市,其差额部分则由当地医保基金结余支付或地方财政予以弥补。同理,在基金支出方面,实行"节支奖励,缺口共担"。若各地区出现基金收支缺口,首先使用历年基金结余弥补,不足以弥补的部分,由调剂金给予(见图 7-8)。(建议由国家医保局牵头,各省医保局、财政厅、税务局按职责分工负责)

4) 统一经办服务、优化管理体制。首先,初期可以效仿养老保险基金省级统筹管理的模式,经办机构实行地(市)以下垂直管理,地(市)级经办机构在省级进行统一直接考核;成熟期则依照国家金融、税务机构的管理模式,对一切资

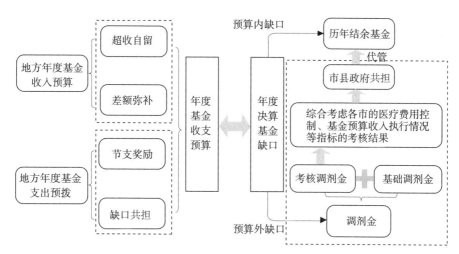

图7-8 省级统筹各地市基金预决算风险共担机制示意图

源实行全面垂直管理,构建出一套超脱于地方政府的垂直管理机制。(建议由国家医保局牵头,人社部、财务部、卫健委、各省政府、省医保局按职责分工负责)

5）落实各级政府部门间的责任分担机制。省级医保部门牵头负责区域内医保基金省级统收统支相关工作的组织实施,制定全省医保基金安全运行及基金监管工作方案;省级卫生健康部门负责制定医疗机构、医疗服务行业管理办法。各级财政部门负责按规定落实财政应负担资金并按规定拨付到位,做好医保基金预决算编制相关工作;各级税务部门按规定将医疗保险征收到位,配合编制医疗保险医保基金年度预算收支草案。(建议由省级医保部门牵头,卫生部门、人社部门、财政部门、税务部门按职责分工负责)

6）建立对地(市)、县的考核和激励机制,制订并颁布全省统一的量化考核办法。依据对基金征缴、基金收支预算管理、定点服务机构管理等工作的量化考核结果,采取"奖优罚劣"措施,以促进各地区医保管理责任落实。(建议由省级医保部门、卫健委、财政厅等部门联合推进)

7）统一医保信息系统,实现医保数据共享、监控与分析。一是利用信息化手段,构建出可统一管理省、地(市)、县医保经办机构财务、业务、统计、稽核等工作的集成平台。二是运用信息技术实现动态网络化管理,制定全国统一的定点医疗机构数据接口规范,确保就医明细数据准确传送。另外,建立汇集统计、分析、预警、预测等多功能模块于一体的全国联网系统,以实现全国医保数据互联互通,管理部门可随时对全国医保基金、定点服务运行情况进行实时监控、数据汇总与分析。(建议由省级医保部门牵头,卫健委,工业和信息化部按职责分工负责)

(3)继续深化城乡居民医保统合工作,探索居民医保、职工医保的融合路径

1)根据《健康中国2030规划》,"十四五"规划期间各省落实城乡居民基本医保制度,实现在人群覆盖、筹资标准、保障水平、医保目录的四个统一。统一城乡居民的个人缴费标准,统一中央和各级财政对城乡居民的补助标准,实行市级统筹和统一定点医疗机构管理以及统一城乡居民医保用药、诊疗项目和医用耗材。落实管理部门在经办流程、信息系统、定点管理和基金管理的四个统一。(建议由国家及省医保局牵头,卫健委、财政部、工业和信息化部按职责分工负责)

2)对职工个人账户进行功能性转化,增强医保卡的家庭共济功能。总结医保卡的试点经验(见表7-1),到2025年,联合公安及其他部门,通过部门协同完成医保卡信息系统基础数据的全面升级,扩大医保卡的使用人群,增强医保卡的使用便捷性,通过手机App或者社保自助一体机实现医保卡关联直系亲属信息,转移个人账户历年结余,建立家庭共济账户,将医保卡历年结余资金用于家庭成员在统筹区域范围内的使用,以此鼓励职工家属纳入职工医保的范畴,扩大职工医保人群和基金池,减少政府对居民医保的财政投入,将基金池产生的经济效益和财政结余用于统筹区域内的大病医保、医疗救助和公共预防性支出等,进一步提升医疗保障待遇水平。(建议由国家医保局牵头,财政部、公安部、统计局、民政部等按职责分工负责)

3)以医疗服务资源整合机制,扩大个人账户的使用范围和使用区域。基于医疗服务整合,实现对区域内可支付挂号费、门诊慢病特病、健康体检、非计划免疫接种、远程诊疗和家庭医生签约服务费,以及缴纳家庭成员城乡居民医疗保险、大病保险和商业健康保险等项目费用的统筹,扩大购买定点药店药品和医用耗材、辅助器具等的范围。(建议由医保局牵头,卫健委等按职责分工负责)

4)打破户籍限制,推动城乡流动人口、非正式就业人员从城镇居民基本医疗保险向城镇职工基本医疗保险的灵活转续。测算流动人口、非正式就业人员的基数和流动方向,推动放开在就业地参加社会保险的户籍限制,加快两个制度的融合,减轻居民医保的财政负担。以税收优惠、中央财政补助退出机制(逐年减少)鼓励用人单位为非正式就业人员投保,针对"非正式就业人员"的分类和

收入差异设置针对性的缴费政策。（建议由国家医保局牵头，与人力资源社会保障部、财政部、税务部门做好衔接工作）

5）协同政策、制度和信息等手段，推进不同制度、人群、不同地区医保制度衔接。加速各省市医保信息数据标准化进程及信息共享机制的建立，推进不同医保制度、不同人群、不同地区之间的医保政策、制度及信息平台的衔接，以一站式便民服务推动异地就医转移接续服务流程化、便捷化，通过多种经办创新治理手段不断提升百姓对医保制度的获得感。（建议由国家医保局牵头，各地区政府部门、人社部、民政部、卫健委、工业和信息化部等按职责分工负责）

表7-1　城镇职工医保卡个人账户实现家庭共济的试点经验

省市	使用人群	使用范围	使用便捷性
山东省	配偶、子女、本人的父母、配偶的父母	参加居民基本医疗保险、长期护理保险的个人缴费；近亲属住院期间个人负担费用；本人及近亲属健康检查费用；在定点零售药店购买药品。	山东省将加快持续推进"互联网+"医保服务模式创新。同时，聚焦城乡居民关切，加快建立家庭共济系统，通过医保电子凭证实现医保个人账户资金在家庭成员中互助共济，支持老年人和未成年人由直系亲属代为激活医保电子凭证。
绍兴市	配偶、子女、父母，不包括岳父、岳母、公公、婆婆以及旁系亲戚，而且须在参保人和近亲属的医保待遇正常的情况下才可以进行家庭共济	(1)在浙江省定点医药机构发生的按规定由个人承担的自理、自付、治疗性自费门诊医疗费用；(2)近亲属使用除国家扩大免疫规划以外的预防性免疫疫苗费用；(3)支付近亲属购买商业健康保险。	通过浙江政务服务网办理（电脑端）或通过"浙里办"App办理（手机端）两种方式。
福建省	创建者的直系亲属，包含配偶、未成年子女等，家庭成员应属于我省基本医疗保险的参保人员	在定点医疗机构门诊和住院发生的由个人承担的医疗费用；在定点零售药店购买药品（准字号、中药饮片）医疗器械（食药监械字、药监械字）和消毒用品（卫消字）的费用；接种预防性免疫二类疫苗的费用。今后，共济金还可用于支付在定点机构体检的费用、缴纳城乡基本医疗保险费用、购买与基本医保相互衔接的补充商业保险等。	闽政通 App

续表

省市	使用人群	使用范围	使用便捷性
合肥市	本人及其家庭成员	在定点零售药店支付购买药品(准字号药品、中药饮片)、医疗器械(食药监械字、药监械字)、消毒用品(卫消字)、保健食品(国食健字、卫食健字)费用,支付家庭医生签约服务费。	未说明
柳州市	配偶、子女、父母、配偶父母(最多可授权6名家庭成员使用本人的个人账户)	柳州市(含五县及柳江区)定点医疗机构门诊或住院使用医保就诊产生的由个人负担的费用。	只需持本人社会保障卡原件(尚未领取社会保障卡的提供医保卡原件、身份证原件)、医疗保险证原件及复印件、亲属的医疗保险证原件和复印件,到柳州市定点医疗机构或定点药店办理授权绑定手续。
眉山市	配偶、夫妻双方父母、子女	定点医药机构的医疗服务、药品等费用,家人只能使用持卡人卡上的个人账户资金,并不能享受医疗保险报销。	参保人需先到参保地医保经办窗口填写《眉山市基本医疗保险个人账户扩大使用范围使用人信息登记表》申报登记使用人,待"眉山智慧医保"微信公众号增加申报登记功能后,也可通过"眉山智慧医保"微信公众号申报登记。

（4）基于试点先行,结合典型案例,推进将长期护理保险制度纳入多层次医疗保障制度体系的政策安排

1）以试点先行,抓取典型,以点带面逐步铺开,促进医养相结合,在全国范围内稳步推进长期护理保险试点实践。"十四五"期间,可将经济较为发达、公共护理设施和机构较为完备的城市作为试点(见表7-2),以职工基本医疗保险参保人群作为先行试点实施对象,将重度失能人员、高龄老人等作为优先服务对象。多部门联动,因地制宜制定长期护理的提供形式,提供基本生活照料和医疗护理,条件成熟后再逐步扩大制度覆盖人群及保障范围。（建议由国家医保局牵头,人社部、卫健委、民政部等按职责分工负责）

2）总结长期护理保险的典型模式和行动方案,制定长护险制度标准、完善体制机制安排。根据经济发展水平和人口年龄结构变化,将面向全周期的、全人群的长期护理保险制度纳入多层次医疗保障制度体系中。在条件成熟地区推进

表 7-2　长期护理保险试点城市比较

地区	保障对象	资金筹集				待遇标准
		医保统筹基金划转	个人缴费	政府财政补助	单位缴费	
成都市	职保	试点阶段全部由医保统筹基金和个人账户划转	未退休人员：职保个人账户基数 0.1%（40 岁以上，40 岁以下、40 岁以下，40 岁以下，退休人员：职保个人账户 0.2%）退休人员：职保个人账户 0.3%	退休人员职保个人账户划入基数为缴费基数 0.1%/（人 * 月）	职保缴费基数的 0.2%	机构长期照护：定额支付标准按照失能等级对应照护费用的 70%［照护一级 1676 元/（月 * 人），照护二级 1341 元/（月 * 人），照护三级 1005 元/（月 * 人）］；居家长期照护：额支付标准按照失能等级对应照护费用的 75%［照护一级 1796 元/（月 * 人），照护二级 1437 元/（月 * 人），照护三级 1077 元/（月 * 人）］
齐齐哈尔	（市本级含梅里斯区）职保（含不含梅里斯区）灵活就业人员）		30 元/（人 * 年）	30 元/（人 * 年）		医养护理服务机构：每人日定额 30 元，由长期护理保险基金支付 60%；养老护理服务机构：每人日定额 25 元，由长期护理保险基金支付 55%；居家接受养老护理服务机构或养老护理服务机构护理服务：每人日定额 20 元，由长期护理保险基金支付 50%
广州	职保		30 元/（人 * 年）	30 元/（人 * 年）		医疗护理费：最高支付限额为每人每月 1000 元；机构护理：75%（基本生活照料费用按不高于 120 元/（人 * 天）；居家护理按 90%，基本生活照料费用按不高于 115 元/（人 * 天）

地区	保障对象	资金筹集				待遇标准
		医保统筹基金划转	个人缴费	政府财政补助	单位缴费	
青岛市	职保	医保个人账户的0.2%+医保统筹基金的0.5%		30元/(人*年)		1. 职保报销比例90%；居保一档报销80%，二档报销70%。医疗护理方面：专护三级医院210元/天，二级医院180元/天；院护65元/天；家护一档220元/天，一档1500元/年；失智专区：长期照护，短期照护65元/天；日间照护50元/天 2. 生活照料方面：入住机构评定为三、四、五级的参保职工限额标准分别是660元/月，1050元/月和1500元/月，其中个人自负10%；重度失智参保职工限额标准为1500元/月，巡护的三、四、五级的参保职工限额标准分别是150元/周，250元/周，350元/周(含个人自付部分，个人自付10%)
石河子	职保	医保以每月参保人数为基数15元(人*月)的标准划拨		上年度60岁以上老年人、重度残疾人的人数为基数，分别按40元(人*年)标准补助		机构护理按70%的比例报销，每月支付限额为750元；居保自行护理，非定点机构护理，25元/日计算，每月750元直接支付给参保人
	居保		24元(人*年)	上年度60岁以上老年人、重度残疾人的人数为基数，分别按40元(人*年)标准补助		

面向全民的、全周期的基本护理保险,满足国民多样化的健康需求、提升生活质量和幸福感。总结长期护理保险的典型模式和行动方案,探索建立长期照护等级认定标准、项目内涵、服务标准以及质量评价等行业规范和体制机制。(建议由国家医保局牵头,卫健委、人社部、民政部、科技部等按职责分工负责)

(5)促进基本医疗保险、大病保险、医疗救助的互补联动与有效衔接形成多重保障合力

加强医疗救助与基本医保制度的有效衔接,有力推动医疗救助高质量发展,夯实医疗救助托底保障功能,精准确保城乡困难群众获得医疗救助的权利公平和待遇公平,充分发挥基本医保、大病保险、医疗救助三重制度在减轻城乡困难群众医疗费用负担方面的综合保障、梯次减负的作用。"十四五"时期,我国进入后扶贫时代,推进医疗救助制度与目前职工医保特别是居民医保的有机整合,更好巩固脱贫攻坚、医疗精准扶贫成效。

1)基本医保、大病保险、医疗救助面向贫困人口形成在筹资支付上的有效衔接。对特困人员和农村建档立卡贫困人口在参保缴费上给予补贴,通过医疗救助等多种形式逐步解决贫困人口参保基金的资助问题。巩固完善大病保险倾斜支付政策,并通过设计单个制度提高报销比例、降低起付线,多制度间保障衔接机制等具体措施,实现对多制度协同保护贫困人口的制度目标。(建议由医保部门、民政部门等按职责分工负责)

2)巩固拓展健康扶贫成效与乡村振兴有效衔接,财政要加大对深度贫困地区的倾斜力度,重点防范因病致贫。配合国家乡村振兴大政策和战略、实施方案,巩固拓展健康扶贫成效与乡村振兴有效衔接,全面推进健康乡村建设,加强妇幼、老年人、残疾人等重点农村人群健康服务保障。实行农村低收入人口、因病致贫、返贫人口的动态监测预警,对绝对贫困和低收入人群建立长期健康扶贫追踪的兜底保障机制;对因病致贫人群,可参考"灾难性卫生支出"的标准设置医疗救助水平,合理提高政府补助标准和个人缴费标准,健全重大疾病医疗保险和救助制度。(建议由财政部门、医保部门、民政部门等按职责分工负责)

3)完善重特大疾病的医疗救助政策,分类分档细化农村贫困人口救助方案,根据家庭收入状况和实际医疗支出进行医疗救助动态分级管理。在此基础上,对医疗费的负担仍然较重,可在确保医疗救助资金运行平稳的情况下,合理提高年度救助限额。(建议由国务院扶贫办、民政部门、医保部门、财政部门等

按职责分工负责)

4)建立医保扶贫"一站式"结算平台。积极协同卫计、扶贫、民政、财政等部门,依托医保结算平台,将各项健康扶贫医保政策纳入一个系统,简化报销手续,同时加快推进贫困地区乡镇医院纳入全国异地就医直接结算系统。(建议由医保局、民政、财政、卫健委、国务院扶贫办、工业和信息化部按职责分工负责)

(6)探索基本医疗保险基金和基本公共卫生服务资金的有效统筹机制,推进医防融合从制度外衔接逐步过渡到制度内衔接

1)探索基本医保基金与公卫资金统筹使用。做好公共卫生服务资金预算,逐步将公共卫生服务资金纳入医保部门进行统一管理,实现公共卫生服务和医疗服务有效衔接。(建议由国家医保局,会同卫健委、国家疾控局、财政部门协同推进)

2)在公共卫生服务资金使用安排上,形成年度财政补助、历年基本医保结余支付和公共卫生资金协同统筹的资金使用办法,探索将癌症筛查、疫情疾病检测和公共疫苗支出等纳入医保—公卫专项统筹支付范围,实现基层预防—分级诊疗—医疗服务无缝衔接。(建议由中央财政政府牵头、医保局、国家疾控局和卫健委等部门协同推进)

(7)到2025年,商业健康保险充分发展,产品供给丰富,发挥对基本医保的有效补充作用

1)完善对商业健康险的政策落实。首先,政府加快制定商业健康险的行政法规,做好市场监管与信息平台的对接以及各方机构考核机制与风险分担机制的完善。其次,政府加大对商业健康保险市场的支持力度,出台激励措施,给予商业保险税收优惠政策,个人购买商业健康保险可给予适当补助,政府部门就商业健康保险的公共价值、配套政策及投保条件向公众进行解读,激发群众对医疗与商业健康保障补充的信任与需求。(建议由全国人大、卫健委、国家金融监督管理总局、税务部门等按职责分工负责)

2)丰富产品供给,探索与基本医保的有序衔接。谋求与医疗、医药、体检、护理等机构合作,发展健康管理等新型组织形式,依托医疗卫生数据库建设精准定位需求,开发普惠性、适配性较好的产品。鼓励个人账户历年资金结余充足的参保人购买与基本医保相衔接的商业健康保险,进一步提高参保人应对重特大疾病的保障能力。如在现有探索中,2021年3月4日南京市医保局发布职工个人账户可以用于购买"南京惠民保"的政策方案。(建议由医保局牵头、国家金

融监督管理总局和卫健委按职责分工负责）

（8）广泛培育慈善捐赠、医疗互助等多元保障，完善对多元保障的制度供给和监管，统筹调动慈善、医疗互助力量有序发展

1）通过财政补助、税收优惠等政策鼓励慈善捐赠和医疗互助多元化发展，创新普惠性产品，实现第二次医疗救助托底。鼓励创新医疗互助模式，探索农村医疗互助、社区医疗互助、职工医疗互助、网络医疗互助等多种形式，鼓励创新普惠性的医疗互助产品，拓宽疾病覆盖项目和人群范围，实现大病人群、困难人群的第二次医疗救助托底。（建议由财政部门、税务部门、民政部门、国家金融监督管理总局等按职责分工负责）

2）推动立法，明确网络互助筹资管理的责任主体，探索将网络互助纳入银保监系统及医保的监管框架。依法建立完善的资金监管制度，可考虑由金融管理部门监管网络互助平台的资金。在配套措施上，政府引导搭建一个透明、高效、严谨的医疗互助信息平台，出台行业指导意见，建立完善公示制度、信息审核评估制度和监督举报制度等机制。（建议由医保部门、全国人大、国家金融监督管理总局、金融管理部门按职责分工负责）

2.深化跨部门协作，推进多层次医保制度的有机衔接和融合

（1）打造一体化基本医保制度，推动各省基本医保制度的整合

借鉴已有三保合一制度的探索经验，鼓励医保政策完善、设备齐全、基金稳定运行的省份探索三保合一的实现路径，推进城乡居民和城镇职工融合的试点区域和范围。2025年到2035年，打造一体化基本医保制度，推动各省实现基本医疗保险制度的整合。

打破职工户籍、户籍属地、就业人群与非就业人群"三限制"，医保部门以逐步降低缴费水平、增加待遇项目、提升待遇标准、家庭共济账户、政府补助及税收优惠等多种形式吸纳符合条件的大部分灵活就业人口及职工，加速其逐步加入职工医保，逐步实现两种基本医保制度的人群融合，联合民政部门和财政部门，对剩下少部分处于经济收入底层的城乡居民实施费用补助。此外，可借鉴广东等地三保合一试点改革经验，按社会经济发展水平实行分档缴费、差别待遇的实施办法，并通过逐步提高个人缴费及政府补助水平，逐步削减筹资和待遇的差距，中央政府和地方政府通过医疗救助制度对特殊人群在缴费和待遇上进行精准补助。（建议由中央深改委、国务院医改协调小组牵头，医保局、公安部、民政部、财政部按职责分工负责）

（2）改革创新"两道走、齐并进"，探索全民医保制度区域统筹模式

到 2035 年,全面实现基本医疗保险的省级统筹,可以借鉴加拿大、巴西、西班牙等国的医疗保险区域统筹经验(见表 7-3),建议以"两道走,齐并进"方式进一步探索区域统筹模式,逐步过渡到国家统筹。

表 7-3　加拿大、巴西、西班牙等医疗保险区域统筹经验

国家	模式	筹资方式	拨款方式	区域组织方式	运行配套机制
加拿大	全民医疗保险、单一付费体系	主要以联邦政府、省级两级筹资(税收)为主(70%);各级政府转移支付(省)和直接支出资金(联邦、市);兼公共医疗保险、商业医疗保险和自付费等筹资渠道。	联邦政府拨款金额依据全国人均医疗费用进行核算,与各地区支出并无关系;省级卫生部门通过谈判机制确定年度预算,并直接拨付给医疗机构,一部分预算也会通过按项目付费方式支付给医生;联邦政府通过医疗转移系统给予各省区现金。	成立区域性卫生理事会,强化部门之间的整体互动机制,促进部门之间的协调与合作,提供卫生资金分配的政策建议。联邦和各省政府按照省卫生部的计划向医疗机构拨款,向个体行医者偿付医疗费用,构建区域卫生规划和基层卫生保健计划;省卫生部主要负责确定医疗服务价格、优化医疗资源配置、抑制医疗费用的上升以及控制医院和医生的行为等。	健康卡全国通用,在其他省区提供医疗服务的情况下,付费问题由省区之间通过协商解决。供方支付新机制:引入按服务人次付费和按病种付费,让钱随着病人走。
巴西	全民统一医疗制度(SUS),全民税基制,区域治理模式	一部分来自各级政府的财政投入,另一部分来自于自由参保者缴纳的专项健保缴费;农民医疗保险费用以税收附加的形式缴纳保险金,国家财政也会给予一定补贴;企业雇员的医疗保险费由雇员和雇主共同交纳。	依据各州、各地区上一年度所上报的实际接诊人次数,经社会福利部门审查,并平衡各地区差异,将经费发放至州政府,各州再根据自身预算,经州长批准下发经费。联邦政府和各州政府的拨款方式主要包括三种:一是依据相应标准,定期通过国家健康基金向下拨款;二是直接向医疗服务提供者拨款,这些提供者包括公立医疗卫生机构和签订特殊合同的私立机构;三是与相关机构就某些特别医疗服务项目签订合同,依据合同规定拨付款项。	区域机构间委员会(the Regional Interagency Commissions CIR),CIR 的配置是谈判、规划和政府间管理的实例,由国家卫生部门和组成统一卫生系统(SUS)范围内的卫生区域的市政当局的代表组成。Bipartite Interagency Commissions(CIB)双边机构间委员会;the Councils of Municipal Health Secretariats(COSEMS)市卫生秘书处理事会。	公共行动组织契约(the Public Action Organizational Contract Coap)是一种具有合同性质的新联邦治理,利用联邦领域相互依存和商定的资源共享专业知识。在区域一级签署联邦单位之间的正式合作协议,以建立(重建)必要的卫生保健网络,整合各卫生区域的行动,包括责任、卫生指标和目标、绩效评估标准和预算资源,在联邦领域之间实现地区卫生行动和服务一体化。

国家	模式	筹资方式	拨款方式	区域组织方式	运行配套机制
西班牙	国家卫生体系；区域风险调剂	以中央财政为主、地方财政为辅，私人资金作为补充。	为了化解可能出现的地区间不平衡，中央政府设有三种补偿基金，对卫生经费支出相对较多的地区给予补偿：第一种是充足基金，发放给卫生经费预算赤字超过预算金额25%以上的地区；第二种是平衡拨款，发放给地区人口出生率高于国家平均水平3%的地区；第三种是卫生团结基金，对需要在地区外就诊的重大疾病医疗费用给予补偿。	建立国民保健服务跨地区理事会，用于部门间的咨询协调。国家卫生部的主要职责是制定卫生政策和卫生标准，制定医疗卫生法律法规，开展对外卫生交流与合作；自治区卫生部门的主要职责是对所负责区域内的医疗卫生工作制定详细规划，监管医疗卫生服务机构。劳动与社会事务部负责设计卫生服务体系的服务范围，监督国家卫生服务体系的有关费用支付，并与卫生部一起协调卫生与其他社会服务之间的关系。	通过制定一定的税收激励机制，鼓励私人筹资渠道的发展。在具体项目运作上采取"公私合作"形式，分离服务购买与服务提供；就业人员凭医疗卡在公立医院免费就医，其没有工作的配偶、子女均一同享受免费医疗。

1）借鉴各国区域统筹实践经验，推进我国未来医保统筹层次的进一步升级。加拿大的全民健康保险体系是以政府财政筹资为主，在统筹地区内单一付费的模式。由于地理和人口多样性的背景，加拿大的健康保健系统与其说是一个国家制度，不如说是一个符合国家标准的省、地区保险计划的集合体。它的医疗保险管理体系是包括联邦政府、省级政府、区域性卫生理事会和第三方组织组成的多层级组织结构。其中区域性卫生理事会的主要职能是促进多部门协调和提供卫生资金分配建议。联邦、省和地区各级政府的合作是一种"合作联邦主义"关系，是一种平等的共同决策模式。医保资金主要通过联邦和省政府的税收筹资，联邦政府依据全国人均医疗费用确定对各省的资金拨款；联邦政府不插手日常的医疗运作，但可通过《加拿大医疗法》和宪法赋予的"资金支出权"对医疗领域进行干预。如联邦政府可以通过医疗转移系统给予各省区现金，以不对称的"均等化"政策，实现将卫生保健服务向较贫困的地区倾斜。省级政府掌管当地医疗基金的分配权利，省级卫生部门通过谈判机制确定年度预算，并将款项直接拨付给医疗机构，也有一部分款项会按照项目付费方式付款给医生。虽然各地区的医疗服务和政策有所差异，但《医疗法》规定了公民的医疗保障待遇必

须具有可携带性,即参保者在异地甚至国外就医时均能享受同等的待遇,公民的健康卡在全国通用,在其他省区提供医疗服务的情况下,付费问题由省区之间通过协商解决。

巴西在1988年以宪法形式建立了全民统一的医疗制度,通过全民税机制进行医保融资,形成国家健康基金,权力下放和区域化是巴西保健制度的典型治理特征。巴西通过分权化将区域规划和资源分配的决策责任下放到各州市政府,联邦政府和州政府对医保资金进行转移支付。联邦政府将26个州重新划分为五大卫生治理区域,各区域成立区域谈判组织,如区域机构间委员会(CIR)、双边机构间委员会(CIB)和市卫生理事会等组织,用以实现谈判、整合规划和政府间管理的内容;联邦政府制定《公共行动组织契约》(COAP)内容,COAP是市长和市卫生局局长、州长和卫生部长共同签署的多边协定,用于推动各州统一卫生系统区域化议程,以建立(重建)必要的卫生保健网络,整合各卫生区域的行动,在联邦领域之间实现区域卫生行动和服务一体化。

西班牙的国家卫生系统(SNS)同样实行权力下放和区域化治理,由于国家历史背景下的领土权利分化,西班牙有17个自治区,每个自治区设置一个区域卫生服务机构,区域拥有卫生服务管理和资金的自主权,中央一级政府是协调卫生政策的重要行动者,负责资源分配,而区域各级在管理该制度方面具有更大的自主权,并设置了由中央和地区政府代表组成的国民保健服务跨地区理事会,用于咨询和协调工作。为了化解可能出现的地区间不平衡,中央政府设有三种补偿基金,对卫生经费支出相对较多的地区给予补偿:第一种是充足基金,发放给卫生经费预算赤字超过预算金额25%以上的地区;第二种是平衡拨款,发放给地区人口出生率高于国家平均水平3%的地区;第三种是卫生团结基金,对需要在地区外就诊的重大疾病医疗费用给予补偿。

概而言之,各国区域统筹的做法和程度虽有不同,但基本具备以下几个关键要素:由立法作为支撑,实行政府强有力的政策指导和财政支出补偿;成立协调与管理功能兼具的区域性组织;基金统筹采取区域风险调剂机制;利益分配基于政府跨部门间的协商机制。

2)基于国情和区域发展需要,由浅入深、逐步渐进探索区域统筹多种路径。我国的区域统筹探索应基于现有国情和制度背景,适当借鉴国际经验,采取由浅入深、逐步渐进的方式探索多种路径,首先从制度方面、系统硬件方面实现形式的统一,消除区域内因此产生的信息阻隔与制度裂隙,再从组织架构和运行机制方面进一步推进实质性区域统筹,实现统一管理,扎紧区域统筹的治理网格,最后从资金管理、待遇保障等全方面实现区域统筹,实现统筹层次质的提升。

道路一:区域统筹渐进式

①依托、升级现有异地就医结算系统,统一规范各省异地就医流程,实现不同地区之间用药目录、报销范围、标准的无缝对接;依托区域医联体建设和分级诊疗制度,实行区域统筹内医疗—医药—医保服务一体化,统一参保人群的药品目录、定点医疗机构、就诊流程和待遇水平,实现区域内参保人群的卫生服务均等化。(建议由医保局牵头,卫健委、工业和信息化部按职责分工负责)

②国家按照地理就近和经济发展水平互补原则规划医保统筹片区。国家层面建立区域风险调剂制度安排,成立区域性医保协同小组,制定区域医保行动组织契约,通过小组协商、签订契约机制,实行区域内参保人户籍信息、流动信息联网共享,放开参保人群的户籍和身份限制,实行所在省市对应的区域片区范围内的自由参保。(建议由中央深改委、国务院医改小组牵头,区域覆盖内的各省级政府部门及医保部门,发改委、民政部、公安部按职责分工负责)

③实行统筹区域内医保资金的省际动态反哺机制,各省建立基本医保制度省级财政专户统一集中管理,统收统支,专款专用,全额缴拨,形成省级的统筹基金池,对非户籍所在地参保人的医保资金按:流出省流出人口数/流入省流入总人数这一比例回流至户籍省份。(建议由国家医保局牵头,各地区政府协调,卫健委、民政部按职责分工负责)

④统筹区域内,各省审计历年结余医保基金并向上提取一定比例成立统筹区域的医保调剂金,专项用于医疗救助和公共卫生应急管理。(建议由国家医保局牵头,财政部门,审计部门、各省医保局按职责分工负责)

道路二:区域统筹对口互助式

①成立区域性医保协同小组,制定区域医保行动组织契约,通过小组协商、签订契约机制,各省达成合作共识,依托各省的省级统筹基金,借力跨省流动人口的职工医保身份吸纳流动人口家属的跨省参保,从而实现省际基本医保制度的联动互通。(建议由中央深改委、国务院医改小组牵头,区域覆盖的各省级政府部门及医保部门,医保局、发改委、民政部、公安部按职责分工负责)

②医保局会同财政部门,中央财政按照各省经济发展水平和人口年龄结构

等制定年度政府补助标准对各省实行分档补助,同时国家层面的财政预算管理还需兼顾各省人口流出/流入情况,在人口流出省和流入省份之间进一步优化调整。(建议由医保局、财政部按职责分工负责)

③国家医保局会同人社部门、民政部门,指导督促各省做好欠发达省份与经济发达省份之间医保基金的缺口—盈余互补,经济区域内以劳动力流出省份的人口红利换取流入省的基金结余补助。(建议由医保局牵头,人社部、民政部按职责分工负责)

④国家医保局会同审计部门审计各省历年结余医保基金,根据基金结余情况分档提取,在国家层面建立跨区域的医保基金共济池,建立国家风险调剂金分配的制度安排,形成劳动力人口流入地对流出地的医保基金对口反哺。(建议由医保局、审计部门按职责分工负责)

(3)以立法推进长期护理保险与基本医疗保险制度的深度融合

顶层设计上,将长期护理保险纳入多层次医疗保障体系建设的总体规划。到2035年,建立完善的长期护理保险制度,确定其在多层次医疗保障体系中的保基本定位,推进与基本医保的有序衔接。

1)借鉴日本等国家的经验和做法,到2035年,通过立法等手段逐步推进长期护理保险制度与基本医疗保险的衔接和融合。立法确定长期护理保险纳入基本医疗保险范围,依法为长期护理保险统一决策设置管理机构,确定筹资范围,制定长期护理服务的标准与要求,实现长期护理保险与基本医疗保险制度的协同发展。(建议由中央深改委、国务院医改小组牵头,国家医保局、全国人大、人社部、卫生部门、民政部门按职责分工负责)

2)在个人账户家庭共济的基础上,设置长期护理保险个人储备金账户。对于经济条件好的人群,可以鼓励其提高医保个人账户的缴费档次,高于医保个人账户缴费标准的部分可以作为长期护理保险缴费储备金。若当年享受了长期护理保险的全部给付水平还不能满足参保人员的需求,长期护理保险储备金可以作为新一轮的给付前提;若当年参保人员无需动用医保个人账户的储备金,则该储备金将转化为医保个人账户家庭共济基金。

3)长期护理保险与其他医保制度的衔接。根据护理人群的身心健康评级动态调整其基本医保的缴费水平和医疗救助程度。以政府购买形式,引入具有资质的商业保险机构参与长期护理保险制度运行,政府引导社会服务组织提供

多样化的护理照护。（建议由国家医保局、卫健委、民政部门按职责分工负责）

4）在基本医疗保险框架上，实行院内治疗—护理—康复一体化、社区卫生机构护理以及居家护理等多种形式。医疗机构与康复护理机构协同合作，建立与实体医院的有效衔接，通过大数据平台实现患者医疗信息从医院向社区医疗机构的转移，根据医疗鉴定，提供面向患病住院人群、失能失智人群和高龄人口的多样化基本护理工作。（建议由国家医保局、民政部、卫健委按职责分工负责）

5）配套措施上，政府、研究机构等多部门多主体联动，研究制定全国统一的《长期护理保险失能失智鉴定评定管理法》以确定护理照护人群的失能鉴定和等级评定标准，制定《长期护理保险照护服务规范标准》，确定参保人群的照护服务标准规范和评价体系。（建议由国家医保局牵头，卫健委、科技部按职责负责）

（4）围绕贫困人口医疗救助需求，推进医疗救助省级统筹水平和报销水平的提升

1）建立医疗救助可持续的筹资和支付机制。提升医疗救助统筹层次至省级统筹，省级范围内实现救助范围、救助政策、基金管理、经办服务、信息系统的"五统一"，到2035年，实现医疗救助年筹资总额占基本医保基金比例达到一定比例。健全重特大疾病医疗保障机制，加强基本医保、城乡居民大病保险、商业健康保险与医疗救助等医保制度间的有效衔接。逐步取消救助对象的就医起付线、封顶线等保险化制度设计，实现按需救助、精准救助。适度提高门诊治疗的救助制度，从治疗重点慢病、特病的药品入手，建立医疗救助药品目录，量力而行，逐步扩大救助范围。（建议由国家医保局牵头，卫健委、民政部按职责分工负责）

如在现有探索实践中，2021年3月青海省就率先在全国实施医疗救助省级统筹（见图7-9）。

2）建立医疗贫困人群数据库，实现多种制度衔接。依托网络信息技术，实现与医疗救助系统的有效融合，对贫困人口、潜在的高风险贫困人口进行就医与费用支付的实时动态跟踪。依照保障梯次补偿机制，实现从基本医保到大病补充，最后到医疗救助的全过程保障。依托乡村精准扶贫政策，在贫困人口建档立卡基础上，系统识别医疗救助对象，即时进入救助管理模块，不必离线另行申请调查。（建议由国家医保局牵头，民政部按职责分工负责）

3）加强医疗互助与医疗救助的衔接，依托医保大数据实现在保障对象、待遇、系统、信息、经办等方面一体化共享。依托网络电商、网上问诊平台规范共建

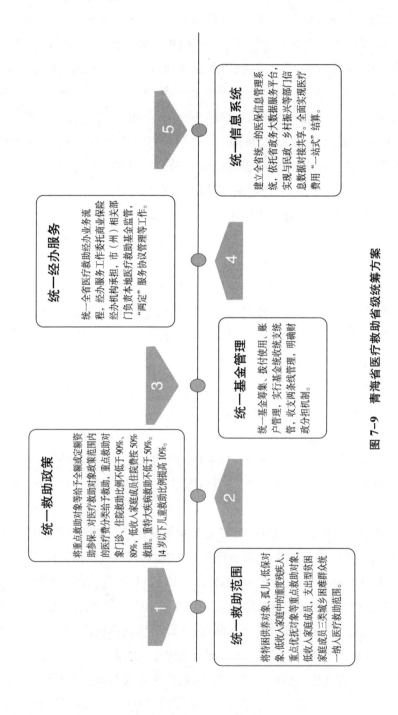

统一救助政策

将重点救助对象等给予全额或定额资助参保。对医疗救助对象按政策范围内的医疗费分类给予救助,重点救助对象门诊、住院救助比例不低于90%,80%,低收入家庭成员住院救助按50%救助,重特大疾病救助不低于50%,14岁以下儿童救助比例提高10%。

统一救助范围

将特困供养对象、孤儿、低保对象、低收入家庭中的重度残疾人、重点优抚对象等重点救助对象,支出型贫困家庭成员三类城乡困难群众统一纳入医疗救助范围。

统一基金管理

统一基金募集、拨付使用,账户管理,实行基金统收统支管、收支两条线管理,明确财政分担机制。

统一经办服务

统一全省医疗救助经办业务流程,经办服务工作委托商业保险经办机构承担,市(州)相关部门负责本地医疗救助基金监管"两定"服务协议管理等工作。

统一信息系统

建立全省统一的医保信息管理系统,依托省政务大数据服务平台,实现与民政、乡村振兴等部门信息数据对接共享。全面实现医疗费用"一站式"结算。

图 7-9　青海省医疗救助省级统筹方案

全国医疗救助慈善捐款平台,规范对接医疗贫困人群数据库。规范行业内部发展,培育慈善捐赠、医疗互助多主体,统一规范互联网医疗互助行业的行为标准,扩充互联网医保数据共享内容,为更加精准服务困难人群提供数据支撑。使慈善捐赠、医疗互助等社会力量参与到对医疗困难人群的帮扶行动中。(建议由国家医保局牵头,民政部、工信部和银保监会按职责分工负责)

(5) 规范补充医保制度监管,拓展补充保障的服务内涵

到2035年,做好补充医疗保险形式与基本医疗保险、大病救治、医疗救助等医疗保障制度的对接机制,充分发挥多层次医疗保障体系的制度协同效应。

1) 规范多种补充医疗保障制度的发展,落实商业健康保险、慈善捐赠和医疗互助纳入医疗保障监管体系。建立部门联动机制,实行统一的"双随机、一公开"监管制度、智能监控制度、市场准入退出制度、财务公开和信息披露制度、信用管理制度等监管制度,畅通社会投诉举报渠道,促进群众和社会各方积极参与对行业的监督。凝聚社会力量推动商业健康保险、医疗互助行业规范化、合法化发展。鼓励行业协会开展行业规范和自律建设,定制并落实自律公约,促进行业的自我约束。(建议由国家医保局、国家金融监督管理总局、民政部按职责分工负责)

2) 拓展商业保险机构承担基本医保经办服务的范围,充分发挥商业保险的市场化优势。共建联合社保与商保的综合服务平台,鼓励和引导商保机构参与到医疗费用和商业健康保险赔付费用统一结算平台的开发、建设与维护工作,为被保险人提供便捷的一体化直赔、理赔服务。开发针对罕见病、重大疾病等"重点疾病"的专项保险产品,增加慢性病疾病保险产品种类,开发和推广面向特殊群体的健康保险产品,丰富长期护理保险产品,拓展服务领域,实现基本医保和商业健康保险服务产品的对接。(建议由国家医保局、国家金融监督管理总局、卫健委等按职责分工负责)

3. 多层次医疗保障制度深度融合,由"全民医保"向"全民健保"发展

做好21世纪中叶多层次医疗保障制度体系国家统筹基金的长远战略规划,医疗保障制度主体层的深度融合,医保治理体系和治理能力现代化的目标基本实现,由"全民医保"迈向"全民健保"。

(1) 建立国家层面的风险调剂金,探索全民医保制度的多种可行路径

1) 争取在21世纪中叶,依托全国一体化医保公共服务平台,实行全国统一

的全民医疗保障制度。以全民参保为本,在国家层面统一医保管理信息系统,打造全国一体化医保公共服务平台,实行全民医保国家统筹。建立全国统一的全民医保费率,政府征收烟草税等用于医保基金专项支出,丰富全民医保制度内涵,将健康管理、公共预防、护理保健、应急保障等纳入全民医保制度的保障范围,实现健康管理、预防、医疗、保健、老年护理全方位保障。(建议由国家医保局牵头,人社部、财政部、卫健委、国家疾控局按职责分工负责)

路径一:中央健康基金制。通过借鉴德国、荷兰模式,统一全国的医保费率,引入中央健康基金,医疗保险费用由各省分别收取,并最终统一交至中央健康基金账户。建立基于年龄、性别、发病率等因素的风险调节机制以及针对大病、慢性病等人群的高风险基金池和疾病管理项目,对基本医保、大病保险和医疗救助、长期护理保险等基金专项账户进行合理拨付和动态调整,各制度基金账户实行以中央—省级—市级自上而下的垂直管理。(建议由中央深改委、国务院医改小组牵头,国家医保局会同人社部、财政部、卫健委、国家疾控局按职责分工负责)

路径二:中央调剂金制。参考英国模式和我国养老保险统筹经验,引入中央调剂金制度,逐步向全国统收统支过渡。以各省市历年医保基金结余的"存量"形成中央制度调剂金缴费基数,按"存量"大小分档次按比例提取,形成中央调剂金初步规模;以各省年度统收的基金作为调剂金的"增量"基数,分档次按比例进行季度提取,保障可持续发展。综合各省的疾病发病率、年龄、性别等一系列疾病风险因素,通过医保大数据和各省历年基金结余,测算不同经济区域抗医保基金风险能力,计算、衡量各省的"资金需求"和省级"资金存量"的差距,确定各省资金调剂水平;实行省际、区域的医保调剂金制度,在不同经济水平和人口代际之间实行动态基金调度,更好的实现医保基金的区域公平和代际公平。(建议由中央深改委、国务院医改小组牵头,国家医保局会同人社部、财政部、卫健委、国家疾控局按职责分工负责)

2)可借鉴韩国 NHI 制度整合经验,探索逐步实现全民医保制度的可行性。基于韩国与中国在地理位置、文化和经济发展历程方面的相近性,本书作者及研究团队重点研究了韩国医保制度从疾病保险转向国民健康保险制度的做法,以期为我国全民医保提供可借鉴经验。韩国的社会医疗保险在 1989 年实现了全民覆盖,随后韩国用 12 年时间分三个阶段完成了向全民国民健康保险(NHI)的过渡:①第一阶段的一体化,1998 年韩国政府推出国民医疗保险计划,将 227 个地区健康保险协会和政府官员及私立学校雇员保险协会合并为一家保险公司，成立了国家医疗保险公司；②第二阶段的整合，2000年7月启动NHI。国家医疗保险公司与139个工作场所健康保险协会合并成国家健康保险公司，此时的保险资金在工作场所（职工）和地区（居民）之间是分开账户管理的；③第三阶段，在2003年7月1日两类医保账户取消了界限，韩国的NHI以逐步过渡形式实现了财务合并和行政控制，开始了覆盖全民的单一支付者制度。

韩国政府为防止计划失败，在合并前特意在制度设计中加入了风险平衡机制，将一定比例资金作为风险平衡基金。依据参保者的年龄结构特点，以及参保者重大疾病的发生率调整风险，对风险较高的保险计划，将风险平衡基金的10.9%预留划分出来用于补贴。为了合并医疗保险，政府提供更多的财政支持发展农村和偏远地区的基础设施。在政策之初，政府提供给个体户的财政补助占到了参保费的50%。在地区基金中政府为那些可能在缴费方面会遇到困难的人群补贴30%的保险费。97%的国民参加了NHI，政府还设置了面向低收入家庭（约3%）的医疗援助计划，为非常贫困的人提供公共援助。

NHI的特点是采取单一付款人制度，国民健康保险基金分为参保人缴纳的健康保险费、政府对保险基金和保险管理部门的财政补贴以及烟草税。参保人的保费根据工作场所和所在地区两类来确定。前者的月缴费是个人平均月工资乘以缴费率，由雇主和职工共同承担。而后者的月缴费，由于很难确定地区保险群体的准确收入，他们的缴费基于许多因素，包括收入、遗产价值、生活水平和经济活动参与率（即评估其家庭单位的所有因素），并由家庭所有成员分担。韩国政府财政补助用于补贴医疗援助计划和NHI，烟草税的专项收入则支付给健康促进基金。

组织机构上，韩国的NHI系统由卫生、福利和家庭事务部（MOHW）、国民健康保险公司（NHIS）、健康保险审查和评估服务（HIRA）、医疗提供者和参保人的公共管理人员运作。MOHW是NHI运营的最高管理者，制定与健康保险相关的政策和法规，通过动员健康保险政策审查和协调委员会来决定健康保险的保险缴费率、福利标准和福利费用。NHIS管理参保人的资格，征收保险费和退还保费。HIRA是一个保险监督机构，检查和评估支付费用和医疗服务（见图7-10）。

最后，韩国全民医保制度改革的成功还有赖于信息技术的使用。韩国政府运行居民身份识别系统，这项技术使高效管理成为可能，实现了资格标准管理、

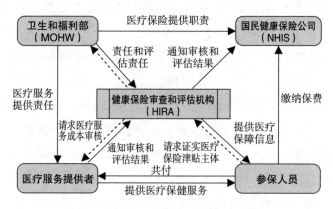

图 7-10　韩国 NHI 系统的组织架构

强制征收、福利管理、索赔审查等。

因此,未来要保障以上两种路径的高效运行,我国可以参考和借鉴韩国的全民医保经验,并结合疾病风险调节机制和信息共享手段,利用健康大数据,在中央层面引入疾病风险基金计划,根据各地参保人群的老龄化程度和灾难性医疗支出、因病致贫的发生率进行风险调整,对年龄结构偏大和灾难性支出、因病致贫发生率高的地区,从风险平衡基金划出一部分资金进行补贴。全国统筹并不意味着地方政府不承担医疗保险制度的任何责任,要建立中央与地方政府之间的激励约束机制,中央和地方合理承担医疗救助的财政支出。(建议由中央深改委、国务院医改小组牵头,国家医保局会同人社部、财政部、卫健委按职责分工负责)

表 7-4　德国、荷兰、英国和韩国等国家统筹经验介绍

国家	模式	筹资方式	拨款方式	组织方式	运行/配套机制
荷兰	社会医疗保险制度	外部补贴方式:各个分散的保险基金向参保人收取普通保费;政府税收和雇主缴纳一定比例形成中央健康保险基金和基于疾病的风险平衡金(附加保费)。	风险平衡基金向疾病基金进行拨款,并实施"按人头计算"的分配机制;风险因子:年龄/性别、城镇化率、疾病基金会员资格(如残疾)、历史费用、药品成本组、诊断成本组等。	荷兰健康保险基金理事会负责管理中央健康保险基金;荷兰经济预测局的相应统计数据预测下一年度的医疗费用总支出;荷兰医疗保险局每年会对各保险公司实际支出的医疗保险费用进行回顾性统计。	前瞻性和回顾性风险调剂金机制。

国家	模式	筹资方式	拨款方式	组织方式	运行/配套机制
德国	社会医疗保险模式	内部补贴方式:投保人直接向疾病基金缴纳全部保费,按收入的一定比例缴纳,建立中央健康基金;被保险人及其雇主向中央健康基金支付统一的费率(14.9%),同时联邦政府给予一定税收补贴。	基于发病率的风险调整机制,中央健康基金再将汇集的资金重新分配给各疾病基金。风险因子:年龄/性别、残疾、病假津贴、收入,注册登记疾病管理计划、80种严重或高费用的慢性病。	联邦卫生部;联邦社会保障局;联邦联合委员会;公司基金、地区基金和行会基金为三级制,在联邦设有总部,各州设有分公司,州以下的城市设有办事处,实行垂直管理。	前瞻性风险调整机制;《医疗卫生结构法》允许参保人在加入疾病基金18个月后,自由选择其他疾病基金,疾病基金兼并或破产后,参保人可无障碍变更基金。
英国	国民健康保险;区域风险调剂	一是公共资金筹集,主要包括政府税收、社会保险缴费以及全民医疗服务信托基金等。二是商业保险性质的医保资金,由商业保险公司直接向投保人就诊的医疗服务机构付费。三是个人自费支付渠道。	中央卫生部以地区人口总数为基点,综合考量居民健康状况、卫生需求、人口学特征、疾病发病率死亡率等因素和指标,制定地方年度预算。英国国家医疗服务系统信托基金理事会按照风险调整后的人头费进行预算,并按预算对家庭医生经办医保公会执行医保基金拨款。风险因子包括人口规划、年龄/性别、医疗机构特征、未满足的医疗需求/健康不平等程度、市场因子(地区差异带来的医疗服务成本差异)。	英国国家医疗服务系统信托基金理事会:负责制定战略规划与管理制度,以及针对性的绩效管理措施与考核办法。新设立的民间社团——家庭医生经办医保公会是为当地家庭医生的签约人群提供医保服务,经办管理约2/3的英国国家医疗服务系统医保基金预算,英国国家医疗服务系统服务,规划和采购大部分二级、社区医疗服务,与二级、社区医疗服务机构谈判,以获得价格合理且高质量的服务。通过转诊为患者购买医疗服务,并向服务提供者支付费用。	区域风险调剂;实行"人头预算、结余留用"的激励约束机制。

国家	模式	筹资方式	拨款方式	组织方式	运行/配套机制
韩国	国民健康保险制度	企业（单位）及公务员、教职员参保者保险费率一元化；地区参保者参保费按家庭征收，家庭成员具有共同承担交纳保险费的责任，保险费以收入、财产、家庭人口的性别、年龄作为征收因素；政府也会补贴一部分减轻参保者负担。	政府有意识地在制度设计中增加风险平衡机制，建立风险平衡基金。并依据参保者的年龄结构和大病发生率进行风险调整，对于风险较大的参保者，会启用风险平衡基金进行补贴。	保健福利部是韩国国民健康保险的行政主管部门；韩国国家健康保险公司作为承保医疗服务的非营利组织，负责统一规划所有医疗保险组合的管理、运营，并承担执行保健福利部各项政策的职责。HIRA检查和评估支付费用和医疗服务。	风险平衡机制。

（2）政府跨部门协作推进疾病保险制度向健康保障制度转化

1）21世纪中叶，健全满足群众多元需求的多层次长期护理保障体系，实施普惠制长期护理保险制度。推行长期护理保险筹资终身缴费制，与基本医疗保险同步发展，实现全民长期护理保险参保率达到95%，经济困难人群可通过国家救助计划进行长期护理保险参保。通过区域统筹，消除不同身份人群、城乡居民的服务保障差别。加强财政、民政、卫生等多部门协同，推行医养结合新模式，机构养老、社区养老以及居家养老等模式与长期护理保险服务相结合，扩大护理服务内容和质量，将护理预防纳入长期护理保险体系，实现预防—医疗—护理—保健一体化流程，带动长期护理服务业向更高层次发展。鼓励高税收水平人群通过补充医疗保险参加商业健康保险开发的长期护理保险产品，丰富国民多元化高水平的护理需求。（建议由中央深改委、国务院医改小组牵头，国家医保局、人社部、财政部、民政部和卫健委按职责分工负责）

2）实行基本医疗保险制度与公共卫生服务制度融合，实现防治新融合的健康保障。合并两大资金池，将公共卫生资金以财政补助形式纳入医保基金，医保部门统一管理使用，设计面向公卫预防、基本公卫健康管理的医保制度服务包，将基本公共卫生服务项目逐步纳入医保报销范围。依托区域医疗共同体、分级诊疗制度和家庭医生制度，提供自下而上的、一体化的公共卫生服务和基本医疗服务。（建议由中央深改委、国务院医改小组牵头,国家医保局、爱国卫生委员会、财政部、民政部和卫健委、国家疾控局按职责分工负责）

3）整合多部门信息平台,依托互联网大数据,实行医疗服务、医疗保险和公共卫生信息共享互通。利用健康大数据,引入疾病风险管理机制,多部门协同管理和资金统筹。根据参保群体的人口年龄结构、疾病发生率和灾难性卫生支出情况进行风险人群管理,做好大病保障、长期护理保险和公共卫生服务支出等资金调配,实现从医疗保障迈向健康保障的发展目标。（建议由国家医保局牵头,财政部、民政部和卫健委按职责分工负责）

（3）主体层与补充层共建公共服务平台,发挥专业化的补充保障

1）本世纪中叶,医保商保共建公共服务平台,商业健康保险与国家医保互联互通。商业医疗保险市场需要在保障个人信息安全的前提条件下,积极运用健康大数据,实现与全国医保公共服务平台、医疗机构的数据共享共通,有效衔接全民医保制度,实现商业保险保障、医疗服务、健康管理等一站式服务。（建议由国家医保局牵头,国家金融监督管理总局和卫健委按职责分工负责）

2）鼓励商业健康保险行业拓展面向多种疾病健康管理等新的医疗服务产品。以儿童、妇女、老年人、慢性病患者等人群为重点,依托医疗健康大数据,采取协商合作、委托包干等形式积极参与家庭医生签约服务、居民健康档案、妇婴保健、慢病管理、疾病筛查等基本公共卫生项目和老年人群长期护理工作。（建议由国家医保局牵头,国家金融监督管理总局和卫健委按职责分工负责）

3）以"慈善+互助"开启精准医疗救助—慈善互助多重保障新时代。依托医疗保障法律体系,明确慈善捐赠和医疗互助的监管职责,促进医疗互助持续健康发展。推动"慈善+互助"政策和信息的规范化以及渠道的透明化,基于医保信息平台助力开启精准医疗救助—慈善互助双重保障时代,实行"慈善+互助"相结合。在发挥慈善捐助活动扩大医疗互助资金池优势的同时,还要统一慈善互助、基本医保、商业医保间的规范衔接路径,在实现多方筹资的同时,确保互助标准、保障范围等关键制度设计的合法性与规范性。政府与社会共建共享,群众之间守望相助。到21世纪中叶,慈善捐赠、医疗互助得到成熟发展,作为医疗救助补充体系的重要组成力量助力全民健康保障实现。（建议由国家医保局牵头,国家金融监督管理总局和卫健委按职责分工负责）

五、小结

多层次一体化医疗保障制度体系能否最终确立并高效运转,是检验和衡量医保治理体系改革成效的试金石。它既是链接和承载我国医保治理体系改革的核心主轴任务,又是医保治理改革与能力现代化所追求的终极目标之一。因此,多层次一体化医保制度体系的治理改革探索,具有目标性、基础性、资源性和工具性等多重价值功能,其价值功能能否借助于医保治理体系改革与治理能力现代化进程的大力推动而实现,一方面取决于医保治理体系的战略目标、价值理念、规划设计、改革路径选择的正确与否,另一方面也离不开其他四大改革策略及八大机制的支撑。这一治理改革"主轴"的确立很大程度上依赖"四梁"改革的成功。它需要通过法律、法规、制度改革的保驾护航、多元医保治理组织体系的创新、医保治理执行体系的重塑及医保治理支持体系的建立,以及八大基础运行机制的建立和支撑,才能真正推动多层次一体化医保制度体系的建立和完善。

第二节 坚持"共建、共治、共享",建设和完善医保治理组织体系

医保治理体系改革是一个极富挑战的任务,在设计、规划、决策、实施和推动宏大的体系建设使命之前,首先要打造一支与新的治理目标和使命、任务要求相匹配的医保治理组织体系。这就需要在新的治理理念指导下,对医保现有组织机构与体系进行改革,瞄准医保治理体系建设目标,探索和完善与新治理目标与使命相匹配的高效医保治理领导和组织体系,明确医保治理组织体系的目标、使命、职能、任务、责任与权力,不断提升组织体系驾驭医保治理变革的系统能力。

一、完善医保治理组织体系的背景

2018 年,新组建的国家医疗保障局,一定程度上解决了长期以来医保管理运行碎片化等问题。3 年时间里,国家医保局围绕许多沉疴已久的突出问题出重拳、下猛药,取得明显成效。然而,作为垂直行政管理系统的医保部门,仍难以独立解决医保治理创新改革所面临的艰巨任务和挑战。医保治理目标的实现,需要医保部门突破原有过分倚重的、单一的行政管理与经办管理组织体系框架,

基于共建、共治、共享的理念,设计推进多部门、多主体协同行动的、横向与纵向有机联动、协同运行的高效治理组织体系。

二、医保治理组织体系建设的总体思路和目标设计

1. 总体思路

以推进国家治理体系和治理能力现代化重大战略为指导,坚持"共建、共治、共享"理念,打造一支与现代化治理目标和使命、任务要求相匹配的医保治理组织体系。完善现有组织机构职能、创新并建设新型治理组织,通过明确权责、协调联动推进组织体系形成有机网络联结,最终实现健全高效的医保治理组织体系,提升组织体系全方位治理能力的宏伟目标。

2. 目标设计

（1）基本原则

1）中央政府统筹规划与多部门、组织主体高效协同联动相结合;

2）垂直链条上,实现医保"国家治理"、"地方治理"、"基层治理"体系的纵向协同联动,以及横向链条上"政府治理"、"市场治理"、"社会治理"的医保横向衔接与融合;

3）推进横纵两大治理体系的有机关联和互动结合,实现高效的网络化治理目标。

（2）总目标设计

聚焦医保治理重大问题,探索和构建新时代专业化、现代化、网络化医保治理组织体系,通过医保治理网络组织结构和功能的不断完善与创新,推动多元主体高效、有序协同治理格局的形成,推进医保治理组织体系与治理能力达到现代化水平。

（3）阶段性目标设计

短期目标:到2025年,对我国医保领域中现有相关主体进行系统梳理,面向医保新的治理目标、挑战与任务要求,对组织体系构架进行重构、功能权责进行优化,初步构建医保治理体系的主体参与名单与权责清单。

中期目标:到2035年,探索建设横向与纵向有机链接的医保网络治理组织,完善组织机构与功能设计,积极推进政府跨部门、跨区域间、政府—市场—社会跨领域间的横向协同,国家、地方以及基层各级党委、政府、人大及政协常委会及

医保系统内行政与经办机构改革行动的纵向联动与协同。

长期目标:到2050年,建立高效、运作良好的医保治理组织体系,实现医保部门与政府各职能部门、社会各组织机构参与的治理网络横向组织体系与纵向组织体系有序衔接与联动,医保治理组织体系和治理能力全面提升,治理现代化目标基本实现。

三、医保治理组织体系建设的主要内容和举措

1. 组建多层次医保治理统筹领导协调组织体系,形成以医保治理统筹领导协调组、医保行政部门、医保经办部门为核心力量,政府其他行政管理部门及人大、政协、社会多元组织为主要参与力量的、与医保治理现代化要求相适应的组织架构

医保治理组织包含医保的"元治理"组织,医保治理的行政管理组织、医保服务经办管理组织以及多元社会组织几大组成部分。在2021年至2025年期间系统梳理现有组织机构,创新并建设与医保治理现代化要求相适应的治理组织架构。

(1)"元治理"核心力量的构成

1)统筹领导组织体系。医保治理体系的新理念、新任务和新特征,需要充实和完善与医保全新治理目标、使命、任务相匹配的组织体系。因此,应整合各级党委、政府力量,建立统筹医保治理的核心组织,发挥元治理功能,更高效地统筹和协调治理体系改革设计和联合行动,为推进各关键参与主体的治理目标协同、战略协同、任务与行动协同,提供强有力的领导和组织保障。

首先,确保各级党委在统筹领导组织体系中的政治领导和思想引领地位,坚持党领导一切、总揽全局、协调各方。

其次,依托已有的宏观调控组织机构在国家及地方层面组建医保治理体系的跨部门改革领导小组。新中国成立以来不断探索成立的"跨部门领导小组"、"跨部门委员会",为解决垂直行政体系下的跨部门协调难题提供了有益探索,为解决我国牵涉多个部门的跨领域重大问题提供了先决条件。如2013年,中共中央设立国家安全委员会,统筹协调涉及国家重大安全战略问题的解决;2016年,国务院办公厅组织成立政府购买服务改革工作领导小组;2018年,中共中央

政治局成立中央全面深化改革委员会。

实现"两个一百年"奋斗目标、实现中华民族伟大复兴的中国梦,必须充分发挥我国国家制度和国家治理体系的显著优势,把我国制度优势更好地转化为国家治理效能,推进治理体系与治理能力的建设已成为当前各领域政府工作的核心目标。因此,为了让国家治理战略真正落实到各领域重大治理体系建设行动中,需要聚焦国家重大体制改革创新,在中央深改委成立国家治理的跨部门协调委员会,确保治理目标的达成。

笔者提出,要借助已有的国家宏观调控组织机构(如中央深改委、国务院深化医改领导小组等协调机构),将医保治理体系建设与改革目标、任务纳入相关协调部门的协调职责,在国家及地方各级政府协调机构中设立推进医保治理统筹领导协调小组,负责医保领域治理体系建设的顶层设计与统筹规划、综合协调和整体推进工作;各级医保行政部门协同其他政府职能部门、机构、专家组针对多项重点治理工作建立跨部门的专项行动组织,如医保支付改革行动组织、医保药品治理行动组织、医保基金监管行动组织、异地就医结算行动组织、乡村振兴行动组织、重大疫情应急保障行动组织等。

2)完善医保治理的领导、协调与组织管理体系。国家医保局在医保治理统筹领导协调小组的授权下,作为医保治理体系建设的"牵头者"与"协调者",负责国家医保治理体系和治理能力现代化建设的整体战略规划制定、体系建设和制度设计等系列领导、组织和推进工作。横向牵头多部门进行工作协同,纵向对下一层级医保局及其经办机构进行行政管理。

3)执行操作组织体系。在执行操作组织体系中,各级地方党委、政府及医保局主要职责是贯彻党中央、中央政府及国家医保部门的部署、指示,对政策发文进行落实、细化、完善。同时,各地医保局根据当地的实际情况制定适宜当地的医保治理改革政策,其他政府部门参与政策制定与执行,为确保医保治理体系改革政策顺利实施所需的配套制度提供资源保障。

各级医保经办机构既是具体政策的执行者,也是操作层面上实施治理行动的核心主体,负责医保具体运行全过程的组织、管理、协同和落实工作。

上述核心元治理主体,在医保治理体系的战略规划、政策制定、制度设计与领导、具体执行和落实三个层面发挥着核心元治理主体的作用,既是各项治理规制的制定者,又是各参与方对话协商的协调者和利益博弈的平衡者。

（2）主要参与治理力量的构成

在以政府为核心开展的医保治理行动中,将各项活动开展治理的行政管理组织,如各级财政部、卫健委、税务部门、人社部、审计署、市场监督管理局、公安部门、司法部门、扶贫部门、医疗服务机构、疾控机构、人民代表大会及政协常委会等作为治理的主体网络,他们既履行自身部门职责,也协同医保局共同开展治理。在决策层面:主要通过协同医保局参与政策制定来发挥其治理职责;在组织推进层面:各部门则通过各自发挥其行政职能协助医保局推进医保治理工作开展;在执行操作层面;通过与医保经办部门开展参保、运行、管理等方面的协作来保障医保业务顺利落实。

（3）辅助参与治理力量的构成

发挥市场、社会中开展营利或非营利服务的机构、专业团体、咨询机构、监督机构,如商业保险机构、药械企业、高校、学术团体、行业协会及公民构成的市场与社会组织等在决策、组织、执行的各个层面的优势,辅助医保政府部门与经办机构更好地开展、落实医保制度相关工作,从而形成以"医保核心治理主体——主要参与治理力量——辅助参与治理力量"为主体的医保治理组织体系架构,如图7-11所示。

2. 明确不同治理组织在推进医保治理中的任务、角色、职能

2026年至2035年期间,在明确医保治理体系新的组织体系构成及组织架构的基础上,明确不同治理组织在推进医保治理中的任务、角色、职能,完善横向与纵向医保网络治理组织建设与职能划分。

（1）确立跨部门医保治理统筹领导协调小组与各级医保局在组织体系中的统筹地位,发挥元治理组织的统筹、规划、设计功能

1）跨部门医保治理统筹领导协调小组负责统筹医保治理体系战略规划、理念与实践引领、改革与赋权、考评问责等职能。医保治理涉及多方利益相关者,各方立足点不同,共识难度大。调研数据显示,52.5%的受访者认为医保部门与各利益主体协商成效欠佳。针对这一问题,需要发挥医保治理统筹领导协调小组的职能来实现横向协同。

主要职能包括:推进医保治理体系及重大改革战略与规划的统筹制定;赋予各部门权力、职责,制定医保多元治理主体的权责清单;营造"共建、共治、共享"的治理文化及治理共同体价值理念;制定政策优惠措施,引导企业、社会、公众等

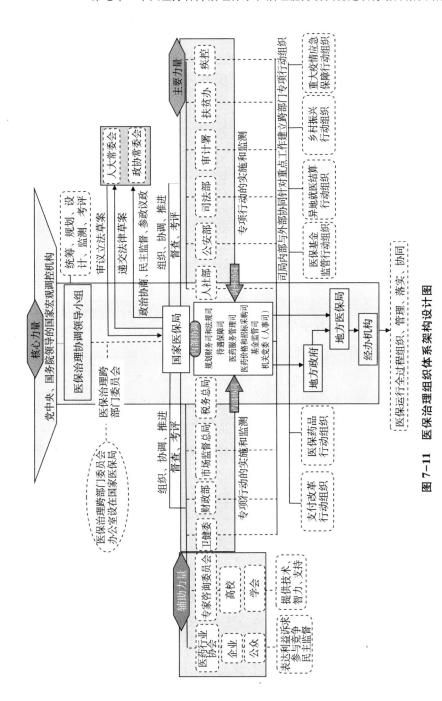

图7-11 医保治理组织体系架构设计图

社会力量积极参与;从国家层面设计推进医保治理体系改革的法律、政策、制度支撑,探索不同利益主体间权、责、利的调控机制及考核与问责机制。

2) 国家医保局要协同人大立法部门及其他政府部门,负责医保领域法律法规、协商制度、机制的设计与推动,建立多部门间对话平台,推进信息化与标准化、智能化等工作的跨部门协同行动。医保治理体系的建立离不开法律的保障以及制度、机制、工具的支持。调研数据显示,医保治理缺乏法律依据是当前需要解决的首要问题,52.9%的人认为医保、卫生、药监、财政、审计监察等政府职能部门参与医保重大改革的磋商机制还未完善,认为制度体系、机制体系、工具手段还未完全具备的受访者分别高达65.1%、67.5%、69.8%。因此,作为医保治理的核心部门,国家及地方医保局要通过协同人大及其他政府部门,加快医保治理各项法律和制度的供给。此外,应通过多种方式和手段,特别是要致力于通过信息化、标准化与智能化等手段对数据的挖掘,高效推进跨部门协同。

国家及地方医保局是在医保治理协调领导小组的授权下,对医保治理改革进行统筹、协调的主要政府职能部门。其职责包括:

一是会同全国及地方人民代表大会推进医疗保障领域法律、法规的拟定和出台。

二是在国家及地方层面建立以国家及地方医保局局长为召集人、政府各相关职能部门一把手为成员的部门间联席会议制度,在党中央、国务院领导下,推进医保治理体系建设愿景与战略规划制定,确保所有关键成员单位共同参与医保治理体系核心制度设计与跨部门政策协同与决策,形成工作合力,促进医疗保障实现"元治理",具体做法如下。

①明确主要职能。

在党中央、国务院领导下,统筹协调全国医保治理重大改革政策制定,研究解决医保重大改革问题与挑战,完善医保治理体系;研究审议拟出台的医疗保障相关法规和重要政策,推动医保治理体系改革与发展的战略规划制定;部署实现多层次医疗保障体系治理改革创新重点事项,督促检查医疗保障有关政策措施落实情况;加强各地区、各部门间的信息沟通和相互协作。

②确定成员单位。

联席会议由国家医疗保障局、卫生健康委、应急部、财政部、工业和信息化部、银保监会、民政部、发展改革委、教育部、科技部、公安部、人力资源社会保障部、商务部、人民银行、税务总局、市场监管总局、统计局、扶贫办等多个部门和单位组成,国家医疗保障局为牵头单位。

联席会议由国家医疗保障局主要负责同志担任召集人,其他成员单位有关负责同志为联席会议成员。联席会议可根据工作需要调整成员单位,联席会议成员因工作变动需要调整的,由所在单位提出,联席会议确定。联席会议办公室设在国家医疗保障局,主要承担联席会议组织联络和协调等日常工作。

③制定工作规则。

联席会议既可定期召开,也可根据实际工作需要不定期地由召集人或召集人委托的同志主持召开。在会议召开前,可事先通过召开联络员会议的形式来商讨联席会议的议题和会议有关事项。针对特定事项的研讨,会议可邀请相关部门及专家参加。联席会议所议定的事项将以纪要形式印发给有关方面,并要求其贯彻落实,而落实情况需要定期报告联席会议。联席会议办公室可根据工作需要,组织成员单位开展联合调研,对医疗保障服务工作进行指导。

④落实工作要求。

国家医疗保障局要会同各成员单位做好联席会议各项工作。各成员单位要明确自身职责,认真完成联席会议所提出的任务要求和议定事项,针对医疗保障服务发展有关问题开展深入研究工作,制定相关配套政策措施或提出可行的政策建议。联席会议办公室也要加强对成员单位落实议定事项的督促,并及时通报相关情况。

三是建立与完善跨政府部门联合执法与监管机制;协同各职能部门推进信息平台整合与统一。

四是搭建涵盖政府、市场、社会相关治理主体在内的信息交流渠道和参与平台,通过系列参与、协商、合作规制制定来保障各主体话语权以及合作机制的建立与良性运行。

（2）强化各级医保行政部门在医保系统内部的纵向联动、横向协调及与系统外部多主体横向协同的主轴作用,全面推进医保治理进程

应明确各级医保行政部门在推进医保治理体系及能力现代化过程中的主体地位与作用。医保的元治理组织不仅应统筹、规划、管理好医保纵向治理体系:"国家治理"、"地方治理"、"基层治理"间的关系,而且应协调好横向治理链中的"党委领导、政府负责"原则下的"政府治理"、"市场治理"和"社会治理"的多

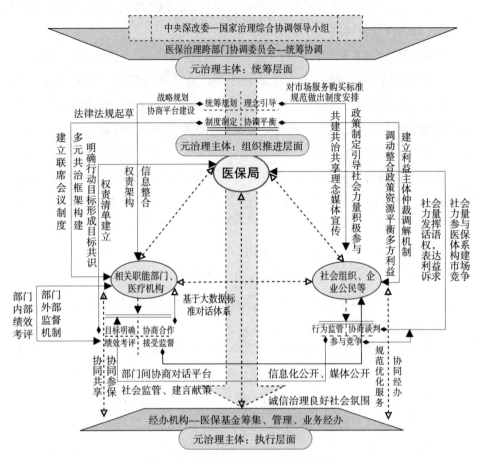

图 7-12 横纵交错的医保治理网络图

维、多层次治理关系。还应通过战略指引、规划设计、政策供给、制度规制、体制机制改革等多种手段的综合运用,自上而下的顶层设计,以及自下而上的底层医保治理创新来逐步推进医保治理体系的改革、建设和不断完善。

1)通过责权明晰、上下对口、整体协作、齐抓共管来推动纵向联动。为保障治理工作的高效开展,需要在医保治理系统内部,从国家到地方各层级医保行政部门及经办机构间建立起一套上下对口、整体协作、职责分明、齐抓共管的纵向联动体系,并明确联动目标实现的具体改革路径。

一是强化责任意识。按照权、责、能对等原则,国家跨部门医保治理协调领导小组应清晰界定各级政府和医保行政部门的法定责任和权力边界。二是在各级行政部门内部也应建立医保治理的统筹协调领导小组,协调地方层面医保治

520

理体系探索与重大改革安排。三是地方各级政府和医保行政部门应根据医保统筹改革总体实施政策与规划,制定统一标准,逐步探索和推进与医保统筹层级(省、市)相匹配的医保部门垂直管理模式。充实专业人员,提升医保行政管理者与医保经办人员的专业治理能力。四是在中央政府层面建立并优化医保治理改革监督考核评估体系,优化现有的纵向政府间激励机制、绩效考核与问责机制。

2)聚焦医保重大改革,推进横向政府部门间的内部协同以及政府、市场和社会间的有机联动。包括以下四点。

一是强化政府跨部门协同以及医保局内部的横向协同,明确政府不同职能部门及医保局内各部门在医保治理中的工作职责,形成在领导小组的总体协调指导下,各部门发挥各自职能协同推进医保重点问题的治理。

二是围绕医保扶贫等重大问题,强化政府部门与机构间的协同治理。在脱贫攻坚战取得全面胜利的基础上,进一步巩固脱贫果实,防止“返贫”,扶贫重点由绝对贫困群体转向贫困边缘群体,全面推进乡村振兴,具体协同路径如下:

①加强医保局与民政、残联、扶贫等部门的通力合作,将城镇低保、重度残疾人、贫困边缘人口等全部纳入医保范围,按政策实行参保缴费补助。

②加强医保局与民政等部门以及社区的沟通配合,借助医保结算信息系统以及贫困人口所在社区街道村屯的帮助,及时发现处于低保边界的经济困难对象或群体,建立起健全的医疗救助精准识别工作机制。

③建立民政、残联、人力资源和社会保障局的失业保险司等部门间的信息共享机制,定期根据以上部门提供的名单,做好资助参保人员的动态维护,落实新增低保、低边、失业等对象的参保登记工作。

④完善医保局、扶贫办、商保机构、财政部门的信息共享,实现困难群众基本医保、大病二次补偿、医疗救助、大病补充商业保险、政府兜底保障“一站式”结算。

三是协同推进医保基金监管治理改革:针对医保基金使用效率不高,欺诈骗保问题频发等问题,改变单一依赖医保部门行政监管的现况,探索和创新多部门协同治理的有效方式。

四是推进防保融合的治理探索:2020年初新冠疫情的暴发检验了国家医保局应对重大疫情的能力,也揭示了医保体系与公共卫生体系协同治理的必要性。

建立公共卫生体系与医疗服务体系、医保体系的融合与协同机制,已经成为新时代下国家重大战略需求。应从以下几方面促进相关主体协同联动:

①在筹资体系上,医保局与财政部门应通过创新筹资制度和机制,更好满足重大突发公共卫生事件中的疾病预防、筛查、疫苗接种与治疗费用的应急保障。②在支付体系上,在医联体、医共体、医疗集团等新医改模式下,医保局应与卫健委协同行动,探索通过医保基金打包支付等方式推进医防融合。在慢病管理、疾病预防、传染病控制和健康管理领域,探索将公共卫生经费和医保基金统筹使用的有效途径。同时通过创新支付方式与机制探索,激励基层医疗机构提供更多的预防服务与疾病管理服务。③在重大传染病保障中,建立医保机构、疾控部门、基层医疗机构、财政部门的联动与协调机制,统筹特定疾病和重大突发传染病全链条防控所需的资金保障和行动衔接。

3)探索和推进政府部门跨地区间的横向协同。加强区域间医疗保障体系协同共建,保障流动人口健康权益。流动人口所释放的巨大人口红利,已成为推动我国经济发展的重要力量。提升政府治理能力,构建共建、共治、共享社会治理格局,必然绕不开流动人口这一庞大而重要的社会群体的医保需求与制度供给。随着城市化进程发展,城镇居民人口占流动人口比重过半,"农民工"流动人口呈现递减趋势,流动趋势由过去的"由乡入城"逐渐转化为"城际流动"。为保障该群体的健康权益,政府部门间应打破行政区划界限,将政府治理盲点转换为治理重点,建立跨区域统筹发展的长效机制,通过提供基金统筹层次、跨区域医保制度衔接和跨区域间信息化建设,聚焦医保关键治理问题开展协商合作及跨区域参保信息整合,推进对流动人口医保政策与制度探索的进一步完善。

4)聚焦医保关键改革行动,推进政府、市场、企业跨领域协同。随着医药卫生体制改革的不断推进,我国各地积极进行的药品集采探索创新,是政府与市场横向联动的主要表现形式之一。目前各地开展了多样化探索,如国家启动的4+7药品集中带量采购、上海市医保主导、政府运营的药品集中招标采购方式、广东省集团化采购和跨区域联合采购方式为代表的多重药品集中采购模式,在降低药品采购成本与药品价格层面取得显著成效,但也存在管理者与药械企业地位不平等等方面问题,在压低药械价格的同时若不能兼顾药械企业的长远发展利益,不仅会影响相关企业参与国际市场竞争和企业创新投入,最终也会使参保者收益大打折扣。调研数据显示,目前带量采购中存在一定比例的"药品降价前端采购压力大,后端作用小"现象(33.7%)。

为兼顾多方利益,同时让医疗机构和药品及相关企业参与,形成多元主体共治的药品价格形成机制。可探索在医保局与两定机构、药械企业原来的"一对一价格谈判"基础上,适当探索其他途径的价格协商谈判机制,实现药品降价的同时兼顾企业的生存和长远发展利益。

5) 探索推进政府和社会横向联动的有效方式。研究团队调查数据显示,近67%的专家学者认为社会组织是治理中重要的组织要素。认同开放政府部门、市场和社会组织多主体在药品、医疗耗材等方面的平等谈判与合作是医保治理体系中重要治理手段的占比高达90.7%,表明社会组织在多主体协同中应发挥重要角色。但在服务过程中,社会组织参与医保治理的优势并不明显,调研结果同样显示,近60%的医保相关领域工作者认为运用协商理念和手段来解决医保重大问题所需的社会支持体系还未完全建立。一方面,社会组织仍然处于弱势地位;另一方面,目前我国的社会组织还不够成熟,有待挖掘与培育。进一步促进社会力量参与医保治理可从以下几点入手。

①医保局会同人大、人民政协、专业机构、社会组织、公民组织推进医保领域内专门协商机构建设,通过完善协商内容、丰富协商形式、健全协商规则、培育协商文化,最终达到提高协商能力的目的,促进社会领域内组织有效协商;

②各级医保行政部门引入或培育社会力量,建立社会组织备案库,促进医保公共服务智能化、专业化、精细化;

③各级医保行政部门定期发布社会组织意见征求公告,召集并寻求医药行业社会团体、企业法人、高校专家的意见支持,共同参与政策制度协商;

④赋予社会组织、市场机构发挥社会监管功能的权利,以利益相关者身份对政策运行中存在的问题进行监管。

(3) 完善与统筹层次相适宜的医保经办机制与管理体制建设,鼓励以法人化为目标,探索多种治理模式(如法人治理、社商合作)并存并不断优化的新路径

医保经办机构是落实医疗保险制度并使其规范有序运行和健康发展的根本保障,因此医保经办管理体制与机制直接决定着医保治理现代化的进程。国家医保局成立后,一方面,医保行政机构与医保经办机构的关系还未捋顺,不同地区经办机构设置五花八门,缺乏统一标准;另一方面,医保经办机构管理体制还

未得到进一步明确与完善,与医保治理现代化的要求相距甚远。因此,要从以下几点推进医保经办机构建设。

1) 明确医保经办机构的性质,理顺医保行政部门与医保经办部门的关系。实现医保行政部门与医保经办机构间协同治理,首要前提是明确医保经办机构的性质,理顺医保行政部门与医保经办部门的关系。从目前从全国各地的情况来看,医保经办的机构属性、职能定位及机构设置差异很大,不利于经办机构切实对相关政策制度的运行负责。国务院《关于深化医疗保障制度改革的意见》中已明确指出了将推进医疗保障经办机构法人治理、积极引入社会力量参与经办服务,探索建立共建共治共享的医保治理新格局作为改革的方向,即建立统一的具有独立法人地位的医保经办机构并维护其独立运行,使其真正承担起医保制度运营管理的全部职责,同时接受行政主管部门的监管。但基于目前中国医保经办机构与医保行政机构的复杂关系,在中短期时间内实现经办机构法人化的目标无疑将面临多种困难和制约,因此可以在推进向独立法人化目标迈进的同时,鼓励多路径探索医保经办机构的性质与定位。

①维持现状,成为参公管理或全额拨款的事业单位。

这是目前国内经办机构的现行做法,医保经办机构虽然属于事业单位法人组织,但不具有法人化的实质,二者均是由医保行政部门管理的下属机构,人权、财权、决策权均不独立。目前采取参公做法的地区主要为四川省(宜宾、绵阳除外)主要市州的经办机构,辽宁省则是将经办机构设定为医保行政部门下全额拨款的事业单位。

②独立法人化建设。

在医保经办机构走向实质性独立的探索中,可考虑将医保经办机构建设为隶属于医保行政部门相对独立的事业单位法人、具有独立法人地位的特殊类公益事业单位以及社团法人等几种方式。

方式1:隶属于医保行政部门相对独立的事业单位法人

这一方式下经办机构虽转制为相对独立的事业单位法人,但依然是由医保行政部门管理的下属机构,医保行政部门拥有任命经办机构管理层的权利。此外,经办机构管理将走向职业化,经办机构将建立一套独立的财务、人事和薪酬制度。换句话说,尽管医保经办机构将不再执行公务员及事业单位人事薪酬制度,但仍被要求向上级部门上报其财务状况,并且针对某些特定项目实行前置审批制度。有学者曾建议,具体制度安排可以参考国有新闻出版机构的现行办法,即主管部门负责主编和社长的任命,所有采编人员实行市场化招聘和薪酬制度。

方式2:具有独立法人地位的特殊类公益事业单位

此种方式下经办机构是具有实质性独立法人地位的特殊类公益事业单位,经办机构依法履行经办各项医疗保险业务的职责,不再隶属于医保行政部门但接受其法律监督,实现人权、财权、决策权的真正独立。目前东莞市、嘉兴市等地已将社会保险经办机构独立设置,并与行政机构同级。

目前,隶属于医保行政部门逐步向独立法人转型,可考虑分以下三步逐步推进:第一步,在现阶段可采取让经办机构隶属于医保行政系统但独立运行的做法,即维持现有经办机构隶属于医保行政系统不变,将医保经办职能全面落实划转至医保经办机构,形成医保行政部门统一管理、上下一体的医保经办系统,同时经办机构在人、财、物尚不独立的情况下独立开展业务,并承担相应责任。第二步,在时机成熟的情况下促使医保经办机构人、财、物的独立,在医保行政部门内赋予医保经办机构独立经办业务的权责,为未来法人化奠定基础。第三步,由国家层面出台法律法规明确行政监督与经办管理的关系,赋予医保经办机构自主运营的独立法人地位,同时明确医保行政部门和经办机构的职责及两者之间的关系,即医保经办机构负责医保制度运行和业务管理,而医保行政机构负责制定和细化医保政策,同时承担依法监管经办机构运行的职责。最终形成各司其职、各尽其责、管办协同的新格局。

方式3:具有第三方组织特征的社团法人

此种方式为引入社会力量参与经办服务的一种探索,经办机构是拥有定价权、预算权、购买权和签约权的具有第三方组织特征的社团法人。医保经办机构依法运行、自主决策,组建由政府代表、参保人代表、雇主代表、专家代表和法人代表共同参加的理事会,并由理事会负责聘任管理层人员处理日常事务,同时建立专门负责医保监督的监事会,进而形成"理事会、管理层、监事会"三足鼎立,相互制约与平衡的法人治理结构,以实现医保经办机构的独立与自主。这一定位是建立在实现管办分离,建设事业单位法人治理,夯实社会保险公共服务的人财物和信息系统基础并完成公共资源配置和制度建设的基础上,考虑实现由事业单位法人到社团法人的过渡,这一模式的实现还需要一定的时间。

③商业保险参与经办探索。

社商合作共治的经办模式是引入社会力量参与经办服务的另一种探索。在近十年的社会力量参与医保经办的实践探索中,商业保险机构占据了重要地位,可以适当考虑将其在市场机制下的经办模式与现有经办模式融合。总的来说,各地的实践可归为两大类:一是"购买服务",即"有偿的委托管理",此种定位下,医保经办机构是委托人,商保机构是受托人,商保机构受政府委托提供基本医保经办服务,收取一定的管理费用,以河南新乡模式、洛阳模式、江苏江阴模式为典型代表。二是"购买保险",这是一种由保险公司单方承担风险和收益的全额承保模式。在这种模式下,商业保险公司"自负盈亏";另一种则是保险公司和政府双方分责的共保联办模式,医保经办机构将筹资额的一定比例作为保费划给商业保险公司,商业保险机构是保险的承保人,承担一定的经济风险,以北京平谷模式为典型代表。医保行政部门在其中承担推动医保相关立法和政策制定以及监督制度运行的职责,医保经办机构则承担医保业务的运营管理。

2) 加快实现经办机构设置与标准的统一。在理顺行政与经办部门关系的基础上,针对目前全国各地各异的医保经办机构设置与标准,国家医保局宜尽快出台统一的政策,自上而下推进全国医保经办机构由目前的各行其是走向统一,包括在全国范围内对医保经办机构的名称、部门设置、属性、财务、职责、工作流程、服务标准、信息系统、基金筹集与支付方式、监管,以及考核评价标准等进行全面统一,确保基本医疗保险制度在统一经办的管理规制下有序运行。

3) 建立与统筹层次相适应的行政管理体制和经办体系。我国医保经办体系及其相应的行政管理体制要根据当下的统筹层次进行调整,在所辖区域内对医保经办机构实行扁平化的垂直管理,以此保证制度的统一与高效运行。

《关于深化医疗保障制度改革的意见》指出,全面做实医保市地级统筹,同时鼓励有条件的地区推进省级统筹。因此,在做实市地级统筹的进程中,可按照如下思路。

在行政管理体制上,在县(区)地区设置市级下辖的医保局。

在经办服务体制上,市级医保部门统一现有经办力量,科学规划经办服务网点,建立市域内"横向到边、纵向到底"的网格化经办网络。各地经办部门均是市级医保部门的派出机构。

在全面做实市统筹,并迈向省统筹的过程中,随着统筹层次不断提高,可逐渐过渡到设置与省级统筹相匹配、统管全省事务的医保经办管理机构。

在医保行政管理体制上,可考虑在条件成熟时取消市一级医保局的设置,并综合考量区域内人口数量、参保人员及基金规模等因素,在各市县区设立分支机构,专责承担医保行政职能。

在经办管理上,明确各级别经办机构职责,设立省级医保经办机构统一对各级经办机构垂直管理与治理体系,探索建立与治理体系和治理能力现代化相适应的多层次医保经办协同管理机制、激励机制、绩效考评机制及监管机制。

(4)强化医保经办机构在执行层面与各部门、机构的合作与联动

1)推进多元形式下医保经办组织治理协同。针对不同的经办组织形式,探索相应的治理协同路径。

①面向法人治理的经办组织协同路径建设。

首先,国家医保局会同人大通过立法确立医保经办机构的法人地位。赋予医疗保险法人经办机构独立的人权、事权和财权。同时,还需要在国家医保局组织下,各地社团法人组成省级和中央层面的涵盖代表各方利益的雇主代表、雇员代表、医疗服务供需双方、医保支付方及专家学者,参与各省和国家医疗保险政策的决策,实现政府与社会在医疗保险领域的共治。国家医保局及相关职能部门扶持建立多元社团法人,避免垄断,形成良性竞争。

②社商合作形式下的经办组织协同路径建设。

通过法律法规或政策文件明确商保机构参与经办的平等地位,商业保险机构与经办机构在平等谈判协商的条件下签署合同,合同中明确规定双方责任和义务。提高商保机构参与经办的门槛,完善准入与退出机制。引入多种类型的社会经办机构,建立起商业保险公司之间相互制衡的约束机制,同时建立起对商业保险公司的有效监管机制。

2)针对漏保、重复参保问题协调各方确保居民全面参保。漏保、重复参保问题一直以来都是阻碍全民医保覆盖实现的重要因素。医保经办要与人社部门、教育部门、公安部门、统计部门、民政部门等机构积极联动,做好城乡老年人口、贫困人口和劳动年龄内居民及在校学生的参保。对于贫困免缴人员,各级医保局应会同民政、残联等部门进行免缴人员系统对接,收集汇总本区未参保免缴人员台账信息,由各级经办机构为其办理参保手续。各级医保经办部门强化与税务联动,细化参保信息比对、缴费数据传递、到账处理、缴费名单生成等业务流

程,确保与税务无缝衔接。

3）促进医保经办机构与两定机构平等协商。医保经办机构通过服务协议建立与两定机构的协商关系,双方依据协同协议开展任务。目前,医保经办机构与定点医院、定点药店是以"一对一"形式签订协议的,定点医疗机构在其中的参与性较差。调研数据显示高达 64.3% 的医保相关从业者认为医疗机构在医保目录、药品采购机制、支付方式重大改革决策和执行中的参与程度不佳。因此需要将当前医保经办机构对定点医疗、医药机构所实行的"一对一"协议管理方式,转变为集体(协会化的)谈判协商的机制,即经办机构与医院协会、医药协会等行业协会先进行集体协商谈判,再由行业协会去约束医院、药店的行为,以此来加强行业自律和"三医"的协同性。

（5）确立多主体参与医保治理的社会组织及其辅助支持职能

医保治理的社会组织,主要包括企业(商业保险公司、药品和药械公司)、高等院校、学会组织、行业协会及公众等,其参与经办治理的具体职能如下:

表 7-5　医保治理社会组织主体构成及职能设计

主体	主要职能	具体职能
企业	经办协同、诉求表达	①商业保险公司参与政府经办,为群众提供更加优质、精准、多层次的健康保险产品。 ②医药企业通过提高优化生产技术,实现产品质量提高或成本把控;表达利益诉求,提供政策建议。
高等院校/学会组织	决策咨询、智力支持	①提供政策支持与参考。 ②建言献策,促进智力成果转化。 ③以战略合作协议形式,为医保改革提供智力支持。
行业协会	决策咨询、智力支持、监管、经办协同	①与政府协商,维护协会成员权益诉求。 ②积极参与到医保政策制定。 ③对治理领域中违规行为进行监管。 ④积极引入社会力量参与经办服务。
公众	监管、诉求表达	①对定点医药机构、经办机构进行社会监督与舆论监督。 ②通过信息平台、社会媒体等方式表达自身利益诉求。

四、小结

横纵联动、功能明确、高效的医保治理组织体系架构事关医保现代化治理的有效落实。本章节通过系统诊断当前医保治理组织体系在推进纵向与横向治理及网络化治理中面临的突出问题与治理改革挑战,系统勾勒了医保治理组织体系创新发展与建设的目标、使命、组织职能与具体任务目标。同时,进一步围绕相关目标要求,提出富有针对性与可行性的医保治理组织体系的创新改革设计以及推进改革方案落实的具体行动路径,为推进治理现代化目标所必备的创新医保治理组织网络体系构建提供了重要的参考。

第三节　坚持多元主体协同,完善医保治理执行体系

诸多领域重大政策执行不力、重点问题拖而不决的根源都在于多部门之间的利益冲突、"步伐"协调困难,以及执行不畅导致的政策执行失灵。从公共政策协同治理视角,探索和破解公共政策执行失灵的系统根源,构建多元主体高效协同的执行体系,是确保良好的政策和制度设计最终转化为制度落实的根本出路和保障。

一、医保治理执行体系的内涵及主体

1. 医保治理执行体系内涵

医保治理执行体系是由医保执行系统的核心领导主体、主要实施主体和辅助参与主体共同领导、管理和推动的,以医保治理体系建设为宗旨,以医保治理体系高效运行为目标,以关键医保治理问题为靶向,推进医保治理从政策制定、政策落实、到目标结果实现的多元主体全流程协同行动过程,管理、控制过程及制度、机制协同过程。

医保治理执行体系聚焦的核心为政策协同和执行协同两大层面,政策协同主要包括政策制定、政策实施及政策监管三大核心内容,执行协同以"目标共享(Goal Sharing)——责任分解(Responsibility Division)——协同行动流程规范(Coordinated Action & its Standardization)——绩效目标考评与监管(Performance,Monitor & Supervision)——奖惩与问责(Incentive & Accountability)"五大关键执行环节 GRCPI 为核心,以标准化、流程化的协同行动路径构建为核心改革主线,以绩效考核与监管为管理控制手段,以激励、奖惩与问责等制度、机制为保障,打造高效协同的医保治理执行体系,确保所有执行主体、行动路径、支撑手段、资源配置、要素保障全部围绕核心行动流程进行配置和安排,以解决协同过程中多元

主体共同行动过程中的利益冲突、步调不一、协同不畅等突出问题,从而确保医保治理执行体系的建立和完善,进而促使医保治理体系治理效能的真正实现。

2. 医保治理执行体系的主体

构建医保治理执行体系,首先应明确关键主体(如图7-13)。医保治理执行体系主体可分为三大类,第一类是执行的核心领导主体,是医保治理、改革的引导者、规划者和决策者,包括中央—省—市—基层各级的党委政府、医保统筹领导协调小组以及各级医保行政部门,负责统筹医保未来发展方向、规划未来发展目标,领导和协调医保多元主体协同行动,建立医保运行规范化流程,推进医保多元主体协同流程的不断完善和标准化、规范化建设。

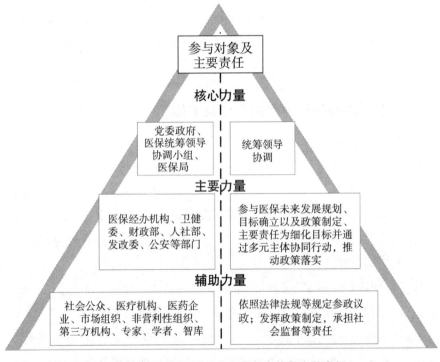

图7-13 医保治理执行体系参与主体与主要责任

第二类是执行的主要实施主体,包括医保行政与经办机构及配合执行的卫健委、财政部、人社部、发改委、公安等职能部门,参与医保未来发展规划、目标确立以及政策制定等,但其更主要的责任是细化医保运行、医保治理、医保政策目标,明确核心领导主体与主要实施主体的目标分解与职责任务分工,细化多元主体协同行动路径、探索关键协同点的突破与保障机制,推动医保制度高效运行、确保医保治理目标落实。

第三类是执行的辅助参与主体,包括医疗机构、医药企业、市场组织、非营利性组织、第三方机构、专家、学者、智库等社会团体,依照法律法规及协同治理的各项制度和机制安排,参政议政,并根据不同治理执行流程要求及各自角色、责任、任务安排,参与政策制定、实施、监管的多个过程和环节,发挥参与者角色,协同推动执行目标和任务落实。

二、医保治理执行体系建设的总体思路和目标设计

1. 总体思路

通过建立和规范基于"GRCPI:目标共享——责任分解——协同行动流程规范——绩效目标考评与监管——奖惩与问责"的多元主体协同行动路径,瞄准医保治理体系改革关键问题与需求,以实现医保治理目标和提升治理效能为导向,探索能够确保多主体高效参与、有机协同、步调一致的医保治理执行系统,从宏观政策协同、中观执行协同、微观医保运行关键问题治理协同三个层面构建医保治理执行体系。

2. 目标设计

(1) 基本原则

问题与需求导向及目标与结果导向相结合,以法治化、制度化、机制化、标准化、流程化为协同执行路径建设原则,构建党委领导、医保与多部门参与决策、医保经办机构落实及政府、市场、社会多主体参与的、科学化、规范化、程序化的医保治理执行体系。

(2) 总目标设计

构建基于"GRCPI"五大核心环节的多主体协同行动标准流程,围绕"目标共享——责任分解——协同行动路径规范——绩效考评与监管——奖惩与问责"提炼核心行动链条及关键协同步骤,建立运行高效的医保治理执行体系,不断提升医保治理执行体系和治理能力现代化水平。

(3) 分目标设计

初级目标:到 2025 年,完成医保治理执行体系建设行动方案设计,提炼医保治理执行过程的标准化行动路径,推进试点改革,总结和推广经验,初步形成运

作规范的医保治理执行体系,瞄准医保发展的突出瓶颈问题,持续推进医保制度的改进及医保的良性运行。

中级目标:到 2035 年,医保治理执行体系基本完善,医保制度运行及重大政策执行过程的法制化、标准化、规范化建设基本完成并通过实践不断完善,基本形成以法制为保障,执行核心领导主体、主要实施主体、辅助参与主体有序参与、共建共治共享的医保治理新格局。医保筹资、补偿支付、待遇保障、基金监管等领域重大治理政策与制度改革得到切实落实、关键重点问题得到精准解决。

最终目标:到 2050 年,完全建成运行高效的医保治理执行体系,医保善治与治理体系运行效率和治理能力现代化基本实现。

三、医保治理执行体系建设的主要内容和举措

1. 宏观政策协同治理路径

医保政策体现国家意志,指导医保改革的未来和发展。因此,在宏观层次,需要高度关注多元治理主体能否在政策制定、政策实施及政策监管三大核心环节,形成相互关联、有机衔接的政策协同治理闭环,这是医保治理改革成功与否的关键。宏观政策层面的核心治理实施主体为中央、国务院及政府各部委,省级政府部门依据相应职能参与各地创新改革政策的制定及地方性法规的制定和出台。

政策制定上,中共中央、国务院、政府各部委通过跨部门领导协调小组统筹医保治理改革的宏观战略,国家医保局负责草拟医保治理体系改革的目标、规划、改革策略及行动路径。医保经办机构、卫健委、人社部门等多部门基于目标共享、权责利划分等手段,通过多种方式参与方案草案论证及决策过程。

政策制定后,由医保统筹领导协调小组牵头,协同卫健委、人社、民政、财政等多部门,推进政策向法律、法规、部门规章和制度、规范、标准的转化,形成多样化相互支撑配合的政策体系。在此基础上,推进多元主体协同路径、协同方式、协同流程的法制化、标准化、规范化,为政策执行过程所需的各种制度规范提供保障。

政策执行上,体现中国特色的政策执行过程创新,通过自上而下的政策顶层设计与自下而上的基层治理创新相结合,夯实政策执行与治理创新。医保治理顶层设计应瞄准"牵一发而动全身"的医保政策执行中的关键治理问题。地方

党委政府、医保局也应立足基层实际大胆创新,探索顶层设计和底层创新有机协同、互为推动,创新医保治理执行体系。

政策监管上,应兼顾过程监管与结果监管。聚焦医保监管治理改革等核心问题,以两定机构与医保基金为重点,强调过程监管与结果监管相结合。优先确定政策执行的关键环节,明确各重点环节量化目标及考评标准,对各环节的政策成效进行衡量,确保行动与目标紧密挂靠,约束多元主体履职行为、协同行为。基于过程监管,加强以结果为导向的政策执行监管。细化政策目标、完成时间、绩效考评标准、奖惩问责标准,以结果进行奖惩问责,以结果为导向保证政策的有力执行,把好政策执行最后关口。

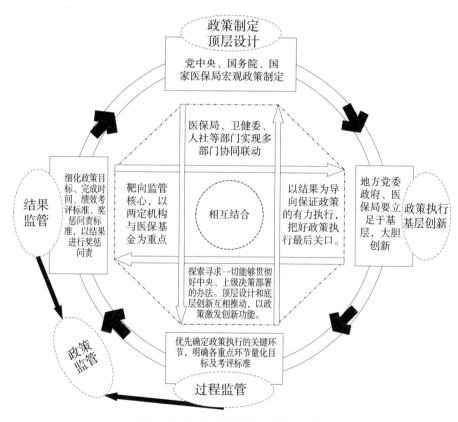

图 7-14 宏观层面政策协同治理路径

2. 中观执行协同治理路径

省及省以下各级政府为医保协同治理的实施主体,肩负战略实施、目标推进、政策落实等重要使命与职责。在中央统筹领导下,各级政策执行者运用各种政策资源,通过建立组织机构,组合各种必备要素,采取多种措施将政策观念转化为政策具体执行效果。

(1) 构建"GRCPI"多元主体协同执行活动规范流程

聚焦"目标共享——责任分解——协同行动流程规范——绩效目标考评与监管——奖惩与问责"五大环节,推进多元主体协同标准流程的探索和建立。

1) 促进多元主体目标共享(Goal Sharing)。目标共享的前提是完善动力机制、利益分配机制和激励机制,以利益的合理分配作为持续激发多元主体协同行动的内驱力,在各司其职的基础上精益求精,优先完善医保领域事权和支出责任相适应的财政制度,秉持一级政府在公共事务和服务中承担的责任与其承担的运用财政资金的权力相匹配原则,激发多方利益主体的参与动力。

医保治理统筹领导协调小组及医保局负责医保治理执行体系建设目标、战略计划、行动方案等政策的制定,医保经办机构、卫健委、财政部等职能部门以及医疗机构、第三方机构等社会力量均为目标共享的主体。中央层面负责规划统筹,地方层面负责细化实施。通过中央与地方的联动协同,促进医保领域的大政方针转化成可执行、可落实的细化行动方案。

2) 促进责任分解及目标划分(Goal & Responsibility Division)。第一,以多元主体协商为基础,促进部门间、层级间权责利划分。通过推进以治理为目标的各项医保治理法律、法规、行政规章、制度规范体系的建立,明确医保多元治理主体间的权责清单,细化政府内部纵向的各级政府权责和横向的各部门间权责划分。

第二,促进权责利分解到具体机构和具体负责人。首先应明确机构的责任划分,在此基础上,确保任务分解落实到具体机构中的具体责任人。通过双重责任划分,形成以协调小组作为核心力量,以主要职能部门为重点力量,其他相关职能部门为辅助力量、责任落实到人的医保治理协同行动团体。

确保具体层级、具体部门的职责清晰,从组织角度明确"层级——机构——部门"的机构职责,从人员角度明确"层级——机构负责人——部门负责人"的岗位负责人职责,以明晰交叉性工作的流程、规范及标准,确保协同效果。

第三,在多元主体协商,个体责任明晰的基础上,制定多元主体权责清单。

在充分了解医保战略规划、未来目标、建设要求的基础上,了解多元主体彼此间利益冲突,明晰彼此目标、行动、任务及角色要求,建立多元主体各自明晰的权责利清单与岗位与任务清单。

第四,确保医保多元主体责权利匹配。其一,依据职权法定、权责利统一、任务与能力匹配原则,避免一手包办、力不胜任的权责不对等问题出现,确保中央——地方、部门之间的权责利匹配。其二,在权责利匹配的基础上,充分赋权赋能于基层部门,激励地方医保治理多元主体主动作为。其三,强化内外部监督,加快形成覆盖全面、制约有力的权责监管体系,明确责任主体与追责方式,以健全的问责机制、责任追究机制、监管机制督促主体履职。其四,在医保治理实践中,动态协调医保多元主体的责权利,基于医保治理实践动态调整和促进各类资源和利益的合理分配。

3) 完善协同行动路径并对其进行规范(Coordinated Action & its Standardization)。在目标共享、权责利划分的基础上,中央层面和地方层面均需要建立多元主体协同行动路径,遵循协同路径设计——协同规则和协同机制设计——协同策略选择——行动方案落实四个环节,构建多元主体从设计到实施的全流程的协同规范,促进医保治理发展目标、政策规划的落实。

①协同路径设计。

确定重点任务,中央层面主要负责协同多元主体横向联动和纵向联动的宏观设计,统筹规划重点任务,确保目标在落实过程中有的放矢。

地方层面依据中央层面横向联动的基础,设计符合地区实际的横纵交融的跨部门、跨层级的协同路径。地方层面负责细化协同行动任务,首先需要优先列出确保目标达成所需的重点政策执行任务清单,逐一明晰重点任务的牵头主体、协同主体、实现时间。以重点任务为核心,借助于联合发文、目标与价值共识、协同机制创立与治理工具和手段创新,冲破协同障碍,确保政策重点任务得到落实、协同行动得以有效实现。

②协同规则和机制设计。

重视医保多元主体协同的规则机制设计,一是明确组织管理机制,明确协同行动核心力量,由核心力量协调多元主体之间的对接、管理,搭建跨区域、跨部门、跨领域的医保战略联盟。二是重视权益分配机制,优先确认各层级、各部门多元主体各自利益范围与责任边界,设定利益分配机制和风险分担机制。三是推行资源共享机制,促进多元主体间资源互补和优劣势互补。四是强化信息沟通机制,促进多元主体在卫生市场信息、医疗科技信息、医保筹资信息等方面的沟通与交流。五是以协同绩效考评机制明确协同方向和目标,以科学的绩效评估为基础,激发协同创新激励机制和约束机制的作用。

③协同策略选择。

协同策略的选择属于地方层面的战术协同,根据地区资源实际情况、社会发展现状、卫生服务需求等,鼓励省—市—基层地方政府以中央设定的医保治理重点改革任务为目标,在医保治理和运行的过程中发挥基层的创新能动性,设计基于地方实际的多元主体协同策略。在共商共议的框架下,多元主体可通过协商方式选择和设计最优协同策略实施方案,方案可涵盖协同行动的关键策略、协同行动实施路径及关键实施步骤、协同行动工作流程、协同行动资源(组织资源、人力资源、财政资源、信息资源)及配置机制等核心内容。通过协同策略方案的设计过程,探讨整合当地医保系统多种资源、构建医保协同战略联盟、规范多元主体行为,以基层创新促进医保协同执行体系的高效运转。

④行动方案落实。

一是协同执行理念和协同执行纲领先行。地区党委政府、医保局应高度重视对医保治理执行体系建设进程的目标引领,以前瞻性、可持续性、可操作性为原则,督促各层级、各部门主体,重视对协同执行理念和协同执行纲领的设计,通过理念先行,纲领引导,强化多元主体的责任意识和协同意识。

二是深入理解政策。深入理解政策是地方层面政策执行的基础,地方政府需要明确政策目标,熟悉宏观政策方案,把握政策核心实质,收集和掌握相关信息,明确政策目标指向的利益格局,掌握政策的内在机制,在深入理解政策内涵的基础上,细化多元主体权责划分、政策执行计划和方案,规划地方层面具体的资源配置。

三是因地制宜,细化多元主体的角色定位和权责利划分。在中央层面明确多元主体角色定位,权责利划分的基础上,地区层面进一步细化区域内执行相关主体的角色定位以及权责利划分,从省—市—县三级。落实医保、卫健委、人社部门等多元主体的一把手负责制、岗位责任人负责制。

四是细化协同方案。中央层面上,由医保治理统筹领导协调小组、医保局牵头,就政策推行过程中的关键任务、关键问题解决的实现时间进行划分,形成多元主体参照的、总纲性的中央层面协同方案,中央层面协同方案应包含协同宏观指导方针、重点任务及牵头主体与协同主体、完成时限,从宏观层面上给予地方指导。在省—市—县层面上,多元主体依照中央层面协同方案,形成部门内部的细化协同方案,由医保治理统筹领导协调小组进行总体协调和决断,明确各主体的重点任务、牵头部门、协同部门、完成时限,以及必要的协同机构的责任及责任实现时间,最终形成部门内部细化协同方案。通过细化方案的制定,将大政方针细化为各个部门的具体行动方针以及最终的考核目标。

五是强化执行过程的反馈、协调与管理。党委政府、医保局应优先确保医保制度运行、政策目标达成所需资源保障到位。基于设计良好的、有效的动力机制、激励机制、约束机制等多元机制保障下,确保多元主体的责任落实。此外,应通过高效的过程管理及控制,以及信息沟通和反馈机制的不断完善,保障多主体参与的协同行动过程没有偏离既定的行动路径。

4)以绩效目标考评与监管促进主体履职(Performance, Monitor & Supervision)。以组织绩效考核强化医保治理执行过程的目标牵引及结果导向,推进制度执行力与治理效果的达成。

第一,明确多元主体参与绩效考评的实施主体。以党委政府、医保统筹领导协调小组、医保局为绩效奖惩标准制定的核心主体,在平等对话、广泛听取医保经办机构、卫健委、财政部、人社部、发改委、公安等重要职能部门的意见基础上,采纳第三方专业机构、专家、智库等社会力量的意见,形成核心领导主体—主要实施主体—辅助参与主体协同的、多元主体依法有序参与的绩效评估方案。

第二,探索多元绩效考核方式。各地根据地区实际情况,优选适合当地的综合绩效考核方式,如各级人大常委会审议评估、地方党委政府牵头领导的政府部门内部绩效评估、高校、专家、第三方专业机构及社会公众等社会力量外部评估等,因地制宜选择多种形式相结合的多元绩效评估模式,保障绩效评估的科学性与公平性。

第三,针对不同主体科学制定绩效、奖惩、问责标准。针对不同主体的责任重点,有侧重地确立科学绩效评估标准、奖惩、问责标准。绩效考评的参与主体、指标、标准,必须经由主体的认可,增强多元主体政策执行的积极性和主动性。

第四,落实针对多元主体政策执行、协同效果的绩效评估。绩效评估的执行主体为医保局,医保经办机构、卫健委等职能部门为绩效评估的辅助主体。评估的内容分为三层,一是医保治理体系建设发展战略规划整体效果评价。党委政府牵头,多元主体就医保治理协同机制运行是否顺畅、协同治理最终效果、预期目标实现程度进行科学评估。二是落实医保治理多元主体协同执行的绩效评估。以内外主体结合、多元主体参与为原则,医保局牵头,必要职能部门配合,全方位地对多元主体政策执行、主体间协同的绩效进行评估,提高绩效评估结果的科学性、有效性和真实性。三是落实参与责任主体评估。按照"谁主管、谁负责"原则,落实各部门负责人、各岗位负责人的绩效评估,压紧压实机构一把手岗位责任以及部门分管领导岗位责任,激发岗位负责人的主动性、积极性、创造性。

监管工作由中央—省—市级医保治理统筹领导协调小组主要负责,抓住政策协同效能发挥的关键点,落实协同过程监督及管理。构建依法监督、职能部门自我监督、互相监督及社会力量监督相结合的多方政策执行监管,推行贯穿决策、实施、协调、控制、评估全过程的全流程监管机制。

5)落实奖惩及问责机制(Incentive & Accountability)。明确奖惩、问责实施主体与规范标准。第一,奖惩问责的执行主体为党委政府及医保统筹领导协调小组,基于医保治理体系执行效果的多元主体绩效考评结果,分别针对组织和负责人依据确立的奖惩、问责标准进行奖惩。第二,医保问责机制的牵头主体为党委政府及医保统筹领导协调小组,人大、政协机构、司法机关、监察机关、审计机关、人民政府、法制机构等均有权利依法对协同治理过程中涉及的负责人提出问责建议。奖惩机制与问责机制要落实到具体负责人。以"一把手考核机制"为手段,将多元主体权责清单实现程度、政策目标实现程度、绩效考评结果转化成为"一把手、负责人绩效考核"结果,作为业绩评定、奖励惩处、提拔任用的重要依据,此外要确保奖惩问责的力度。第三,强化全流程公示机制。公示机制执行主体是各省、自治区、直辖市人民政府,卫生健康部门、医保局等相关机构相应在部门官方网站上进行公开及公示。基于政策执行计划、多元主体的权力清单进行事前公示,强化政策推行过程中多元主体执行进程、协同能力、绩效考评结果、奖惩结果、一把手绩效评估结果等考核结果的公示制度,促进医保治理执行系统的有效运转。

(2)资源协同,聚集医保治理执行体系的支撑资源

第一,聚集主体资源。以部门内部垂直管理轴为基础,构建三条横向的协同

治理轴。一是构建政府内部不同部门协同轴。推进政府内部同一部门垂直协同轴及部门之间横向协同轴之间的有效互动和协同行动,对于横纵协同治理运行过程中发现的问题,应及时反馈至上级部门及同级医保统筹领导协调小组。二是构建跨区域协同轴。以同级协商或同部门协商为基础,推进跨区域医保管理及相关领域业务的协商合作机制的建立,搭建区域间医保协同平台,实现跨区域间协同行动、协同治理。三是构建政府—市场—社会跨领域协同轴。通过法律法规、规章制度建设等方式授权各社会主体参与到医保治理中去。基于多元主体知情制度,利用政务公开系统、信息传达系统等多重渠道,保障社会主体的知情权、参与权,拓宽多元主体参与医保治理的形式,调动各社会主体参与医保治理的积极性。通过三条横纵协同治理轴的建立,推进医保跨部门、跨区域、跨领域治理目标及协同行动的实现,并确保上述协同过程中所需的主体资源、物质资源以及信息资源的充分保障。

第二,围绕多元主体协同行动路径,保障各类资源供给。围绕医保治理共同行动路径,确保政策执行过程中多元主体所需的人、财、物、信息等资源的充分保障。医保协同过程是以行动路径为执行线索,以行动关键环节为协同核心,通过制度规范以及各类激励约束机制探索,实现对共同行动路径上各主体所需资源的高效配置。通过多元主体协同重点环节的资源配置落实,推进多元主体在关键治理环节上的协同突破,从而确保多元主体共享行动、协同行动、落实行动。

（3）促进法律法规、制度、政策、机制间的衔接

第一,完善多主体协同治理机制,为执行体系运转提供基础。以协同治理的动力机制、利益分配机制、协调机制、控制机制、资源配置机制、监管机制以及绩效考核奖惩机制作为多主体协同治理机制,以目标进行牵引,以动力机制、利益分配、资源配置机制激发多元主体之间的协同动力,以协调机制、监管机制、控制机制约束多元主体的协同行为,以考核奖惩机制保障高效协同,基于机制形成源头激励、过程约束、结果约束的多元主体协同全流程激励闭环。

第二,促进法律法规、制度、政策与机制配套衔接。以法制制度为根本框架,以《社会保障法》《基本医疗卫生与健康促进法》以及医疗保险系列行政法规为政策基础,以法定制,基于法律推动医疗保障治理所需医保协同运行过程中的激励约束、内部控制、保障类等制度的建立和完善,以政策和机制的灵活性弥合法

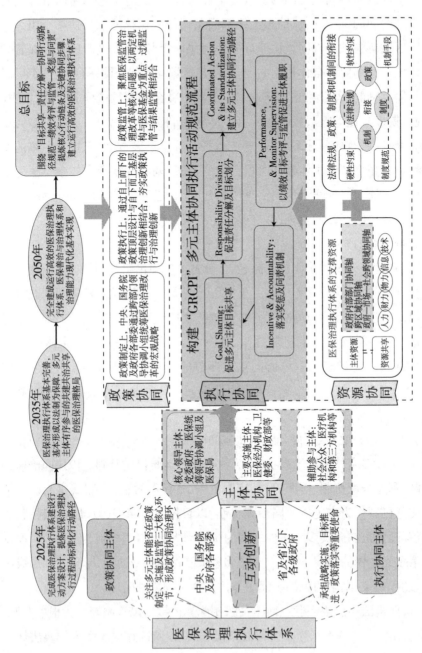

图 7-15 医保治理执行体系多维度"主体—政策—执行—资源"协同综合模型

律法规、制度规范存在的空白,保障多元主体协同的各个环节都有制度可依,促进环节的规范化。

通过促进法律法规、制度、政策与机制的配套衔接,将激励多元主体精益求精的软性机制手段与促进多元主体履行自身职责的硬性制度规范相结合,给予机制运行的弹性空间,激发基层政策推行与创新能力,最终形成制度化、规范化、程序化的多元主体协同过程。

3. 聚焦医保运行关键环节及关键问题的协同治理行动路径

在宏观政策协同、中观执行协同的基础上,以医保治理执行体系的建立为依托,聚焦医保领域关键治理问题推进协同治理行动。本书作者通过问卷调查发现:医保运行过程中面临的五大突出问题是:一是医保药品目录、药品支付标准以及医保定点协议内容动态调整机制不足(75.2%);二是人口老龄化、经济发展动力不足等原因导致部分地区医保基金亏空、穿底风险高(70.0%);三是信息化时代,医保系统同各部门间信息系统对接标准不一致,信息共享困难(62.8%);四是医保监管体制不完善,管办不分,医保监管主要依靠行政监管和经办监管,缺少多部门联合执法及社会力量参与(62.0%);五是医保基金统筹层次低,多为市县级统筹,省级统筹少,基金池小且碎片化,风险抵御能力弱(60.0%)。

本书作者以医保支付改革面临的问题与挑战为研究案例,从协同治理的视角探索并提出医保治理协同解决的框架。研究案例将聚焦病种分值付费(DIP)改革过程,解析在这一改革过程中,各治理主体应如何通过共享目标和责任分解、协同行动及问责、考核及绩效评估机制的综合运用,实现各方步调一致协同行动,约束医疗机构诊疗行为,实现医疗基金费用的有效控制。

(1) 用系统的治理改革实施路径探索推进医保支付改革目标实现

1) 围绕 DIP 改革目标推进多元主体目标共享。由人民政府组织、召集各相关主体,医疗保障局牵头,卫生健康部门、财政部门、医保经办机构、医疗机构、智库专家等作为主要协同主体安排相应的代表进行协商。基于多元主体协商机制,各主体将 DIP 政策任务、重点工作纳入共治的框架下,以共建共治共享为引导,多方协商,求同存异,平衡各方需求,共商、共议、共决政策的总目标和分目标。

2) 促进责任分解及权责任务划分,制定权责任务清单。DIP 推行最关键的阻力在于如何在 DIP 制度框架下,通过制度的约束,扭转现有医疗付费体系,让医院和医生等医疗服务提供方成为患者医疗费用的"守门人",让医保基金摆脱既往被动的"出纳"角色,主动控制飞涨的医疗费用。DIP 制度推行中涉及的最关键的三个主体就是医疗保障局、卫生健康部门以及医疗机构,各主体之间利益平衡是 DIP 推行的关键,也是协同机制的价值所在。

多元主体从自身实际情况,基于平等地位与其他主体进行协商,界定自身权力清单、责任清单。医保部门作为第三方支付者角色,应从基金代理人角度,以购买性价比更高的医疗服务、领导市场资源优化配置为目的,构建自身权责清单。医疗机构应履行自身责任:以 DIP 支付改革为契机,改革医院管理、以各职能部门的协同配合及临床沟通为基础,基于 DIP 推行,以适应性调整为重点,建立自身 DIP 推行权责清单。卫生健康部门应从医疗机构管理者、改革参与者角度构建自身的权责清单,以权责清单推进自身履职,促进医院管理制度和医院治理体系建立健全,推进权责清晰、运行高效的现代医院管理制度构建,引导医疗机构推进支付制度改革。

3)多元主体协同,推进 DIP 定量评估。DIP 分值付费方式推行是基于以往临床真实病例,根据大数据建立兼顾疾病诊治共性与个性特征的"度量衡"标准体系,推动医疗服务评估从定性到定量。应基于多元主体谈判协商机制推进"度量衡"标准体系建设,建立医保部门与医疗机构间公开平等的谈判协商机制,在病种组合、病种分值、权重系数等标准方面,应以客观数据为基础,认真听取医疗机构专家意见,统一各利益相关方思想,确保实施方法的科学性和权威性。

4)完善多元主体参与的绩效评价机制,科学构建多元主体绩效考评标准。医保局作为牵头单位,与医保经办机构、卫生健康等部门协商,听取医疗机构、医学学会、医师协会和医院管理协会以及专家学者的建议,并针对不同主体,选择相应的职能部门进行评估,针对不同主体建立贴合实际的医保支付政策绩效考核体系。以医疗机构为重点考评对象,将病种费用增长率、疾病和手术编码准确率、人次人头比增长率、年度总体自费率、参保人满意度调查等指标纳入考核范围,科学合理确立各指标考核系数,且考核系数直接影响年度清算时的实际支付金额,以促进医疗机构服务效率、费用结构、技术水平、资源配置的优化提升。

5)基于动态调整机制、激励机制促进 DIP 多元主体各司其职。建立动态化权责调整机制,一是根据临床诊疗、支付方式、结算管理以及当地疾病谱等的需要,为及时适应各种新情况的发生,病种组合、病种分值以及权重系数等核心项目应进行动态调整。二是在治理的具体实践过程中动态调试与修正权责的分配,在实践中促进权责边界清晰化、合理化。

建立有效的激励机制,医疗保障部门和医疗机构间建立"结余留用、合理超支分担"激励机制。对于医疗机构合理增加却又超出总额控制指标的工作量,可根据考核情况按协议规定给予补偿,以保证医疗机构正常运营,但对于不合理超支的部分不应予以支付。

6)以绩效考评、奖惩及问责为手段,约束多元主体行为。在权责清单、绩效考评、奖惩、问责标准清晰的基础上,切实落实奖惩与问责。具体的绩效考评以各主体为考评单位,基于绩效考评标准,由医保局和必要职能部门协同,对各主体政策执行能力、问题解决能力、协同行动能力进行考评,促进绩效考评的科学、公正、客观。依据原有的奖惩原则,落实各主体奖励和惩罚,将绩效考评结果转化为"一把手、负责人绩效考核",促使问责机制落实到具体岗位负责人。

7)基于公示机制、政务公开机制,确保执行力度。人民政府、医保局应在DIP政策推行前,就区域医院等级设置原则、费用核算过程、医保费用结余情况、政策执行规划、医疗机构绩效奖惩标准、问责标准等情况进行公示。人民政府、医保局应强化事中、事后公示,定期对本地区 DIP 改革的实施效果进行公开,促进各医疗机构协同、履职。医疗机构事前应基于目标共享和权责清单对医疗机构 DIP 政策实施规划、预期目标、具体实施方案、预期效果、配合阶段性 DIP 推行实际效果等内容进行事中、事后公示,切实推进 DIP 政策。

(2)健全稳健可持续的筹资运行机制

当前我国的医保跨省异地就医结算系统虽然部分解决了百姓异地就医的困境,但仍存在诸多亟待解决的问题。其中一个较为突出的问题是:流动人口医保参保所在地与常住地之间的错位所导致的流动人口医保待遇不公问题。解决这一不公平问题,需要以中央为推动力,统筹协调各省份,建立协商平台,人口流入地与人口流出地的政府、医疗保障局代表,通过平台协商讨论,最终形成适合各地方的流动人口参保与待遇保障机制。

第一,可借鉴上海、深圳、重庆等地的做法并依据《流动就业人员基本医疗保障关系转移接续暂行办法》要求,各地区政府应将具有稳定劳动关系的流动人口纳入到各地方本地的职工医疗保险中。第二,各地区政府应该扩大城乡居民保险的参保范围,将稳定劳动关系的务工人员家属也纳入到本地的城乡居民保险中。第三,完善居住证制度,对于具备稳定劳动关系的务工人员及其家属可以授予当地长期居住证,针对那些未能参加到当地医保的随迁妇女儿童,可以凭借当地居住证,直接参加当地的城乡居民保险。第四,设置流动人口医疗保障调剂金,调剂金的基金池由当地政府根据财务与流入人口数量自行设置,国家财政每年应根据不同地区具体情况进行补贴,以防止由于流动人口问题带来的医保基金压力。第五,设置独立的流动人口医疗保障基金,我国的流动人口不仅包括具有稳定劳动关系的在外务工人员,还包括经常流动于全国各地的务工人员及其家属,针对不具备稳定劳动关系的人员,各地方可以建立独立的流动人口医疗保障基金。

（3）在多元主体协商中完善公平适度的待遇保障机制

调查显示,52.5%的研究对象认为我国医保覆盖宽度与深度不足,门诊保障待遇低,对重、特大疾病的经济保障能力不足。49.3%的调查对象认为贫困人群识别方式具有一定滞后性。解决贫困问题是完善待遇保障的重要一环,因此要确保贫困人口全面参保,需多方协调,完善待遇保障机制。组织上,地方党委政府、医保局牵头,地方扶贫办,民政,残联部门、慈善组织协同参与,建立省、市、县(区)医保扶贫工作小组。具体实践上,第一,完善多元主体目标协商机制。党委政府牵头,定期举办协商会议,以确立季度行动目标与工作方针,各市、县、社区、村委会基层力量同上述部门机构共同参与到医保扶贫工作中。第二,建立贫困人口医保台账制度。将扶贫办、民政、残联提供的贫困人员与伤残人员数据,同各医疗机构、医保系统内业务记录进行比对,重点将贫困人员历年慢性病办理、健康查体、入院治疗三项纪录进行统一整理汇总,摸实贫困人口数,形成贫困人员医保台账。第三,多层次、多元主体协同,做实做细参保动员和保费征缴工作。在实际工作中,扶贫办、残联、慈善部门与基层社区、村委会配合医保局工作,结合数据库,延伸到户、聚焦到人逐一核查,确保贫困人口全部参保。第四,建立重特大疾病救助识别、救助限额动态调整机制。由国家医保局组织相关专家学者、患者代表、医院代表等利益相关者协商确定重特大疾病救助识别标准,同时结合救助资金筹集情况和救助对象需求,协商确定动态调整年度救助限额。

调查发现,有75.2%的研究对象认为"医保药品目录、药品支付标准等动态调整机制不足",为解决药品目录、支付标准不平衡、动态调整不足等问题,国家作出了建立全国统一待遇保障清单的决定。因此有必要以多主体协商机制来建设完善待遇清单,以保障医保制度的可持续性和公平性。

在保障待遇清单方面,2019 年,国家医疗保障局发布了《关于建立医疗保障待遇清单管理制度的意见》,决定建立国家层面上的医保待遇清单。借鉴德国医疗保障治理经验,结合我国实际国情与政治体制,具体协商路径如下。

第一,依托于国家医疗保障局的顶层协商治理平台,组织国家卫生健康委员会、财政部、地方医保局、患者代表、医院代表、医药代表,以及经济学类、社会保障学类、医学类等专家学者等多元主体共同建立一个协商平台,定期组织协商会议。

第二,建立多元主体待遇保障清单协商机制。以保障人民健康、促进医保可持续发展及实现公平效率为目标,各方基于协商平台在协商过程中充分表达自身的利益诉求、意见。清单中每一个事项的最终决策应充分听取各方意见,谨慎权衡利害关系后做出。

第三,完善协商代表推举机制。政府各方代表经由本部门选举推荐产生,其余各医院、行业、患者及专家代表则由各地方政府经过实际调查选举而出。

第四,建立清单动态调整机制。在现有国家医疗保障待遇清单的基础上,国家医保局牵头,随着时间与实际情况的发展,定期或者不定期开展协商会议,对清单的内容进行调整。地方医保局在落实药品目录方面,原则上不得自行制定目录或用变通的方法增加目录内药品,医疗服务项目和设施目录方面则可在国家规定范围内适当调整,支付标准需全国统一。

第五,建立待遇清单形成及完善监督机制。由国家审计部门对该协商平台与待遇清单进行监督,以确保协商平台与清单的可信可靠。

第六,逐步落实待遇清单。由于我国各地区发展情况、经济情况、人口情况的不同,全面过渡到国家统一层面的待遇保障清单的难度对各地区来说也有所不同,因此不同地区过渡到统一框架之下的难度与阻力也有所不同,顶层协商平台要根据各地区的实际情况经过各方讨论最终确认不同地区完成过渡的时间并提出完成期限,国家医保局向社会公开各地区过渡到统一框架下的时间期限,以强化其落实力度。针对无法按时完成的地区要对该地区的负责人进行问责。

（4）基于现代化、信息化手段,对医保基金开展全流程监管

政府内部多元主体协同,促进基金监管的专业性、精准性和效益性。在多部

门协同参与监管方面,以政府为牵头单位,医疗保障部门作为组织单位,横向上加强与卫生健康、中医药、市场监管、财政、审计、公安等部门的协同联动,建立起沟通协调、案件移送等机制;纵向上,国家医疗保障局主管全国的医保基金监督管理工作,加强对各地医保部门工作的督导调度,建立绩效考核与激励问责机制,切实落实各级监管职责,做好工作衔接,确保人员、责任、措施三到位。

培育政府外部监管力量,引入社会力量参与医保监管。医疗保障局为牵头及组织机构,引入信息技术服务机构、会计师事务所、商业保险机构等第三方力量参与医保基金监管,建立数据筛查、财务审计、病历审核等方面的合作机制,提高对医保大数据的深入挖掘分析能力。政府部门组织医疗机构定期开展政策相关知识培训,夯实业务能力,形成一支专业的工作队伍,确保相关工作顺利实施,并定期开展业务培训,促进医院自我管理。建设并完善监管信息系统。采取智能系统审核、人工复核、实地核查相结合的审核监管模式,建设多维立体、全方位的审核监管系统。

四、小结

本节针对我国医保治理领域执行效能低下、医保政策执行不畅甚至失灵等突出问题,设计了推进我国医保多元治理执行体系构建的总体改革框架、基本建设思路及具体改革路径。提出了通过建立基于"GRCPI:目标共享—责任分解—协同行动流程规范—绩效目标考评与监管—奖惩与问责"的多元主体协同行动路径。本书作者瞄准医保治理体系改革关键问题与需求,以实现医保治理目标和提升治理效能为导向,设计了能够确保多元主体高效参与、有机协同、步调一致的医保治理执行系统建设的总体思路,探索了宏观政策协同、中观执行协同、微观医保运行关键问题治理的三层次治理执行体系协同联动的建设与改革路径,并从宏观—中观—微观层层细化的视角,对多层次治理执行体系的建设与改革具体举措进行了深入的诠释与解析。

第四节　坚持依法治理,建立医保治理法制体系

"法令既行,纪律自正,则无不治之国,无不化之民。"习近平总书记强调,要把国家各项事业和各项工作全面纳入依法治国、依宪治国的轨道。与民生利益

密切相关的医疗保障治理工作更要有法可依。虽然社保部门曾为此做了很多工作和努力,出台了《社会保险法》,但当下格局转变,新时代新要求,医疗保障治理更需要系统完善的法制体系,一部权威完善的《医疗保障法》及其相关具体配套法规的出台、《社会保险法》的修订以及一系列相互衔接的制度体系建设,无疑成为确保医保治理改革取得预期成效的重要保障。

一、完善医保治理法制体系的背景与意义

习近平总书记在《推进全面依法治国,发挥法治在国家治理体系和治理能力现代化中的积极作用》一文中提出,坚持全面依法治国是中国特色社会主义国家制度和国家治理体系的显著优势,中国特色社会主义法治凝聚着我们党治国理政的理论成果和实践经验,是制度之治最基本最稳定最可靠的保障。

法律是最重要最强力的制度形式,也是制度的最高形态。能否加快形成中国特色社会主义法治体系,把法律这套规则体系转化成治理效能,直接影响国家治理体系和治理能力的现代化进程。在国家全面推进依法治国的方略下,医疗保障也要大力推进依法治理,发挥法治在医疗保障治理体系和治理能力现代化中引领、规范和保障的积极作用,要坚持顶层设计和法治实践相结合,提升法治促进医保治理体系和治理能力现代化的效能,逐步实现医保治理程序化、规范化、制度化、法治化。

医保治理的法制体系是保障医保治理的组织体系与执行体系依法运行的基础,是提升医保治理效能的关键把手,是实现医疗保障治理体系与治理能力现代化的必要条件。通过法律确立和巩固医保治理的核心制度与基本制度,并运用国家强制力保证实施,保障了医疗保障治理体系的系统性、规范性、协调性、稳定性。

二、医保治理法制体系建设的总体思路及其目标设计

1. 总体思路

基于以人民健康为中心、公平正义、共建共治共享的价值理念,坚持法律至上、权利保障、权力制约、正当程序的法治基本原则,遵循立法先行、以法定制、依法赋权明责和依法实施的全球医疗保障制度建立、发展和完善的普遍规律,按照依法治国的总方略和医疗保障治理法治化的建设目标,在中国共产党领导下,坚

持中国特色社会主义制度,贯彻中国特色社会主义法治理论,坚持顶层设计与法治实践相结合,统筹规划和构建以法律规范体系为主轴,以法制实施体系、法制监督体系、法制保障体系为支撑的中国特色社会主义医疗保障治理法制体系,重点加快建立健全医疗保障治理亟需、满足医疗保障良好运行必备的法律、法规、治理条例、制度、机制、标准、规划、指南、行动方案、工作规程等组成的法律规范体系,确保医疗保障治理主体权责清晰、治理运行有法可依,提高医疗保障治理法治化、制度化、程序化和规范化水平,实现医疗保障良法善治。

2. 目标设计

(1) 总目标设计

在依法治国的总方略下,以实现医疗保障治理体系与治理能力现代化为导向,构建以科学、系统、完备、严谨、有机关联、可持续的法律规范体系为主轴,以高效的法制实施体系、严密的法制监督体系、有力的法制保障体系为支撑的中国特色社会主义医疗保障治理法制体系,确保医疗保障治理主体权责清晰、治理运行有法可依,提高医疗保障治理法治化、制度化、程序化和规范化水平,最终实现医疗保障良法善治。

(2) 阶段性目标设计

到 2025 年,逐步建立医疗保障治理亟需、满足医疗保障治理良好运行必备的法律、法规、治理条例、制度等构成的医保治理法律规范体系,重点完成医保立法中长期规划,推动《医疗保障法》的制定与出台,使医疗保障治理有法可依。

到 2035 年,完成以《医疗保障法》为母法统领,若干配套行政法规和部门规章、治理条例、制度、规划、指南、行动方案、工作规程、机制、标准等为辅助的医保治理法律规范体系的构建,逐步健全法制实施体系、法制监督体系、法制保障体系,使治理主体权责清晰、治理运行有法可依,医疗保障治理步入法治化轨道。

到 2050 年,构建和完善以完备的法律规范体系为主轴与以高效的法制实施体系、严密的法制监督体系、有力的法制保障体系为支撑的中国特色社会主义医疗保障治理法制体系,推进医疗保障治理制度化、程序化、规范化、法治化的基本实现,确保法治在医疗保障治理体系和治理能力现代化中能发挥引领、规范和保障作用,实现医疗保障治理良法善治的目标,助力医保治理体系和治理能力现代化目标的最终实现。

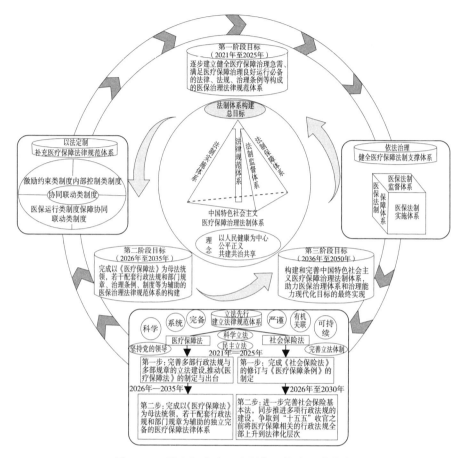

图 7-16 医疗保障治理法制体系构建行动方案

三、医保治理法制体系建设的主要内容和举措

医疗保障治理法制体系是由医保治理法律规范体系、法制实施体系、法制监督体系、法制保障体系组合而成的一个旨在规范医疗保障治理运转环节的系统,其中医保治理法律规范体系作为医疗保障治理法制体系的主轴,是国家制定并以国家强制力作为实施保证的医疗保障规范性文件的系统,主要包括法律、法规、部门规章、条例、制度、规划、指南、行动方案、工作规程、机制、标准等。

调查数据显示,在医保治理体系实现路径重要性与迫切性评分中(见表7-6),"构建医保治理法制体系"在医疗保障治理现代化建设重点治理领域与问题中,重要性与迫切性均居于第一位,课题组开展的专家访谈中大部分专家也提到医保立法为医保治理现代化进程中需要优先改革的领域。

表 7-6　医疗保障治理现代化建设中重点治理领域与问题的重要性与迫切性得分

治理的重要领域/问题	重要性		重要性排序	迫切性		迫切性排序
	均值	标准差		均值	标准差	
完善公平适度的待遇保障机制	8.51	1.43	4	7.94	1.80	6
健全稳健可持续的筹资运行机制	8.13	1.85	8	7.54	2.09	8
优化医疗保障公共管理服务	8.29	1.73	7	7.84	1.96	7
推进医保支付精准化	8.47	1.56	5	7.97	1.87	5
落实医保治理诚信化	8.47	1.63	6	7.97	1.91	4
协同推进医药服务供给侧改革	8.55	1.52	3	8.06	1.78	3
构建医保治理法制体系	8.91	1.51	1	8.57	1.69	1
聚焦医保关键问题的协同治理	8.58	1.50	2	8.09	1.77	2

1. 立法先行:推进医保立法进程,建立完备的医疗保障治理法律规范体系

(1) 医疗保障治理立法"两条腿走路"策略

医疗保障治理要坚持立法先行,发挥立法的引领和推动作用,实现医保立法和医保治理制度改革决策相衔接,以利于医疗保障治理制度的定型与完善,做到重大改革于法有据,立法主动适应医保治理改革和经济社会发展需要,助力医疗保障治理体系与治理能力步入法治现代化轨道。

结合立法工作实践,根据《立法法》有关精神,围绕《中共中央、国务院关于深化医疗保障制度改革的意见》确立的 2025 年和 2030 年改革目标以及四个方面机制建设的要求,医疗保障法律规范体系建设的首要任务是进行系统性、整体性的医保法律体系设计和立法规划。按照基本法律、行政法规和地方性法规、部门规章和地方政府规章的结构,自上而下设计医疗保障法律体系的构架,对医疗保障各主体的权责利与医保制度用法律形式进行固化,以充分体现医保的法治化水平。

为此,可以采取以下"两条腿走路"的策略。

1) 以《医疗保障法》为主干的医疗保障法律体系建设"两步走"战略。鉴于制定法律的复杂性,其受多种因素的影响,可以以 2035 年全面建成中国特色医

疗保障法律规范体系为目标,分两步走:

第一步,从 2021 年到 2025 年,完成医疗保障治理亟须、满足医疗保障治理良好运行的多部行政法规与规章的立法建设,推动《医疗保障法》的制定与出台。

一是推动医疗保障领域行政法规与部门规章的制定与出台。

根据医疗保障制度的客观规律与发展需要,以"急用先行"为原则,结合法治实践的反馈,尽快围绕医保筹资运行、待遇保障、医保支付三个机制及医保治理与制度运行方面出台行政法规与部门规章(见表 7-7)。

表 7-7　医疗保障领域法律法规立法项目列表分析

医保立法领域	医保行政法规	医保部门规章
筹资运行	医疗保险征缴条例	医疗保险基金统筹管理办法
待遇保障	医疗保险待遇保障管理条例	重大疫情医疗救治费用管理办法
医保支付	医疗保险基金支付管理条例	医疗保险协议管理办法、医疗保险预算管理办法
医保治理	医疗保障综合治理条例、医疗保障数据信息共享条例	医疗保障第三方治理管理办法、医保跨层级与跨区域协同管理办法
医药服务供给侧	医疗保障定点医药机构管理条例、医疗服务价格管理条例、医疗保障药品耗材招标采购条例	医疗保障医药价格与招采信用评价办法、医疗服务定价成本监审办法、医疗保障定点医药机构从业人员管理办法
公共管理服务	医疗保障经办机构管理条例	医疗保障领域信用联合惩戒管理办法、医疗保障公共服务管理办法、医疗保险信息系统管理办法
多层次医疗保障体系	基本医疗保险条例(含生育保险)、医疗救助条例	补充医疗保险管理办法、商业性健康保险管理办法、互联网医疗保险管理办法

二是积极推动《医疗保障法》的制定与出台。

《医疗保障法》已列入全国人大常委会 2021 年度立法工作计划,为预备审议的项目,经初次审议后,国家医疗保障局牵头联合全国人大社会建设委员会、司法部立法三局、卫健委、财政部等其他部委,召开人大代表、政协委员、医药机构、专家学者以及经办机构、行业协会、参保人代表、新闻媒体等各相关方参与《医疗保障法》草案修正论证座谈会。

医保地方性法规的立法,建议各省份立足本地实际,在不突破上位法律法规的基础上,守正创新、因地制宜出台地方性法规与部门规章等,如地方性的医疗保障条例或基本医疗保险条例。

第二步,在 2026 年到 2035 年间,完成以《医疗保障法》为母法统领,若干配套行政法规和部门规章为辅助的独立完备的医疗保障法律体系。

将《医疗保障法》定位为整个医疗保障体系建设的基础性、综合性、系统性、统领性法律,与《社会保险法》《基本医疗卫生与健康促进法》并列,相互衔接并各有侧重。医疗保障制度作为一项独立的制度安排,在建制目标、利益关系、保障对象等方面与其他社会保障项目有着较大区别,故《医疗保障法》侧重医保全流程全方位的责权划分与相关规范,《社会保险法》侧重从宏观中观层面对医疗保障进行原则性规定,《基本医疗卫生与健康促进法》则侧重规范医保为人民健康提供的资金保障,确保从不同侧重点为医疗保障制度构建与医疗保障治理提供顶层法律基础。

进一步修正《医疗保障法》,同时将所有的医疗保障行政法规全部上升到法律层次,形成科学、系统、完备、严谨、有机关联、可持续的多层次医疗保障法律规范体系。完成医疗保障法律体系的构建是医疗保障形成良法促进善治的客观基础,是中国特色医疗保障制度全面走向成熟的客观标志,也是医疗保障治理全面走向法治化、现代化的必然要求。

《医疗保障法》的立法要坚持人大与医保局主导、跨部际与跨层级协同联动、社会参与、分级负责、统筹推进、源头治理、系统治理、专项治理的治理原则,引导社会资本与社会组织参与医保治理,立法内容应着力为医保治理提供更精准的法律规章与制度保障,重点明确医保治理主体的权利与职责,以及以下立法内容。

一是明确医疗保障制度的框架、政府责任、筹资机制与责任分担机制、管理体制以及运行机制、监督机制等。

二是明确医疗保障局为统一的执法主体与经办机构,赋予其统筹规划医疗保障体系建设的职责,以及相应的监管权力与责任。

三是明确人民的法定医疗保障权,法定医疗保障覆盖范围应当为全体人民,其中,基本医疗保险应当采取强制参保方式,以确保全民参保,同时精准识别医疗救助的覆盖对象;鼓励非营利性医保发展;鼓励个人参加商业性健康保险。

四是明确医疗保障治理的组织体系架构、各治理主体的权责划分、治理主体间横纵向联动方式与目标协同规范。

五是明确由基本医疗保险、大病保险和医疗救助、补充医疗保险、长期护理保险、商业健康保险组成的多层次医疗保障体系的功能与边界,明确各医保项目的衔接方式与跨部际协同规范,明确规定保障对象在不同医疗保障项目中的受益资格条件、待遇标准、权益维护等问题。

六是明确规范医疗保障治理的运行程序,包括基金筹集、待遇保障、医疗费用支付结算、基金监管、"三医"协同、经办服务、定点机构协议管理等。

七是《医疗保障法》应当与《社会保险法》、《基本医疗卫生与健康促进法》等相关法律做好衔接。

2) 以修订《社会保险法》为契机,分步构建医疗保障法治化的基本法律框架。在大力推进《医疗保障法》的制定与出台进程中,同时对既有的《社会保险法》进行修订。推进两部法律的有效呼应与衔接,从不同的侧重点为医疗保障治理提供法律依据。

目前社会保险法制体系建设目标为一部基本法和若干部专门法,即以现行的《社会保险法》为基本法,《医疗保障法》作为专门法律,与其他不同保险项目制定的专门法律一同,促成社会保险法律体系最终走向法典化。

在此目标前提下,医疗保障宜借修订《社会保险法》与完善社会保险法律体系之机,分步构建医疗保障法治化的基本法律框架。

第一步,从 2021 年起到 2025 年,完成《社会保险法》的修订与《医疗保障条例》的制定。根据社会保险制度的客观规律与发展需要,尽快修订完善现行的《社会保险法》,并完成各项专门制度安排与法规建设任务,使之能够为整个社会保险制度提供共同准则和基本依据。在政策性文件的基础上,加快制定出台《医疗保障条例》等行政法规,与其他制度的行政法规一同,全面满足社会保险制度发展实践的需要,让社会保险制度走上法治化轨道。

第二步,从 2026 年起到 2035 年,进一步完善社会保险基本法,同步推进《医疗保障条例》、《医疗救助条例》、《医疗保险征缴条例》、《医疗保障定点医药机构管理条例》等行政法规的建设,争取到"十五五"收官之前将医疗保障相关的行政法规全部上升到法律层次,形成《医疗保障法》,促进社会保障法典化的实现。

将医疗保障作为社会保障最重要的专门制度安排,进行法规建设需要区别于医疗保障单独立法,注重从宏观中观层面对医疗保障进行原则性规定,注重其他社会保障制度的衔接与过渡。

《社会保险法》重点从以下几方面充实有关医疗保障的内容。

一是需要在法律中明确医疗保障制度的框架,聚焦覆盖全民、公平普惠的目标,并以强制参保替代自愿参保,确保全民参保。

二是完善医疗保障法律制度与工伤、失业、残障、养老、护理等制度的衔接,明确不同人群参保条件与参保权益、医保基金支付范围、待遇标准等。

三是适应机构改革的变化,明确医疗保障部门作为医疗、生育保险的社会保险行政部门,税务部门作为社会保险费征收机构履行职责。

四是增加关于城乡居民基本医疗保险制度、大病医疗保险、补充医疗保险、长期护理保险、商业健康保险、医疗救助以及各类慈善公益性医疗保障项目等的规定,明确多层次医保体系建设的目标与要求。

(2)建立完备的医疗保障治理法律规范体系,重点完善立法体制

完备的法律规范体系是建立中国特色社会主义法治体系的前提,是法治国家、法治政府、法治社会的制度基础。党的十八届四中全会通过的《中共中央关于全面推进依法治国若干重大问题的决定》(以下简称《决定》),把形成完备的法律规范体系作为建设中国特色社会主义法治体系的重要任务。医疗保障治理亟待建立完备的法律规范体系,以形成医疗保障依法治理的基础。

1)坚持党的领导是根本。党的领导是中国特色社会主义最本质的特征,是社会主义法治最根本的保证。把党的领导贯彻到立法工作的全过程和各方面,确保党中央重大决策部署在立法工作中得到有效贯彻落实。习近平总书记明确指出,要充分发挥党总揽全局、协调各方的领导核心作用,善于使党的主张通过法定程序上升为国家意志。加强党对立法工作的领导,对于保证立法正确的政治方向,推动中央重大决策部署贯彻落实至关重要。医疗保障的立法工作计划、重要立法项目按照要求提交至中央全面依法治国委员会审议或审批。

2)完善立法体制是重点。为落实立法先行,发挥立法的引领和推动作用,加强和改进立法工作,提高立法质量,医保局需依据《决定》提出的完善立法体制的主要任务与举措,进行医保立法体制建设,以发挥医保立法的引领和推动作用。

首先,要充分发挥全国人大与医保局在医保立法中的主导作用,把握立项工作主导。要完善医保立法项目征集和论证制度。国家医保局向全国人大常委会

递交医保立法规划与立法工作计划,人大常委会编制立法规划和立法工作计划,围绕医保工作大局,加强医疗保障重点领域立法;国家医疗保障局牵头联合全国人大社会建设委员会、司法部立法三局、卫健委、财政部等其他部委,组织人大代表、政协委员、医药机构、专家学者以及经办机构、行业协会、参保人代表、新闻媒体等各相关方参与立法计划论证座谈会或听证会,广泛征求多方治理主体意见,科学论证评估立法的前瞻性、针对性与可执行性,以期能达到通盘考虑、总体设计的目的。

其次,把握立法进度主导。《医疗保障法》由医疗保障局主导并进行法律草案的拟写、意见征集以及草案的补充修正,中央全面依法治国委员会、全国人大社会建设委员会、全国人大常委会有关工作委员会可提前参与医保立法相关工作。

与此同时,在完善医保立法体制过程中也要注重以下三方面工作:一是合理发挥第三方力量在医保立法中起草法律草案、进行决策评估的辅助作用;二是明确医疗保障地方立法权限和范围;三是加强医保相关法律法规的解释工作,保证医疗保障相关法律法规有效实施和重大医保改革依法、有序进行。

3)科学立法、民主立法是途径。建设中国特色社会主义医保法治体系,必须抓住提高立法质量这个关键。深入理解科学民主思想是提高医保立法质量的根本途径。

一是加强人大对医保立法工作的组织协调。建立健全人大代表议案、建议与医保立法规划、计划的衔接机制,认真研究采纳代表议案提出的立法建议,拓宽代表参与医保立法的途径和渠道,更多地吸收人大代表参加立法调研和审议等医保立法相关活动。健全向下级人大征询立法意见的机制,实现人大代表跨级、多层参与医保立法工作的制度化。

二是完善医保立法协调沟通机制与多元主体参与机制。充分发挥立法在表达、平衡、调整、规范医保治理多元主体利益关系方面的重要作用。

首先,要加强医保立法协商。在立法进程中,针对法律草案、行政法规、部门规章等医保法律规范性文件的内容,由国家医保局牵头,通过各种渠道,充分听取各级部委、各级医保局、政协委员、民主党派、工商联、无党派人士、工会、人民团体、社会组织、智库的意见。

其次,要探索建立各方对立法中涉及的医保重大利益调整论证咨询机制,使立法能够准确把握最广大人民根本利益、现阶段群众共同利益、不同群体特殊利益的关系,在法律中统筹兼顾社会不同方面的利益。

再次,要拓展公民有序参与医保立法的途径,健全法律法规规章草案公开征求意见和公众意见采纳情况反馈机制,对关系群众利益和医保长远发展的重大事项,严格履行调研起草、征求意见、咨询论证、合法性审查和集体研究决定等必经程序,充分吸纳社会各界的意见、建议,增强医保法律实施的社会基础。

三是切实做好医保法律法规规章的备案审查工作。备案审查工作是维护医保法制统一、政令畅通的重要方式。要健全完善医保立法备案审查制度,提高法规规章备案审查工作的科学化、制度化、规范化水平。要综合运用依职权审查、依申请审查等方式,着重对医疗保障地方性法规、地方政府规章、部门规章是否超越权限、是否违反上位法等内容进行审查,对发现的问题坚决依法作出处理,增强医保治理各政策文件的衔接性和连贯性,切实提高医保规范性文件质量。同时要提高信息化水平,探索运用信息技术手段提高审查精准度,提升工作质效。

2. 以法定制:补充医疗保障法律规范体系,保障医保治理制度的公信力和执行力

集聚医保各方利益,用制度去平衡,用法治治理方式完善基本制度框架,形成社会共识,为医保制度和政策的稳定性、长远性、协调性发展夯实基础。目前我国已有部分地区通过地方立法建制,如江西、浙江、山东等地区通过地方立法建立协调联席会议制度。借鉴地方做法,可通过多方多轮调研与论证,确立建制的项目与立法的层次。

依据医疗保障治理的实践需要,在以法定制方面,重点涵盖医疗保障治理所需各类协同联动、医保运行、激励约束、内部控制、保障类等制度,使医疗保障治理在有法有据的前提下,实现良好运转(见表7-8)。

表7-8 医疗保障治理法律规范体系中的制度分类

聚焦问题	制度类型	核心制度	基本制度
治理目标不清,各治理主体定位不明,联动不足,互相扯皮,多方掣肘	协同联动类制度	综合治理目标管理制度;三医联动制度;医保工作联席会议制度;第三方治理制度	医疗保障权责清单制度;医保行政执法制度;医保社团法人制度及政研融合制度

续表

聚焦问题	制度类型	核心制度	基本制度
治理多方利益协调分配不清	医保运行类制度	基金运行分析制度	医疗保障待遇清单管理制度;药品谈判制度;药品定价制度;医疗服务定价制度
治理过程两定机构管理局限,强势主导,动力不足	激励约束类制度	医保协议管理制度	医保预算管理制度;医保信用评价制度和积分管理制度;问责制度
医保三方结构衔接低效	内部控制类制度	医保医师服务管理制度	医保经办内部控制管理制度;医院内控制度
各治理主体信息共享受限,先进技术应用不充分,专业人才队伍缺乏	保障类制度	网络信息发布制度;通报工作制度	信息披露制度;医保医师培养制度

3.依法治理:健全医疗保障治理法制支撑体系,助力医疗保障实现良法善治

随着依法治国战略的深入实施,需要逐步健全由法制实施体系、法制监督体系、法制保障体系构成的医保法制支撑体系,以期 2036 年至 2050 年,能完成中国特色社会主义医疗保障治理法制体系的构建,使医疗保障能实现全面依法治理,确保医保在制度化、程序化、规范化、法治化轨道上运行,发挥法治在医疗保障治理体系和治理能力现代化中引领、规范和保障的积极作用,达成中国特色医疗保障事业遵循法治、符合健康人权标准、具有良好的反应性、确保公众参与、透明、问责、高效的医保良法善治的最终目标。

为保障中国特色社会主义医疗保障治理法制体系,使医疗保障依法治理落地,需要在医保法制规范体系逐渐完备的同时,重点构建由法制实施体系、法制监督体系和法制保障体系组成的医保治理法制支撑体系。

(1) 构建高效的医保法制实施体系

高效的法制实施体系,是指执法、司法、守法等各个环节有效衔接、协调高效运转、持续共同发力,实现效果最大化的法制实施系统。构建高效完备的医保法制实施体系就成为坚持和完善社会主义医疗保障治理法制体系的重中之重,是实现医疗保障治理体系和治理能力现代化的必要条件。

1)严格医保行政执法,建立健全多部门、跨区域执法联动响应和协作机制。一是严格的医保行政执法。国家医保局依据增加或变更的法律法规及时更

新行政执法事项目录,对项目名称、执法类别、承办机构、执法依据、实施对象、办理时间等进行明确规定,各级医疗保障行政部门按照国家医保局挂网公布的《医疗保障行政执法事项指导目录》,开展行政检查、行政处罚、行政强制等执法活动。同时重点推进行政执法"三项制度"建设,使医保系统行政执法公示制度、执法全过程记录制度和重大执法决定法制审核制度有效落实,促进行政执法行为、执法流程规范运行。

二是建立健全医保治理多部门、跨区域的执法联动响应和协作机制。为解决医保多头执法、多层执法、重复执法等问题,运用有限的执法资源高效地实现医保法治实施的目标,借鉴我国在城市管理、市场监管、生态环境保护、文化市场管理等多个领域的治理实践,通过打破条块分割实施综合行政执法改革的方式,针对医疗保障基金使用过程建立健全跨部门、跨区域执法联动响应和协作机制。

首先,健全多部门综合执法机制。由于医疗保障基金监管涉及医疗保障、卫生健康、中医药、市场监督管理、民政、财政、审计、公安等多个行政执法部门,对医疗保障基金监管宜应采用"协调方法",即在保持各个执法部门独立性的前提下,由国家医保局牵头设立一个执法协调委员会来协调执法,无须机构合并重组,每个执法机构通过协调机构与相关协调机制和其他执法机构讨论、协调执法安排和分享执法信息。此外,还可在各执法部门间建立一个统一的执法信息系统,或以其他方式将现有的执法信息系统强有力地联系起来,使得各执法监察机构可以系统地与其他执法机关共享所有的相关数据,并在可能的情况下共享医保执法计划和预案。

其次,健全跨区域执法联动机制。医保行政部门以跨区域行政协议的方式开展合作,是解决跨区域医保执法监管协调问题的重要途径。

再次,在执法制度建设上,还可通过医保行政执法联席会议制度、执法信息共享制度、执法问责制度,来确保医疗保障执法在多部门、跨区域,以及在联动协作的过程中行动一致、信息共享、认真履职。

三是坚持医保执法透明性,坚持医保社会共治。实行行政执法公示制度,保障社会公众知情权、参与权、表达权、监督权,同时通过设置有奖举报、建立医疗保障义务监督员队伍等方式加强社会监督,拓宽社会公众参与医保治理的途径。

四是提高医保执法的高效性。首先可通过智能化、信息化手段,推动执法过程的高效性,例如全面推行人脸识别技术,对医疗行为进行全天候视频监控,预警平台利用相关数据进行"智能画像",对团伙刷卡、结算频次异常、高价药销售等可疑点构建违规算法模型。其次积极组织开展行政执法效能评价,促进行政执法部门进一步强化依法行政和公正执法、文明执法,规范执法、高效执法。

2)加强医保公正司法,建立健全医保行政执法与司法审判衔接工作机制。各级医疗保障行政部门要按照权责统一、权力制约、公开公正、尊重程序的原则,加强与司法部门的联动协同,合力破解医疗保障司法障碍,完善医保行政执法与司法审判衔接工作机制,加大对欺诈骗保行为及案件的打击力度,确保医疗保障基金安全规范使用。

一是建立健全医保行政执法与司法审判衔接工作机制。建立医疗保障基金监管行政执法与法院民事审判长效协作机制,由各级医疗保障局监管办和各级法院相关业务部门密切协作、相互配合,加强医保行政执法与法院审判执行资源共享,高度重视行政执法司法指导工作,落实责任部门和责任人,积极推进协作机制建设取得实效。

建立医保经办机构协议管理与基金监管行政部门行政处罚的配合、协作、衔接机制,建立完善权责对等的协议管理和监督稽核机制,畅通人民群众的诉权渠道,强化医保经办机构的主体责任。

二是加强医保局与人民法院间的业务交流。充分发挥协作机制的纽带作用,加强医保系统、法院系统业务交流,通过联席会议、信息共享和提前会商,加强沟通协作。

三是营造医保司法良好氛围,确保人民参与。医保局与司法部门在合作的基础上充分利用媒体广泛宣传,介绍双方联合开展查处违法违规使用医保基金追缴工作情况,形成医保齐抓共管、综合治理、有序推进的社会氛围。同时在司法调解、司法听证、涉诉信访等司法活动中保障人民群众参与,完善人民陪审员制度,构建开放、动态、透明、便民的阳光司法机制。

四是增加医保违规违约成本。在违规惩处方面,将对医疗机构及医师违规违约的处理与事业单位考核考评、职称评定、人事管理、人才及就业创业扶持政策等挂钩,建立医保违规违约处理的法律体系,增加医疗机构和医保医师违规违约成本。

3)强化医保普法,促进医保多元主体形成守法意识。按照医疗保障全环节全周期、多方参与的普法原则,注重加强医疗保障普法宣传与法律法规学习,营造人民群众理解、支持医疗保障适用发展的良好守法环境。

一是多元途径强化医保普法工作,促进医保多元主体形成守法意识。在立法宣传、医保执法过程中开展医保普法工作,重点促使医保部门依法行政、定点医药机构合法合理使用医保基金、用人单位依法为职工缴费参保,引导全社会形成医保守法意识,参与医保治理。

加强医疗保障战线干部队伍的法治教育,定期开展依法行政专题讲座,扎实开展法治培训,不断增强干部职工依法行政能力,做到政治坚定、业务精湛、知法守法、善于用法,自觉将掌握法治知识作为履职尽责、安身立命最基本的要求,注重以法治方式解决医疗保障难点问题。同时充分发挥医保基层组织和部门、行业、各类社会主体学法、用法的积极作用。

广泛培育公民和社会组织自觉守法的意识和责任感,通过专家解读、案例教育、媒体宣传等多形式普法手段,充分调动全社会自觉守法的积极性与主动性,营造全社会共同守法的良好氛围。

二是通过建立自律公约与信用评价制度,促使医保多元主体坚持守法行为。医保多元主体守法,重点体现在合法合理使用医保基金,但医保监管只是规范医药机构行为的一个手段,还须在"三医"联动下,通过自律、守信等方式促使医保多元主体坚持医保守法行为。

在行业自律方面,加强医药机构行业协会建设,充分听取有关行业协会、专家学者对医保基金监管的意见及建议,鼓励行业协会开展行业规范和自律建设,制定并落实自律公约,促进行业规范和自我约束。

在守信方面,通过建立医药机构、医生、参保人员等主体的医保信用记录、信用评价制度和积分管理制度,加强和规范医疗保障领域守信联合激励和失信联合惩戒对象名单管理工作,依法依规实施守信联合激励和失信联合惩戒。

(2)健全严密的医保法制监督体系,发挥多元医保监督能效

严密的医保法制监督体系,是以规范和约束公权力为重点建立的有效的法治化权力监督网络,以有权必有责、用权受监督、违法必追究,坚决纠正有法不依、执法不严、违法不究行为为主要任务,是宪法法律有效实施的重要保障,是加强对医保权力运行制约和监督的迫切要求。

新形势下推动医保法制监督体系向纵深发展、加快形成严密的医保法制保障体系,应紧紧围绕"一抓紧、一加强、一健全"精准施策。

一是抓紧完善医保立法、执法、司法权力运行制约和监督机制,发挥三项权力运行机制内部监督和内生约束效能。尤其加强对司法活动的监督,完善检察机关行使监督权的法律制度,完善人民监督员制度。

二是加强人大监督、司法监督、审计监督、行政监督、民主监督、社会监督、舆论监督等监督机制的合力,充分发挥多元、外部医保监督效能,推进医保法制监督工作规范化、程序化、制度化,形成对法治运行全过程全方位的监督,促使多元主体规范化、流程化参与医保监管。

三是健全依法决策机制,加强对医保行政决策的监督,把公众参与、专家论证、风险评估、合法性审查、集体讨论决定确定为重大医保行政决策法定程序。建立行政机关内部重大决策合法性审查机制,建立重大决策终身责任追究制度及责任倒查机制,建立健全行政裁量权基准制度,全面落实行政执法责任制,完善纠错问责机制。

（3）健全有力的医保法制保障体系

有力的保障体系为依法治理提供重要制度保障和强大推动力,缺失法制保障与支持,医保依法治理就难以实现。在法律制定、实施和监督过程中形成的结构完整、机制健全、资源充分、富有成效的保障系统,包括政治和组织保障、人才和物质条件保障、法治意识和法治精神保障等。加快形成有力的法制保障体系须紧紧围绕“一加强、一加速、一推动、一提升、一夯实”全面铺开。

一是切实加强党的领导,提高依法执政能力和水平,为医保依法治理提供有力的政治和组织保障。

二是加速高素质医保法治专门队伍和法律服务队伍建设,提高医保法治工作队伍和法律服务队伍思想政治素质,为医保依法治理提供坚实的人才和物质保障。同时建立对医保部门及其领导人员医保法治能力的评价激励机制,把法治建设成效作为衡量医保各级领导班子和领导干部工作实绩的重要内容,纳入政绩考核指标体系,把是否遵守法律、是否依法办事作为考察干部的重要内容。

三是努力推动形成办事依法、遇事找法、解决问题用法、化解矛盾靠法的良好守法社会氛围,为医保依法治理提供丰厚法治文化保障。

四是提升运用大数据、人工智能、云计算等高科技手段的能力,着力构建医保智慧法治运行体系,为加快形成有力的法制保障体系提供科技支撑和数据支持。

五是夯实创新建设医保法制保障体系的理论基础。加快形成完备的医保法制保障理论基础,打造高水平的医保法制保障体系理论研究基地,聚焦医保法治保障中的难点问题,探寻突破方法,为医保依法治理提供坚实的理论基础。

四、小结

法制促进法治,法治反馈法制。本节主要探讨如何构建我国医疗保障治理法制体系,首先提出我国医疗保障治理法制体系构建思路;紧接着构建总目标以及2021—2050年间三期阶段性目标,并重点聚焦我国医疗保障治理法制体系构建重大行动,提出具体行动方案。

第五节　坚持系统驱动与整合,打造医保治理支撑保障体系

医保治理支撑保障体系是医保治理体系和治理能力现代化建设的地基,是多层次医疗保障体系、组织体系、执行体系、法制体系建设发展的重要资源储备。通过赋予医保治理支撑保障体系建设发展的制度优势,提高医保治理支撑保障体系的资源整合与配置能力。本节在支撑体系的建设背景下分析总结医保治理支撑保障体系的核心问题与关键瓶颈,提出新的基本要求与主要目标,探索建立医保治理支撑体系的主要内容与行动方案,推动"一轴—四梁—八柱"的建立、运行、发展和完善。

一、完善医保治理支撑保障体系的背景

医疗保障的运行需要医药卫生、财政审计、市场监管等多个部门共同推进,在其运行的过程中,跨部门、跨区域、跨行业的重大问题屡见不鲜,为解决多主体参与的网络治理瓶颈,应围绕治理体系建设聚焦的重点建设领域和核心治理目标,建立强有力的支撑保障体系来统筹、黏合、控制和支撑整个医保治理体系的建立和运行,围绕医保治理政策体系、资源体系、工具体系以及监督与控制体系等内容持续发力,持续深化医保治理体系得以有效运行的基础、环境、条件。完善医保治理支撑保障体系,对于保障医保治理体系有效运行,提高我国医保治理能力和效能具有重要意义。当前,我国医保治理支撑保障体系面临的主要问题

包括如下方面。

1. 驱动跨部门协同工作的政策牵引力不足

医保治理目标的实现,需要相关治理政策保持连续性、稳定性、可持续性。本书作者对近年来国家层面出台的医保治理相关政策进行查询、梳理、统计,发现医保局自成立以来已围绕医保信息化、智能化、标准化建设、支付方式改革、疫情期间待遇保障等重大问题出台了系列政策文件。其中医保局单独发布政策数量占比为 56.1%,与其他部委联合发文数量占比为 34.2%,这些政策对于解决长期以来困扰医保的异地就医结算、因病致贫、因病返贫等重大问题产生了良好的治理效果。同时,在对政策的具体内容进行分析时发现,聚焦治理靶向的、驱动跨部门、多主体协同工作的政策相对匮乏。

由于医疗保障利益关系网络复杂,在运行的过程中需多部门、多主体的共同参与,涉及医保的关键问题往往是牵一发而动全身,需要多部门的合力才能真正解决。因此,为解决医保运行体系中存在的诸多问题,我们需构建一套系统化、体系化的能够驱动多元主体协调行动的政策体系(包括政策规划、实施方案、行动指南等)来引领、推动和指导医保治理体系的形成以及治理行动的开展。

2. 决策咨询与协同不足

医疗保障是社会问题,需要社会多方参与。但调查数据显示,我国医保治理未完全实现政府、市场、社会三者间的有效协同,市场与社会参与有限。在多元主体参与医保治理的程度评价上,医保行政部门、经办部门、政府其他部门参与程度较大的评价占比较多,但均未到 50%;医疗机构在参与重大改革决策和执行中的参与程度较低,认为参与程度较大的比例仅占 24.2%。一方面,政策文件分析结果显示,医疗保障领域中存在政府内部协同不足的问题,未能发挥医保与卫健委、药监局、财政部、公安部门、工信部门等跨部门协作应有的作用,沟通、协同不畅等问题依然存在。另一方面,有限的协同主要聚焦于药品集中采购、医保支付方式改革这两大主题,且在信息化、智能化、标准化等方面也存在协商不足的问题,导致医保局后续的工作强度和工作压力显著增加。

3. 社会资源保障的支撑力不足

医保治理体系的高效运行不仅需要高效的治理组织管理体系、制度、机制体系,还需要支撑医保治理行动的组织、人力、工具、信息、技术等重要的资源保障体系。本书作者调研数据显示目前我国尚未形成完善的社会支持系统,60%以上的被调查者认为目前还未建立针对医保领域重点问题的社会支持体系,参与医保治理的社会组织零散、碎片化,缺乏系统组织,从事医保治理工作的人员专业化程度不高,治理能力也受到治理工具、资源等条件限制。例如,在医保治理工具上,医保法律体系不尽完善;协同治理制度、机制匮乏;由于我国医保信息平台的搭建尚处于起步阶段,各部门在治理工作中缺乏信息、资源的充分共享,这均致使统筹治理效果不理想。

4. 人才培训及能力提升不足

人才培训及人才能力的提升是组织机构持续发展的必要条件,也是保持医保治理活力的必然要求。当前,我国医保局的内部组织成员专业结构复杂,主要由其他部门抽调组成,医保行政、经办部门以及医疗机构中从事医保工作的人员中有专业医保、社保背景的仅占 14.8%、16.7%、8.1%;在对医保部门工作人员医疗保障领域熟悉程度的调查中,发现医保行政部门中选择较熟悉的仅为 64.1%,仍存在大量未接触过专业化、正规化、系统化职业技能培训的工作人员,医保工作的专业性与医保工作者的非专业性之间存在较大鸿沟。对医保治理能力开展问卷调查的结果显示,来自高校、科研院所以及医疗机构的被调查者认为综合施治能力、社群治理能力、组织协调能力、学习能力仍需进一步加强;专家学者们认为协同治理能力、专业治理能力以及综合分析能力的实现程度也相对较弱;来自医疗机构的被调查者则认为风险治理能力和信息化技术应用能力存在不足。医保人才专业能力及综合能力较弱且能力有限,缺乏定期组织能力相关培训,人才能力提升不足。

5. 医保信息交互共享缺失

目前多地已组织开展医保信息化、标准化建设,但调研结果显示,医疗保障治理信息化建设存在建设水平参差不齐的情况(52.9%)。而医保信息化建设具备专业性强、涉及部门多、高时效性、涉及面广、覆盖面大等特点,各地在探索医保信息化建设的过程中,存在信息交换接口不统一的问题,即现有统筹地区系统开发的信息交换接口不符合国家有关标准,数据共享和信息交互不通畅。调查结果显示,62.6%被调查者认为医保系统同各部门间信息系统对接标准不一致,信息共享困难。此外,医保信息化应用范围有限,未全面覆盖医保运行全流程。

6. 监督与控制体系有待强化

当前我国仍存在医药服务过程不规范的问题,各类医疗机构欺诈骗保、不规范使用医保基金、药品耗材价格虚高、过度诊疗等情况还时常发生,医保基金收支平衡压力不断增大,可持续性降低。本书作者调查发现,60.3%的调研对象认为"医保监管体制不完善,管办不分,医保监管主要依靠行政监管和经办监管,缺少多部门联合执法及社会力量参与"。结合定性研究与定量研究结果,发现在医保监管方面,制约医保治理体系和治理能力提升的直接问题主要有:医保监管体制不完善,管办不分;缺乏成熟、统一的国家或区域层面的系统预警机制;监管手段、方式落后;医保经办机构缺乏有效的激励机制来开展医保监管。

二、医保治理支撑保障体系建设的总体思路和目标设计

1.总体思路

根据《中共中央　国务院关于深化医疗保障制度改革的意见》提出持续推进医保治理支撑保障体系建设的总体思路,以建设多层次医疗保障体系为核心,围绕组织体系、制度体系、执行体系的建设需要,提供政策、决策、人力、技术等资源的支持,助力医保治理体系和治理能力建设现代化目标的实现,推动医保制度共建共治共享社会治理格局的全面形成。

2.目标设计

坚持以人民健康福祉为中心的发展理念,遵循共建共治共享的基本原则,以医保治理体系建设发展重大问题与核心目标为治理靶标,以持续改进和完善覆盖全民的多层次医疗保障制度体系为核心治理策略,通过系统完备的医保治理支撑体系的建设和发展,推动医保治理体系和治理能力建设现代化目标的实现。

（1）总目标

聚焦医保治理过程中存在的问题与不足以及医保治理体系建设所需的关键支撑和保障条件,构建以推动医保治理体系高效运行为第一要义的完善的医保治理支撑体系。

重点围绕政策可持续及动态调整、决策咨询与决策协同、人才培养及能力建设、信息化建设与信息共享以及监督与控制等内容,加快支撑医保治理的政策体系、资源体系、工具体系以及管理控制体系建设,为医保治理体系提供有效运行的基础、环境和条件。实现对我国多层次医疗保障体系以及医保治理组织体系、执行体系、法制体系的统筹、黏合、互动、控制和支持,最终保障我国医保治理体系和治理能力现代化目标的实现。

（2）阶段性目标

到2025年：首先，建立推动医保治理体系和治理能力现代化建设目标实现的医保治理政策体系及其配套体系；其次，构建评价医保治理体系和治理能力现代化实现程度的指标体系，并聚焦人员治理能力（风险治理能力、宏观调控能力、专业治理能力、协调治理能力等）建设，设计行动规划、方案；再者，配合国家信息化建设进程，出台关于推进医保信息平台的国家与各省市间、政府部门与医药机构之间互联互通的建设规划、方案；最后，初步实现医保治理支撑体系的建立。

到2035年：首先，将治理理念融入既有的政策设计之中，明确各治理主体的责任、权利与义务，推动既有的治理政策体系及其配套体系向更具操作性的法律、规章、制度转变，将共建、共治目标落实在医保治理政策制定、政策执行及政策监督与反馈的全过程；其次，以治理政策为驱动，高效整合政府、市场及社会系统的人、财、物、信息、技术等各项资源，夯实支撑组织治理行动的资源保障体系建设；再者，有针对性地开展医保治理人员及队伍系统化的医保治理能力建设活动，培养和选拔具有医保现代治理意识和治理能力、熟悉医保管理专业以及能够运用现代科技、信息手段和创新性治理工具的人才进入医保治理系统，参与医保运行全环节的控制与监督；最后，推动数据贯通的国家级医保信息网络系统建设的落实，实现基础信息管理、医疗保障智能监管、基金运行及审计监管、宏观决策大数据分析支持一体化运行，并在此基础上不断完善医保治理支撑体系。

到2050年，聚焦医保问题和目标建立医保治理的动态可持续政策体系、完善的医保治理资源体系、工具体系以及管理与控制体系，全面支撑医保治理体系法治化、智能化、规范化、社会化、专业化、现代化目标的实现。

三、医保治理支撑体系建设的主要内容和举措

1. 借力政策优势，为医保治理体系和治理能力建设提供重要牵引力

医保治理政策是指聚焦医保治理突出问题，以国家力量强制规定在一定的时期内，应该实现的治理目标、遵从的治理原则、达成的治理任务、实行的治理工作方式、采取治理的一般步骤和具体措施，包括但不限于相关的战略设计、政策规划以及具体的实施方案、行动指南等。相比较而言，政策的刚性弱于法律制度，

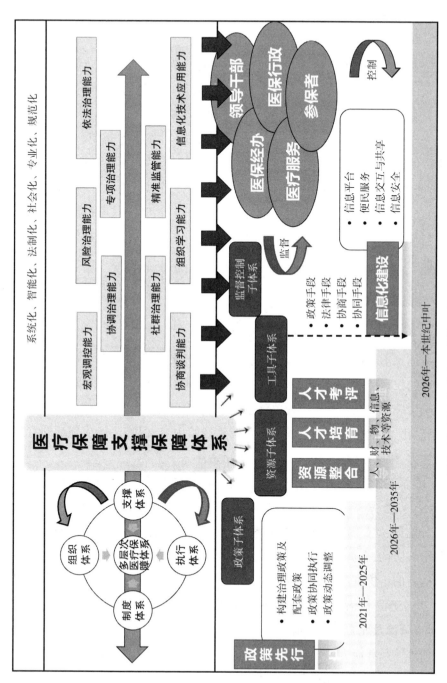

图7-17 医疗保障治理支撑保障体系建设路线图

但政策具有制定周期短,对需求变化的适应性强,运行灵活、高效的特质。因此推动医保治理体系和治理能力现代化建设应政策先行。

(1)构建医保治理政策及其配套政策体系

制定和出台一套系统化、体系化的以治理理念为指引的治理政策体系及其配套政策体系,引领、推动和指导医保治理体系的形成以及治理行动的开展。

(2)协同跨部门资源与力量,推动治理政策落实

首先,通过纵向、横向综合协调,把政策执行过程中的各个组织、个人的活动整合为一体,实现政策制定者与执行者的双向互动。其次,协同跨部门的资源与力量,借助医保治理组织体系和执行体系,建立相关组织机构,通过解读政策方案、明确政策目标、论证和判断政策执行的阻力与动力、制定政策执行及资源配置等计划及方案、对政策的实施予以监督控制等一系列举措,推进以问题为靶向的观念性的医保治理相关政策转化为现实政策。最后,在确保可持续发展的基础上,推动政策的体系化、制度化、法治化、机制化建设,指导医保治理行动有的放矢。

(3)探索医保政策动态改革和调整的机制

适应国家治理现代化进程,动态调整医保治理相关政策内容。首先应明晰医保治理的权责关系,弥补此前政策中对多元主体治理倡导不足的弊端;其次要围绕影响治理体系及能力发展的关键组织、人力等资源,借助法律、制度、机制等工具,信息化、智能化等技术手段来不断调整政策内容,保障医保治理活动有足够的支撑力,推动医保治理体系纵深发展和完善。

2.培养、开发、提升资源保障能力,为医保治理体系和能力现代化提供重要支撑力

充分挖掘、动员及高效整合政府系统、市场系统、社会系统内的各项资源,围绕强化组织协调、人员能力提升、治理工具现代化等内容,建立支撑医保治理体系有效运行的组织资源、人力资源、财政资源、权威和信息资源等重要的资源保障体系,是实现医保治理执行系统各个关键环节有足够的人力、财力、物力、信息、技术等资源及能力支撑的前提。培养、开发、提升医保治理的资源保障能力,为医保治理体系和能力现代化提供重要支撑力,需采取的措施如下。

(1)完善医保治理组织与执行系统

首先,落实政府部门相关治理主体权责,打造具有绝对权威的医保治理"元

治理者"以实现对医保治理行动的长效统筹规划,并建立治理主体的跨区域协同框架,不断提升组织治理能力,强化组织中专业化人员的培养和执行能力建设;其次,拓宽多元主体参与医保治理的形式,平衡治理主体(政府、市场、社会)间的地位,规范医保治理社会组织的规范化、协同化、系统化建设,打破其零散、碎片化的现状,同时采取措施充分调动其参与医保治理的积极性,加强对社会组织治理能力的培育,形成完善的社会支持系统。

(2)强化医保治理的法律、制度等工具体系建设

首先要强化医保治理制度建设,加快制定和出台医保领域推动和指导治理相关活动的法律规范;其次,完善协同性机制以及责任体系,确保在明晰医保治理权责分工后可以有明确的、实施性强、可落地的处罚与问责机制。

(3)持续推动信息、资源共享,强化技术手段的运用

首先要打通各部门信息、资源的壁垒,将统筹治理的理念落实到医保多元协同治理的实践工作之中;其次,继续推进医保信息平台的建设,整合政府、科研单位、医疗服务机构等多方的资源,借助大数据、人工智能等技术手段对采集到的数据进行更深层次的挖掘和整合。

3. 以人才能力建设为重点,全面提升医保治理体系和治理能力现代化的保障力

人力资源是最重要的资源保障能力,是能够组织、协调、调用、配置各种资源的动力性能力,因此人才的能力培养是提高资源保障能力的第一要义。医疗保障人才治理能力的提升需要瞄准治理体系和能力现代化建设的关键目标及治理能力的关键瓶颈,补短板、强弱项,制定有针对性的医保治理队伍关键能力培训和建设方案,开展系统化的医保治理能力建设活动。

(1)制定推进治理体系建设的人员能力建设规划、关键能力清单

提出能力建设目标,设立以医保人才队伍的关键能力缺陷为靶向的治理能力建设项目,强化对宏观调控能力、风险治理能力、依法治理能力、协调治理能力、专项治理能力、社群治理能力、精准监管能力、协商谈判能力、组织学习能力以及信息化技术应用能力等十大核心能力的培养和提升。

(2)强化组织的学习能力,建立持续性的学习机制

丰富理论学习、实践学习、案例学习、现场示范教学、经验学习等多样化途径创新学习方式,切实提高领导干部专业治理能力。通过系统培训、聘用专业人

才、专家制度、经验交流等多种方式推进领导干部、经办人员等不同人才的能力建设。系统总结试点地区先进经验,扩展试点并推行各地积累的优秀的实践方案,在实践中实现创新式学习。建立国家层面、系统层面以及组织层面的多元主体的长效学习能力,通过学习型组织、学习型社会的培育以及人才培养激励与能力考核机制,推进医保治理与技术人员队伍以及其他治理主体参与医保治理、提升现代化治理的能力。

(3)根据医保治理人才关键能力障碍,靶向培育并提高决策者、执行者的治理能力

在参与问卷调查的医保及其他政府部门、医疗机构以及从事科学研究的专家、学者中有超过半数(54.4%)认为当前我国不同政府部门管理者真正运用治理理论指导重大医保问题治理实践行动的能力总体较好。然而,将被调查者按照工作单位性质进行分层后的统计分析结果显示,来自高校、科研院所的专家学者持相同评价的仅占25%,可见当前我国政府部门运用治理理念指导实践的能力有待强化。因此,决策者与执法者应具备法治意识,提高其法治能力,以保障医疗保障治理现代化的实现。

1)强化法律法规知识学习意识,加强医保法治培训工作。坚持领导带头学法,组织集体学法,落实领导干部法律知识学习考试。举办全国医保法治建设培训班,着力提升医保系统法治建设工作者的法治思维和能力,着力增强法治宣传教育工作渗透力,面向全社会开展医保法制政策宣传活动,为推进法治政府各项任务落实奠定基础。

2)深化依法行政能力建设。各系统对照法定权限、程序和考核要求,依法行使行政权和履行行政职责,健全依法决策机制,切实做到依法办事。合理配置执法机构编制数量,把好人员入口关,建设一支政治素质、业务素质过硬的执法队伍,解决"有人执法"的问题。加强业务学习和培训,全面提升执法人员综合素质和业务能力,解决"会执法"的问题。

对被调查者进行分层后的统计分析结果显示,制度执行能力以及经办服务能力是当前实现程度较好的医保治理能力。综合考虑调查结果,我们认为在当前我国医保治理能力体系中,服务经办能力已经得到较好实现,但组织协调能力、学习能力较其他能力仍需进一步强化。

3)强化经办队伍服务能力建设。充分运用网络平台的资源优势,进一步

加强法制教育的实效性和针对性,重点加强对党风廉政、纪律教育、职业操守及相关法律法规的学习培训。把业务建设、信息化建设与队伍建设同步部署、同步推进,业务培训要实现对医保经办机构、定点医疗机构和技术保障人员的全覆盖,为规范服务、精确管理、顺畅运行奠定坚实的人员和技术保障。加强思想道德和职业道德教育,强化相关人员的廉洁意识、纪律意识,预防各类违法违规行为的发生。强化经办人员的业务专业服务能力的同时,也注重培养组织协调及组织持续学习发展的能力。

（4）瞄准影响治理能力提升的外部社会环境因素、系统因素及组织机构制约因素,建立有针对性的综合能力提升方案

（5）制定治理人才的关键考核标准

制定针对不同级别、不同类型医保治理人才的考核标准,将考核结果与绩效挂钩,实现用绩效推动治理人员的能力提升。

4. 以医保信息化建设为手段,强化医保治理体系和治理能力现代化建设的推动力

系统发展并完善医疗保障支撑体系的工具子体系建设,将深度贯穿于医保治理支撑体系的建设过程中,将法律工具、政策工具、协同工具、信息化工具等多种工具手段有机结合,构建大数据、人工智能等信息化手段为核心的工具网络,为医保治理法制体系、医保治理组织体系、执行体系等提供科学支撑。

其中,医疗保障信息化建设是履行实现医疗保障治理体系和治理能力现代化责任的重要工具。它具有实现数据汇聚、资源整合、服务融合、平台建设、能力输出,有效适应医疗保障全民覆盖、需求刚性、主体多元、业务复杂、发展不均衡及在线化服务要求高、专业化治理难度大等特点,加快推进医保标准化和信息化建设可以有效推动医保治理体系和治理能力现代化的实现。

信息化使得医保业务管理得以在高度信息化的今天做到游刃有余。使医保数据从一个个相互分割、封闭运行的信息"孤岛"走向区域一体、上下贯通,打破信息壁垒,并在招标、采购、支付各环节发挥作用,促进全国医保的联网。

（1）完善医疗保障信息业务编码标准及全国统一信息平台建设

我国目前的医保信息化建设问题主要为:标准体系不健全、标准评估和应用管理不规范、部分标准应用不协同不统一等,这些问题影响了标准支撑作用的充分发挥。因此,推动国家数据标准在全民健康信息平台、全国医院信息平台、基

层医疗卫生机构、公共卫生、政务服务一体化平台、中医药等方面的信息标准化建设和落实;基于国家统一信息平台,推进数据集中、数据挖掘与数据分析利用;提高医保相关人员信息系统的应用能力。

(2)加强全民健康信息数据库建设

1)全面优化全员人口信息数据库,国家建立联结教育、公安、社保、医保、民政等部门的信息平台,信息平台做到业务协同,保障人口学信息数据能够在行业内实时共享。

2)加快电子健康档案数据库建设,推进医院信息平台、公共卫生信息系统、基层医疗卫生服务信息系统的互通互联和数据共享,推动动态更新的居民健康档案由务实应用逐步向个人开放。

3)规范电子病历数据库建设。做到公共卫生与患者诊疗信息共享,加速实现居民基本健康信息与检查检验结果等可以在医疗机构之间做到信息实时更新、互认共享。

4)完善基础资源数据库建设。加强医疗卫生机构、医疗卫生专业人员、医疗救治、公共卫生、医疗设备、药品耗材、健康管理、产业发展、信息服务和科技创新等医疗健康基础数据和公共信息资源的集聚整合。

(3)信息化贯通并协调多层次医疗保障体系的优化与完善

信息化建设应在多层次医保制度之间建立联系并发挥其相互补充的作用,筛查并识别基本医疗保险、补充医疗保险、商业保险、长期护理保险、医疗救助制度以及社会慈善救助等多种制度的参保情况,做好有序衔接。强化在制度设计、筹资、补偿支付实施过程中的无缝衔接,推动医保治理关键问题如医保支付方式、药品带量采购等的改革,推动三医联动,解决医保制度体系内部的分割、碎片化问题。

(4)智慧医保助力优化医保服务

1)持续推进医保电子凭证应用。对医保结算系统和定点医药机构医保电子凭证接口进行升级,全面使用医保电子凭证,实现医保移动支付功能,简化医保服务流程,实现医保服务"一码通办"。

2)异地就医结算。打通异地就医结算通道;推行线上线下一体化办理;创新异地就医办理方式;异地就医待遇结算一单制。

3)"智能监管"。形成覆盖各级医保部门和医疗机构的全方位、一体化、联动式的医保监管新格局;"线上"对违规行为发出预警,事前提醒,事中干预;"线下"第三方稽核,实现精准监管、重点监管;提高智能监控的覆盖面和精准度,扩大智能检测维度。

4) 提升"互联网+医疗"和远程医疗服务能力。把"互联网+"医疗服务试行纳入到医保支付、适当的提高医保总额预算管理指标、鼓励医疗机构开发新手段新技术、实行新版医保药品目录、推进家庭医生同居民签约等。

5) 建立覆盖全生命周期的电子健康云档案。建立以参保、就诊、购药、异地就医等支付结算信息为纽带的数字化医保档案,汇聚整合形成参保人全生命周期、省内外全域参保、就诊信息的个人"医保云档案"。

(5) 信息共享与科学决策

第一,将基础信息数据库同医疗机构以及国家统一的医保信息业务编码进行对接。第二,建立医保移动支付手段,提供电子票据、电子发票或及时邮寄纸质票据作为与医保信息系统数据联通的凭证。第三,以电子凭证为依托进行实名认证,保障就诊参保人的真实性。第四,病人的电子病历、电子处方、购药记录等信息做到完整保留,保证诊疗、处方、配药、复诊全过程可追溯、可追踪。第五,国家平台和省平台数据双管齐下打通信息共享通道,统一各部门、机构、省市的信息接口,推动信息资源跨部门跨层级互通和协同共享,打通信息壁垒。建设数据共享开放目录,促进数据合理开放。利用已有的资源构建统一的政府数据共享和开放平台。

加强对开放数据的更新维护,合理扩大数据开放范围,保证动态及时更新。克服"信息孤岛"还需要跨部门的有机协同,从基础的用户层面推动信息化与信息共享。最后,在医保信息数据开放共享基础上,分析并总结医保基金流动特点,促进基金的风险预警、基金收支平衡管理等。

(6) 信息安全

第一,强化网络监测预警和应急处置能力。形成科学及时的网络安全风险报告机制、情报共享机制、处置机制,精准把控网络安全风险规律、动向、趋势。第二,建立政府与社会的网络安全信息共享机制,对网络安全采取大数据挖掘分析,感知网络安全形式,做好预防预警工作。第三,完善网络安全检查、风险评估等制度。保障党政机关的互联网安全,加强涉密网络的安全性。第四,建立共享开放的集数据汇聚、存储和安全为一体的管理机制。严格执行网络安全的标准规范,研发并应用自主核心技术及软硬件产品,提升数据开放平台的安全保障水平。

5. 以治理目标为引导,在政策制定、制度设计、政策执行等环节全面落实协同机制建设,协同各方力量形成治理体系和治理能力现代化建设的合力、协同力

政策先行,构建统领医疗保障治理体系和治理能力现代化的治理制度框架及配套政策。以治理体系和治理能力现代化为目标,以医疗保障重大问题为靶点,以治理制度和治理能力为结果产出,形成系统完备的政策制定、制度设计、政策执行、政策协调与控制的政策支撑体系。

(1) 实现政策与制度协同

第一,应通过完整配套的政策体系,推进跨部门、跨层级、跨地区间的医保改革政策与国家政策的协同。第二,以系统的治理改革政策为引导,推进多层次医保体系的制度之间的协同化和一体化。实现多层次一体化的医保制度体系建设目标,首先要通过政策确定参加协商的主体、协商的内容以及协商的程序;其次,运用信息化工具识别目标人群,链接并管理多层次医疗保障体系,使不同参保者协同受益。建立多层次医疗保障体系经办的服务协同,逐步解决多层次的医疗保障体系在筹资、待遇保障、支付、监管等方面标准不统一、结算不同步等问题。第三,"元治理"主体应提供框架性、规则性指导,动员社会资源进入医疗保障制度体系,加强多层次医疗保障体系的制度化、规范化建设,解决多种医保制度一站式结算、异地就医等问题。

(2) 建立政策执行协同机制

建立引导激励机制、技术支持机制、跨部门协调机制、服务评估机制以及监督反馈协同机制,利用多种机制手段调动治理主体的参与积极性,以目标为导向,问题为靶向,充分调动组织资源、人力资源、财政资源和信息资源等,促进治理主体共同行动并推动结果产出,评估执行效果以及治理成效。

6. 创新优化医保治理的管理与控制体系,关键聚焦对医保治理全过程的监管,提升医保治理的综合效力

对医保治理行动的监督管理是医保治理管理与控制体系的关键内容,是医保治理政策体系目标得以有效实现的基础保障,因此围绕医保治理的组织体系、运行体系以及制度法律体系建设,对医保治理全过程开展严密有力的监管,是打造医保治理体系形成闭环管理最至关重要的一步。

对医保治理的监管应以医保治理政策目标的实现情况、多层次医疗保障体系以及医保治理组织体系、执行体系、法制体系等医保治理体系子系统的建设情况、运行情况以及现代化目标实现情况为核心,将监管的着力点置于医保治理体系和治理能力现代化建设的推动和保障之上。本书作者参考并深入贯彻党中央国务院关于医保监管的系列文件要求,在借鉴全国各省市在医保监管方面的实施方案与创新实践的基础上,认为强化对医保治理运行的监督管理,应采取以下措施。

(1) 强化监管基础建设

首先,统一信息平台。包括建立集基础信息管理、医疗保障智能监管(包括监控分析、稽核管理、移动稽核、药品信息管理等功能)、基金运行及审计监管、药品/医用耗材进销存实时管理、宏观决策大数据分析支撑等多方面功能为一体的全国统一、高效、兼容、便捷、安全的多维度医疗保障信息平台,实现医保基金从征缴到使用全过程信息的互联互通。其次,统一标准。统一医疗保障业务标准和技术标准,并精准制定包括监控规则和分析规则在内的各类智能监控规则和指标库(如组织规范类、医保治理政策类、执行效果类等),统一监管信用体系建设相关标准、规范和指标体系,相关信息采集、评价和结果应用等内容。最后,完善法制,包括制定医保治理监督管理条例及相关配套办法。

(2) 改革完善监管体制机制

首先,应推进医保治理监管制度体系建设,诸如监督检查、智能监控、举报奖励、信用管理、综合监管、社会监督等制度,将推进医保治理体系和治理能力现代化建设纳入医保治理监管的重要内容。其次,规范医保治理组织建设,建立日常监督、整改落实的长效机制,健全医保治理体系运行的风险评估、预警机制。再者,强化医保监管队伍和能力建设。以建立医保监管执法体系和激励问责机制为突破点,推动医保监督检查能力提升,强化医保治理运用法律工具的能力,提升医保治理行政执法的规范性、透明性、多方协作性、高效性、专业性。最后,实施跨部门协同监管,不断推进政府购买服务参与监管,鼓励和支持社会各界参与医保治理监管,实现政府监管与社会监督、舆论监督的良性互动。

(3) 创新监管方式

首先,引入区块链技术,综合应用科技信息技术,建立统一的大数据实时动态智能监管平台,推广远程视频监控、生物特征识别(包括人脸识别、指静脉识别)等技术应用,实现医保治理体系运行全方位、全流程、全环节、全天候实时监控。其次,强化信用管理以及医保治理信息披露与宣传曝光,逐步建立信息披露制度。最后,通过大力推行政府购买服务制度,培育政府外部监管力量进入医保治理监管系统,打造日常监测和专项检查交叉并行、内控与外部监督协同、线上线下联动、社会各界及舆论共同监督的医保治理监管新模式。

(4)强化责任追究

首先,制定监管的权限、程序、处罚标准等规范。健全行政执法各项制度,完善行政执法和刑事司法衔接程序,不断强化执法监管的规范性;统筹安排系统内监管培训工作,提高执法队伍执法能力。其次,加强部门联合执法,强化追责问责。建立医保、卫生健康、公安、市场监督、纪检监察等部门及时相互通报的线索通报机制;综合运用协议、行政、司法等手段,强化行刑衔接,依法追究违法违规单位和个人的法律责任,对涉嫌犯罪的依法追究刑事责任。鼓励抽调各级医保、卫健、市场监管、公安等职能部门组建联合执法队伍,成立医保治理监管专职机构。

四、小结

本节通过对完善医保治理支撑体系的背景、存在的问题及挑战进行剖析,最终设计并提出医保治理支撑体系建设的主要内容与改革举措。强调应通过政策协同、人才培养、信息化建设、智能监管等一系列工具手段的整合重组,不断落实绩效考核、问责制等监管措施,聚焦对医保治理关键靶点的监管,确保医保治理各项政策从制定、执行到落实全过程的高效、可操作,形成医保治理体系闭环管理。继而推动医保治理的制度体系、组织体系、执行体系建成和完善,最终实现医保治理体系和治理能力现代化建设的目标。

第六节　坚持联动与融合,推进医保治理系统化机制体系的建立和完善

医保治理体系是由不同子体系构成的一整套具有特殊结构与功能、紧密相连、相互协调的有机整体,其中系统、完整、科学的医保治理机制体系能确保医保

治理体系在执行层面上更高效有序地运行。本节将从医保治理机制体系的建设思路、建设目标、建设内容及举措进行探讨,最终建立健全医保治理机制体系,切实提高医保治理体系的治理效能,以期能推动医疗保障治理体系与治理能力现代化的实现。

一、完善医保治理机制体系的背景

国务院办公厅于 2021 年 9 月 23 日公开发布了《“十四五”全民医疗保障规划》,作为医疗保障领域第一个五年规划以及“十四五”时期医疗保障发展的总体蓝图,其中“多层次、重治理、强服务”是未来医保制度发展的关键词。医保制度运行的各个要素机制是相互衔接、相互联系、相互作用的严整集成的体系(或系统),具有整体性、系统性、协同性的内涵特征,尤其是由筹资运行、待遇保障、医保支付、基金监管组成的“四大机制”,是维系医疗保障制度稳健运行和可持续发展最基础、最重要、最关键的机制。

基于本书作者的研究发现,当前对医保重大问题、关键问题的治理仍然欠缺系统的治理机制体系。故医保治理机制体系还需在医保制度体系的“四大机制”基础上,系统性地补充构建有助于治理体系运转的治理机制。然而不同机制间存在相互联系与相互影响,因此必须通盘考虑、统筹谋划、协同推进各机制的改革或构建,以此形成系统、完备、高效的医保治理机制体系。

二、医保治理机制体系建设的总体思路及目标设计

1. 总体思路

基于《关于深化医疗保障制度改革的意见》所提出的总体要求与“一轴—四梁—八柱”医保治理改革策略,坚持系统集成、管用高效、协同治理原则,结合医保治理重点领域和关键环节,围绕“治理问题(对象)—治理主体(谁)—治理客体(干什么)—治理方法(怎么干)—治理目标”的路径,以改革和健全医保制度机制及治理机制为目的,尤其是构建医疗保障治理亟须的机制,通过促进不同机制间形成协同治理运行机制生态圈,最终形成系统化的医保治理机制体系,以此提升医保服务质量与效率,增强医疗保障的公平性、协调性,强化医保治理效能,推动医保治理体系与治理能力现代化的实现。

2. 目标设计

（1）总目标

基于医保现代化治理理念,以实现医疗保障治理体系与治理能力现代化为导向,构建系统、完整、科学、相互协同的医疗保障治理机制体系,支持、保证医疗保障治理体系高效运转,真正落实并发挥医疗保障治理体系的功能与作用。

（2）阶段性目标

到 2025 年,建立医保治理核心机制优先权清单,编制医疗保障治理机制建设的规划、思路和建设方案;基本完成待遇保障、筹资运行、医保支付、基金监管等重要机制改革任务;探索并尝试构建"一轴—四梁—八柱"医保治理策略中的医保治理人才发展机制、信息化智能化驱动治理工具整合运用机制、医保治理网络组织创新管理机制、医保治理体系与能力体系建设目标问责与考核机制。

到 2035 年,依据医保治理机制建设优先等级以及医疗保障治理体系机制建设的规划和建设方案,持续优化待遇保障、筹资运行、医保支付、基金监管等重要机制,建成并运行医保治理人才发展机制、信息化智能化驱动治理工具整合运用机制、医保治理网络组织创新管理机制、医保治理体系与能力体系建设目标问责与考核机制。

到 2050 年,实现医保治理不同机制之间的相互协同与有效衔接,最终形成系统集成、管用高效、协同、可持续的医保治理机制体系。

三、医保治理机制体系建设的主要内容和举措

医保治理体系需要在执行和操作层面,通过系统化的医保治理机制体系的支撑,确保医保治理的愿景和目标通过高效的医保治理执行系统和执行机制得以真正落实。鉴于当前医保治理的机制体系尚未健全,本书作者基于政策文本分析、文献研究、问卷调查及专家访谈的研究结果,结合本书所提出的"一轴—四梁—八柱"医保治理改革策略的设计,探索医保治理机制体系构建内容与具体实施举措。

1. 医保基金筹集与运行机制

筹资运行机制,是基本医疗保障制度的"第一机制",是医保制度能够运行、功能得以彰显和可持续发展的基础和源泉,也是人人尽责、共建、共享医保最本源、最基本、最实际的体现。筹资运行机制要做到稳健可持续,必须与我国国情

相适应,与国家、用人单位(企业)、个人的承受能力相适应,与基本医疗保障和基本健康需求相适应,必须合理分担缴费责任,切实做到权责清晰、保障适度、良法善治。本书研究团队依据 2020 年中央 5 号文件(《关于深化医疗保障制度改革的意见》)关于健全稳健可持续筹资机制的原则和要求,以深化改革创新为动力,运用治理理论与治理工具,提出从以下四方面健全和完善医保筹资机制,以确保医保制度稳健运行。

(1) 多元参与,完善医保筹资协商机制

一方面,医保筹资和预算管理的不断完善可以在充分调研和多主体反复协商的基础上,探索推进医保筹资从"以收定支"向"以支定收"转变,在完善医疗保障待遇清单的基础上规范医疗保险的药品目录、服务目录和诊疗设施目录,以参保患者的医疗保障权利为基础明确筹资水平的确定依据。

另一方面,随着量价挂钩的药品招标采购制度的扩面、扩张,需要不断吸纳医药机构等治理主体,联合医保部门形成全国医药价格"一张表",以市场化的有效价格信息,基于医疗保障待遇清单进行医疗保险基金的预算管理。

(2) 多方监管,推动筹资规模的扩大

医保基金的规模增长主要取决于参保人员的覆盖面和社会平均工资的增长水平。医保部门应协同其他治理主体综合运用监管制度、诚信体系、信息技术等工具,加强筹资监管,对不参保、漏保、少保等问题进行监督管理。例如,通过联合监管避免企业低报雇员真实薪酬水平的方式或不帮助雇员参加职工医保的方式来减轻医保的缴费负担。

(3) 协商确定更合理的筹资缴费责任

本书作者调查显示,"谈判协商确定个人、用人单位、政府三方筹资缴费责任"是调查对象认为最重要且迫切的筹资协商途径(见图 7-18),政府可组织用人单位、参保人代表或由全国总工会或各地工会代表参与协商谈判,确定适应社会发展的筹资缴费责任,或通过医保智库或第三方研究院,通过调研提供筹资方案,让各主体通过协商谈判确立筹资缴费责任,并通过立法或制度等方式进行明确规定。

同时,不断探索创新筹资缴费政策,例如,制定用人单位(或者雇主)与劳动者个人各自分担 50%缴费负担的筹资政策,以贯彻劳资分责、费用共担的医疗保险风险分摊规则,强化雇主和雇员对医保基金安全、医疗服务利用效率与医保待遇水平合理性的问责及监督意识;抛弃原有的职工、城乡居民、就业、未就业及有劳动关系和无劳动关系相关联的参保形式,实行依法按家庭分档参保缴费制度;居民基本医保的筹资方式由定额缴费转向按比例缴费等。

（4）形成多元参与的长期护理保险筹资格局

逐步建立个人、单位、财政补贴、医保、社会援助、社会慈善等多元主体参与的筹资格局,探索设定长期护理保险的最低缴费年限、建立筹资动态调整机制、根据收入和年龄分段设定缴费标准、建立筹资预算机制等措施,调动长期护理保险缴费的激励性,吸引更多年轻人主动参与长期护理保险,从而助推多层次医保制度体系的全面发展。

2. 医保待遇保障机制

基本医疗保障是新形势下推进健康中国建设,落实人民健康优先发展战略的制度基础。为提高医保统筹水平、缩小地区和人群之间的待遇差距、实现医疗保障制度的公平可持续发展,经过两年多时间的准备,国家医保局会同财政部于2021年1月19日发布了《关于建立医疗保障待遇清单制度的意见》,这标志着关系到我国13.6亿参保人(《2020年全国医疗保障事业发展统计公报》显示,2020年全国基本医疗保险参保人数136131万人)切身利益的医保待遇清单制度迈出了关键一步,同时也体现了跨部门协同的医保治理实效。医保待遇保障清单制度以全面建成权责清晰、保障适度、可持续的多层次医疗保障体系为目标,公平适度地保障人民群众基本医疗保障权益。公平适度的待遇保障是增进人民健康福祉的内在要求,积极治理过度保障、减少福利刚性隐患,刻不容缓。

（1）医保多层次保障功能边界模糊与政策托底不足的治理

针对待遇改革路径重要性与迫切性的路径评分结果显示,建立健全医疗保障待遇清单动态调整机制与明确多层次医疗保障制度的衔接机制都被认为是重要且迫切的(见图7-18)。尽管目前已经出台了《关于建立医疗保障待遇清单制度的意见》,但在待遇清单制度落地实施方面,仍需要通过跨层级、跨区域协同以及法律法规来确定权责清单,规范各级政府的决策权限与医保制度边界划分。积极采取多方合作共商的方式,诸如与第三方医保研究院或智库合作,通过调研来科学界定基本制度、基本政策、基金支付项目和标准,并明确统筹基金不予支付的范围。组织多主体参与方案或意见的表决,并与多部门联动推进待遇清单的执行与落实,以促进医疗保障制度法定化、决策科学化、管理规范化,实现政策的有效托底。例如,在医疗救助方面,通过精准识别、分段救助、"一站式"结算、资助参保、补助基金监管五大机制,医保部门联动民政、残联、退役军人事务局等部门,实现医疗救助治理。

(2)流动人口及灵活就业人员未能充分参保问题的治理

一是需要在跨区域协作的基础上,建立跨部门的信息共享机制与用人单位对各类员工参保缴费的监管机制,来解决灵活就业人员参保问题;需借助信息平台与互联网等信息化工具,了解流动人口的利益诉求,并制定高效的信息反馈机制,普及医保常识,便捷参保缴费待遇结算等工作。通过多方论证,探讨立法强制所有居民参保的必要性与可行性。

二是提升政府和企业的相关职责。一方面,企业用人单位应积极承担起流动人口医疗保险筹资方面的责任,并由政府及相关部门对其进行监管,保证企业与职工认真签署劳动合同。另一方面,目前我国企业用工成本较高,企业负担的各项保险费用已占到工资的40%—50%,长期的高成本会影响到企业的经济活力,降低其履行社会责任的动力。因此政府可通过以下措施减轻其负担:第一,初期可以固定政府投入的占比,并建立政府的退出机制,随着时间的增加,逐年减少政府的投入,增加企业在其中的责任。第二,可依据企业收入或人口数量,从收入较高或人口数量大的企业向收入较低人口数量小的企业依次落实。第三,可对中小型企业给予一定的税收优惠与激励政策。其他方面可通过创新经办服务模式,做好医保制度的转移与接续,加强宣传与教育,提高参保意识等方式提高灵活就业人员的参保率。

(3)加强与医疗机构协同,完善重大疫情医疗救治费用保障机制

在突发疫情等紧急情况时,提前协商,保证医疗机构做到先救治、后收费。其次统筹医疗保障基金、财政资金及公共卫生服务资金,提升基层医疗机构的支付比例,实现医疗保障与公共卫生有效衔接。

3. 医保支付与补偿机制

医保支付机制作为医保制度运行中"总杠杆",是促进"三医联动"的关键机制,其在规范医疗服务供方行为、引导医疗资源合理配置、促进"三医"协商共治与良性互动、牵引医保全链条运转、发挥医保基金的战略性购买作用等方面具有天然的治理机制优势。医保局医药服务管理部门通过与多元主体协商,协同制定科学合理的医保支付范围、支付标准、支付方式,构建高效、管用的医保支付机

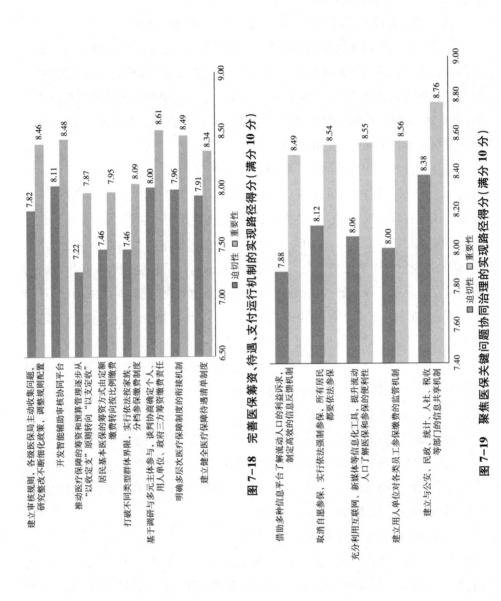

图 7-18 完善医保筹资、待遇、支付运行机制的实现路径得分（满分 10 分）

图 7-19 聚焦医保关键问题协同治理的实现路径得分（满分 10 分）

制,对提高医保基金使用效率、保障广大人民群众能够获得公平普惠可及的基本医疗服务、实现价值医疗等方面具有重要作用。但目前医保支付机制改革仍然任重而道远,在医保治理体系建设方面,还可以进行以下医保支付机制改革路径的探索。

(1) 建立多元主体协商机制,凝聚医保治理共识,推进医保支付方式改革

医保基金支付方式本质上是对定点医药机构所进行的一种医保基金分配方式,故在推进医保支付方式改革过程中,要健全医保经办机构与医药机构之间的协商谈判机制,建立公开透明的协商谈判和沟通反馈渠道,形成多方联动的协商工作机制,以信息化、大数据和临床知识库为依托,缓解医保医疗间的信息不对称,提升双方沟通和对话的能力。只有各相关方经过充分协商,就改革方案、定价支付标准等方面达成治理共识,才能够从根本上调动各方参与积极性并确保医保支付方式改革的顺利推进,从而有效提升医保治理能力和医保治理现代化水平。

(2) 医联体发展中,创新医保支付机制改革

在现行医疗体制下,各医疗机构医保办作为医疗机构的内设部门,其人、财、物的管辖权归属于医疗机构,而非属于医保部门。鉴于建立紧密型医联体后,医疗机构内部关系更为复杂,医保部门若想实现有效治理,需要探索新的过程监控模式。在医联体发展中,医保支付机制改革可集中抓好以下三方面工作:首先是培育医保支付嵌入式管理主体,目前已经有部分地区将医保权力直接延伸到医院科室,派遣医保管理人员进驻医疗机构,对其内部医保管理进行监管,探索派驻医保办主任的形式,由医保部门任命医保办主任并直接对其负责等改革形式;其次是强化医保支付标准化管理机制,综合运用经济学、医学、统计学、信息技术等各类手段,设计医保药品支付标准、医疗项目医保支付标准以及医疗行为评价标准;最后是探索医保支付第三方评价体系,注重对上下级医疗机构之间不同医疗行为分工的评价,间接推动医疗机构提高医疗诊疗水平、改进不良医疗行为。

(3) 建立与公立医院改革、分级诊疗和家庭医生签约服务制度相匹配的医保支付方式

在深化公立医院改革方面,通过总量控制,适时调整付费结构和等级系数,配合做好医疗服务价格调整工作;将改革后的检查费用等纳入普通门诊报销范围,并实行总额预付或"人头包干"。将医保支付应用于符合规定的家庭医生签

约服务费用中,将签约居民的门诊基金按人头支付给基层医疗卫生机构或家庭医生团队。发挥医保支付的杠杆作用,配合多种形式的医疗联合体建设,适当拉开不同等级医疗机构报销比例,引导就医下沉基层,促进合理就医新秩序的形成。

(4) 医保支付引入智能审核信息系统,推进实现医保支付精细化

医保部门联合工信部与高精尖企业,将现行医保政策、物价收费标准、《中华人民共和国药典》、卫生部门相关规定和临床诊疗规范、常规结合,建立医保药品、诊疗、材料及疾病诊断等基础数据库,形成审核规则与审核条目,让医保报销政策和支付标准实现数字化、科学化。开发智能辅助审核协同平台,医疗费用数据通过智能辅助审核(初审)后,无争议的费用立即拨付,仅暂扣"待核查"部分费用,"待核查"部分费用由医疗机构等判断是否有误;建立医保支付审核规则调整和争议处理机制;审核规则发布后,使用中还会出现问题,医保部门应主动收集,研究整改,不断细化政策,调整规则配置。

(5) DRGs 付费协同协商谈判机制推动医保支付制度化

DRGs 付费体系是指医保机构与医疗机构之间进行购买医疗服务的公共契约签约。将双方谈判协商机制进行制度化,该举措是医保支付改革的核心内容。医保支付契约化行为中市场机制的运作需要社群机制发挥作用予以支撑。从分组方案的形成、到各组别支付标准的确立亦或是各组别质量保证指标的选择,都必须由定点医疗机构临床医务人员所参加的医学学会以及医院管理协会的参与才能决定。

(6) 协同推进医保支付标准与 DRG/DIP 支付方式改革

《关于深化医疗保障制度改革的意见》中提及要增强"三医联动"改革的整体性、系统性、协同性,故医保支付标准与 DRG/DIP 支付方式改革的协同推进是医保制度改革的方向之一。在医药采购层面,医保支付标准通过引导采购,协同 DRG/DIP 支付实现供需两方双向协同控费模式,从而推动形成以市场为主导的医药价格形成机制,充分发挥药品、医用耗材集中采购在深化医药服务供给侧改革中的引领作用,保障群众获得优质实惠的医药服务;在医保支付层面,针对不同治疗类型和产品,通过分类结算提升医保支付方式的控费效应。

4. 医保监管与诚信机制

医疗保障治理体系包含组织、法制、执行以及支撑等众多子体系,医疗保障

的运行涉及参保、缴费、筹资、基金管理、待遇与支付、监督检查等诸多环节,治理内容庞大,治理链条长,潜在风险点多且易疏漏的客观现实亟待更加高效、灵活的监管机制。而严格透明的监管与诚信机制则为医保治理的提质增效提供了有力支撑与坚实保障;严格透明的医保监管机制为全社会各领域主体协同参与医疗保障事务提供了良好契机,保障了全社会所有主体的知情权、参与权,通过信息共享、线索与舆情反馈和决策支持提高政策决策的科学性,监督医疗保障事务中的合法合规性;诚信机制则是一种柔性监管手段,与依靠国家强制力的传统监管手段相比,能够通过失信约束与惩戒引导医保领域内各信用主体自觉遵守相关法律法规。通过建立该机制,推动全社会公民成为医疗保障领域内事务的积极监管者与自觉遵守者,具体实施路径如下。

（1）畅通多主体参与监管的渠道,实现多元治理

1）搭建政府各职能部门协商议事与信息共享平台,促进部门联动。第一,建立或借助已有的医保基金监管工作联席会议制度,加强各成员部门间医保监管信息互通,课题组研究显示目前全国范围内已有 19 个地区建立了基金监管工作联席会议制度,在不断探索中积累的经验,为畅通多主体参与监管奠定了基础。第二,建立跨部门医保数据信息中心。督促各部门及时共享、上传相关数据和信息,打破部门间的"信息壁垒"。第三,建立专项调查组并在组内建立各部门快速核查与衔接机制,实现案件"快速锁定、快速调查、快速移交、快速处置",课题组在前期研究中也得出,在当前全国医保基金监管创新试点的工作重点中,已有众多试点开展了医保部门与公安部门的"行刑衔接"机制,更有一些地区已建立了医保部门与纪委部门的"行纪衔接"机制,可见各政府职能部门间的移交与衔接合作已经初具雏形并开始向更丰富的部门合作类型拓展。

2）健全医保监管组织体系,引入第三方机构、组建医保监督员队伍参与监管。

①健全医保监管严格、专业的执法队伍。

医保监管是一项专业性工作,涉及医疗、医保、经济学、审计学等多方面知识,因此,有必要组建集专业人才于一体的医保监管执法队伍,同时建立严格的执法标准并细化监管执法相关制度与操作细则,明确执法的权责。课题组研究显示,目前全国呈现不同形式的专业监管队伍,如外聘专业人员或从卫生健康、市场监管、公检法等职能部门派驻联络员等,未开展地区可根据当地实际情况选

择适宜模式开展。

②引入第三方力量,发挥市场辅助作用。

同时,在政府各部门合力监管与联动的基础上,还要发挥市场本身的作用,积极借助第三方力量协助医保事务的监管。第三方监管服务需要由医保部门进行授权并给予指导,同时保证第三方具有独立性可以独立运行。其工作内容可包括对定点机构、参保人群开展日常巡查,对重点科室、重点项目、重点人员发现的倾向性问题或特定内容开展专项检查,对重点医疗机构采取驻点检查,对智能监控系统预警数据或可疑数据予以现场排查,对转外就诊、异地就医行为、医疗病历及票据进行监督核查,并且坚持每季度组织一次集中审核等。此外,还应成立独立的第三方监管调解机构。当产生监管决议争议时,由其进行评审调解,确保问题能够得到公正解决。

③组建医保监督员队伍,完善社会监督职能。

另外,完善医保监管中的社会监督职能,由人大代表、政协委员、群众和新闻媒体代表等担任社会监督员,对定点医药机构、经办机构、参保人员等社会各界人士组成的社会监督员队伍进行广泛深入监督。主动邀请新闻媒体参与飞行检查、明察暗访等工作。

3)以举报奖励、信息披露制度为依托,创建社会各界多元主体"想参与"、"可参与"的透明、开放的监管环境。本书作者研究显示,举报奖励、信息披露制度是全国基金监管创新试点中最常用到的制度层面做法。为社会各界多元主体创建了"想参与"、"可参与"的透明、开放的监管环境。

通过电视、报纸、网站等媒体,公布投诉举报电话和参与方式,为参保人员、志愿者等公众参与到监管中提供渠道,建立举报奖励制度并进一步细化举报奖励标准,提升参保人、社会公众的主动监管积极性。对于医保违法违规案件应及时予以通报和报告,形成严格守法的社会氛围,以此对危害医保基金安全的不法分子形成震慑。同时,通过新闻发布会、媒体通气会等形式,发布打击欺诈骗保成果及典型案件,向全社会主动回应对医保监管领域重大问题的治理情况。

(2)完善医保领域事前—事中—事后全链条动态诚信机制建设

课题组通过对医保基金监管信用建设试点做法进行梳理、总结,得到目前诚信机制的建设已经在向事前—事中—事后的全链条发展的方向迈进,多个地区均在倡导全方位地开展事前管标准、事中管检查、事后管奖惩和信用修复,形成全程动态的医保诚信机制。

1）事前管标准。一是建立医保信用主体事前标准和信用承诺制度,使医保信用主体如两定机构、医师药师、参保人、经办机构等主动接受社会监督。地方政府及医保局需要基于法律法规和部门规章制定多层次、全方位、具体的信用体系建设细则等,包括对医保领域不同信用主体的信用指标裁定、信用等级评级标准等。

二是积极拓展信用报告的运用。在指标确定与评级标准方面,应考虑与第三方评级机构如高校、科研院所、医保学会等组织的合作,出具可信的信用报告,为事后信用奖惩提供依据。

2）事中管检查。一是合理运用专业医保监管队伍对各信用主体信用承诺的履行情况进行监督检查,并建立与同级行政机关、上下级部门之间的联动监管机制。通过实地检查、网络核查、定期抽验、"双随机、一公开"检查、第三方评估等多样化的方式加强医保信用事中监管。

二是建立健全信用分类分级监管机制,按照医疗、医药不同领域、医师药师、参保人、经办人等不同信用主体,以及不同评价指标划分不同的类别和等级,实行分级分类动态监管。

3）事后管奖惩。一是建立守信联合奖励失信联合惩戒的双向激励机制,建立医保信用"红黑名单制",红榜加分且提供医保相关事务办理"绿色通道",黑榜减分且限制其机构或个人的医保事务权限,如解除相关定点医药机构的医保服务协议、不予结算相关协议医(药)师的医保费用、调整相关参保人的医保结算方式等三项医保惩戒措施等。同时要将信用管理评价标准与检查结果在公共信息平台进行社会公示,为联合奖惩提供数据支撑,也可探索将医保领域内失信行为与社会信用体系挂钩,使守信者"一路绿灯",失信者"一处失信,处处受限"。

二是在以失信惩戒提高失信成本的同时,也要丰富守信激励的手段。例如,红名单内的医疗机构、药品经营机构可减少其税收、或是为医疗机构提供更多财政支持或对药品经营机构进行网站公示推荐、提供奖励金等,医(药)师被纳入红名单中可作为衡量其绩效与晋升的部分指标等,通过有"含金量"的守信激励措施,让社会公众拥有更多的获得感。

4）建立信用修复机制。尽管"失信惩戒"能够对全社会起到警示和约束作用,但其终不是信用管理的最终目的。因此,有必要建立信用修复机制,给予失信主体能够"有前提、有程序、有限度"的整改空间。建立医保领域信用修复机制主要从以下三个方面入手。

一是出台医保信用修复相关的政策制度,在相关的制度文件中明确信用修复的定义、对象、条件、程序、方式和路径。同时,要明确区分不同等级医保信用主体的修复流程和修复条件。

二是明晰信用修复权责,按照"谁认定、谁修复"的原则修复信用记录,规避各部门推诿,以防止降低修复效率。

三是由"自动修复"转向"主动修复"。失信的机构或个人可通过主动提交修复申请和材料证明来修正其信用记录,如对医药企业而言,终止相关失信行为、处置失信责任人、提交合规整改报告并接受合规检查、公开发布致歉声明消除不良影响、剔除涉案药品或医用耗材价格中的虚高空间、退回或公益性捐赠不合理收益、有效指证失信行为的实际控制主体等。

(3)发展大数据、区块链、智能监管等新兴技术,为医保监管信息互通以及信用信息系统的开展提供技术支撑

本书作者前期研究发现,目前智能平台、大数据等新兴技术已经广泛运用到医保监管领域中,智能审核、人脸识别、视频监控以及医保规则库和知识库、数据共享平台、区块链技术等都在探索中不断完善。因此,针对医保监管系统与诚信机制建设,重点提出以下技术建设路径。

1)将大数据与智能技术贯穿监管全流程始终,形成技术支撑闭环

①事前,建立数据共享平台,运用大数据智能分析模型进行动态监测和实时预警。

一是要推动医保相关方信息依法共享,建立整合各部门医保相关数据信息为一体的信息平台。对医保基金收支、结余及支付能力等数据,基金支出中药品、耗材、检查检验等项目动态占比数据,管辖地区户籍人口、参保人数、定点医药机构数以及医保刷卡就诊、结算支付等数据进行动态监测,运用大数据智能分析模型研判全年趋势,为深化医保领域改革和医保政策调整提供数据支撑。二是建立基金风险预警系统,通过实时监测对基金运行风险地区进行实时预警。

②事中,搭建医保智能监管平台,对违规行为进行及时拦截。

借助视频监控、人脸识别等技术对医疗失真行为进行监管;借助智能审核,

对患者跨医院重复开药、提前开药,或者医生超量开药等处方进行校验判断,并及时拦截;建立院内医疗服务智能监控系统,或将医保监控规则与预警相结合,通过将医保监控规则植入医院信息系统,在医生开具医嘱、处方时,对不符合医保监控规则的行为进行提醒,促使自觉远离违规警戒线。

③事后,结合"区块溯源",强化事后监管。

区块链技术是一种不依赖第三方、通过自身分布式节点进行网络数据的存储、验证、传递和交流的一种技术方案,事后监管便是利用区块链技术的分散性、安全性、敏感性优势,在参保人、医疗机构、医保经办机构之间形成共享共识的"公共账本",研发以频繁就医、住院时间重叠、滞留医院和虚假医疗服务为主的医保大数据反欺诈平台,并将参保者在各医疗机构就诊的全过程数据进行汇集,建立针对全市参保人的"医保行为画像",为稽核人员提供精准指向,为打击欺诈骗保提供信息支撑。

2）建立并完善医保信用主体电子信用档案建设,实现与社会其他信用体系互联互通。建立医疗保障信用归集体系,建立完善的数据电子化采集、记录、储存和在线使用,并定期将违法违规的相关方名单及电子信用档案报送至征信系统和其他社会信用体系系统。

5.医保治理人才发展机制

党的十九届四中全会提出,加快人才制度和政策创新,支持各类人才为推进国家治理体系和治理能力现代化贡献智慧和力量。医保治理人才的发展是基于医保治理体系与国家人才发展治理体系,坚持问题导向与目标导向原则,着眼于健康中国建设战略目标,为医保治理人才的成长成才创造必备条件与环境,培养具备依法协同能力、专业决策能力、现代技术应用能力、社会共治能力等综合治理能力的医保治理人才,从而为医保治理体系和治理能力现代化发展提供充足的人才及智力资源保障。

（1）医保治理人才发展机制的目的

医保治理人才发展机制的重要目的,是解决医保治理人才缺乏、工作人员治理能力不足、医保治理人才培养体系不健全等瓶颈难题,通过多形式培训、继续教育、治理实践等方式,促使医保治理主体逐步从管理理念转向治理理念,掌握综合治理能力,同时通过抓好"关键少数（指医保局领导干部）"带动"绝大多数（指医保治理相关工作者）",形成科学、合理的医保治理人才梯队,充分发挥医保治理人才的自身价值,激发和解放人才活力。

(2) 医保治理人才发展机制构建的基本原则

医保治理人才发展机制在构建过程中应遵循以下三项原则。

1) 坚持党管人才原则:党管人才是党和国家人才工作的根本原则,在医保发展领域,党作为"元治理"主体,需要指导国家医保局,围绕医保制度改革发展中心、服务医保治理体系与治理能力现代化发展大局,通过"管宏观、管政策、管协调、管服务",促进医保治理的人才培养和发展。

2) 坚持创新发展原则:坚持创新精神,要打破传统思维定式,运用治理理论、治理思维和治理范式解决制约医保治理人才队伍建设方面的"顽症难症",用创新引领人才发展,用创新助推医保治理体系建设。

3) 坚持辩证统一原则:当前我国所处的国内外环境都发生了巨大变化,用辩证思维看待新时代医保治理体系构建所处的时代环境,把握机遇,准确、科学的认识目前我国医保治理人才的发展现状与面临的挑战,通过坚持辩证统一原则,有计划、分阶段地实施医保治理人才发展工作。

(3) 医保治理人才发展机制构建的基本内容

1) 医保治理人才发展治理主体:主要是与医保人才培养及人才使用相关的"主导主体"和"自我主体"。"主导主体"是各级党委和医保部门,党中央和国家医保局层面治理,主要解决涉及人才建设全局性、战略性和系统性重大问题,各级医保部门主要解决政策、计划、规划等布局性、政策性问题。"自我主体"指人才自身,他们是运行治理体系的执行者。

2) 医保治理人才发展治理客体:主要是指人才发展工作机制,是由人才培养机制、人才使用机制、人才评价机制、人才激励机制等各项子机制组成。

3) 医保治理人才发展治理方式:新时代医保人才发展的治理方式是区别于传统政府治理和市场化治理的方式,是一种互动式、融合式的"网络化"治理方式。这种"网络化"不是"互联网"化,而是将医保治理的"主导主体"和"自我主体"置于医保治理体系的网络中,建立起治理主体间的网络关系和关联,构建出治理主体与治理客体之间的"图谱关系",在构建多中心布局、多层级结构和网络化关联中实现优化新时代医保人才发展机制。

(4) 医保治理人才发展机制构建的基本策略与举措

1) 加强"主导主体"导向作用,医保治理多元主体共谋协同。各级党委和医保局在医保治理人才发展机制构建中的主导地位、主导作用不可替代。要坚持用习近平总书记关于人才工作的重要论述精神指导决策全过程,逐步从医保人才管理向人才治理转变。同时通过发挥医保治理"主导主体"政策导向优势,协同市场主体、社会组织主体,发挥多元主体协同优势,谋求医保治理人才的共同开发,推进医保治理主体治理能力现代化水平提升,从而推动医保治理人才发展"共治、共赢、共享"。

医保治理人才发展机制构建的"主导主体"要及时出台医保治理人才发展文件,注重顶层设计;同时加大经费投入,建立医保治理人才发展专项资金;各地医保局要因地制宜推进医保治理人才发展计划。在医保治理人才的发展工作中,要强化对以医保领导干部为主的"关键少数"的治理理念学习与综合治理能力提升,从而带动以医保一线工作人员、参与医保治理工作等其他主体为主的"绝大多数",共同提升医保治理能力。医保局可通过联合相关行业部门出台系列"医保治理人才发展计划"等相关政策文件,确立医保治理人才发展的指导思想、基本原则、整体目标和相关政策保障措施。同时通过建立健全医保治理人才培养组织管理体系、改革实践教育模式、建设专兼结合指导教师队伍、建立开放共享机制等重点工作,并注重出台管理、指导和支持等配套政策以调动相关部门参与人才培养计划,为落实医保治理人才的教育教学环境提供保障。

2)加大医保治理人才发展机制定向攻关,创新机制,破解难题。医保治理人才发展机制需要进行系统化和科学化改革,以满足医保治理体系现代化发展的需求。加大对医保治理人才发展机制定向攻关本质是解决好四个子机制的转化:医保治理人才培养机制改革,要改进医保治理人才培养模式,高校、科研院所、医药机构或企业、行业协会等要加大对医保治理人才培养支持力度;医保治理人才使用机制改革,坚持"公开、平等、竞争、择优"原则,由"静态用人"向"动态用人"转变;医保治理人才评价机制改革要做到"才尽其用"和"职岗匹配",可尝试将医保多元治理主体纳入人才评价机制改革中去,推进人才分类评价和资格评定制度改革;医保治理人才激励制度改革,各级医保局要主动落实党和国家关于激励人才发展的各项制度,既要选好人才用好人才,也要鼓励人才、奖励人才和支持人才。

3)运用治理方式推进医保治理人才发展工作,建立治理网络,突出法治。构建医保治理人才发展机制关键是治理方式的法治化、网络化和有效化。"主导主体"在医保治理人才发展过程中要坚持"依法治才",各级医保局要坚持法治精神,尊重人才发展相关法律、法规的地位,推进治理法治精神落地。坚持中国特色,依据医保制度发展规律,建立医保多元治理主体的网络化治理方式,发挥网络连接优势、互动优势和融合优势,多维度多领域提升医保治理主体的治理能力。

4) 注重营造医保治理和谐环境,增强医保治理人才发展服务,增进职业认同感。医保治理人才的发展关键在人,人作为推进社会发展、经济发展、科技发展的主要因素,受到内外两重环境的影响。建设和完善医保治理人才成长与发展的内外部环境,首先要以医保治理体系发展需求为导向改革医保人才的管理体制机制;其次要以人为本,健全有利于医保治理人才成长的社会环境,如规范化、专业化、常态化的培训以及继续教育体系;最后基于人才发展体制改革与社会环境等外部环境优化,还需医保人才不断内化为健全的治理理念、个人品质、道德理念。同时,构建医保治理人才发展机制的落脚点和最终目标是激发人才活力、建设医保治理能力,要以创新创造为导向,营造医保治理良好的人文氛围,增强医保治理人才对自身发展的认同感和对医保事业发展的责任感,激发干事业、谋发展的医保治理人才自身活力。

6. 信息化、智能化驱动的治理工具整合运用机制

信息化、智能化治理工具的运用是实现医保治理体系现代化与治理能力现代化的必要条件,可广泛应用于推进异地就医,提高医保统筹水平;发展第三方结算,实现医保费用的智能审核;开展医保实时监管服务,实现医保治理决策科学化;推进医保、医疗与医药的数据共享,实现"三医联动";智能化布局医疗资源,促进分级诊疗;追踪记录健康数据,实现个体健康管理等医保治理多领域。然而目前存在各类纷繁的信息化、智能工具之间分散、独立、数据壁垒深厚等问题,阻碍了智能信息技术工具作用的发挥。通过信息化、智能技术驱动各治理工具有机整合,将有利于重塑医保治理秩序,形成技术驱动的医保治理体系。主要建设路径如下。

(1) 制定"智慧医保"系列国家行动规划与政策,为智能工具整合提供政策支持

第一,出台涵盖信息化、智能化医保治理工具整合的国家行动规划、政策及制度细则,为医保治理中"智能工具"的整合提供政策指引,一方面通过破除医

保治理政府各职能部门间(医保局、卫健委、财政部、人社部、发改委、公安)的共享障碍,以及加强医保与医院、医药、商业保险、第三方稽核、监管机构数据的集成共享为"智能医保"工具整合奠定基础;另一方面,通过提升医保统筹层次,进而提高信息统筹层次,引导同一层级的单位区域统一运行医保信息数据库,构建横向的资源共享和开放平台。第二,在制度政策中明确"智能工具"整合中各部门的权责,构建"智能医保"工具整合的多层次的职责明确的责任体系。

(2) 统一数据标准,为全国一体化医疗保障信息系统的建立奠定基础

第一,医保统筹领导协调小组应推动数据标准的制定工作,建立医保、医药、医疗领域间信息与数据统一的规范化的标准体系以及不同地区间参保人、定点医疗机构、定点药店、医师药师等多元参与机构与主体的数据与信息标准,奠定大数据进一步应用的基础。第二,建立医保治理大数据中的可操作的规范指引,并随着智能化的发展与技术革新及时更新标准,标准的建立和具体操作细化可由医保行政与经办机构、定点医药机构、医药企业、医药行业协会以及高校与科研院所代表组成的专家库制定。

(3) 完善整合技术的创新,为治理工具整合提供原动力

第一,强化医保领域中信息与智能机构与人员的建设。在医保各级行政部门中建立专职的医保信息与智能技术机构,并为其提供政策、财政支持,以及熟悉医保业务又懂信息化的复合型人才的配备。

第二,完善技术创新,突破部门间数据、信息衔接的技术壁垒。一方面,鼓励高校以及科研院所加强信息技术创新与研发,通过政策与资源扶持、资金支持为科研人员提供良好的科研环境,增强科研人员的研发动力。另一方面,医保行政部门可以与高校及科研院所建立信息化与智能技术研究共同体,为技术创新研发提供智力支持,或通过科研或项目技术招标为医保信息技术建设提供服务;还可以充分利用市场力量的资金和技术优势,与技术企业建立伙伴关系,并通过引入竞争机制增强活力。例如,与偏综合类的医疗信息化类别的、偏专科类医疗信息系统开发的和科研类等不同类别的企业合作,开展医保智能审核服务、基金精细化管理服务,以及针对参保人的健康管理服务等多项探索。

(4) 强化数据安全与隐私,保障医保网络数据安全共享

第一,制定医保大数据在使用中的确权、开放、流通等法律法规和政策体系;第二,国家医保局依法对数据的采集、存储、使用、传输、共享进行全周期安全管

理,并建立相应的数据管理制度、考核与问责机制;第三,对纷繁的数据进行分级分类管理、落实数据安全权限;第四,建立健全数据安全风险评估机制,定期了解系统软硬件运行状况、制度执行情况、数据复制情况、告警或故障设备的数据保护状况、权限的审批收回情况、密码强度、外包服务中的数据保护管理情况、研发测试环境数据保护情况,对发现的问题及时整改;第五,推动数据安全技术研发和应用,充分调动产、学、研、用各界研发及应用数据共享安全保护技术的积极性,支持自主知识产权的产品研发,推动数据共享的安全可控能力提升。

7. 医保治理网络组织创新管理机制

医保治理组织体系既包含横向链条上"政府"、"市场"、"社会"各领域多元主体,也包含纵向链条上国家部门、地方部门、基层部门等组成的垂直行政组织体系,横纵交错的多元治理主体如何形成紧密联动的网状治理组织并实现组织有序运行需要创新现有管理机制,具体实施路径可从以下几点着手。

(1) 以构建医保治理共同体为方向准则,形成价值共识

医保治理统筹领导协调小组应以医保治理共同体建构为网络治理的方向准则,要在治理共同体中发挥"元治理"的主导作用,通过弘扬共商共建共享的国家治理理念引领网络中各主体形成"命运共同体"的价值共识。由各级医保局牵头定期召开联席会议为各治理主体提供平台进行目标共享、商讨促进各主体价值一致化,形成医保治理共同体的思想基础。

(2) 创新机制化网络关联,构建共治网络

1) 建立医保治理网络的利益整合协同机制。①畅通稳定的利益表达机制,国家医保局要协同政府各相关职能部门为政府、市场、社会各领域提供畅通的利益和诉求网络表达机制,让不同利益主体的要求得到顺畅的表达。②制度化的利益表达体系,国家医保局要协同政府各相关职能部门建立健全规范化和普遍化的对话协商、信息沟通制度,增进主体"条块"之间的沟通,减少不同利益群体之间的误解、猜忌,增进全社会的利益共识。③公平稳定的利益分配机制,国家医保局要协同政府相关部门设计治理主体间公平稳定的利益分配机制,确保各主体的参与动力。④规范稳定的利益补偿机制,国家医保局尽快建立起公正的利益补偿机制,使利益受损群体,如为医药领域困难行业提供合情合理的补偿。⑤切实有效的利益冲突调处机制,国家医保局要协同政府各相关职能部门建立健全利益冲突调解机制,充分保护基层弱势群体的利益。

2）建立医保治理网络的资源整合协同机制。①医保治理统筹领导协调小组要发挥主导作用,将医保治理系统中来自不同主体的人、财、物、信息、技术等资源进行激活、配置与耦合,使其具有较强的系统性、协调性和价值性。②国家医保局及各相关政府职能部门要有序让渡行政和社会资源,对社会治理的资源进行优化配置,把资源更多地投入到社会网络的基本节点(基层社区和组织),确保基层应对各种社会问题所需的各类资源得到最大、最合理的使用。

（3）推进多元主体间相互认同、互为承认、相互信任,增进网络治理效能

国家医保局在医保治理格局中建立多元参与者在人、财、物以及制度等多个层面上相互依赖、相互依存的关系以促进合作,增进互认。

同时国家医保局要通过创新制度、机制加强社会网络中心节点(如政府、重要企业、行业协会)和"社团结构"内主体的信用建设,建立起一种能为各社会主体普遍认可的信用体系制度性安排与制度性承诺,在各主体间形成相互信任的关系。

（4）营造规范化共治的良好环境,创造协同条件

医保治理统筹领导协调小组要为网络治理的建设提供更好的政策环境和有效的监督与规范,使不同的主体能够在规范化治理机制中对话与合作,使不同主体间形成一种良性互动关系,相互支持与互为保障。

（5）深化治理网络考评问责,保障协同效果

医保治理统筹领导协调小组及国家医保局要为网络治理长期运行建立相应考核评价机制,通过自评、互评、组织评价和群众评议等环节,定期对每一网格中的主体进行考核,并将考核结果与各治理主体的奖惩挂钩。各级医保局定期召开涵盖政府、市场、社会组织的联席会议,建立责任督查机制,成立监督组,通过督促检查,促使各主体切实履行各项职责。其次将网格治理成效的考核结果纳入各个治理主体的工作考核中去,建立多元主体的绩效评估标准、奖惩规章、问责规制。形成医保治理各主体常态化、组织化、有机化关联的根本保障。

8. 医保治理体系与能力体系建设目标问责与考核机制

医保治理体系与治理能力的建设进程与实现,需要以目标为标尺,以问责与考核机制激发履职动能,推进治理工作的高质量开展,医保治理体系中问责与考核机制的建设应从以下几方面着手。

（1）建立以时间轴为依据的医保治理的目标体系,并落实到相应责任机构

与个人

第一，以时间轴为依据，合理设置医保治理各子体系在短期、中期、长期要达成的治理目标，医保治理的短、中、长期目标要与国家治理、国家战略发展相呼应，治理目标应由框架性转向更为细化、明确、具体的目标，形成由宏观总目标—中观目标—微观目标组成的多层次有序的目标集，中央政府设定国家层面目标，各地方政府在国家目标指导下根据本地区实际情况设定当地目标。

第二，将分解、细化的目标落实到横向链条上的"政府"、"市场"、"社会"各领域参与医保治理以及纵向链条上的"国家"、"地方"、"基层"参与医保治理的责任机构和责任人，压紧压实机构一把手岗位责任以及部门分管领导岗位责任并根据目标划分权责，形成明晰的目标责任体系。

（2）建立高效的绩效考评与监管促进主体履职

第一，形成由多方参与的考评实施主体。以党委政府、医保治理统筹领导协调小组、医保局为绩效奖惩标准制定的核心主体，同时吸纳医保经办机构、卫健委、财政部、人社部等重要职能部门以及专家、第三方机构等社会力量的意见，形成多元主体依法协同有序参与的绩效考评组织。

第二，探索多元绩效考核方式。在国家总体考评框架的基础上，各地区因地制宜，探索多种形式相结合的多元绩效评估模式，保障绩效评估的科学性、合理性与公平性。

第三，确定考评内容与标准。政府及医疗保障等行政部门可通过建立健全医保基金绩效管理制度，制定科学的绩效评价指标体系，实现基本医保政策制定、预算编制、预算执行、效果监管等环节的有机统一。注重绩效评价的过程性和全面性，将绩效评价结果与领导政绩、资金分配、政策资源安排等方面直接挂钩。

以治理结果为导向，重点针对多元目标责任主体的目标实现进度及其工作质量进行考评，针对不同领域、不同类别的医保治理考评对象制定有针对性的主体考评标准。绩效考评指标与标准的确定应经过各考评主体代表与考评对象代表协商形成，并将考评内容与标准向社会公开。待考评结束后，将考评结果分为"好"、"中"、"差"不同等级，并在各省、自治区、直辖市人民政府，卫生健康委、医保局等相关机构的官方网站上进行公示。

第四，国家监督体系要深度参与目标考评与验收。整个考评过程主要由国务院下设督察机关以及中央—省—市级医保治理统筹领导协调小组负责监督，保障考评全过程的公正、合理。

（3）依据评估结果落实奖惩与问责

第一，要科学运用考核结果。进一步优化激励约束机制，严格兑现奖惩措施。建立多元主体参与医保治理的激励机制。各级政府及医疗保障等行政部门可通过建立医疗机构"结余留用、合理超支分担"等激励和风险分担机制、创新医保支付与监管的一体化管理模式、探索建立经办机构基金管理绩效激励机制、开展第三方服务绩效评估机制及设立参保人医保基金节约激励机制等多种方式，激发经办机构强化协议管理、增强第三方监管动力以及提升参保人参与健康管理的积极性。

第二，重视约束类机制的作用。建立多元主体参与医保治理的惩戒机制。各级政府及医疗保障等行政部门可协同多部门，综合运用司法、行政、协议等手段，严惩重罚医保治理过程中的违规责任单位和个人，对涉嫌犯罪的案件可追究刑事责任。在强化医保部门加大行政处罚力度的同时，积极发挥部门联动作用，对经查实且违规情节严重的两定机构，卫生健康、药品监管部门依法对其采取停业整顿、吊销执业（经营）资格、开展从业限制等措施。将违规情节严重的两定机构和个人录入至失信联合惩戒对象名单，实施联合惩戒。医保、卫生健康等部门工作人员经查实存在滥用职权、玩忽职守、徇私舞弊的，应依法进行追责问责。对于涉嫌违反相关法律法规的，由有关主管部门进行依法处理。

第三，落实问责机制。基于各种形式的责任约束来限制和规范医保治理各参与主体的权利、约束负责人行为。医保治理体系的问责应以依法问责为根本，推进行政问责法制化，形成政治问责、行政问责、法律问责、社会问责、专业问责等多种形式综合的问责机制。

四、小结

复杂化、系统化、多样化的医保治理机制系统，是医保治理体系与治理能力走向现代化的有力支撑。本节围绕多层次医疗保障制度体系的治理建设的中心主轴，聚焦医保治理组织体系建设、执行体系建设、法治体系建设、支撑体系建设等四大重点改革领域，提出了强化医保制度关键功能、支撑以上体系有序、高效开展的八大机制，着力探索可持续性的医保专业管理与治理人才培养与能力建设机制;综合运用网络技术、信息技术、数字技术、人工智能、大数据等现代技术手段,以医疗保障信息业务编码标准化为基础,面向医疗保障筹资、待遇补偿、支付、运用等管理环节和医疗保障治理关键领域、关键问题,构建以信息化、智能化为驱动的治理工具整合运用机制,推进我国医保治理体系与治理能力平稳快速发展,为新时代下我国医疗保障治理现代化水平实现提质增效提供强劲动能。

参考文献

1. 皮埃尔·卡蓝默:《破碎的民主——试论治理的革命》,三联书店,2005 年。

2. 简·库伊曼、范·弗利埃特:《治理与公共管理》,萨吉出版公司,1993 年。

3. 罗伯特·罗茨:《新的治理》,北京:社会科学文献出版社,2000 年。

4. 詹姆斯·N.罗西瑙:《没有政府的治理》,江西人民出版社,2001 年。

5. 俞可平:《治理与善治》,社会科学文献出版社,2000 年。

6. 托尼·鲍法德、爱尔克·劳夫勒编,孙迎春译:《公共管理与治理》,国家行政学院出版社,2006 年。

7. 郑功成:《医疗保障蓝皮书:中国医疗保障发展报告(2020)》,社会科学文献出版社,2020 年。

8. 卢祖洵:《社会医疗保险学》,人民卫生出版社,2012 年。

9. 方鹏骞:《卫生改革与发展蓝皮书:中国医疗卫生事业发展报告 2014》,人民出版社,2015 年。

10. 吴群红:《医疗保障制度:理论、变革与发展》,人民出版社,2018 年。

11. 郑功成、申曙光:《中国医疗保障发展报告(2020)》,社会科学文献出版社,2020 年。

12. 陈滔、叶小兰、方辉军:《社会医疗保险》,西南财经大学出版社,2019 年。

13. Gerry·Stoker 文,华夏风译:《作为理论的治理:五个论点》,《国际社会科学杂志(中文版)》1999 年。

14. Steven N. Durlauf,Lawrence E. Blume:《新帕尔格雷夫经济学大词典》,经济科学出版社,2016 年。

15. 李侃如、Kenneth Lieberthal 等:《治理中国》,中国社会科学出版社,2010 年。

16. RB Saltman,R Busse,and J Figueras. ,*Social health insurance systems in western Europe*,2004。

17. 唐启国:《经济全球化与我国社会主义现代化建设》,《纪念邓小平"南方谈话"发表十周年理论研讨会》,2002 年。

18. 陈学彬、邹平座：《金融监管理论与实践的回顾与展望》，西南财经大学中国金融研究中心：《第三届中国金融论坛论文集》，西南财经大学中国金融研究中心，2004年。

19. 戴廉：《医保控费何处去》，《中国医疗设备》2012年第1期。

20. 夏少君：《我国政府社会治理问题研究》，河北师范大学学位论文，2014年。

21. 王雨婷：《基于协同论的小学内部治理制度体系构建研究》，成都大学学位论文，2020年。

22. 钟林：《国家治理能力现代化：背景、内涵与生成》，华中科技大学学位论文，2015年。

23. 李先帅：《"新常态"下中国特色社会主义道路自信研究》，上海师范大学学位论文，2016年。

24. 孟天骄：《国家治理现代化视域下中国共产党的现代化》，外交学院学位论文，2020年。

25. 姚景楠：《社会治理视域下区域化党建机制创新研究》，华东理工大学学位论文，2018年。

26. 辛璐璐：《国家治理现代化进程中的政府责任问题研究》，吉林大学学位论文，2017年。

27. 汪洋：《论中国式国家治理体系现代化的法治维度》，湖南大学学位论文，2016年。

28. 李晓寒：《当代中国改革的历史进程与基本经验》，中共中央党校学位论文，2016年。

29. 杜晶琳：《江苏省城乡居民基本医疗保险制度实施效果评价与优化策略研究》，南京医科大学学位论文，2019年。

30. 商晓：《山东省城乡居民基本医疗保险制度整合效果评价研究》，山东大学学位论文，2017年。

31. 陈湘婷：《昆明市社会医疗保险稽核机制探析》，云南大学学位论文，2016年。

32. 徐爱好：《城乡居民基本医疗保险制度评价理论与应用研究》，天津大学学位论文，2015年。

33. 郝晶：《包头市城乡居民医保基金监管效果评价研究》，内蒙古大学学位论文，2018年。

34. 王婷婷：《山东省城乡居民大病保险可持续性研究》，山东财经大学学位论文，2017年。

35. 吴国栋：《石家庄市城乡居民大病保险认知度和满意度调研报告》，河北经贸大学学位论文，2019年。

36. 张梦遥:《城镇职工基本医疗保险基金收支失衡与应对策略研究》,辽宁大学学位论文,2018 年。

37. 薛荔萍:《我国城乡居民大病保险基金收支平衡问题研究》,华侨大学学位论文,2017 年。

38. 钱成:《城镇职工基本医疗保险参保人员满意度及其影响因素研究》,安徽财经大学学位论文,2015 年。

39. 陈美玲:《城镇职工基本医疗保险患者满意度评价及其影响因素研究》,南京医科大学学位论文,2015 年。

40. 李文杰:《参保人员对职工基本医疗保险满意度及影响因素研究》,首都经济贸易大学学位论文,2017 年。

41. 余佳琳:《城乡居民基本医疗保险参保人员满意度研究》,河北经贸大学学位论文,2017 年。

42. 刘斌:《鄂州市城乡居民医疗保险满意度及其影响因素研究》,武汉大学学位论文,2017 年。

43. 张海娟:《太原市城乡居民医疗保险参保人员满意度及影响因素研究》,山西医科大学学位论文,2019 年。

44. 戴璐:《衡水市城乡居民基本医疗保险制度研究》,中国地质大学(北京)学位论文,2019 年。

45. 卢婷:《湖南省城乡居民大病保险制度绩效评价研究》,湖南师范大学学位论文,2016 年。

46. 吴仁广:《大病医疗保险制度实施效果评估研究》,山东大学学位论文,2017 年。

47. 董诗剑:《温州市大病保险制度实施效果及满意度研究》,浙江中医药大学学位论文,2019 年。

48. 楚廷勇:《中国医疗保障制度发展研究》,东北财经大学学位论文,2012 年。

49. 王海燕:《中美社会保障制度比较研究》,中共中央党校,2010 年。

50. 张涛:《美国医疗保障运行机制及其对中国医疗体制改革的借鉴研究》,北京交通大学学位论文,2013 年。

51. 肖怡伦:《流动人口的基本医疗保险制度衔接研究》,兰州大学学位论文,2020 年。

52. 黄鑫:《县域医共体医保支付制度改革研究》,南昌大学学位论文,2020 年。

53. 赵倩:《京津冀流动劳动力基本医疗保险关系转移接续问题研究》,河北大学学位论文,2018 年。

54. 裴晨:《基于随机森林与 GBDT 的社会医疗保险欺诈识别问题研究》,东北财经大学学位论文,2018 年。

55. 王梦:《权力分散与交叠管辖》,吉林大学学位论文,2020 年。

56. 李悦:《中国基本医疗保险基金监管的困境及突破》,吉林大学学位论文,2020 年。

57. 高君凤:《山西省城镇职工基本医疗保险基金监管研究》,山西财经大学学位论文,2019 年。

58. 张凌凌:《泉港区社会养老保险基金监管问题研究》,华侨大学学位论文,2019 年。

59. 林亮杰:《温州市鹿城区社会保险基金监管研究》,福建农林大学学位论文,2018 年。

60. 余丽燕:《城乡居民医保基金监管问题研究》,西北农林科技大学学位论文,2019 年。

61. 张惠子:《绍兴市职工基本医疗保险费用控制现状、问题和对策研究》,南京农业大学学位论文,2019 年。

62. 郭琴:《多式联运型物流企业并购的网络协同效应研究》,北京交通大学学位论文,2011 年。

63. 柏雪:《卫生正义的思考:推进我国全民基本医疗保险制度改革研究》,苏州大学学位论文,2015 年。

64. 张清漓:《社保基金资本化运作的法律监管》,吉林大学学位论文,2008 年。

65. 李龙、任颖:《"治理"一词的沿革考略——以语义分析与语用分析为方法》,《法制与社会发展》2014 年第 4 期。

66. 李汉卿:《协同治理理论探析》,《理论月刊》2014 年第 1 期。

67. 王浦劬:《国家治理、政府治理和社会治理的含义及其相互关系》,《国家行政学院学报》2014 年第 3 期。

68. 李建新:《社会团结、法治与国家治理现代化》,《社会主义研究》2015 年第 1 期。

69. 徐湘林:《"国家治理"的理论内涵》,《人民论坛》2014 年第 10 期。

70. 谭桔华:《基于国家治理现代化背景下的政府治理》,《云南行政学院学报》2016 年 18 卷第 1 期。

71. 向德平、苏海:《"社会治理"的理论内涵和实践路径》,《新疆师范大学学报(哲学社会科学版)》2014 年第 35 卷第 6 期。

72. 张文显:《法治与国家治理现代化》,《中国检察官》2014 年第 23 期。

73. 魏娜:《我国城市社区治理模式:发展演变与制度创新》,《中国人民大学学报》2003 年第 1 期。

74. 白重恩、刘俏、陆洲、宋敏、张俊喜:《中国上市公司治理结构的实证研究》,《经济研究》2005 年第 2 期。

75. 裴长洪:《全球经济治理、公共品与中国扩大开放》,《经济研究》2014 年第 49 卷第 3 期。

76. 王琬、詹开明:《社会力量助推医保治理现代化研究》,《社会保障评论》2018 年第 2 卷第 1 期。

77. 郑秉文:《"多层次"医疗保障体系三大亮点与三大挑战——抗击疫情中学习解读〈中共中央、国务院关于深化医疗保障制度改革的意见〉》,《中国医疗保险》2020 年第 4 期。

78. 何文炯、杨一心:《医疗保障治理与健康中国建设》,《公共管理学报》2017 年第 14 卷第 2 期。

79. 陈仰东:《医保"两定管理"需要治理能力》,《中国医疗保险》2014 年第 8 期。

80. 杨天顺、弓园远:《按照治理现代化要求推进医保改革的思考》,《中国医疗保险》2015 年第 7 期。

81. 申曙光、侯小娟:《我国社会医疗保险制度的"碎片化"与制度整合目标》,《广东社会科学》2012 年第 3 期。

82. 仇雨临:《医保与"三医"联动:纽带、杠杆和调控阀》,《探索》2017 年第 5 期。

83. 应晓华:《从现代治理角度看医保改革》,《中国社会保障》2020 年第 2 期。

84. 李珍、刘小青、王超群:《关于"十四五"期间推进医疗保障治理现代化的思考》,《中国医疗保险》2020 年第 11 期。

85. 刘钦荣:《增强应急语言能力助推国家治理现代化》,《中共郑州市委党校学报》2020 年第 4 期。

86. 李新廷、朱凯:《刍论国家治理与社会治理的关系》,《大连干部学刊》2014 年第 30 卷第 4 期。

87. 黄军、王明江:《民族自治地方政府治理现代化的现实瓶颈与路径思考》,《兴义民族师范学院学报》2018 年第 3 期。

88. 蔡文成、范月姣:《国家治理体系现代化:综述·问题·趋势》,《中共云南省委党校学报》2015 年第 16 卷第 4 期。

89. 秦秋:《现代化治理体系建构的逻辑探析》,《青岛农业大学学报(社会科学版)》2020 年第 32 卷第 2 期。

90. 夏志强、李天云:《国家治理现代化的多维解读与推进》,《成都大学学报(社会科学版)》2019 年第 1 期。

91. 王子灿:《我国现代化治理中政府、公民社会与市场的矛盾关系》,《市场研究》

2016 年第 7 期。

92. 唐天伟、周愉春：《以政府效率提升促进地方政府治理现代化——〈中国地方政府效率研究报告（2019）〉书评》，《经济经纬》2020 年第 37 卷第 2 期。

93. 唐天伟、曹清华、郑争文：《地方政府治理现代化的内涵、特征及其测度指标体系》，《中国行政管理》2014 年第 10 期。

94. 朱四海：《国家治理现代化理论研究：系统论视角》，《发展研究》2014 年第 10 期。

95. 胡鞍钢：《中国国家治理现代化的特征与方向》，《国家行政学院学报》2014 年第 3 期。

96. 钟玉英、陈蔚、苏晓舟：《治理现代化与交易成本：临床实验室 PPP 项目的交易困境及治理对策》，《中国软科学》2020 年第 10 期。

97. 刘锋：《以"全周期管理"思维破解基层治理困局》，《领导科学》2020 年第 16 期。

98. 李忠杰、黄日：《进一步完善制度提升治理效能——访原中共中央党史研究室副主任李忠杰同志》，《高校马克思主义理论研究》2020 年第 6 卷第 1 期。

99. 蔡臻臻、刘婧：《乡村振兴战略视域下农村基层党组织建设路径探究》，《观察与思考》2018 年第 11 期。

100. 马万里、俞露：《国家治理现代化视域下的税收功能——消费税改革政策评价》，《社会科学研究》2020 年第 4 期。

101. 刘川：《"Governance"作为管理学术语的语义变化研究》，《海外英语》2020 年第 17 期。

102. 沈振东：《科学问题问题域、应答域的难度系数集消解途径研究》，《宁德师范学院学报（哲学社会科学版）》2021 年第 2 期。

103. 徐玮：《供给侧改革中医保的挑战与机遇》，《中国社会保障》2016 年第 4 期。

104. 李乐乐：《健康中国战略下我国基本医疗保险支付方式改革政策评估》，《宁夏社会科学》2019 年第 5 期。

105. 赵云：《医疗保险与基层医疗卫生资源配置机制转型》，《医学与哲学（A）》2014 年第 35 卷第 11 期。

106. 张亚林：《东莞卫生资源配置　医保不容缺位》，《中国医疗保险》2010 年第 7 期。

107. 李银才、张萍、付建华等：《医保基金支付风险与医疗卫生供给侧改革》，《中国卫生经济》2017 年第 36 卷第 1 期。

108. 张毓辉、郭峰、万泉等：《2010 年中国卫生总费用测算结果与分析》，《中国卫生经济》2012 年第 31 卷第 4 期。

109. 赵郁馨、万泉、高广颖等：《2001 年中国卫生总费用测算与分析》，《中国卫生经济》2003 年第 3 期。

110. 黄华波:《促进就医理性的供给侧改革与医疗保险引导》,《中国医疗保险》2016 年第 4 期。

111. 孟庆跃:《医疗保险支付方式改革对费用控制的影响分析》,《卫生经济研究》2002 年第 9 期。

112. 郭文博、张岚、李元峰等:《医保费用总额控制支付方式的实施效果分析》,《中国卫生经济》2012 年第 31 卷第 3 期。

113. 胡宏伟:《城镇居民医疗保险对卫生服务利用的影响——政策效应与稳健性检验》,《中南财经政法大学学报》2012 年第 5 期。

114. 施文凯、聂玉亮、张小娟:《整体性治理视角下的新加坡医疗保险治理体系及对我国的启示》,《中国卫生政策研究》2020 年第 13 卷第 4 期。

115. 赵明、李妍婷、陆琳等:《医疗服务提供改革效果评价指标体系研究》,《上海交通大学学报(医学版)》2011 年第 31 卷第 2 期。

116. 张邹:《全民医保实施效果评价指标体系的构建——以珠海市为例》,《人民论坛》2011 年第 5 期。

117. 张再生、徐爱好:《医疗保险制度评价指标体系构建及其应用研究——以天津市城乡居民医疗保险制度为例》,《中国行政管理》2015 年第 1 期。

118. 许丹妮、杨招兰、尹芹等:《云南省德宏州城乡居民基本医疗保险整合现状问题研究》,《劳动保障世界》2020 年第 9 期。

119. 胡月:《对城乡居民医保统筹中公平性的思考》,《卫生软科学》2014 年第 28 卷第 6 期。

120. 俞红平、沈利明:《嘉兴市医保基金绩效评价体系建设的实践探索》,《中国医疗保险》2020 年第 10 期。

121. 仇雨临、冉晓醒:《大病保险创新发展研究:实践总结与理论思考》,《江淮论坛》2019 年第 6 期。

122. 郑功成:《多层次社会保障体系建设:现状评估与政策思路》,《社会保障评论》2019 年第 3 卷第 1 期。

123. 申曙光:《新时期我国社会医疗保险体系的改革与发展》,《社会保障评论》2017 年第 1 卷第 2 期。

124. 黄国武、仇雨临:《医疗保险治理现代化:内在逻辑和路径推演》,《四川大学学报(哲学社会科学版)》2019 年第 2 期。

125. 张蕾、王乐陈:《英国初级卫生保健转诊系统对我国分级诊疗及基层医疗信息化建设的借鉴》,《中国全科医学》2019 年第 22 卷第 16 期。

126. 吴洪涛：《我国社会转型时期医疗服务体系改革模式探讨》，《云南行政学院学报》2010 年第 12 卷第 1 期。

127. 常娜、马玲娜、吴群红等：《医保制度整合背景下居民住院服务利用公平性分析》，《医学与社会》2019 年第 32 卷第 2 期。

128. 宋鑫瑞、朱俊利、刘乾坤等：《我国 31 省市卫生资源配置与利用的公平性分析》，《中国社会医学杂志》2020 年第 37 卷第 5 期。

129. 孙玉凤、时保国：《城乡居民医保整合对居民住院服务利用公平性影响及分解研究》，《卫生软科学》2020 年第 34 卷第 5 期。

130. 宋宿杭、孟庆跃：《新医改前后我国医院卫生服务利用公平性分析》，《中国卫生经济》2019 年第 38 卷第 3 期。

131. 毛阿燕：《近二十年我国社会医疗保障制度改革对患者的实际影响：患者就诊实际报销比例研究》，《中国卫生经济》2012 年第 31 卷第 10 期。

132. 杨秀玲、蒋帅、范丽等：《基本医保实际报销比例的影响因素与对策——以广西为例》，《卫生经济研究》2013 年第 3 期。

133. 吴维民、杨秀玲、张莉等：《医保基金结余现状分析与大病保险筹资标准及保障水平研究》，《中国卫生经济》2013 年第 32 卷第 5 期。

134. 朱铭来、于新亮、王美娇等：《中国家庭灾难性医疗支出与大病保险补偿模式评价研究》，《经济研究》2017 年第 52 卷第 9 期。

135. 吴群红、李叶、徐玲等：《医疗保险制度对降低我国居民灾难性卫生支出的效果分析》，《中国卫生政策研究》2012 年第 5 卷第 9 期。

136. 曾益：《中国城镇职工基本医疗保险基金可持续发展研究》，《财经论丛》2012 年第 5 期。

137. 谢明明：《我国职工医保基金可持续性研究——基于基金平衡影响因素的分析》，《郑州航空工业管理学院学报》2019 年第 37 卷第 2 期。

138. 冯莉、杨晶：《城镇职工基本医疗保险基金可持续性评估——基于延迟退休和全面二孩政策调整的考察》，《财经问题研究》2019 年第 8 期。

139. 张心洁、周绿林、刘彤彤：《城乡居民基本医疗保险制度整合后的基金可持续性研究》，《中国卫生经济》2019 年第 38 卷第 2 期。

140. 王红漫：《我国三大基本医疗保险参保者满意度的因子分析——基于山西省的实证研究》，《管理学刊》2015 年第 28 卷第 2 期。

141. 王红漫、杨乐、普秋榕：《基本医保城乡统筹新政实施状况研究——基于北京市居民政策知晓度与满意度的实证分析》，《科学决策》2019 年第 8 期。

142. 梁辰、徐健：《社会网络可视化的技术方法与工具研究》，《现代图书情报技术》

2012 年第 5 期。

143. 伍勇、钟志农、景宁等:《海量图数据可视化研究》,《计算机应用研究》2012 年第 29 卷第 9 期。

144. 董克用、郭珉江、赵斌:《"健康中国"目标下完善我国多层次医疗保障体系的探讨》,《中国卫生政策研究》2019 年第 1 期。

145. 卢登玲:《浅析医疗保险基金财务管理存在的问题和措施》,《财经界》2014 年第 32 期。

146. 程志平:《河北省城乡居民医保整合的主要成效与思考》,《中国医疗保险》2018 年第 3 期。

147. 阎瑾:《共享发展理念视角下的医疗保险制度公平问题》,《开封教育学院学报》2017 年第 37 卷第 3 期。

148. 李建成:《信息化是现代化的战略引擎》,《网信军民融合》2019 年第 4 期。

149. 郭锋、张毓辉、万泉等:《2017 年中国卫生总费用核算结果与分析》,《中国卫生经济》2019 年第 38 卷第 4 期。

150. 王诗宗:《治理理论的内在矛盾及其出路》,《哲学研究》2008 年第 2 期。

151. 李剑:《地方政府创新中的"治理"与"元治理"》,《厦门大学学报(哲学社会科学版)》2015 年第 3 期。

152. 朱梓荣、颜建周、邵蓉:《美国基本医保委托经办管理制度研究及其对我国的启示》,《中国药房》2020 年第 31 卷第 15 期。

153. 刘冬梅、王晖、龚双燕、刘鸿雁、陈佳鹏:《中国流动人口重复参加基本医疗保险现状及影响因素》,《中国公共卫生》2016 年第 32 卷第 1 期。

154. 吴汝聪、贾忠伟:《2014—2016 年中国大陆地区流动人口基本医疗保险参保和重复参保研究》,《现代预防医学》2019 年第 46 卷第 6 期。

155. 谭中和:《加速补齐医保治理的短板——基于对部分统筹地区应保未保、重复参保情况的调研》,《中国医疗保险》2020 年第 1 期。

156. 邵晓军、蒋伊石:《德国医保风险调整机制启示》,《中国金融》2020 年第 10 期。

157. 李亦兵、李晨、颜美琪:《城乡居民大病保险对居民医疗费用负担的影响研究》,《中国社会医学杂志》2017 年第 5 期。

158. 郁建兴:《治理与国家建构的张力》,《马克思主义与现实》2008 年第 1 期。

159. 刘鑫鑫、张镭宝、陈蒙:《福山国家能力观的变化及其治理能力启示》2019 年第 3 期。

160. 王东进:《在深化改革中完善医保治理体系提高医保治理能力》,《中国医疗保险》2014 年第 10 期。

161. 吕国营:《用医保治理理念看待医保部门与公立医院的关系》,《中国医疗保险》2019 年第 11 期。

162. 夏科家:《全面落实中央深化医保改革部署做好上海医保改革发展谋篇布局》,《中国医疗保险》2020 年第 4 期。

163. 夏科家:《率先改革创新探索促进医保更高质量发展》,《中国医疗保险》2019 年第 7 期。

164. 娄洪、应亚珍:《发挥改革优势展示医保治理效能》,《中国医疗保险》2020 年第 4 期。

165. 赖诗卿:《职工医保省级统筹怎么实现》,《中国卫生》2020 年第 2 期。

166. 蒋建国:《运用绩效管理助推医保事业高质量可持续发展》,《中国医疗保险》2020 年第 9 期。

167. 肖学:《推进医保制度和治理体系建设的实践探索与思考》,《中国医疗保险》2020 年第 3 期。

168. 杨柳林、郭立楠:《邯郸市推进医保治理创新的探索与思考》,《中国医疗保险》2021 年第 2 期。

169. 白维军、郭喜:《社会保障治理中的公众参与:基于国家治理体系现代化的视角》,《中国行政管理》2015 年第 12 期。

170. 但彦铮:《推进提升医保法治建设与治理能力的思考和建议》,《中国医疗保险》2020 年第 10 期。

171. 李珍、王怡欢、杨帆:《论新时代医疗保险公法人治理体制的创新——基于多中心治理理论》,《中国卫生政策研究》2019 年第 12 卷第 11 期。

172. 吕国营:《论权责清晰与医保治理体系现代化》,《中国医疗保险》2019 年第 12 期。

173. 陈仰东、何丽梅:《建设权责清晰医保体系的意义与建议》,《中国医疗保险》2019 年第 12 期。

174. 王政理:《以大数据应用提升医保治理能力的探索——基于衢州市的实践》,《中国医疗保险》2020 年第 3 期。

175. 华颖:《中国医疗保险经办机制:现状评估与未来展望》,《西北大学学报(哲学社会科学版)》2020 年第 50 卷第 3 期。

176. 彭忠益:《制度执行力的制约因素及提升路径》,《国家治理》2020 年第 13 期。

177. 刘洋:《新冠疫情防控与医保治理现代化》,《中国公共政策评论》2021 年第 18 卷第 1 期。

178. 王东进:《持续推进医保治理创新增强提质增效的核心动力》,《中国医疗保险》

2020 年第 6 期。

179. 郎杰燕、孙淑云:《中国基本医疗保险经办机构治理研究》,《云南社会科学》2019 年第 1 期。

180. 娄宇:《公民社会保障权利"可诉化"的突破——德国社会法形成请求权制度述评与启示》,《行政法学研究》2013 年第 1 期。

181. 孙洁、关晶:《大数据背景下医疗保险信息化建设的五大问题》,《经济界》2018 年第 6 期。

182. 程珊:《医保信息标准化的问题及建议》,《劳动保障世界》2020 年第 5 期。

183. 王东进:《新时代医保研究要有新理念新境界新作为》,《中国医疗保险》2017 年第 12 期。

184. 彭宏宇、李琛、吴玉攀等:《利益相关者视角下我国医保支付方式政策研究》,《中国医院管理》2019 年第 39 卷第 6 期。

185. 孙翎、迟嘉昱:《流动人口社会医疗保险转移接续的制度分析——基于 31 个省会和直辖市的政策对比分析》,《兰州学刊》2016 年第 3 期。

186. 常峰、宋杰、周萍:《医保药品支付标准动态管理机制及关键因素探讨》,《中国医疗保险》2018 年第 1 期。

187. 孙志刚:《实施大病保险是减轻人民就医负担的关键》,《行政管理改革》2012 年第 12 期。

188. 张霄艳、戴伟、赵圣文等:《大病保险保障范围现况及思考》,《中国医疗保险》2016 年第 5 期。

189. 李亚青、罗耀:《大病保险是否改善了医疗弱势群体的保障状况——以老年人和低收入群体为例》,《广东财经大学学报》2020 年第 35 卷第 6 期。

190. 兰剑、慈勤英:《中国社会救助政策的演进、突出问题及其反贫困突破路向》,《云南社会科学》2018 年第 4 期。

191. 董云巍:《精准扶贫必须可持续》,《人民论坛》2018 年第 4 期。

192. 张霄艳、杨诗雨:《健康精准扶贫中的医保责任及思考》,《河南科技学院学报》2020 年第 40 卷第 11 期。

193. 黄华波:《浅议医保基金监管的体制性特点、机制性问题与长效机制建设》,《中国医疗保险》2020 年第 4 期。

194. 刘江会、宋瑞波:《我国证券承销市场中券商违规失信的表现与原因分析》,《管理世界》2003 年第 12 期。

195. 刘江会、尹伯成、易行健:《我国证券承销商声誉与 IPO 企业质量关系的实证分析》,《财贸经济》2005 年第 3 期。

196. 巴曙松、陈华良：《金融机构的政府救助对监管声誉的影响》，《证券市场导报》2005 年第 3 期。

197. 郝旭光、黄人杰、刘延锋：《博弈论和委托代理理论在基金公司治理问题研究中的应用》，《管理现代化》2004 年第 5 期。

198. 胡晓荣：《基于委托代理理论视角下的养老基金监管博弈研究》，《金融与经》2013 年第 10 期。

199. 李连友、李亮：《基于成本—收益理论的社会医疗保险欺诈问题研究》，《财经理论与实践》2010 年第 31 卷第 1 期。

200. 林义：《构建我国社会保险基金监管体系的思考》，《社会保障问题研究》2003 年第 1 期。

201. 豆朝阳、汪洋：《社会健康保险与商业健康保险的协同关系分析》，《中国商界（下半月）》2009 年第 12 期。

202. 刘月星、宗文红：《对商业健康保险与社会医疗保险衔接的探讨》，《卫生经济研究》2012 年第 9 期。

203. 荆涛、朱庆祥、赵洁等：《论社会医疗保险和商业健康保险的有效衔接——以荷兰、法国、爱尔兰、澳大利亚的做法为例》，《中国医疗保险》2012 年第 4 期。

204. 吕志勇：《商业健康保险与社会医疗保险的协同发展研究——基于系统耦合理论的视角》，《山东大学学报（哲学社会科学版）》2013 年第 6 期。

205. 林宝清、施建祥：《论西方保险监管模式变革与中国保险监管模式选择》，《金融研究》2003 年第 6 期。

206. 杜志平、区钰贤：《基于 CiteSpace 的国内外跨境物流研究现状、热点与趋势分析》，《价格月刊》2021 年第 4 期。

207. 李辉、姜燕松：《威海市提升医保监管效能的实践探索与思考》，《中国医疗保险》2020 年第 4 期。

208. 赵鞾：《徐州市医保基金监督检查所诞生的背景和意义分析》，《中国医疗保险》2020 年第 4 期。

209. 章蕊荔：《完善医疗保险监管体制的思考》，《环渤海经济瞭望》2020 年第 2 期。

210. 马颖颖、申曙光：《引入市场力量促进医保科学控费的机制与实现路径研究——基于公私合作（PPP）的视角》，《学术研究》2018 年第 1 期。

211. 丁峰、陈华、许宝洪：《张家港基本医保引入第三方监管服务的实践初探》，《中国医疗保险》2020 年第 2 期。

212. 占伊扬：《强化自我监管意识是制度建设的关键》，《中国医疗保险》2018 年第 5 期。

213. 雷咸胜:《我国医保基金监管现存问题与对策》,《中国卫生经济》2019 年第 38 卷第 8 期。

214. 黄华波:《打造医保智能监控升级版》,《中国社会保障》2019 年第 1 期。

215. 刘华:《我国医保基金监管现存问题及应对》,《商讯》2020 年第 10 期。

216. 黄华波:《医保监管的三个基本问题》,《中国社会保障》2018 年第 8 期。

217. 于江:《社会治理共同体:逻辑起点、现实困境及梗阻破解》,《实事求是》2020 年第 6 期。

218. 昝馨、朱恒鹏、彭晓博:《改革医保定点和支付制度 引领医改走出深水区》,《行政管理改革》2016 年第 6 期。

219. 王宗凡:《医保经办机构改革的现实条件和可行路径》,《中国医疗保险》2017 年第 8 期。

220. 刘凯:《倒逼的改革还是资源的优势?——医疗保险控制医疗费用增长的动力及其地区差异》,《社会保障研究》2018 年第 3 期。

221. 刘凯、和经纬:《激励机制、资源约束与监管成本——医保经办机构组织能力影响医疗费用增长的实证研究》,《公共行政评论》2018 年第 11 卷第 2 期。

222. 孙建才:《社会医疗保险欺诈治理的探索与思考——以昆明市医疗保险反欺诈经验为例》,《中国医疗保险》2017 年第 12 期。

223. 陈起风:《"救命钱"沦为"唐僧肉":内在逻辑与治理路径——基于百余起骗保案的实证研究》,《社会保障研究》2019 年第 4 期。

224. 何蓓蓓、黄方肇、郑先平:《我国医疗保险欺诈现状、原因及对策研究》,《上海保险》2020 年第 6 期。

225. 安伟娟、王静文、袁雅莉、王冰冰:《借鉴国外医保基金监管经验完善我国医保基金监管体系》,《人才资源开发》2017 年第 24 期。

226. 阳义南、肖建华:《医疗保险基金欺诈骗保及反欺诈研究》,《北京航空航天大学学报(社会科学版)》2019 年第 32 卷第 2 期。

227. 雷璐倩、张伶俐、颜建周、邵蓉:《德国医疗保险支付方式改革及对我国的启示》,《中国卫生资源》2020 年第 23 卷第 2 期。

228. 梅丽萍:《中英德三国社会医疗保险监管体制比较》,《理论界》2015 年第 8 期。

229. 谭中和:《着力构建医保基金监管长效机制——基于"两试点一示范"的思考》,《中国医疗保险》2021 年第 4 期。

230. 胡龙伟、王雪、黄宝伦等:《基于社会网络分析的装配式建筑质量影响因素分析》,《青岛理工大学学报》2021 年第 42 卷第 2 期。

231. 张鑫、王佳慧、孟楠、许峤等:《基于社会网络分析方法的黑龙江省县域医联体建设问题分析及思考》,《中国卫生事业管理》2021,38卷第2期。

232. 李春厚、龙微月、刘阳等:《美国医疗保险承包商管理对我国基本医保经办管理的启示》,《中国卫生经济》2018年第37卷第12期。

233. 宫芳芳、孙喜琢、李亚男等:《以健康为导向的医保支付方式改革实践研究》,《中国医院管理》2020年第40卷第6期。

234. 张映钰、乐煦、曾茜:《广州市基于大数据的病种分值付费实施路径与成效》,《中国医疗保险》2020年第9期。

235. 袁红梅、何克春、杨燕:《基于"病种点数法"结算的医保支付方式改革探索》,《中国医院管理》2020年第40卷第6期。

236. 汪东霞:《医疗保险基金监管分析》,《中国总会计师》2021年第2期。

237. 王素英、张斌、毛丹等:《关于进一步加强乐山市定点医疗机构医保基金使用监管的对策建议》,《中共乐山市委党校学报(新论)》2020年第22卷第3期。

238. 季茜茜:《医保基金监管模式创新思考》,《劳动保障世界》2019年第18期。

239. 侯宜坦、吴绍棠、周银铃、毛宗福:《健全我国医保基金监管机制的SWOT分析》,《中国医疗保险》2020年第6期。

240. 刘春彦、黄运成:《不完备法律理论及对我国证券市场监管的启示》,《河北法学》2006年第9期。

241. 李有、沈伟:《民间借贷司法审判的"监管化"省思——基于不完备法律理论的视角》,《银行家》2021年第1期。

242. 吴昱杉、申曙光、木公:《国外医保医师监管镜鉴》,《中国社会保障》2013年第5期。

243. 李含伟、吴晓恒、赵梦雨:《我国医疗保险基金监管存在的问题与因应建议》,《医学与社会》2020年第33卷第8期。

244. 路云、许珍子:《社会医疗保险基金运行平衡的预警机制研究》,《东南大学学报(哲学社会科学版)》2012年第14卷第6期。

245. 胡仙芝、马长俊:《治理型监管:中国市场监管改革的新向标》,《新视野》2021年第4期。

246. 陈书洁:《合作治理中社会组织吸纳专业人才的制度环境与路径分化》,《中国行政管理》2016年第9期。

247. 熊茂友:《骗保乱象是制度出了问题》,《中国卫生》2015年第10期。

248. 黄华波:《立足新起点迎接新挑战推进基金监管工作新跨越》,《中国医疗保险》2021年第4期。

249. 胡敏:《战略性购买视角下的医保基金监管体制改革探讨与展望》,《中国医疗保险》2021 年第 4 期。

250. 魏来:《整体性治理视角下区域医疗机构纵向协作优化研究》,《中国卫生政策研究》2019 年第 12 卷第 6 期。

251. 姚中进、董燕:《医联体建设中的利益协调困境及协同治理机制研究》,《中国医院管理》2021 年第 41 卷第 1 期。

252. 罗健、郭文:《我国医疗保险基金面临的问题及对策》,《湖南师范大学社会科学学报》2014 年第 43 卷第 4 期。

253. 徐鸣:《跨学科视角下西方监管理论的演变研究》,《中共南京市委党校学报》2019 年第 5 期。

254. 翁士洪:《数字时代治理理论——西方政府治理的新回应及其启示》,《经济社会体制比较》2019 年第 4 期。

255. 田凯、黄金:《国外治理理论研究:进程与争鸣》,《政治学研究》2015 年第 6 期。

256. 吕志奎:《通向包容性公共管理:西方合作治理研究述评》,《公共行政评论》2017 年第 10 卷第 2 期。

257. 万晓文、武媛、石应康:《我国区域医疗信息化发展中存在的问题及对策》,《医学与哲学(A)》2012 年第 33 卷第 7 期。

258. 徐军、顾亚斌、陈晓磊:《苏州市推进医保信息化工作的实践与思考》,《中国医疗保险》2021 年第 6 期。

259. 王鲁渝、刘毅:《新医改下山区乡村医生的生存与发展探究——以四川省古蔺县为例》,《中国卫生事业管理》2017 年第 34 卷第 5 期。

260. 朱敏、李红艳、魏倩如:《医疗保险基金智能监管模式建构和运作研究》,《卫生经济研究》2021 年第 6 期。

261. 王东进:《制度系统集成协同联防联控——刍议健全严密有力的基金监管机制》,《中国医疗保险》2020 年第 11 期。

262. 乔荣荣、乔荣华:《高额病案医保违规问题分析——以江苏省某统筹区为例》,《中国医疗保险》2021 年第 5 期。

263. 黄凤芝:《黄山运用大数据推动医保高质量发展的路径和成效分析》,《中国医疗保险》2021 年第 5 期。

264. 杨述明:《现代社会治理体系的五种基本构成》,《江汉论坛》2015 年第 2 期。

265. 仇雨临、王昭茜:《从有到优:医疗保障制度高质量发展内涵与路径》,《华中科技大学学报(社会科学版)》2020 年第 34 卷第 4 期。

266. 张晓:《医保治理应以追求公共利益最大化为目标》,《中国医疗保险》2019 年第 11 期。

267.《中国共产党十八届三中全会公报》,《中国合作经济》2013 年第 11 期。

268.《国务院办公厅关于推进医疗保障基金监管制度体系改革的指导意见》,《中华人民共和国国务院公报》2020 年第 20 期。

269.《上海推进医疗保障基金监管制度体系改革》,《政策瞭望》2020 年第 10 期。

270. 厦门市医疗保障局监管课题组:《厦门市创新与完善医保监管机制的实践探索》,《中国医疗保险》2019 年第 5 期。

271. 国家医疗保障局:《2020 年全国医疗保障事业发展统计公报》,2021 年 6 月 8 日。

272. 袁涛:《提升医保治理能力应对重大公共卫生风险》,《贵州日报》2020 年 3 月 14 日。

273. 王进芬:《找准提升制度执行力的着力点》,《经济日报》2021 年 1 月 6 日。

274. 骆慧云:《大病保障"最后一公里"有堵点》,《健康报》2020 年 11 月 9 日。

275. 孔维梅、赵鹏:《我市确立医疗保险基金预警机制》,《淄博日报》2008 年 11 月 2 日。

276. 新华社:《中共中央、国务院关于深化医疗保障制度改革的意见》,http://www. gov. cn/zhengce/2020-03/05/content_5487407. htm。

277.《经济学家担忧人口老龄化问题》,https://www. who. int/bulletin/volumes/88/3/10-030310/zh/。

278. 广东省社会保险基金管理局:《2017 年度广东省社会保险信息披露》,http://www. gdsi. gov. cn/zwgk/xxgknb/20180706/80829. html。

279.《国家医保局〈关于建立健全职工基本医疗保险门诊共济保障机制的指导意见(征求意见稿)〉公开征求意见》,http://www. ahqimen. gov. cn/BranchOpennessContent/show/1788586. html。

280. 中华人民共和国审计署:《2012 年第 34 号:全国社会保障资金审计结果》(2012 - 08 - 02)[2021 - 10 - 13] http://www. gov. cn/zwgk/2012 - 08/02/content_2196871. htm。

281. 医保局网站:《2020 年医疗保障事业发展统计快报》,http://www. gov. cn/shuju/2021-03/08/content_5591551. htm。

282. 国家医疗保障局:《中共中央、国务院关于深化医疗保障制度改革的意见》,http://www. nhsa. gov. cn/art/2020/3/5/art_37_2808. html. 2020 年 3 月 5 日。

283. 四川省医疗保障局:《统筹推进疫情防控和医保改革发展工作》,http://www. scjgdj. gov. cn/. 2020 年 4 月 26 日。

284. 河北省医疗保障局:《河北省人民政府办公厅关于推进医疗保障基金监管制度体系改革的实施意见》,http://ylbzj. hebei. gov. cn/content/1002. 2020 年 9 月 30 日。

285. 医药经济报：《"十四五"期间集中采购 10 大趋势预判!》，https://www.cn-healthcare.com/articlewm/20210104/content-1177651.html.2021 年 1 月 4 日。

286. 威海新闻网：《"小病小痛"不出村！"健康威海"新答卷这样书写》，https://baijiahao.baidu.com/s? id=1689779674997737524&wfr=spider&for=pc.2021 年 1 月 24 日。

287. 黑龙江省医疗保障局：《黑龙江省率先在全国实施医保"视频办"进一步提升便民服务水平》，http://ybj.hlj.gov.cn/ljyb/1855.jhtml.2020 年 12 月 18 日。

288. 中华人民共和国中央人民政府：《中共中央关于坚持和完善中国特色社会主义制度推进国家治理体系和治理能力现代化若干重大问题的决定》，http://www.gov.cn/zhengce/2019-11/05/content_5449023.htm.2019 年 11 月 5 日。

289.《如何提升医保经办机构治理能力?》，https://www.cn-healthcare.com/articlewm/20190412/content-1049540.html.2019 年 4 月 12 日。

290.《两会代表：关于加快我国医疗保障立法工作的思考》，https://www.cn-healthare.com/articlewm/2020528/content-1117058.html.2020 年 5 月 27 日。

291. 国家医疗保障局：《胡静林局长赴广西开展医疗保障扶贫工作调研胡静林局长赴广西开展医疗保障扶贫工作调》，http://www.nhsa.gov.cn/art/2019/2/15/art_22_920.html.2019 年 2 月 15 日。

292. 国家医保局：《2018 年全国基本医疗保障事业发展统计公报》，http://www.nhsa.gov.cn/art/2019/6/30/art_7_1477.html.2019 年 6 月 30/2021 年 9 月 28 日。

293. 国家医保局：《2019 年全国医疗保障事业发展统计公报》，http://ylbzj.guizhou.gov.cn/zfxxgk/fdzdgknr/tjxx_5623826/202006/t20200624_61222618.html.2020 年 6 月 24/2021 年 9 月 28 日。

294. 国家医保局：《2020 年全国医疗保障事业发展统计公报》，http://www.nhsa.gov.cn/art/2021/6/8/art_7_5232.html.2021 年 6 月 8/2021 年 9 月 28 日。

295. 山东省人民政府网：《山东省打击欺诈骗取医疗保障基金行为举报奖励实施细则》，http://www.shandong.gov.cn/art/2019/4/19/art_2522_18265.html.2029 年 3 月 28/2020 年 8 月 23 日。

296. 聂日明：《医保关系转移面临的障碍》，http://epaper.oeeee.com/epaper/A/html/2016-07/08/content_54215.htm.2016 年 7 月 8 日。

297. 中国政府网：《中共中央、国务院印发〈"健康中国 2030"规划纲要〉》，http://www.mohrss.gov.cn/SYrlzyhshbzb/zwgk/ghcw/ghjh/201612/t20161230_263500.html。

298. 治理—MBA 智库百，https://wiki.mbalib.com/wiki/%E6%B2%BB%E7%90%86。

299. John Pierre，B G，Peters. *Governance，Politics and the State*. New York：St. Martin's

Press,2000.

300. The Commissionon Global Governance. *Our Global Neighborhood: the Report of the Commission on Global Governance*. Oxford University Press,1955.

301. Jessop B. "The rise of governance and the risks of failure: the case of economic development". *International Social Science Journal*,2018,68.

302. Xu X,Zhou L,Antwi H A,et al. "Evaluation of health resource utilization efficiency in community health centers of Jiangsu Province,China". *Hum Resour Health*,2018,16(1):13.

303. Squires D. "International profiles of health care systems". *Commonwealth Fund*,2010.

304. Yip W,Fu H,Chen A T,et al. "10 years of health-care reform in China: progress and gaps in Universal Health Coverage". *The Lancet*,2019,394(10204):1192-1204.

305. Yuanli Liu,Keqin Rao,Jing Wu,et al. "China's health system performance". *Lancet*,2008,372(9653):1914-1923.

306. Li Q,Wei J,Jiang F,et al. "Equity and efficiency of health care resource allocation in Jiangsu Province,China". *Int J Equity Health*. 2020 Nov 27;19(1):211.

307. Lewis,Ivan. "Equality in the health service;60 years on". *Diversity in Health & Social Care*,2008,5(1):5-6(2).

308. The Lancet. "China's health-care reform: an independent evaluation".*Lancet*. 2019 Sep 28;394(10204):1113.

309. Kockaya Guvenc,Oguzhan Gülpembe,Çalşkan Zafer. "Changes in Catastrophic Health Expenditures Depending on Health Policies in Turkey". *Frontiers in Public Health*,2021.

310. Shuping S,Zhenkun W,Chuanhua Y."Evaluation of Health Care System Reform in Hubei Province,China".*International Journal of Environmental Research & Public Health*,2014,11(2):2262-2277.

311. Liu Junxiang,Ma Yonghui,Xu Jingzi."An Evaluation on Equity in Current Primary Healthcare Reform in China".*Asian Bioethics Review*,2015,7(3):277-291.

312. Meng Q,Xu L,Zhang Y,et al."Trends in access to health services and financial protection in China between 2003 and 2011: a cross-sectional study", *Lancet*, 2012 Mar 3;379(9818):805-14.

313. Li Chaofan, Xu Lizheng, Wang Haipeng, et al. "The influence of integration of health-insurance schemes on catastrophic health expenditure in China: a cohort study".The Lancet,2020,396(S1).

314. Li F,Wu Y,Yuan Q,et al."Do health insurances reduce catastrophic health expenditure in China? A systematic evidence synthesis".*PLoS One*,2020 Sep 24;15(9):e0239461.

315. Ang Z, Wenjuan D, Lin Z, et al. "How great is current curative expenditure and catastrophic health expenditure among patients with cancer in China? A research based on System of Health Account 2011". *Cancer Medicine*, 2018 Aug; 7(8): 4036–4043.

316. Mingjie Sui, Xueyun Zeng, Wan Jie Tan, et al. "Catastrophic health expenditures of households living with pediatric leukemia in China". *Cancer Medicine*, 2020, 9(18).

317. Zhengyue J, Jie C, Zerin I S, et al. "Catastrophic Health Expenditure among Type 2 Diabetes Mellitus Patients: a Province-wide Study in Shandong, China". *Journal of Diabetes Investigation*, 2019 Mar; 10(2): 283–289.

318. Rice T, Rosenau P, Unruh LY, et al. "United States: Health System Review". *Health Syst Transit*. 2020 Dec; 22(4): 1–441.

319. Wang J, Tan X, Qi X, et al. "Minimizing the Risk of Catastrophic Health Expenditure in China: A Multi-Dimensional Analysis of Vulnerable Groups". *Front Public Health*. 2021 Aug 6; 9: 689809.

320. Jeremy, Lim. "Sustainable Health Care Financing: The Singapore Experience". *Global Policy*, 2017, 8(Supplement S2): 103–109.

321. Wong A, Qiu L G, Goh S N, et al. "Medical Nutrition Reimbursement in Singapore: Who are the Patients Receiving MediFund Assistance? An Audit of Clinical Outcomes and Issues Pertaining to Reimbursement in a Public Hospital in Singapore". *Journal of Parenteral and Enteral Nutrition*, 2020.

322. A L C C, B K H P. "Transferring lessons from Singapore: an art or a science?". *Lancet*, 2013, 382(9896): 930–931.

323. Li A, Shi Y, Yang X, et al. "Effect of Critical Illness Insurance on Household Catastrophic Health Expenditure: The Latest Evidence from the National Health Service Survey in China". *Int J Environ Res Public Health*. 2019 Dec 13; 16(24): 5086.

324. Liu S, Coyte PC, Fu M, et al. "Measurement and determinants of catastrophic health expenditure among elderly households in China using longitudinal data from the CHARLS". *Int J Equity Health*. 2021 Feb 19; 20(1): 62.

325. Busse R, Blümel M, Knieps F, et al. "Statutory health insurance in Germany: a health system shaped by 135 years of solidarity, self-governance, and competition". *Lancet*. 2017 Aug 26; 390(10097): 882–897.

326. ZHAO S, ZHANG X, DAI W, et al. "Effect of the catastrophic medical insurance on household catastrophic health expenditure: evidence from China". *Gaceta Sanitaria*, 2019, 34(4): 370–376.

327. Hantke-Domas M. "The Public Interest Theory of Regulation: Non-Existence or Misinterpretation?". *European Journal of Law&Economics*, 2003.

328. Org Z. "Capitalism, culture, and economic regulation". *Oup Catalogue*, 1989.

329. Maarse H, Paulus A. "Has Solidarity Survived? A Comparative Analysis of the Effect of Social Health Insurance Reform in Four European Countries". *Journal of Health Polit Policy Law*, 2003, 28(4): 585-614.

330. Nonneman W, Doorslaer E V. "The role of the sickness funds in the Belgian health care market". *Social Science & Medicine*, 1994, 39(10): 1483-95.

331. K Pollitz. "Early Experience With 'New Federalism' In Health Insurance Regulation". *Health Affairs*, 19, no.4(2000): 7-22.

332. Arrow K J. "Uncertainty and the welfare economics of medical care.1963". *Bulletin of the World Health Organization*, 2009, 2004, 82(2): 141-9.

333. Georges Dionne. "Full pooling in multi-period contacting with adverse selection and noncommitment". Review of economic design, 2000, (5): 1-21.

334. Krause, Joan H. "A PATIENT-CENTERED APPROACH TO HEALTH CARE FRAUD RECOVERY". *Journal of Criminal Law & Criminology*, 2006.

335. Jing L, Huang K Y, Jin J, et al. "A survey on statistical methods for health care fraud detection". *Health Care Management Science*, 2008, 11(3): 275-287.

336. Rudman W J, Eberhardt J S, Pierce W, et al. "Health-care fraud and abuse". *Perspectives in Health Information Management*, 2009, 6(Fall): 111-112.

337. M.MARTIN B. "Centralizing Insurance Fraud Investigation". *The Geneva Papers on Risk and Insurance Theory*, 2000, 25: 159-178.

338. PAN X, ZHANG Y, XU L, et al. "An analysis of farmers' perception of the new cooperative medical system in Liaoning Province, China". *BMC Health Serv Res*, 2009, 9: 230.

339. "Centers for Medicare & Medicaid Services. Electronic sub-mission of medical documentation(ESMD)", (2019-10-29)[2019-11-05].https://www.cms.gov/Re-search-Statistics - Data - and - Systems/Computer - Data - and - Systems/ESMD/Downloads/RC - Implementation-NET-for-AR2019070.pdf.

340. "European Observatory on Health Systems and Policies", Blümel M, Spranger A, Achstetter K, Maresso A. et al.(2020). *Germany: health system review*. i-273. World Health Organization. Regional Office for Europe.https://apps.who.int/iris/handle/10665/341674.

341. Busse R, Riesberg A(2005). "Gesundheitssysteme im Wandel". Kopenhagen. Available at: https://www.euro.who.int/data/assets/pdf_file/0019/108460/E85472G.pdf.

责任编辑：洪　琼

图书在版编目（CIP）数据

中国医保治理体系现代化之路——从构想到行动/吴群红 康正 主编. —北京：
　人民出版社,2024.2
ISBN 978－7－01－025271－1

Ⅰ.①中…　Ⅱ.①吴…　②康…　Ⅲ.①医疗保障-研究-中国　Ⅳ.①R197.1

中国版本图书馆 CIP 数据核字（2022）第 218314 号

中国医保治理体系现代化之路

ZHONGGUO YIBAO ZHILI TIXI XIANDAIHUA ZHI LU

——从构想到行动

吴群红　康　正　主编

人民出版社 出版发行

（100706　北京市东城区隆福寺街 99 号）

北京汇林印务有限公司印刷　新华书店经销

2024 年 2 月第 1 版　2024 年 2 月北京第 1 次印刷
开本:710 毫米×1000 毫米 1/16　印张:39.5
字数:630 千字

ISBN 978－7－01－025271－1　定价:169.00 元

邮购地址 100706　北京市东城区隆福寺街 99 号
人民东方图书销售中心　电话（010）65250042　65289539